ROLAND LIEBSCHER-BRACHT | DR. MED. PETRA BRACHT

Schmerzfrei und beweglich bis ins hohe Alter

mosaik

Für unsere Eltern, unsere Söhne
und alle Menschen dieser Welt

ROLAND LIEBSCHER-BRACHT | DR. MED. PETRA BRACHT

Schmerzfrei und beweglich bis ins hohe Alter

Das große Selbsthilfe-Buch nach der Liebscher & Bracht-Methode

Das Übungsprogramm für den ganzen Körper

mosaik

9. Auflage
Originalausgabe Oktober 2022

Illustrationen: Jana Mechmershausen,
außer Seite 152, 166, 167, 173, 190, 213, 218: Liebscher & Bracht
Fotos: Liebscher & Bracht, außer Seite 362: shutterstock/Philip Yb Studio
Umschlag: Sabine Kwauka nach einem Entwurf von Liebscher & Bracht
Umschlagmotiv: Liebscher & Bracht
Redaktion: Dr. Karin Henke-Wendt
Satz: Satzwerk Huber, Germering
Druck und Bindung: Alföldi Nyomda Zrt., Debrecen
Printed in Hungary
KW · CB
ISBN 978-3-442-39394-7

www.mosaik-verlag.de

INHALT

06 Die schmerzreduzierende Kraft gesunder Ernährung

07 Die 12 Schmerzbereiche unseres Körpers

08 Jetzt geht's los – wir drehen das Altern um

09 So dehnen, rollen und drücken Sie sich schmerzfrei

Vorwort

Herzlichen Glückwunsch zum Kauf dieses Buches! Es enthält alles, was wir im Laufe von 35 Jahren entwickelt haben, damit Sie und alle anderen Menschen sich ein Leben lang selbst schmerzfrei und beweglich halten können. Und auch Ihre Gesundheit kann sich deutlich steigern. Denn was Sie schmerzfrei und beweglich macht, das macht Sie gleichzeitig gesund. Auch umgekehrt gilt dieser Zusammenhang: Was Sie gesünder macht – vor allem mit dem hochwirksamen Mittel der Ernährung –, kann Ihre Schmerzen reduzieren und Ihre Beweglichkeit erhöhen.

Aufgrund unserer jahrzehntelangen Erfahrung sagen wir Ihnen voller Überzeugung: Wenn Sie diese Inhalte umsetzen und sie mehr und mehr in Ihren Alltag einbauen, sie also wirklich leben, können Sie ein Level an Wohlgefühl und Gesundheit erreichen, das Sie bisher wahrscheinlich nicht annähernd für möglich gehalten hätten. Wir sagen: Da wir die physiologisch möglichen Bewegungen unserer Gelenke nur zu 10 bis maximal 20 Prozent nutzen, leben wir unser ganzes Leben auch hinsichtlich Gesundheit und Wohlbefinden auf diesem niedrigen Niveau. Aber 100 Prozent wären möglich. Denn die Bewegung unseres Körpers und der Einsatz all unserer Muskeln haben erheblichen Einfluss auf unseren Stoffwechsel und können ein Feuerwerk von Gesundungsprozessen entfachen. Ja, diese 100 Prozent schlummern in jedem von uns. Sie sind genetisch angelegt, aber wir nutzen sie nicht.

Sie können ein Level an Wohlgefühl und Gesundheit erreichen, das Sie bisher wahrscheinlich nicht für möglich gehalten hätten.

Genau das wollen wir gemeinsam mit Ihnen rigoros zum Positiven verändern. Wir wollen dieses Leben in diesem Körper so weit wie nur möglich auskosten. Nichts darf uns davon abhalten, unser Leben und alle Möglichkeiten, die es uns zu bieten hat, mit unserem individuell erreichbaren Höchstmaß an körperlichem, geistigem und seelischem Wohlbefinden zu genießen. Lassen Sie sich vom Streben nach diesen wunderbaren Aussichten nicht dadurch abhalten, dass Teile der herkömmlichen Medizin und anderer Therapien solche Effekte oft nicht in diesem Maße für realisierbar halten. Letztlich haben Sie nur eine Möglichkeit herauszufinden, ob das, was wir Ihnen in diesem Buch vermitteln, für Sie wahr wird oder nicht: Sie müssen es ausprobieren. Und wenn Sie das ernsthaft machen, dann können Sie täglich spüren, was in Ihnen und mit Ihrem Körper passiert.

Für Sie bedeutet das: Gerade wenn Sie schon alles Mögliche gegen Ihre Schmerzen versucht haben, aber nichts davon wirklich dauerhaft helfen konnte, haben Sie mit diesem Buch eine echte Chance. Unsere Therapie und die drei Techniken zur Selbstbehandlung, die sich einfach zu Hause anwenden lassen, können herkömmliche Therapieverfahren sinnvoll ergänzen – und sie sogar erweitern. Denn die Liebscher & Bracht-Methode macht Aspekte sichtbar, die sonst teilweise übersehen, zumindest aber vernachlässigt werden. Diverse Studien untermauern mittlerweile die Schmerztherapie, die Schmerztheorie und die Arthrosetheorie von Liebscher & Bracht.

Die Forschung ist in den letzten Jahren sehr dynamisch und beschäftigt sich zunehmend mit diesen Aspekten. Doch es dauert sehr lange, bis solche Erkenntnisse in jeder Arztpraxis und damit auch bei Ihnen als Patient ankommen. So vergeht kostbare Zeit, in der viele Menschen unnötig leiden und weiter an Lebensqualität einbüßen. Wir laden Sie deshalb ein: Nehmen Sie mit uns eine Abkürzung und Ihre Schmerzfreiheit ab heute selbst in die Hand!

Wir wünschen Ihnen ein wunderbares, schmerzfreies und gesundes Leben in voller Beweglichkeit.

Ihre Petra Bracht und Roland Liebscher-Bracht

Gebrauchsanleitung für dieses Buch

Sie wollen die volle Dosis an Wissen, Motivation und Anleitung?
⟶ Lesen Sie das Buch von vorne bis hinten durch. Wir haben es so geschrieben, dass Sie automatisch zum richtigen Zeitpunkt bei Ihren Übungen landen.

Sie wollen inhaltlich einen roten Faden bekommen, aber so wenig Zeit wie möglich investieren und schnellstmöglich mit den Übungen starten?
⟶ Dann lesen Sie nur die Kurzzusammenfassungen am Ende der Kapitel 1 bis 6, informieren Sie sich in Kapitel 7 über Ihren Schmerzbereich, lesen Sie die beiden Kästen auf den Seiten 247 und 248, um dann mit Kapitel 9 voll einzusteigen.

Sie wollen verstehen, wie Schmerzen entstehen und zielführend beseitigt werden können, und sich maximal motivieren lassen?
⟶ Dann lesen Sie die Kurzzusammenfassungen der Kapitel 1 bis 3 und starten Sie dann ab Kapitel 4 durch.

Sie wollen direkt mit den Übungen starten?
⟶ Entscheiden Sie sich, welche der drei Übungstechniken (Dehnen, Rollen, Drücken) Sie probieren möchten, lesen Sie in Kapitel 9 die entsprechende Technikbeschreibung durch, danach die ersten 12 Schritte, und starten Sie mit den Übungen.

Egal, für welchen Weg Sie sich entscheiden: Wenn Sie etwas auslassen, um schnell mit den Übungen beginnen zu können, dann lesen Sie das restliche Buch Kapitel für Kapitel durch, wenn Sie bereits Ihre Übungen machen. Dieses Buch enthält alles, was Sie benötigen, um sich bestmöglich selbst helfen, ja selbst therapieren zu können. Aber bitte machen Sie nicht den häufigsten Fehler: **Hören Sie niemals auf, Ihre Übungen zu machen, wenn die Schmerzen weg sind!** Falls Sie merken, dass sich Nachlässigkeit einschleicht, reagieren Sie sofort: Lesen Sie dieses Buch oder ausgewählte Kapitel ein weiteres Mal – bis Sie wieder voll motiviert sind, Ihre Übungen mindestens sechs Mal in der Woche zu machen. So können Sie sich immer wieder eine neue Portion Motivation abholen.

Viel Erfolg!

PS: Wir haben noch etwas ganz Besonderes für Sie: Das Herzstück dieses Buches sind natürlich die Übungen, denn durch sie können Sie sich von Ihren Schmerzen befreien und sich immer besser fühlen. Wir haben daher sehr viel Energie in die Formulierungen der Übungsbeschreibungen und die gute Nachvollziehbarkeit der Bilder gesteckt. Bei einigen besonders anspruchsvollen Übungen bieten wir Ihnen zusätzlich kostenfreie Mitmach-Videos, auf denen Roland gemeinsam mit Ihnen die Übungen macht und erklärt. Sie finden die Zugänge zu diesen Videos in Form von Links und QR-Codes direkt bei den entsprechenden Übungen. Außerdem finden Sie alle Übungen auch in unserer Liebscher & Bracht App: lie-br.com/app

An dieser Stelle noch eine ganz persönliche Bitte, die uns sehr am Herzen liegt: Falls Ihnen dieses Buch gefallen und/oder geholfen hat, würden wir uns riesig freuen, wenn Sie Ihrer Familie, Ihren Freunden und Bekannten von Liebscher & Bracht und diesem Buch erzählen. Und eine ehrliche, authentische Bewertung auf Amazon oder bei Ihrem Buchhändler würde uns dabei helfen, dass immer mehr Menschen von diesem Buch erfahren und unserer Methode eine Chance geben.

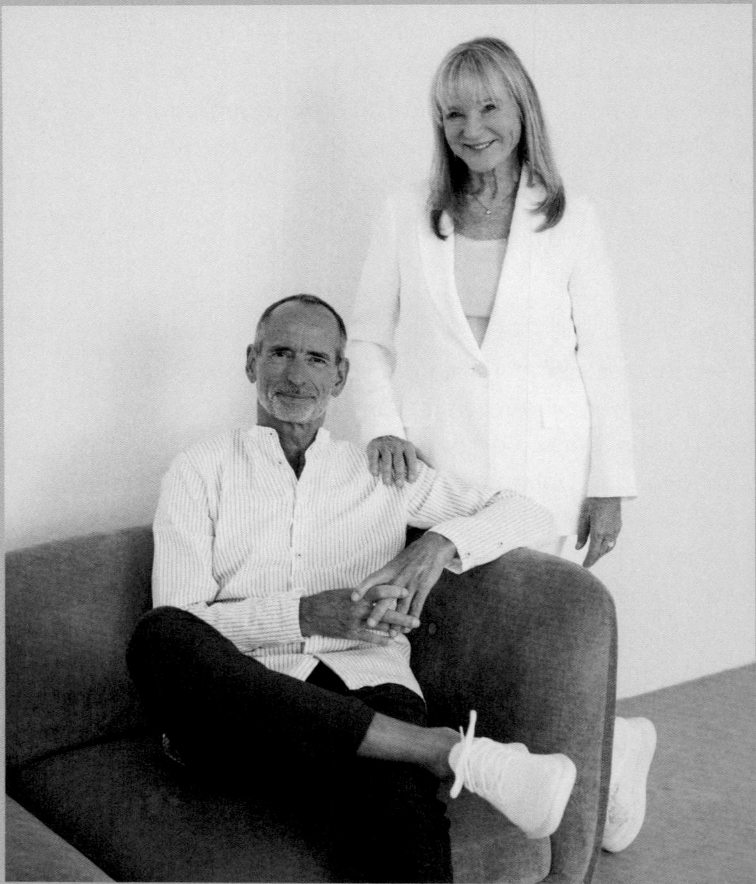

Kapitel 01

Klartext Schmerz: Tatsachen und Trugschlüsse, die Sie kennen müssen

Fast jedes Leben schreibt dieselbe Leidensgeschichte

Was Schmerzen und den Umgang mit ihnen betrifft, so erleben wir im Laufe unseres Lebens fast alle das Gleiche. Es beginnt schon in der Kindheit, wenn wir mitbekommen, dass es den Großeltern nicht mehr so gut geht. Da wissen wir meist noch gar nicht, dass sie schon einige Jahre Schmerzmittel einnehmen. Aber wir erleben mit, dass der Opa plötzlich längere Strecken mit dem Stock laufen muss. Wir helfen den Eltern dabei, Omas Blumenkästen mit den Gartenkräutern auf die Fensterbank zu stellen, weil sie sich immer schlechter bücken kann. Irgendwann wird dann in der Familie über Operationen gesprochen, und dass die Schmerzmittel nicht mehr helfen. Wir spüren die Sorgen und die Ratlosigkeit. Zwar wissen wir, dass Oma und Opa an Arthrose leiden und diese Diagnose schon vor Jahren gestellt wurde. Aber über Bemerkungen wie »heute fällt mir das Laufen wieder besonders schwer« haben wir uns nie größere Gedanken gemacht. Und dann wird irgendwann zur Operation geraten. Weil es so einfach nicht weitergehen kann, die Bewegungseinschränkungen zunehmen, die Schmerzen schlimmer werden.

Nach der Operation meldet sich der Schmerz zurück

Ist die erste Operation überstanden, freuen wir uns als Kinder und denken natürlich, dass jetzt alles repariert und wieder in Ordnung ist. Und oft geht es ja den alten Menschen zunächst wirklich besser, ein bisschen oder auch deutlich. Aber irgendwann meldet sich der nächste Schmerz bei ihnen, oder der alte kehrt trotz des künstlichen Gelenks, das eingesetzt wurde, wieder zurück. Natürlich gibt es Großeltern, denen es besser geht. Aber es gibt auch Fälle, bei denen sogar mehrere Operationen nichts bringen, schließlich ohne den Rollator gar nichts mehr geht oder der Opa nur noch im Rollstuhl zu Besuch kommen kann. Oder die Oma den Haushalt nicht mehr schafft und ein Platz im Heim die einzige Lösung zu sein scheint. Dieses oder Ähnliches erleben wir als Kinder und Jugendliche nicht nur in der Familie. Freunde und Bekannte erzählen oft das Gleiche. Irgendwann geht es dann mit den eigenen Eltern los.

Die Beweglichkeit kommt irgendwann ganz zum Erliegen

Je älter die Eltern werden, umso mehr ähneln die Geschichten denen, die wir schon von den Großeltern kennen. Schließlich kommt es, wie es kommen muss: Auch wir selbst bekommen Schmerzen, vor allem Rückenschmerzen, denn: Wer bekommt denn keine? Die Lebensmuster sind immer die gleichen. Und wir verinnerlichen sie – von klein auf. Plötzlich dreht es sich auch im eigenen Leben immer öfter um Schmerzen, um zunehmende Einschränkungen der Beweglichkeit, um Schmerzmittel von harmlos bis sehr stark oder gar um Schmerzpumpen, die lindernde Medikamente kontinuierlich ins Nervenwasser der Wirbelsäule abgeben. Wir sind angekommen in einem Leben mit mehr oder weniger heftigen, oft chronischen Schmerzen – Schmerzen also, die immer wiederkommen, schlimmer werden oder sogar gar nicht mehr verschwinden. Sie beherrschen fortan zunehmend unseren Alltag. Auf einmal werden wir mit der ganzen Palette der medizinischen Bildgebung konfrontiert, von Röntgen bis zu CT oder MRT. Verschiedene Reha-Maßnahmen werden erwogen. Wir müssen uns mit scheinbar harmlosen Eingriffen wie Knorpelglättungen auseinandersetzen oder auch mit drastischen Operationen wie dem Einbau künstlicher Gelenke. Die widersprechenden Aussagen verschiedener Ärzte und Therapeutinnen verunsichern uns. Und schließlich geht es nicht mehr ohne Gehhilfen, Toilettenerhö-

Individuelle Beschwerden sind keine Einzelfälle, sondern sie folgen einem bestimmten Muster.

hungen, Treppenaufzüge, Rollatoren oder Rollstühle. Bis die Bewegung schließlich ganz zum Erliegen kommt.

Ist es wirklich Schicksal?

Fast allen geht es ähnlich, kaum jemand bleibt von Schmerzen verschont – abgesehen von den wenigen Ausnahmen, die allerdings überproportionale Aufmerksamkeit finden. Wer kennt sie nicht, die Lebensgeschichten von Opas und Tanten, die ihr Leben lang rauchten, täglich Rotwein oder Whisky tranken und nie im Leben Sport machten? Ja, wundern wir uns dann, was ist mit denen? Ist das Zufall? Liegt das an den Genen? Warum haben dann auch Sportler Schmerzen, die sich viel mehr als andere Menschen bewegen? Und unser Gedankenkarussell dreht sich munter weiter: Also sind es doch die Gene! Na, dann ist es ja völlig egal, ob ich Sport mache oder nicht. Denn es kann ja sowieso jeder Mensch Arthrose bekommen. Oder Bandscheibenvorfälle. Und dann ziehen wir fatalerweise schnell den Trugschluss: Wir Menschen leben immer länger, da ist es doch logisch, dass mit der Zeit immer mehr in uns kaputtgeht und dann weh tut. Da ist dann halt wohl einfach nichts zu machen. Punkt. Merken Sie, was für ein Wirrwarr an Erklärungen und Vermutungen es gibt? Und wie wenige schlüssige Antworten wir kennen? Wer soll sich da zurechtfinden? Wir helfen Ihnen dabei und lösen dieses ganze Durcheinander für Sie auf. Vor allem aber erklären wir, warum Schmerzmittel und Operationen oft gar nicht notwendig sind.

Eine Patientengeschichte gleicht der anderen

Arthrose lässt sich oft verhindern. Würde sie rechtzeitig therapiert, käme es nicht zur »Knochenglatze«.

Wechseln wir die Sichtweise, und begeben wir uns in eine Arztpraxis: Die Geschichte, die wir nun erzählen, wiederholt sich in Deutschland jeden Tag, so oder ganz ähnlich: Eine ca. 40-jährige Patientin kommt zum Arzt und klagt über Knieschmerzen.

Ihr werden sich oft merzmittel verschrieben, und nach einer Weile sind die Beschwerden wieder weg. Fünf Jahre später kommt sie wieder, denn die Schmerzen sind zurück, sogar schlimmer als zuvor. Sie bekommt erneut ein Rezept über Schmerzmittel, doch die wollen diesmal nicht so richtig helfen. Darum wird ein bisschen höher dosiert. Dann geht es für die Patientin erstmal ab zum Röntgen, ins CT oder MRT. Auf den Bildern lässt sich eine leichte Arthrose erkennen, der Gelenkknorpel ist also etwas abgenutzt. Aber zum Glück ist es erst Grad eins auf der Skala der vier Arthroseschweregrade, das ist noch nicht so schlimm. Mit 50 erscheint die Patientin erneut in der Praxis, denn die Schmerzen sind so stark wie nie, an Joggen ist nicht mehr zu denken. Sie nimmt inzwischen auch Medikamente für den Magen ein, denn der leidet gewaltig unter ihrem hohen Schmerzmittelkonsum. Bei der Kontrolle kommt heraus, dass die Arthrose inzwischen weiter fortgeschritten ist: Grad drei. Doch der Arzt beruhigt und erklärt der Patientin: »Das haben viele in Ihrem Alter.« Und dann? Kommt vielleicht zum ersten Mal eine Operation zur Sprache, wenn sonst nichts gegen die Schmerzen hilft.

Chronische Schmerzzustände nehmen seit Jahren zu

Die Schmerzzustände, die letztlich oft zu einer Operation führen, werden hierzulande immer schlimmer. Wir von Liebscher & Bracht haben 2018 eine Umfrage unter den Lesern unseres Newsletters durchgeführt, um uns über die häufigsten Schmerzlokalisationen ein Bild zu machen. Unser Ergebnis: Der untere Rücken führt diese »Hitliste« an, gefolgt von Nacken, Schulter, Knie und Hüfte.[1] Andere Quellen bestätigen das. So nennt auch die Deutsche Schmerzgesellschaft e.V. Erkrankungen des Bewegungsapparates als häufigste Auslöser, und darunter auch hier ganz vorn: Rückenschmerzen.[2] Auch beim führenden deutschen Marktforschungsunternehmen Statista belegen Rücken, Gelenke und Nacken die ersten drei Plätze der Schmerzstatistik – sogar in ganz Europa.[3]

Je älter die Menschen, desto schlimmer die Schmerzen

Die Zahl der chronischen Schmerzpatienten nimmt seit Jahren zu – in jedem Alter.

Nach Angabe der Deutschen Gesellschaft für Schmerzmedizin e.V. (DGS) nimmt die Zahl der Patienten mit chronischen Schmerzen in allen Ländern der westlichen Welt kontinuierlich zu; hierzulande sind rund 23 Millionen Menschen betroffen.[4] Auch durch die Coronapandemie hat sich der Schmerz bei Betroffenen verschlimmert, wie erste Studien zeigen.[5] Einer Querschnittbefragung zufolge leiden sogar rund 28 Prozent der Deutschen an chronischen Schmerzen und bei den über 65-Jährigen sage und schreibe rund die Hälfte.[6] Nach Angaben des Robert Koch-Instituts (RKI) nehmen Schmerzen im Alter ebenfalls signifikant zu. Auch hier wieder ganz vorn: Rücken- und Nackenschmerzen, sowohl chronisch als auch in Form von Schmerzattacken.[7] Eine Durchsicht der Literatur zeigte jüngst: Über 80 Prozent der Seniorinnen und Senioren, die in Alten- und Pflegeheimen leben, leiden an Schmerzen.[8] Bei Älteren ist auch das Thema Arthroseschmerzen relevant. Die Deutsche Arthrose-Hilfe e.V. geht davon aus, dass in Deutschland ca. fünf Millionen Menschen darunter leiden, zwei Millionen davon täglich. Es ist eine Volkskrankheit: Von den über 60-Jährigen sind rund die Hälfte der Frauen und etwa ein Drittel der Männer betroffen, vor allem an Händen, Knien und Hüften. Tendenz steigend.[9] [10]

Eingefahrene Bewegungsabläufe drehen an der Schmerzschraube

Aber es ist nicht nur das Alter. Gehen wir noch weiter: Schauen wir auf die Menschen und ihre Schmerzzustände. Dann erkennen wir ein ziemliches Durcheinander an Beschwerden und Symptomen. Jeder scheint alle Schmerzen bekommen zu können. Erst bei genauerem Hinsehen wird klar, dass sich bestimmte Schmerzzustände häufiger bei denen finden, die entsprechende Berufe oder Hobbys ausüben – also etwa bei Menschen, die viel am Schreibtisch arbeiten[11] [12], als Berufsfahrer ständig im Auto sitzen[13] [14], eine Sportart[15] [16] oder Bühnentanz[17] [18] betreiben oder ein bestimmtes Instrument spielen[19] [20]. Vielleicht finden auch Sie sich hier schon wieder. Schmerzen haben offenbar etwas mit den Bewegungen zu tun, die wir häufig ausführen, und mit speziellen Körperpositionen, die wir dabei einnehmen. Leider führt man dies aber gewöhnlich meist ausschließlich darauf zurück, dass eine Körperstruktur schwach ist, also nicht genug Kraft aufbringen kann, oder dass das intensive Ausführen bestimmter Tätigkeiten quasi automatisch zum Verschleiß führt. Wir wissen aber aus unserer mehr als 35-jährigen Erfahrung in der Schmerztherapie, dass die Ursache sehr oft unser eingeschränkter Bewegungsalltag ist, der nur darum zu Schmerzen führt, weil nicht frühzeitig durch ein entsprechendes Training entgegengewirkt wird. Das erklären wir Ihnen später noch ausführlich.

Der Schmerzmittelmarkt boomt

Das Schlimme ist: Schmerzmittel betäuben nicht nur die häufigste Schmerzursache, sondern haben teilweise auch gefährliche Nebenwirkungen.

Wer Schmerzen hat, die schwer erträglich sind, wirft schnell ein Schmerzmittel ein. Das ist verständlich und nicht weiter schlimm, wenn es darum geht, für einen wichtigen Termin fit zu sein, wie eine Prüfung, eine Konferenz oder Omas 80. Geburtstag. Bei chronischen Schmerzen aber sieht das anders aus. Hier wird der Griff zu Schmerztabletten schnell zur Gewohnheit, seien es freiverkäufliche oder ärztlich verschriebene. Weil das Leben »ohne« einfach nicht mehr auszuhalten ist. Insbesondere der Konsum freiverkäuflicher Schmerzmittel steigt bedenklich an, gerade in der älteren Bevölkerung. Die großangelegte Helsinki Aging Study mit Schmerzpatienten über 75 Jahre zeigte: Während 1999 20 Prozent regelmäßig Schmerzmittel einnahmen, waren es 2019 32 Prozent.[21] Seniorinnen und Senioren konsumieren erhebliche Mengen an Schmerzmedikamenten.[22] Und weil die Menschen immer früher im Leben Schmerzen bekommen, greifen auch Jüngere oft zur Tablette, wenn etwas weh tut.

Der Schmerzmittelmarkt boomt: Laut Statista lag der Umsatz an Schmerzmitteln im Jahr 2021 in Deutschland bei 590 Millionen Euro. Bis zum Jahr 2025 wird ein jährliches Umsatzplus von 2,95 Prozent erwartet.[23] Dass der Schmerzmittelkonsum weiter steigen wird, ist besorgniserregend. Denn: Erstens schafft die Schmerzbetäubung das Problem nicht aus der Welt. Und zweitens haben Schmerzmittel zumindest als Dauermedikation erhebliche Nebenwirkungen. Sie erhöhen insbesondere das Risiko für Magen-Darm- und Herz-Kreislauf-Beschwerden – gerade auch jene Medikamente, die typischerweise bei Arthroseschmerzen eingenommen werden, bei Schmerzen also, die durch den Verschleiß der Gelenke ausgelöst werden.[24] Warum die Schmerzentstehung bei Arthrose unserer Erfahrung nach mit vielen Missverständnissen behaftet ist und woher die Schmerzen meist wirklich kommen, erklären wir in diesem Kapitel.

Arthrose und Schmerzen: Ein großes Missverständnis?

Nochmal kurz die wichtigsten Fakten zur Erinnerung: Rund fünf Millionen Menschen in Deutschland leiden an Schmerzen, die – vermeintlich – durch Arthrose entstehen. Zwei Millionen davon jeden Tag, Tendenz steigend.[25] Fragen die Patienten nach therapeutischen Alternativen zu einer Operation oder wollen sie wissen, ob der Knorpel sich wieder heilen lässt, wird das teilweise verneint und mit herkömmlichen, oft älteren Arthrosestudien begründet, die dies wissenschaftlich sicher belegen würden. Patienten erzählen uns seit Jahren immer wieder, wie sie die Krankheit Arthrose erklärt bekommen: dass die allmähliche Abnutzung des Knorpels vergleichbar sei mit dem Abfahren von Autoreifen. Dass auch bei Gelenken nach einer gewissen »Laufleistung« das »Profil abgefahren« sei. Dass irgendwann eine Prothese eben fällig sei, da gebe es nun mal keine andere Lösung. Wie gesagt, gut gemeint, aber unserer Erfahrung nach schlicht falsch.

Operationen sind das letzte Mittel bei der herkömmlichen Behandlung von Arthose.

Die Zahl der Gelenkprothesen steigt seit Jahren

Die Zahlen sprechen für sich: Laut Deutscher Arthrose-Hilfe haben heute bereits über vier Millionen Menschen in Deutschland ein künstliches Gelenk. Und es werden immer mehr. Jährlich kommen allein hierzulande 230.000 Hüftgelenksprothesen, 180.000 Kniegelenksprothesen und 24.000 Schultergelenksprothesen hinzu.[26]

Laut Weißbuch Gelenkersatz wurden Hüfte und Knie zu rund 80 Prozent respektive 96 Prozent aufgrund einer Arthrose ersetzt, meist im Alter zwischen 60 und 70 Jahren. Und zwar nicht wegen der Arthrose selbst, sondern wegen der Schmerzen, die gleichzeitig quälen. Die absolute Anzahl dieser Operationen hat in den vergangenen Jahrzehnten nicht nur in Deutschland, sondern in ganz Europa und auch in den USA zugenommen.[27] Deutschland liegt bei solchen Knie- und Hüftoperationen mit der Schweiz und Österreich in der europäischen Spitzengruppe.[28] [29] Und das ist nicht allein dem demografischen Wandel, also der Zunahme der älteren Bevölkerung geschuldet. So haben die Knieprotheseneingriffe bei unter 60-Jährigen seit 2013 um 18,5 Prozent zugenommen, wie das Science Media Center Germany im Auftrag der Bertelsmann Stiftung ermittelte.[30]

Operationsrisiken dürfen nicht unterschätzt werden

Das Einsetzen einer Gelenkprothese birgt immer Risiken, weil es ein massiver Eingriff in den menschlichen Körper ist, bei dem Knochen, Muskeln und Faszien zerschnitten, zersägt und gefräst werden. Infolge von Verschleiß sind etwa alle 15 Jahre Wechseloperationen notwendig, manchmal auch vorzeitig, falls es zu Infektionen oder Lockerungen gekommen ist. Oft geht dabei Knochensubstanz verloren, beispielsweise durch Entzündungen und Infektionen wie bei der Osteomyelitis.[31] [32] Eine seltene, schwerwiegende Komplikation ist die Metallose: Dabei kommt es zu Entzündungen und Vergiftungserscheinungen, weil mit der Zeit Metallpartikel von der Prothese abgerieben werden.[33] [34] Natürlich gibt es Situationen, in denen eine solche Operation unumgänglich ist, beispielsweise nach Unfällen, bei denen Oberschenkelhals oder Hüftpfanne gebrochen sind. Bei Prothesenoperationen ist aber grundsätzlich Vorsicht angesagt.

Wir möchten nicht in Abrede stellen, dass viele wohlüberlegt und nach dem *State of the Art* durchgeführt werden. Dennoch droht das Patientenwohl aus dem Blickfeld zu geraten – nicht nur bei Hüftoperationen. Die Prothesen werden nicht immer ausreichend getestet, weil bisweilen wirtschaftliche Interessen im Vordergrund stehen. Mängel bleiben manchmal unentdeckt, und Komplikationen bei den Patienten werden vertuscht. All das ist in den letzten Jahren vorgekommen. Die Recherche-Serie »Implant Files« des Internationalen Netzwerks Investigativer Journalisten, das auch als Buch erschienen ist, hat dies im Jahr 2018 eindrucksvoll dokumentiert.[35]

Ein Umdenken in der Medizin? Knorpel kann nachwachsen

Die »scheinbare Realität« des Schmerzes hat uns alle getäuscht – Patienten ebenso wie Ärzte.

Unabhängig davon, wen Sie mit Ihren Beschwerden konsultieren: Die meisten Heilberufler gehen bis heute davon aus, dass Knorpel nicht regenerationsfähig ist. Und erst recht kennen sie keine Therapie, die eine solche Wiederherstellung ermöglichen könnte. Auch die allermeisten Patienten haben folgerichtig diesen Kenntnisstand. Es ist also kein Wunder: Für viele Menschen stellt sich die Realität so dar, dass Arthrose ein unheilbares Schicksal ist. Ist das dann die Realität? Nein, ist es nicht. Wir von Liebscher & Bracht haben diesen Umstand daher auch als die »scheinbare Realität« bezeichnet. Man glaubt es einfach, man hinterfragt es nicht mehr.

Um es kurz zu machen: Knorpel kann nachwachsen. In diesem Kapitel erklären wir Ihnen leicht verständlich, welche Bedingungen dafür erfüllt sein müssen – und weshalb wir glauben, warum das mit unserer Therapie funktionieren kann. Doch warum ist diese Tatsache dann nicht zumindest den Fachleuten bekannt? Die entsprechenden Spezialisten kennen mit Sicherheit die einschlägigen Studien. Vielen Hausärzten, Orthopäden, Physiotherapeuten und Heilpraktikern kann man vielleicht nicht vorwerfen, sich nicht regelmäßig mit der aktuellen Forschungslage zur Knorpelregeneration zu beschäftigen. Zugegeben, die Thematik ist komplex. Vor über zehn Jahren galt in der herkömmlichen Medizin noch weitgehend, dass Arthrose nicht zu heilen sei. Hinzu kommt, dass die entsprechende Forschung nur wenige erprobte Therapieansätze hervorgebracht hat.

Die Forschung ist spannend und lässt hoffen

Niederländische Forscher konnten 2011 erstmals nachgewachsenen Gelenkknorpel nachweisen.

Die Annahme vom nicht regenerationsfähigen Knorpel ist rund 250 Jahre alt. Der damals prominente englische Anatom William Hunter schrieb 1773: »Ein geschädigter Knorpel kann allgemein als beschwerliche Erkrankung angesehen werden; dies verlangt zur Heilung Komplexeres als bei einem brüchigen Knochen und ist, wenn einmal zerstört, nicht mehr zu reparieren.«[36] Das ist grundsätzlich auch plausibel, denn Gelenkknorpel ist zähes, nicht durchblutetes Material und besitzt daher eine schlechte Regenerationsfähigkeit. Doch er besitzt sie.

Dass Knorpelregeneration möglich ist, lässt sich eindrucksvoll am Beispiel der Kniearthrose nachvollziehen. Die sogenannte Gelenkdistraktion ist ein Verfahren, bei dem ein externes Gestell über Fixateure – das sind Metallstifte, die von außen durch die Haut am Knochen befestigt werden – das Gelenk auseinanderzieht, um es zu entlasten.[37] Ursprünglich wurde dieses Verfahren eingesetzt, um bei der Refixation, also der operativen Neupositionierung bei Gelenkfehlstellungen, das Gelenk zu schützen. Zufällig konnten die behandelnden Ärzte dabei feststellen, dass bei Patienten mit Arthrose eine Besserung eintrat.[38] [39] Eine gezielte Überprüfung dieser Umstände zeigte, dass die niederländischen Forscher auf dem richtigen Weg waren.[40] [41] 2011 konnte in einer Pilotstudie erstmals nachgewachsenes Material nachgewiesen werden – dort, wo der Knorpel im Gelenk liegt.[42] Die erfolgreiche Behandlung zeigte auch langfristig, dass das Gewebe repariert worden war.[43] Ermöglicht hatte dies die Entlastung des Gelenks vom zu hohen Druck auf das Knorpelgewebe.

Werden Knieprothesen verzichtbar sein?

Durch Kniedistraktion kann der Knorpel langfristig wiederhergestellt werden.

Das Verfahren der Kniedistraktion wurde innerhalb weniger Jahre zu einer häufig eingesetzten Behandlung und konnte bereits nach wenigen Wochen eine Reparatur des Knorpels ermöglichen.[44] Auch langfristig (in diesem Fall nach zwei Jahren) blieb die Wiederherstellung des Knorpels stabil.[45] Schließlich konnten die Forscher in den Niederlanden sogar zeigen, dass das auf der Knorpelregeneration basierende Verfahren den etablierten Prothesen hinsichtlich Funktion und Schmerzreduktion in nichts nachsteht.[46] Zudem war nun klar: Der nachgewachsene Knorpel hat die Eigenschaften von hyalinem, also vollwertigem Gelenkknorpel.[47]

Die Vorteile von Therapieansätzen, die auf den Erkenntnissen aus der Forschung zur Knorpelregeneration fußen, wurden auch in aktuellen Studien bestätigt.[48] Demnach ist beispielsweise eine Knieprothese nicht mehr zwingend notwendig, um Kniearthrose erfolgreich zu behandeln.[49]

Was bedeuten diese Ergebnisse für Sie als Arthrosepatient?

Die Kniedistraktion ist offensichtlich ein erfolgreiches Verfahren. Auch auf mikrobiologischer Ebene ist der Beweis bereits erbracht, dass der menschliche Körper grundsätzlich in der Lage ist, neuen Gelenkknorpel zu bilden.[50] Weshalb also ist das Problem der Arthrose nicht bereits in größerem Umfang gelöst worden? Zum einen kann nicht jedes Gelenk mit Fixateuren behandelt werden. Entsprechende Verfahren gibt es noch nicht. Zum anderen ist die Gelenkdistraktion ein operatives Verfahren – mit dem entsprechenden klinischen Aufwand und den üblichen Risiken.[51]

Eines zeigt der Blick auf diese Studien jedoch klar: Der Knorpel im Gelenk kann sich regenerieren, wenn die notwendigen Voraussetzungen geschaffen werden. Die herkömmliche Medizin erreicht das, indem das Gelenk durch externe Gestelle vom Druck, der die Arthrose ja erst verursacht, entlastet wird.

Die gezielte Entlastung des betroffenen Gelenks ermöglicht eine Wiederherstellung des Knorpels.

Doch geht es nicht auch anders? Leichter, schonender, natürlicher? Ein klares Ja von uns! Denn das wichtigste Ziel unserer Schmerztherapie bei Arthrose ist: dem Gelenk wieder den Freiraum geben, der für die Wiederherstellung des Knorpels benötigt wird. Genau das möchten wir erreichen, indem wir die Muskeln und Faszien rund um ein Gelenk wieder so geschmeidig machen, wie es von Natur aus vorgesehen ist. Dies normalisiert letztlich die Spannungen, die auf ein Gelenk wirken. Der Druck sinkt, die zerstörerischen Kräfte für den Knorpel können nachlassen.

Mehr noch: Der Gelenkspalt vergrößert sich und bietet langfristig Raum für neu wachsendes Knorpelgewebe. Das Prinzip ist dasselbe wie bei der Kniedistraktion. Ohne Operation, ohne Schmerzmittel. Und das Wichtigste: Sie, die Patienten, können oft selbstständig etwas gegen die Arthroseschmerzen tun. Eine vielzitierte Studie von 2019 zeigt: 75 Prozent aller OPs zum Einsatz eines künstlichen Kniegelenks werden überflüssig, wenn in der Therapie konsequent auf eine Steigerung des Bewegungsumfangs im Knie durch ein Übungsprogramm gesetzt wird.[52] Erstaunliche Zahlen, oder?

Unsere Pilotstudie zu Knieschmerzen

2020 haben wir von Liebscher & Bracht selbst eine Pilotstudie zu Knieschmerzen durchgeführt. Am Unfallkrankenhaus Salzburg wurden dafür zehn Frauen und zehn Männer mit einem Durchschnittsalter von 52 Jahren nach der Liebscher & Bracht-Methode behandelt. Alle Teilnehmer litten unter stärkeren Knieschmerzen, die Hälfte von ihnen hatte fortgeschrittene Arthrose im Knie. Nach einer Studiendauer von sechs Wochen und der Anwendung der Übungen, die Sie auch hier im Buch finden, war der WOMAC-Knie-Score von 86 auf 17 Punkte gesunken. Das heißt: Die Teilnehmer hatten bei Beendigung der Studie im Durchschnitt 80 Prozent weniger Schmerzen als zu Beginn der Behandlung.[53]

Die Knieschmerzen konnten also deutlich gesenkt oder ganz beseitigt werden, obwohl die Arthrose bestehen blieb. Dies deutet darauf hin, dass tatsächlich nicht die Arthrose die Schmerzen verursacht, sondern oft die zu hohe Spannung der das Kniegelenk umgebenden Muskeln und Faszien. Die Studie liefert damit erste wissenschaftliche Hinweise auf das, was wir seit vielen Jahren immer wieder bei Patienten erleben: Dass Sie sich trotz Arthrose von Ihren Schmerzen befreien können. Für uns war diese Pilotstudie daher der Anfang für weitere Forschungstätigkeit.

Warum Sie ein schmerzfreies Leben selbst in die Hand nehmen sollten

Bringen wir es auf den Punkt: Was wir eben erläutert haben, bedeutet in der Konsequenz ganz klar, dass Sie Ihre Schmerzfreiheit bis ins hohe Alter zu großen Teilen selbst in der Hand haben. Genau damit beschäftigen wir uns in diesem Buch.

Wir möchten sehr pragmatisch vorgehen. Darum laden wir Sie, liebe Leserinnen und Leser, herzlich ein, die Liebscher & Bracht-Therapie mit ihren drei Techniken der Selbstbehandlung auszuprobieren und Übungen, Faszien-Rollmassage und Osteopressur bei sich selbst anzuwenden. Dann können Sie ganz praktisch prüfen, ob es Ihnen hilft. Denn alles Reden, Theoretisieren und Argumentieren reicht nicht aus, um Ihre vielen Fragen zweifelsfrei und überzeugend zu beantworten. Sie als Betroffene müssen am eigenen Leib spüren, ob Ihre Schmerzen zurückgehen und Ihre Beweglichkeit wieder zunimmt. Arthroseschmerzen sind hier übrigens nur ein Beispiel. Die Liebscher & Bracht-Therapie hilft bei unzähligen Schmerzzuständen überall im Körper.

Obwohl wir immer wieder beobachten können, wie wirksam die Selbsthilfemaßnahmen dieses Buches und unserer zugrundeliegenden Therapie sind, beachten Sie bitte, dass es Ausnahmen gibt, in denen die Schmerzen andere Ursachen haben. Spätestens, wenn unsere Übungen keine überzeugende Wirkung entfalten, lassen Sie sich bitte zeitnah beim Arzt Ihres Vertrauens untersuchen. Wenn Sie möchten, bei einem, der nach unserer Methode zertifiziert ist, unsere Übungen daher gut einschätzen und unsere Behandlung bei Ihnen anwenden kann. Wenn auch das nicht hilft, können Sie noch sicherer sein, dass eine andere Ursache vorzuliegen scheint.

KURZGEFASST: TATSACHEN UND TRUGSCHLÜSSE ZUM THEMA SCHMERZ

Fast jedes Leben schreibt dieselbe Leidensgeschichte +++ Der Schmerzmittelmarkt boomt +++ Wenn nichts anderes mehr hilft, droht wegen der Schmerzen eine OP +++ Immer mehr künstliche Gelenke werden eingesetzt +++ Schmerzmittel und OPs sind nie ohne Nebenwirkungen und Risiken +++ Die häufigste Schmerzursache können Medikamente und OPs nicht beseitigen +++ Aber: Schmerzen und Unbeweglichkeit im Alter sind kein Schicksal +++ Sie haben Ihre Schmerzfreiheit zu großen Teilen selbst in der Hand +++ Die aktuelle Arthroseforschung, unsere eigene Pilotstudie und unsere mehr als 35-jährige Erfahrung machen Hoffnung

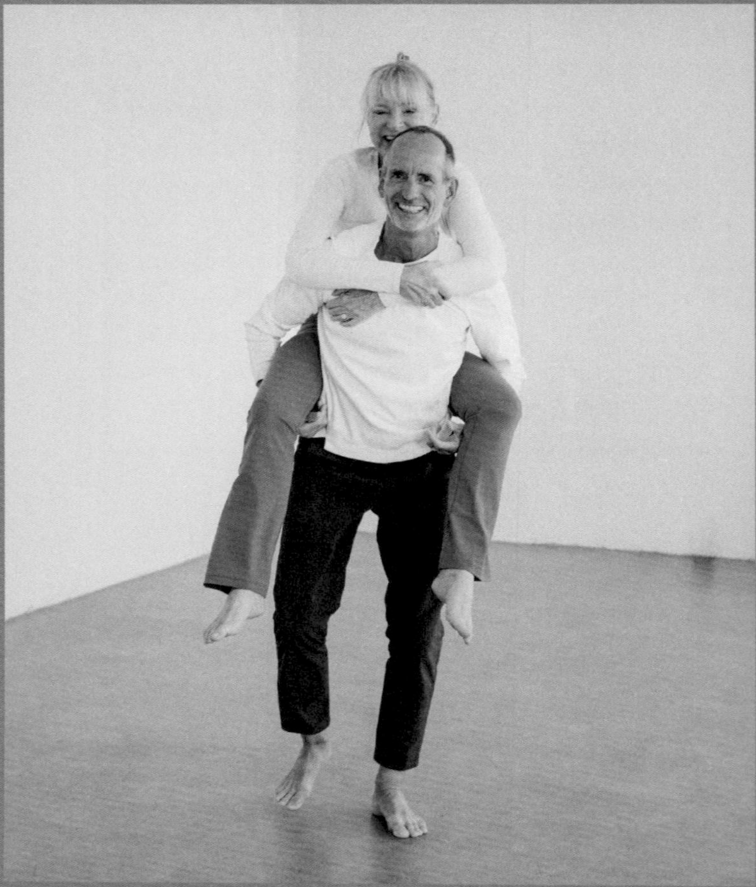

Kapitel 02

Ausflug ins Schmerzfrei-Paradies

Das Schmerzverständnis von Liebscher & Bracht

Ihre Diagnose ist für uns zweitrangig. Uns interessiert, wo am Körper Sie den Schmerz wahrnehmen.

In der herkömmlichen Medizin und Schmerztherapie werden Schmerzen ganz anders eingeteilt als bei uns, bei Liebscher & Bracht. Sie werden kategorisiert nach Verletzungen wie beispielsweise Knochenbrüchen, Muskelfaser- und Bänderrissen, nach Schädigungen wie Arthrose, Bandscheibenvorfall oder Gleitwirbel oder nach Entzündungen – etwa der Achillessehne. Hinzu kommen die Schmerzen, die durch Krankheiten wie etwa Rheuma, Fibromyalgie, Depressionen oder Multiple Sklerose ausgelöst werden. Und dann gibt es natürlich noch die Schmerzen, die durch Gewalteinwirkung entstehen, wenn Sie sich also zum Beispiel mit dem Hammer auf den Daumen hauen oder sich das Schienbein am Couchtisch anschlagen. Die letzteren Beispiele können wir außer Acht lassen, denn die Therapie ist klar: einfach warten, bis es nicht mehr weh tut. Bei den meisten der anderen Schmerzen können wir Ihnen helfen. Wir von Liebscher & Bracht gehen mit Schmerzen allerdings anders um. Für uns ist zunächst zweitrangig, welche Theorie, Begründung oder Diagnose für das Auftreten Ihrer Schmerzen im Raum steht. Der Vorteil: Das führt erstmal zu völliger Entspannung, denn wir vermeiden den Stress, der entsteht, wenn wir uns mit einer schier unüberschaubaren Menge an möglichen Schmerzursachen konfrontiert sehen. Für uns ist am wichtigsten, wo am Körper ein Mensch den Schmerz wahrnimmt. Die Lokalisation gibt vor, wie wir ihn lindern oder auch beseitigen können.

Fast alle Schmerzen haben dieselbe Ursache

Natürlich machen auch wir eine Ursache für den Schmerz verantwortlich. Diese Ursache ist für viele Menschen erstmal sehr ungewöhnlich. Aber sie ist viel einfacher und nach unserer

Erfahrung bei so gut wie allen Schmerzen gleich. Die Ursache der meisten Schmerzen sehen wir in der zu hohen Spannung der Muskeln und ebenso der Faszien, also des Bindegewebes, das Knochen, Muskeln und Sehnen umgibt und zusammenhält. Wir werden das in Kapitel 4 noch eingehender erläutern. Aber egal, ob Sie Arzt, Physiotherapeutin oder Patient sind, Sie können sich freuen, denn unser Verständnis von der Schmerzentstehung macht die praktische Anwendung der Schmerztherapie für alle Betroffenen sehr, sehr einfach.

Auch Schmerzen unbekannter Ursache sind therapierbar

Unser Schmerzmodell hat einen weiteren Vorteil: Es ist leicht verständlich, denn es erklärt auch solche Schmerzen, die in der Medizin als »unspezifisch« gelten, weil sich für sie keine Ursache finden lässt. Das klingt so lapidar, aber wir müssen uns klarmachen: Dahinter verbergen sich die Schicksale zum Teil schwer schmerzkranker Menschen, denen die Ärzte nicht helfen können, weil es keinen Befund gibt. Röntgen-, MRT- oder CT-Aufnahmen zeigen keinerlei Anomalien. Wussten Sie, dass dies bei 80 bis 90 Prozent der Rückenschmerzen der Fall ist?[1] Gerade diesen Menschen können wir sehr häufig helfen.

Auch die Theorie vom Schmerzgedächtnis müssen wir hier kurz erwähnen. Demnach hinterlassen langanhaltende Schmerzzustände und somit häufig genutzte Wege der Signalübertragung »Spuren« im Gehirn, an die sich der Körper immer wieder »erinnert«, sodass Schmerzen auf diese Weise chronisch werden. Das sehen wir auch so. Natürlich gibt es solche Veränderungen im Gehirn schwer leidender Menschen. Gehirnstrukturen verändern sich also entsprechend ihrer Nutzung passend zum Zustand des Körpers. Die gute Nachricht: Auf genau diesem Weg können sie sich auch wieder zurück verändern.

Wir sind davon überzeugt, dass Sie diesen Prozess mit unserer Therapie anregen und unterstützen können, auch wenn wir bei der Entstehung von Alarmschmerzen von anderen Prozessen ausgehen. Denn warum werden so viele Schmerzen chronisch? Aus unserer Sicht passiert das auch deshalb, weil Schmerzen oft nicht ursächlich behandelt werden. In unserem Erklärungsmodell gelten zu hohe Spannungen der Muskeln und Faszien als die wichtigste Ursache. Normalisiert man diese Spannungen, therapiert man also in unserem Sinne ursächlich, so lassen sich im besten Fall auch chronische Schmerzen in den Griff bekommen. Das zumindest zeigt unsere Erfahrung aus mehr als 35 Jahren Schmerztherapie.

Aus der Praxis: Unsere Dokumentation von Schmerzzuständen

Machen wir diese schmerzfreie Welt für alle greifbar, und stellen wir uns vor, wie das Leben dann aussehen könnte. Ja, das Leben aller Menschen könnte so sein, wie wir es skizzieren möchten - mit bestimmten Einschränkungen. Denn natürlich gibt es Ausnahmen. Dazu gehören Menschen, deren Zustand so schlimm ist, dass sie sich nur noch sehr eingeschränkt oder gar nicht mehr bewegen können. Oder Patienten, bei denen die Schäden am Bewegungsapparat oder auch schmerzauslösende Krankheiten derart weit fortgeschritten sind, dass die Struktur des Körpers in den betroffenen Bereichen irreversibel zerstört ist. Tumorbedingte Schmerzen gehören zum Beispiel dazu. Oder Gelenke und Wirbel, bei denen die Knochenstruktur eingebrochen ist. Unsere jahrzehntelange Erfahrung mit Schmerzpatienten sowie unsere dokumentierte Anwendungsbeobachtung bei etwa 17.000 Schmerzzuständen legen es jedoch nahe und bestärken uns in der Analyse: Die allermeisten Schmerzen werden heutzutage durch die beschriebenen zu hohen Spannungen der Muskeln und Faszien verursacht (siehe Seite 29).

Auch ausgewiesene Schmerztherapeuten können sich selbst und ihren Patienten oft nicht helfen.

Bemerkenswert ist: Die Profis, die mit Schmerzen zu uns in die Ausbildung kamen, konnten sich mit den herkömmlichen Therapien, die sie selbst beruflich einsetzten, nicht helfen. Auch Behandlungen von Kolleginnen oder Kollegen, die andere Therapien anwendeten, konnten ihren Schmerz nicht lindern. Das gelang oft erst in unserer Ausbildung. Übrigens, viele sagten, sie seien aus zwei Gründen bei uns: zum einen, um sich selbst zu helfen, und zum anderen, um ihren Patienten helfen zu können, sollte die erlernte Therapie bei ihnen Wirkung zeigen. Unsere Therapie scheint demnach eine höhere Wirksamkeit zu haben als die bekannten, herkömmlichen Verfahren.

Bei 97 Prozent der Schmerzpatienten ist unsere Therapie erfolgreich

Als wir im Herbst 2007 die erste Ausbildung in unserer Schmerztherapie durchführten, nahmen 25 Heilberufler daran teil und brachten, salopp formuliert, 48 Schmerzzustände mit. Mittlerweile, im Jahr 2022, haben rund 12.800 Schmerzexperten an unseren Ausbildungen teilgenommen, darunter Ärzte, Heilpraktikerinnen, Physiotherapeuten, Manualtherapeutinnen, Osteopathen aller Ausrichtungen, Chiropraktikerinnen, Akupunkteure und viele weitere. Wir können zu Recht sagen, dass Experten aller heute bekannten und bei Patienten eingesetzten Therapien zu uns in die Ausbildungen gekommen sind. Sie litten zusammengenommen unter rund 17.000 einzelnen Schmerzzuständen, die wir alle dokumentiert haben. Es waren dieselben, unter denen auch ihre Patienten am häufigsten litten, denn Schmerz macht auch vor Profis keinen Halt. Sie hatten unterschiedlich schlimme Schmerzen, waren zum Teil viele Male erfolglos operiert worden, litten seit Jahrzehnten unter chronischen Schmerzen oder Schmerzkrankheiten wie Fibromyalgie oder galten in der Medizin als austherapierte »hoffnungslose« Fälle. Dies spiegelt dasselbe Spektrum an Schmerzen wider, das auch in der Normalbevölkerung vorliegt.

Wir haben diese Beobachtungen während aller unserer Ausbildungen akribisch dokumentiert und die Ergebnisse zusammengefasst und festgehalten: Nach den viertägigen Ausbildungen waren rund 97 Prozent dieser Schmerzzustände ganz beseitigt oder aber nur noch wenig spürbar. Konkret heißt das: Lag die Schmerzintensität zu Beginn der Ausbildung definitionsgemäß bei 100 Prozent, spürten die Teilnehmer am Ende nur noch einen Restschmerz von maximal 30 Prozent. 82 Prozent der Schmerzen waren sogar völlig verschwunden. Das überzeugte die Teilnehmer, denn sie konnten am eigenen Leib spüren, wie wirksam unsere Therapie ist.

Urteilen Sie gerne – probieren Sie es einfach selbst

Wenn Sie sich die Erfolgsgeschichte unserer Beobachtungsstudie anschauen, dann können Sie sicher nachvollziehen, warum wir der Meinung sind, dass unsere Therapie die Power hat, sehr vielen Menschen ein schmerzfreies Leben zu ermöglichen.

Genau das treibt uns Tag für Tag an: Menschen darüber zu informieren, wie sie sich selbst von teils jahrelangen und chronischen Schmerzen befreien können, noch dazu ohne Medikamente und Operationen.

In all den Jahren hat sich eines herauskristallisiert: Die Menschen, die sich von uns haben ausbilden lassen, die unsere Übungen ausprobiert und die Wirkung an sich selbst gespürt haben, sind überzeugt von der Wirksamkeit der Therapie, weil sie so unmittelbar am eigenen Körper spürbar ist.

Falls Sie die Wirkung unserer Therapie noch nicht kennengelernt haben, können Sie Hoffnung schöpfen, dass sie auch Ihnen hilft.

Unsere Vision: Die Therapie von hinten aufzäumen

Hätten alle Menschen das Wissen, das dieses Buch vermittelt, würde sich ihr Umgang mit Schmerzen drastisch verändern. Sobald ihnen etwas weh täte, würden sie sich nicht mehr fragen, was in ihrem Körper krank oder kaputt ist. Sie würden stattdessen überlegen, was sie gemacht bzw. nicht gemacht haben, welche Übungen sie vielleicht vernachlässigt oder aber ganz ausgelassen haben. Dann ploppen nämlich auf einmal ganz andere Fragen im Kopf auf: Habe ich im Sport neue Kraftübungen oder Bewegungen absolviert, die einen neuen Ausgleich benötigen? Sitze ich mehr? Hat sich mein Alltag so verändert, dass mein Körper mit Schmerzen reagieren muss, um mich davon abzuhalten, Gelenke oder Wirbelsäule falsch zu belasten? Will mein Körper mich davor warnen, ihn mehr zu verschleißen, als er reparieren kann?

Wir müssen wieder lernen, unserem Körpergefühl zu vertrauen

»Früh übt sich« gilt auch bei Liebscher & Bracht. Wir haben die Achtsamkeit für den eigenen Körper sehr schön bei unseren beiden Söhnen beobachten können, die mittlerweile 33 und 31 Jahre alt sind. Solange sie denken können, haben sie miterlebt, dass die meisten Schmerzen durch »Verkürzungen« und zu hohe Spannungen der Muskeln und Faszien entstehen. Sie wissen, wie man sie selbst beseitigen kann. Schmerzen sind für die beiden nichts Schlimmes oder gar Bedrohliches. Sie verstehen sie mittlerweile vielmehr als Aufforderung, die geeigneten Übungen zu machen, damit sie wieder verschwinden. Natürlich war es auch für unsere Söhne ein langer Weg, bis sie diese Sicherheit gefunden hatten, zumal die meisten in ihrem Freundeskreis ja zunächst völlig anders dachten und anders damit umgingen. Aber das eigene Ausprobieren und Erleben überzeugte auch sie schließlich, und sie übernahmen unsere Denk- und Vorgehensweise. Warum? Einfach deshalb, weil es ihnen half. Und so kann es Ihnen auch gehen. Sobald Sie die ersten Erfahrungen mit unseren Übungen gemacht haben, werden Sie immer sicherer, weil Sie spüren, dass es funktioniert.

Das Gesundheitssystem könnte massiv entlastet werden

Eine Operation sollte erst in Erwägung gezogen werden, wenn unsere Übungen nicht helfen. Früher nicht.

Stellen Sie sich vor, der Umgang mit Schmerzen wäre in der ganzen Gesellschaft ein völlig anderer. Wir würden also nicht den allseits bekannten, herkömmlichen Weg einschlagen, Schmerzmittel einwerfen oder alleinige Hilfe bei Therapeuten suchen. Nein, wir würden die zu den Schmerzen passenden Übungen machen! Unsere jahrzehntelangen Erfahrungen zeigen, dass die meisten Schmerzen durch unsere Übungen wieder abklingen und schließlich ganz verschwinden. Falls das aber nicht der Fall ist oder die Betroffenen sich nicht trauen, die Übungen auszuprobieren, würden sie einfach einen von uns ausgebildeten Arzt oder Therapeuten aufsuchen und sich nach Liebscher & Bracht behandeln lassen, um sich Sicherheit zu holen. Und erst dann – wenn all dies tatsächlich nicht helfen sollte – kämen die herkömmlichen Maßnahmen zum Einsatz, also Schmerzmittel, bildgebende Verfahren zum Aufspüren körperlicher Schäden oder auch Operationen bis hin zum Einsatz von Gelenkprothesen.
Momentan ist es leider oft umgekehrt: Erst wenn die herkömmliche Medizin nicht hilft und auch andere, alternative Verfahren keine Besserung bringen, suchen viele Leidgeprüfte ihre letzte Rettung bei Liebscher & Bracht. Oft hören wir von ihnen: »Ich habe alles versucht. Wenn Sie mir nicht helfen können, weiß ich nicht mehr weiter.« Würden wir bei Schmerzen tatsächlich

die Reihenfolge der Erstmaßnahmen umdrehen, würde das unser Gesundheitssystem massiv entlasten. Wussten Sie, dass allein Rückenschmerzen in Deutschland jährlich Kosten von 50 Milliarden Euro verursachen durch Arbeitsausfälle, Krankentagegeld oder vorzeitige Berentung?[2] Insbesondere bei der älteren Bevölkerung.[3] [4] Was viele nicht wissen: Die verursachten Kosten übersteigen jene, die durch Alkoholkonsum, Übergewicht und Rauchen verursacht werden, um ein Vielfaches.[5]

Schädliche Nebenwirkungen?

Verlieren Sie keine Zeit. Bedenken Sie, wie viele Wochen, ja manchmal Monate Sie auf Termine bei Fachärzten, insbesondere Orthopäden, oder auch auf MRT-Termine warten müssen. Unsere Patienten erzählen uns das immer wieder. Die Übungen von Liebscher & Bracht sind kein großer Zeitaufwand. Da muss man nicht auf einen Termin warten, zum Arzt fahren und Zeit im Wartezimmer verbringen. Die bekannten, üblicherweise negativen Nebenwirkungen gibt es höchstens in Ausnahmefällen, wenn Sie unsere »Sicherheitsvorkehrungen« ab Seite 254 beachten. Legen Sie also am besten gleich los. Die Übungen dienen Ihnen zugleich als Anhaltspunkt, ob Ihre Schmerzen harmlos sind, also in zu hohen Spannungen der Muskeln und Faszien ihre Ursache haben, oder aber doch durch eine Krankheit oder Anomalie ausgelöst werden und darum medizinisch abgeklärt werden müssen. In der Medizin nennt man das eine Differentialdiagnose. Sie soll ausschließen, dass die Schmerzen einen ernsthaften Hintergrund haben.

Altsein ist kein Zustand, sondern ein Gefühl

Was genau bedeutet all das, was wir beschrieben haben, nun für Sie, für Ihr Leben, für Ihre Lebensplanung? Wie eingangs erklärt, haben die meisten Menschen ja das Leben verinnerlicht, das sie im Familien- und Freundeskreis als junge Menschen mitbekommen haben und aus dieser Erfahrung heraus für den normalen Lauf der Dinge halten. Heißt: Je älter wir werden, desto mehr Schmerzen haben wir, desto bewegungseingeschränkter und kränker werden wir. Aber würden wir mit zunehmendem Alter nicht alle lieber schmerzfreier, beweglicher und gesünder werden? Doch das erscheint uns unmöglich. Das stellt ja die Biologie auf den Kopf, oder? Nein, es ist tatsächlich möglich. Natürlich ist diese Entwicklung davon abhängig, von welchem Ausgangspunkt Sie starten, also wie alt und in welcher körperlichen Verfassung Sie sind. Mit etwa 45 Jahren geht es bei vielen Menschen mit Schmerzen und Bewegungseinschränkungen los. Viele haben allerdings schon lange vorher Schmerzen, nur wenige sind in diesem Alter völlig frei davon. Schmerzen und Bewegungseinschränkungen nehmen in unserer Gesellschaft zu und treten außerdem immer früher auf. Mittlerweile sind sogar immer mehr Kinder und Jugendliche von Rückenschmerzen betroffen.[6] [7]

Trotz zunehmendem Alter ist es möglich beweglicher, gesünder und schmerzfreier zu werden.

Schmerzen und Bewegungseinschränkungen sind kein Schicksal

Fragt man alte Menschen, warum sie sich alt fühlen, woran genau sie das festmachen, rangieren dicht hintereinander auf Platz eins und zwei der Antworten »Schmerzen« und »zunehmende Bewegungseinschränkungen«. Viele betonen sogar, dass sie sich geistig total jung fühlten, der Körper aber einfach immer weniger leisten könne und das Leben deshalb immer beschwerlicher, ja manchmal sogar qualvoll werde. Die

Liebscher & Bracht-Therapie kann das ändern. Aber es ist ganz wichtig, dass Sie sich eines immer wieder bewusst machen: Die beiden Spitzenreiter der »Hitliste« des Sich-alt-Fühlens, Schmerzen und eingeschränkte Beweglichkeit, sind fast ausnahmslos die Folge von immer stärker angespannten, verkürzten und folglich unflexibleren Muskeln und Faszien. Die gute Nachricht: Das lässt sich wegtrainieren! Und zwar ein Leben lang. Studien zeigen, dass Schmerzen durch entsprechende Übungen und regelmäßige Trainingseinheiten reduziert werden können.[8, 9]

Raus aus der Negativspirale: So drehen Sie Ihr Leben um

Diese Anpassungsfähigkeit unseres Körpers an veränderte Lebensbedingungen hat einst das Überleben des Homo sapiens gesichert. Wir können uns dies auch heute noch zunutze machen. Und genau hier setzt unsere Therapie an, denn Muskeln und Faszien sind sehr gut beeinflussbar – negativ wie positiv. Das ist der Schlüssel zum Verständnis unserer Therapie.

Sie haben sich über die Jahre Schmerz und Unbeweglichkeit durch falsche, einseitige Bewegungen selbst antrainiert – natürlich ohne es zu wissen. Sie sitzen daher quasi in einer Negativspirale, die Ihren Schmerz zunehmend verstärkt. Aber: Was Sie sich selbst antrainiert haben, können Sie sich auch wieder abtrainieren, die Negativspirale also in eine Positivspirale umkehren, die Sie zu Schmerzfreiheit und mehr Beweglichkeit führt. Falls Sie beispielsweise schon Arthrose, Bandscheiben- oder Spinalkanalprobleme haben, ist das kein Hinderungsgrund, denn solche strukturellen Schäden haben nach unserer Erfahrung mit den Schmerzen und den Bewegungseinschränkungen in den meisten Fällen nichts zu tun.

Gesundheit und Wohlbefinden lassen sich aktiv beeinflussen

Wir können gut nachvollziehen, dass Sie zunächst sehr skeptisch sind, wenn Sie noch keine Erfahrungen mit unseren Übungen haben. Aber Sie haben dieses Buch gekauft, also sind Sie bereit für einen Versuch. In diesem Buch erklären wir Ihnen, welche Funktionen unsere Liebscher & Bracht Übungen® erfüllen, in denen auch ein Krafttraining eingebaut ist, und was es mit der Faszien-Rollmassage und dem Sich-selbst-Drücken auf sich hat. Denn Wissen ist Macht – Macht beispielsweise auch darüber, selbst zu beeinflussen, was im eigenen Körper passiert. Darum möchten wir Sie so mächtig wie möglich machen. Denn wir alle haben nur ein Leben in diesem einen Körper. Und das soll so angenehm und erfüllend wie möglich sein, ohne Schmerzen, Krankenhausaufenthalte und Operationen, voller Beweglichkeit und Lebensfreude. Das tut letztlich auch der Seele gut und wirkt positiv auf den gesamten Organismus zurück. Denn der Körper ist der Tempel der Seele, sagen die einen. Im Körper wohnen Geist und Bewusstsein, sagen andere.

Wir freuen uns über jeden, der trotz aller Skepsis offen dafür ist, sich überzeugen zu lassen.

Ein schmerzfreier, beweglicher Körper ist die beste Grundlage für vollständige Gesundheit und maximales Wohlbefinden. Damit macht das Leben viel mehr Spaß. Wir können uns auf die Dinge konzentrieren, die wir wirklich wollen und die uns wichtig sind. Ein ganzes Leben lang – bis ins höchste Alter. Wir sagen immer, wir möchten noch mit unseren Urenkeln Fußball spielen oder tanzen. Also, lassen Sie uns starten. Egal, ob Sie 25 oder 95 Jahre alt sind – es ist nie zu spät!

So finden Sie heraus, ob die Liebscher & Bracht-Therapie bei Ihnen funktioniert

Am besten lesen Sie dieses Buch möglichst vollständig durch, damit Sie die ganze Bandbreite unseres Schmerzverständnisses und unserer Therapie nachvollziehen können. Fühlen Sie bei unseren Erklärungen in sich hinein. Viele Menschen erzählen uns, dass sie diese Erklärungen körperlich sehr gut nachvollziehen können und genau das fühlen, was wir beschreiben. Sie können sich gut damit identifizieren, und das ist wichtig für den Erfolg einer Therapie. Darum probieren Sie es aus! Wenden Sie unsere Selbsthilfetechniken an. Lassen Sie sich, wenn Sie unsicher sind, die Übungen zu machen, von nach Liebscher & Bracht ausgebildeten Therapeutinnen und Therapeuten behandeln (eine Liste finden Sie auf unserer Website www.liebscher-bracht.com). Das eigene Erleben wirkt unmittelbar und ist am überzeugendsten. Ein Irrtum ist ausgeschlossen, wenn Sie es selbst fühlen, wie direkt Ihre Schmerzen beeinflussbar sind. Diese Erfahrung kann Ihnen niemand mehr nehmen.

Motivation ist ein Erfolgsgarant

Bei Jüngeren klappt es meist etwas schneller, weil sie einen aktiveren Stoffwechsel haben. Ältere haben dafür meist mehr Zeit und können diesen kleinen Nachteil durch intensiveres Üben wettmachen. Sie sind ohnehin meist motivierter, weil sie aufgrund ihrer naturgemäß knapperen Lebenserwartung keine Zeit vergeuden möchten. Nach ein paar Tagen werden Sie bemerken, wie sich Ihr Körper immer wohler fühlt. Und Sie sich in ihm. Auch direkt nach den Übungen spüren die meisten ein Wohlgefühl. Aber noch viel mehr: Mit unseren Übungen können Sie nicht nur immer schmerzfreier und beweglicher werden, zugleich wird auch Ihr Stoffwechsel immer aktiver. Wenn Sie möchten, können Sie weitere schmerzverstärkende Einflussfaktoren wie Ernährung, psychisches Befinden und das gesamte Lebensumfeld für sich persönlich optimieren. Mehr dazu am Ende von Kapitel 5 (Ganzheitlichkeit) und in Kapitel 6 (Ernährung).

Genug motiviert? Damit Sie unsere Begeisterung nachvollziehen können, erzählen wir Ihnen im nächsten Kapitel von den Meilensteinen in der Entwicklung unserer Therapie. Bestimmt werden Sie ein Gefühl dafür bekommen, dass Sie mit Liebscher & Bracht auf dem richtigen Weg sind und lebenslang schmerzfrei und beweglich bleiben können. Geben Sie sich und Ihrem Körper diese Chance. Wir bieten Ihnen alle Hilfen an – aber ausprobieren müssen Sie es selbst.

KURZGEFASST: EIN NEUES SCHMERZVERSTÄNDNIS

Für das Schmerzverständnis von Liebscher & Bracht ist Ihre Diagnose zweitrangig +++ Die herkömmliche Medizin kennt Schmerzen durch Verletzungen, Schädigungen, Entzündungen, Krankheiten oder das Schmerzgedächtnis +++ Oft ist eine Schädigung der Struktur aber nicht für die Schmerzen verantwortlich +++ Für uns ist entscheidend, wo am Körper Sie den Schmerz wahrnehmen +++ Fast alle Schmerzen haben mehr oder weniger dieselbe Ursache: zu hohe Spannungen der Muskeln und Faszien +++ Auch unspezifische Schmerzen können wir dadurch erklären und behandeln +++ Schmerzen und Unbeweglichkeit sind oft durch falsche, einseitige Bewegungen selbst antrainiert +++ Diese Entwicklung können Sie mit uns stoppen und umdrehen – egal, wie alt und in welchem Trainingszustand Sie sind +++

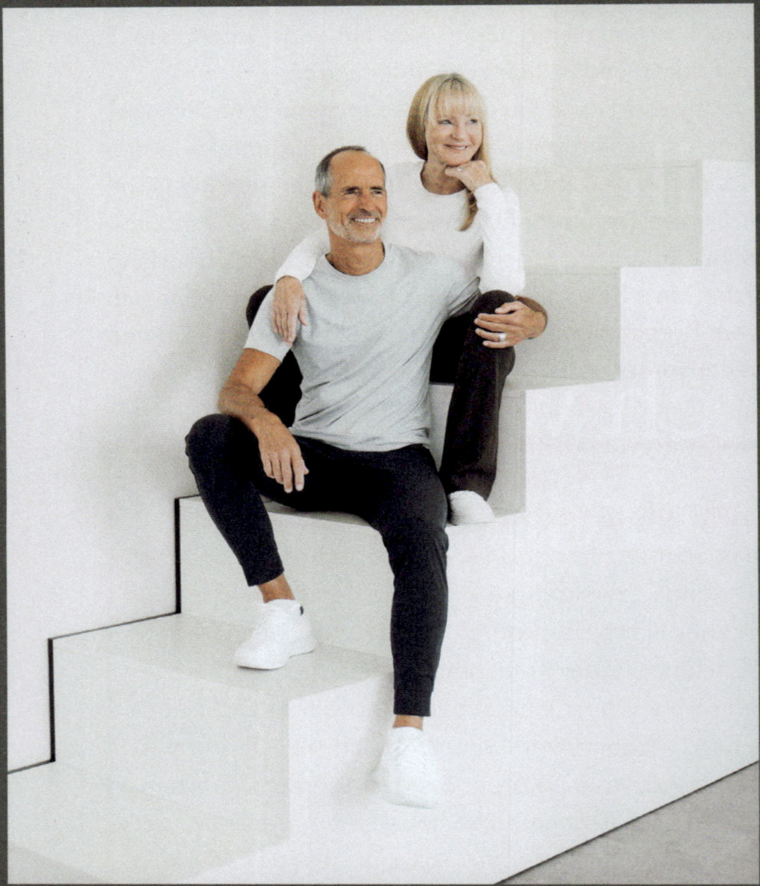

Kapitel 03

Aller Anfang war nicht leicht: Warum auch wir überzeugt werden mussten

Die wichtigsten Stationen unseres gemeinsamen Weges

Wir haben unsere Therapie über einen Zeitraum von 35 Jahren entwickelt. Auch wir waren zunächst überrascht von unseren Beobachtungen und nicht auf einen Schlag überzeugt. Es war auch für uns ein langer Prozess. Petra als Ärztin brauchte aufgrund ihrer Ausbildung deutlich mehr Zeit dafür als Roland. Denn er hatte den großen Vorteil, nichts über den Haufen werfen zu müssen, was er sich vielleicht zuvor durch ein Medizinstudium oder eine Ausbildung zum Physiotherapeuten mühsam angeeignet hatte. Weil wir die Heilungserfolge in Petras Arztpraxis aber über die Jahre bei tausenden von Patientinnen und Patienten immer wieder hautnah erlebten, war es für uns natürlich viel, viel leichter, diese neue Realität der Schmerzentstehung anzuerkennen.

Die Erfolge unserer Therapie bestätigten uns auf unserem Weg.

Viele Jahre widersprach unser Therapieverständnis zentralen Punkten der herkömmlichen Schmerzforschung. In der jüngsten Zeit beobachten wir einen Wandel, und dass die Schmerzforschung ein differenziertes Bild entwickelt, wenn es auch längst nicht dem Liebscher & Bracht-Schmerzverständnis entspricht: Wenn etwas im Körper weh tut, so lautete die herkömmliche Ansicht, ist etwas kaputt und muss repariert werden, damit es nicht mehr weh tut. Wenn keine Ursache gefunden wird, dann sollten Psyche oder Schmerzgedächtnis dafür verantwortlich sein. Auch wir waren ja ursprünglich dieser Überzeugung. Es war deswegen enorm hilfreich für uns, dass wir uns von den Erfolgen unserer Therapie immer wieder aufs Neue überzeugen konnten. Das ist der große Unterschied zwischen Theorie und Praxis. Es ist einfach, gegensätzliche Meinungen auszutauschen, darüber zu diskutieren, ja zu streiten. Das können wir tage- oder auch jahrelang tun und trotzdem zu keinem Ergebnis kommen. Warum? Weil so ziemlich alle Erörterungen theoretisch widerlegbar sind. Sie sind schlichtweg nicht überprüfbar, wenn es an Untersuchungen mangelt, die gesicherte Erkenntnisse liefern. So wie das bei der Krankheit Arthrose der Fall ist. Kurz zur Erinnerung: Erst in der jüngeren Forschung scheint sich unsere Ansicht zu bestätigen, dass Knorpelregeneration prinzipiell möglich und Arthrose damit unter bestimmten Voraussetzungen heilbar ist. Mehr dazu in Kapitel 1.

Kampfkunst trifft Naturheilkunde

Damit Sie nachvollziehen können, wie uns diese Therapie »zufiel«, möchten wir Ihnen kurz von den wichtigsten Stationen unseres Weges erzählen. Petra studierte Medizin und arbeitete anschließend einige Zeit in einem indischen Krankenhaus, um Erfahrungen zu sammeln und sich weiterzubilden. Roland studierte Wirtschaftsingenieurwesen (Fachrichtung Maschinenbau) und führte nebenbei mit einem Freund eine Autowerkstatt. Er kommt also aus einer ganz anderen, einer sehr technischen und anwendungsorientierten Richtung. Und das sogar in doppelter Hinsicht, denn er betreibt außerdem seit seinem neunten Lebensjahr Kampfkunst. Dass er niemals als Wirtschaftsingenieur und in dem von ihm avisierten Beruf als Unternehmensberater arbeitete, lag an einer abschreckenden Erfahrung als Praktikant einer großen Ventiltechnik-Firma. Er fühlte sich nicht wohl dabei, dass Mitarbeiter entlassen oder in Frührente geschickt werden mussten, um den Betrieb zu optimieren, denn er bekam hautnah mit, was dies für die Mitarbeiter bedeutete. Damit hatte sich sein Berufswunsch erübrigt, und er brach das Studium konsequenterweise in der Hauptdiplomphase kurz vor Schluss ab.
Im Sommer 1983 lernten Petra und Roland sich kennen und heirateten schon drei Monate später. Sie ließ sich als Ärztin nieder und suchte in dieser Phase in der Naturheilkunde nach Therapien, mit denen sie ihren Patientinnen und Patienten neben dem Verschreiben von Arzneimitteln auf natürliche Weise

helfen konnte. Für Roland begann ein neuer Lebensabschnitt, denn er machte sein langjähriges Hobby, die Kampfkunst, zum Beruf, bot Selbstverteidigungskurse an und baute ein Netz von Schulungsstätten auf. Der Stil, den er unterrichtete, das chinesische WingTsun, war damals neu und begeisterte viele Menschen, weil es das Körpergefühl sehr speziell schult und Muskeln ebenso wie Bewegungsabläufe auf eine besondere Art trainiert.

Mit Dehnen und Drücken fing alles an

Im Laufe der Zeit erzählten Rolands Kursteilnehmer immer häufiger, dass ihre Schmerzen durch das Training nachließen – sogar obwohl sie Arthrose oder Bandscheibenvorfälle hatten. Dass ihm niemand, weder seine Frau noch am Training teilnehmende Ärzte und Physiotherapeuten, hierfür schlüssige Erklärungen liefern konnten, faszinierte ihn sofort. Er hatte das Analysieren und Aufklären von ungeklärten Sachverhalten in der Technik lieben gelernt und war es sein Leben lang gewohnt, beim Versagen einer technischen Konstruktion oder Maschine nach der Ursache zu suchen. Denn so konnte ein Fehler nicht nur im Einzelfall, sondern auch in anderen, verwandten Bereichen systematisch beseitigt werden. Dieses Denken prägte natürlich auch seine Herangehensweise an den menschlichen Körper und das Thema Schmerz. Seine Nachforschungen waren zunächst nicht kompliziert. Er beobachtete, dass Schmerzen am ganzen Körper beseitigt werden können, wenn ausgewählte Muskeln und Faszien durch bestimmte Übungen gedehnt werden oder aber ihre Spannung durch Drücken bestimmter Punkte auf dem Körper auf das biologisch gesunde Level gebracht wurde.

Er bildete sich in Anatomie, vor allem Bewegungsanatomie, fort, lernte die Muskeln und Strukturen kennen und verstand schließlich auch, dass sich Muskeln und Faszien manuell beeinflussen lassen. Wo am Körper diese Dehnungen vorgenommen werden müssen, damit der Schmerz verschwindet, zeigt an, welche Muskeln und Faszien bei dem jeweiligen Schmerzzustand eine Rolle spielen. Unter seinen Kursteilnehmern gab es viele Ärzte und Physiotherapeuten, die ihm Behandlungstechniken zur Entspannung und Schmerzlinderung zeigten. Diese verknüpfte er mit den von ihm entwickelten Übungen, was schließlich so wirkungsvoll war, dass er seinen Kursteilnehmern immer effektiver dabei helfen konnte, ihre Schmerzen loszuwerden.

Schließlich analysierte und systematisierte er neben den Übungen auch Punkte an den Knochen unter den Sehnenansätzen der Muskeln, die er teils übernommen, teils selbst gefunden hatte. Denn Roland hatte erkannt: Drückt man auf diese Punkte, normalisiert sich die Spannung der zugehörigen Muskeln auf das biologisch richtige Maß. Da dies so gut half, die Schmerzen zu lindern, bat Petra ihn schließlich, unter ihrer Aufsicht auch ihre Patientinnen und Patienten zu behandeln.

Ein revolutionäres Schmerzentstehungsmodell nimmt Fahrt auf

Mit den Jahren wurde uns immer klarer: Es gibt eine wirksame und ganz natürliche Methode, Schmerzen selbst zu behandeln.

In den frühen 1990er Jahren entwickelte Roland in seinem Kampfkunstverband ein Gesundheitssystem namens Wing-Tsun ChiKung, eine Mischung aus Bewegungs- und Mentaltechniken. Er hielt nicht nur hunderte von Vorträgen, sondern bot parallel dazu seinen Kolleginnen und Kollegen aus der Kampfkunst Ausbildungen an und lehrte sie seine Übungen zur Schmerzbeseitigung. Im Laufe der Jahre optimierte er seine Übungen – die er Engpassdehnungen taufte – und das manuelle Drücken bestimmter Punkte auf dem Körper – das er Osteopressur nannte – stetig weiter. Schließlich entstand eine Bedienungsanleitung für die Behandlung von Schmerzen am gesamten Körper.

Es kristallisierten sich 27 sogenannte muskulär-fasziale »Engpässe« heraus – das sind Gelenkwinkel und Körperpositionen, bei denen die verantwortlichen Gelenke, Muskeln und Faszien nur noch eingeschränkt arbeiten können. Heißt: Sie können nicht mehr alle Bewegungen ausführen, die aufgrund ihrer Bauart physiologisch eigentlich möglich wären. In der Osteopressur definierten wir schließlich 72 Punkte an den Knochen des Körpers, an denen Schmerzen von Kopfschmerzen bis Fersensporn meist schon in der ersten Behandlung deutlich gemindert oder sogar vollständig »abgestellt« werden können. Verantwortlich hierfür sind eine Reihe von Rezeptoren – Nervenfaserenden, die Reize aufnehmen und weiterleiten. Für den Faszienforscher Robert Schleip, den wir 2012 kennenlernten, sorgen bestimmte, sogenannte interstitielle Rezeptoren in der Knochenhaut für den schmerzlindernden Effekt und nicht, wie wir bis dahin vermutet hatten, Rezeptoren im Sehnenansatz.[1] Erste Ergebnisse dazu hatten Untersuchungen schon 2002 geliefert.[2]

Die Entdeckung: Nicht genutzte Gelenkwinkel sorgen für zu viel Spannung in den Muskeln und Faszien.

Unser Vorgehen war sehr ungewöhnlich, weil es solch eine aus der Technik kommende Vorgehensweise in der Medizin bis dahin nicht gab. Nun musste natürlich konsequenterweise untersucht werden, warum Menschen zu hoch gespannte Muskeln und Faszien haben. Im Laufe der Zeit kristallisierte sich bei unseren Beobachtungen heraus, dass nicht genutzte Gelenkwinkel, die unser Alltagsleben mit sich bringt, hierfür die Ursache sind. Bereits 1994 formulierte der neuseeländische Wissenschaftler CJ Alexander die Vermutung, dass der nicht genutzte Gelenkwinkel einen entscheidenden Einfluss auf Arthrose hat.[3] Dazu später mehr. Doch so viel gleich vorweg: Der Akuteffekt der Osteopressur hält natürlich zunächst nur begrenzte Zeit an, da ja dann der Bewegungsalltag des Patienten die Spannungen wieder erhöht und die Schmerzen erneut entstehen. Deswegen sind tägliche ausgleichende Übungen, die Sie in diesem Buch erlernen, die Voraussetzung dafür, ein Leben lang schmerzfrei zu bleiben.

Ernährung, psychisches Wohlbefinden und Einflüsse des Lebensumfelds fließen in unser Modell mit ein

Zwar bewirkt Bewegung so gut wie alles in der Schmerzbeseitigung, aber es lässt sich noch mehr tun. Das wurde uns bald bewusst. Petra stieß durch einen Tipp von Rolands Kampfkunstlehrer auf ein damals neues Gesundheitsbuch namens »Fit for Life« aus den USA. Es begeisterte sie so sehr, dass sie begonnen hatte, die darin empfohlene pflanzenbasierte Ernährung an ihre Patienten weiterzugeben und ihr Wissen darüber immer weiter zu vertiefen. Viele von ihnen erlebten dadurch verblüffende Heilungsverläufe, auch bei schweren Krankheiten, manchmal sogar bei chronischen oder schweren Schmerzzuständen. Aber das war nicht durchgehend so, sondern mal mehr und mal weniger.

Durch unsere gemeinsamen Beobachtungen kristallisierte sich dann allmählich unser Schmerzentstehungsmodell heraus, das mittlerweile die Grundlage unserer wissenschaftlichen Forschungen ist. In kurzen Worten ist es so: Unsere Ernährungsweise, unser psychisches Wohlbefinden und unser Lebensumfeld sind ebenfalls Faktoren, die die Spannung der Muskeln und Faszien und damit den Schmerz beeinflussen. Sie wirken zwar nicht unmittelbar über die Bewegung, aber indirekt, denn unser Körper reagiert darauf. Das alles fließt in unser Schmerzentstehungsmodell mit ein, das wir in den Kapiteln 5 und 6 ausführlich vorstellen.

Ein Familienunternehmen entsteht

Seit 2007 bieten Liebscher & Bracht eine zertifizierte Ausbildung für Ärzte, Physiotherapeutinnen und Heilpraktiker an. Das war der Start unserer Erfolgsstory, die die herkömmliche Schmerztherapie immer mehr in Frage stellt, ja revolutioniert. Im Jahr 2012 stieß unser älterer Sohn Raoul Bracht zum damals fünfköpfigen Team von Liebscher & Bracht hinzu. Er hatte

Unsere Vision wird immer klarer und realistischer: ein schmerzfreies Leben für fast alle Menschen!

Internationales Management und Marketing studiert, von klein auf die hohe Wirksamkeit dieser neuen Schmerztherapie erlebt und verstand überhaupt nicht, warum sie unter Schmerzpatienten, aber auch in der medizinisch-therapeutischen Welt nicht schon viel bekannter war. Daher unterbrach er vorübergehend sein Studium und unterstützte uns – mit Erfolg! Im Laufe der Zeit hat sich unter Raoul als Geschäftsführer aus unserer kleinen Firma ein Familienunternehmen mit – Stand 2022 – über 150 Mitarbeiterinnen und Mitarbeitern entwickelt. Diesen riesigen Sprung schafften wir, weil Raoul die Idee hatte, die schmerzbefreienden Liebscher & Bracht Übungen® über die sozialen Medien, vor allem YouTube, kostenfrei zur Verfügung zu stellen. Dadurch konnten mittlerweile Millionen von schmerzgeplagten Menschen unsere Übungen kennenlernen und ihre meist sehr hohe Wirkung am eigenen Körper spüren. Über 1.200 kostenfreie Videos haben wir bis heute auf YouTube veröffentlicht.

Stark in der Aufklärung für ein schmerzfreies Leben

2022 wurde unsere Ausbildung für Ärzte, Physiotherapeuten und alle anderen Heilberufler auf ein vollkommen neues Level gehoben. Wir kombinieren nun digitale Ausbildungsinhalte mit Präsenzveranstaltungen. Unsere Absolventen sind nach ihrer sechsmonatigen intensiven Schulung zum Zertifizierten Liebscher & Bracht-Therapeuten bestens gerüstet, Schmerzpatienten auf höchstem Niveau erfolgreich zu behandeln. Eine stetig wachsende Gruppe von Liebscher & Bracht-Dozenten und -Prüfern gewährleistet die Qualitätssicherung unserer Ausbildung.

Unsere zweite große Aufgabe ist es, unser Wissen darüber, wie jeder Einzelne selbst den Weg zur Schmerzfreiheit finden kann, öffentlich zu verbreiten. Dazu schreiben wir beide Bücher und Artikel, drehen Videos und geben Interviews. Mittlerweile gibt es auch die Liebscher & Bracht App, mit der Roland

365-mal im Jahr ein neues Mitmachtraining anbietet – montags bis samstags 7 Minuten, sonntags 30 Minuten. Sie motiviert bereits tausende von Menschen dazu, regelmäßig etwas für ihre Schmerzfreiheit zu tun.
Möglich wird das alles durch das große Engagement der Mitarbeiterinnen und Mitarbeiter von Liebscher & Bracht. Sie setzen sich unter Raouls Leitung für die Vision ein, fast allen Menschen ein schmerzfreies Leben zu ermöglichen und Schmerzen weitestmöglich abzuschaffen.
Hier können Sie eines der oben erwähnten 7-Minuten-Trainings ausprobieren: lie-br.com/tdt

KURZGEFASST: UNSER GEMEINSAMER WEG

Wir haben unsere Therapie über einen Zeitraum von 35 Jahren entwickelt +++ Petra studierte Medizin, Roland studierte Wirtschaftsingenieurwesen (Fachrichtung Maschinenbau) und betrieb seit seinem neunten Lebensjahr Kampfkunst. Dieses Hobby machte er in den 1980er Jahren zum Beruf +++ Viele Kursteilnehmer von Roland wurden ihre Schmerzen allein durch das Training los +++ Erkenntnis: Schmerzen können beseitigt werden, wenn ausgewählte Muskeln und Faszien durch bestimmte Übungen gedehnt oder aber ihre Spannungen durch Drücken bestimmter Punkte normalisiert werden +++ Liebscher & Bracht Übungen® und Osteopressur bieten eine Bedienungsanleitung für die Behandlung von Schmerzen am gesamten Körper +++ Seit 2007 bieten Liebscher & Bracht eine zertifizierte Ausbildung für Ärzte, Physiotherapeutinnen und Heilpraktiker an

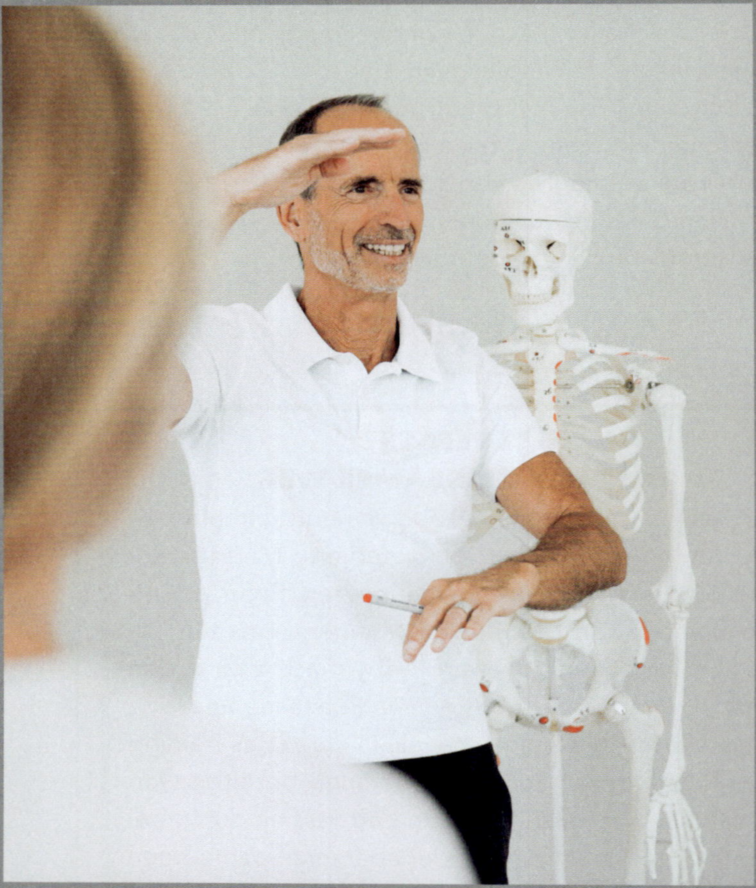

Kapitel 04

Das Schmerzentstehungsmodell von Liebscher & Bracht

Die Forschung vernachlässigt eine häufige Schmerzursache

Warum gelingt es der herkömmlichen Schmerzforschung seit Jahrzehnten nicht, eine zuverlässig wirkende, natürliche Therapie zu entwickeln, die ohne Schmerzmittel und Operationen auskommt? Es existiert bis heute kein herkömmliches Verfahren, das Schmerzen wiederholbar beseitigen könnte. Darum versuchen unzählige Forschungsteams immer weiter in die biochemischen, biophysikalischen und neurologischen Aspekte der Schmerzentstehung vorzudringen. Was passiert im Gehirn von Schmerzpatienten? Welche Botenstoffe sind aktiv, und wie können wir sie beeinflussen? Lassen sich hier Wirkmechanismen finden, wird versucht, die schmerzauslösenden Vorgänge zu unterbinden. Bei dieser Herangehensweise ist es klar, dass mit großer Wahrscheinlichkeit Medikamente zum Einsatz kommen, Substanzen also, die bestimmte Vorgänge im Körper fördern oder blockieren. Dazu ein Beispiel: Das ist so, als ob wir untersuchen, warum die Ölkontrollleuchte im Auto angeht, also Schmerz entsteht, schließlich das verantwortliche Kabel finden und es durchschneiden, damit die Lampe nicht mehr leuchtet bzw. der Schmerz verschwindet. Dann aber wird der Motor zwangsläufig über kurz oder lang kaputtgehen, denn es fehlt ihm ja weiterhin an Öl. Dass die Lampe von allein ausgegangen wäre, wenn wir Öl nachgefüllt hätten, wird völlig übersehen, weil dieser Mechanismus unbekannt ist. Heißt: Der Schmerz wäre auf natürliche Weise verschwunden, wenn wir die zu hohe Spannung der Muskeln und Faszien reduziert hätten. Aber wenn wir das nicht wissen, können wir es natürlich auch nicht tun.

Um Schmerzen auf natürliche Weise zu therapieren, muss die Schmerzursache erkannt werden.

Jeder Schmerz hat eine Botschaft

Wenn wir lernen, Schmerzen als wohlgemeinte Warnungen unseres Körpers zu verstehen, ist der erste Schritt in Richtung Heilung getan.

Gleich vorweg: Ganz wichtig ist es, dass wir stets auf unseren Schmerz hören. Aber wir müssen dabei sehr genau hinschauen, denn Schmerz ist nicht gleich Schmerz. Wenn wir uns die Finger auf der heißen Herdplatte verbrennen, ist das ein Schmerz, auf den wir sofort reagieren und die Hand wegziehen sollten. Vermeiden wir in Zukunft das Berühren der heißen Herdplatte, werden wir diesen Schmerz nicht mehr empfinden. So einfach ist es leider nicht immer. Die weitaus häufigsten Schmerzen sind heute ganz anders zu verstehen.

Wir von Liebscher & Bracht hatten das große Glück, aufklären zu können, dass sehr viele Schmerzen dann verschwinden, wenn die zu große Spannung der Muskeln und Faszien beseitigt wird – meist völlig unabhängig von vorliegenden Schädigungen wie Arthrose oder Bandscheibenvorfällen. Aber der Reihe nach. Was genau hat es nun mit dem Liebscher & Bracht-Schmerzentstehungsmodell auf sich? Der Schmerzdefinition der International Association for the Study of Pain[1] können wir jedenfalls nur zustimmen. Sie lautet: »Schmerz ist ein unangenehmes Sinnes- und Gefühlserlebnis, das mit einer tatsächlichen oder drohenden Gewebeschädigung verknüpft ist oder mit Begriffen einer solchen Schädigung beschrieben wird.« Diese Definition enthält all das, was wir auch mit unserem Schmerzentstehungsmodell beschreiben, wie es im Folgenden erklärt wird.

Zu hohe Muskel- und Faszienspannungen sind der meisten Schmerzen Anfang

Ganz entscheidend für die Schmerzentstehung ist der Grad der Anspannung von Muskeln und Faszien. Ein Beispiel: Vermeiden wir auf Dauer einen Gelenkwinkel beim Heben des Oberarms, bei dem uns die Schulter weh tut, dann ist es gut möglich, dass es einige Zeit später schon bei einem kleineren Winkel anfängt, ebenfalls weh zu tun. Oder es entwickelt sich unabhängig von der Position ein Dauerschmerz. Bei Rücken-, Hüft- und Knieschmerzen und vielen anderen körperlichen Schmerzen, die scheinbar grundlos kommen, ist das ähnlich. Auch sie haben eine Botschaft für uns. Sie lautet aber nicht, dass wir bestimmte Bewegungen vermeiden sollen. Wir sollen aktiv werden und Übungen machen, die uns helfen, dass der Körper sich wieder entspannen und wohlfühlen kann.

Was sind eigentlich Faszien?

Faszien sind das Bindegewebsnetzwerk unseres Körpers. Sie umhüllen und durchziehen Muskeln, Sehnen, Knochen, Organe und Gefäße. Durch Fehlhaltungen, Bewegungsmangel, Stress und Übersäuerung des Körpers können sie »verfilzen« und verhärten, unflexibel werden und unsere Beweglichkeit enorm einschränken und schmerzhaft machen.

Noch ein Beispiel: Wenn ein Patient auf dem Bauch liegt und der Therapeut versucht, sein Knie so zu beugen, dass die Ferse das Gesäß berührt, dann werden die meisten Menschen – je älter desto mehr – schon ab einem Kniegelenkswinkel von etwa 90 Grad Schmerzen bekommen, sodass eine weitere Beugung nicht mehr möglich ist. Oder es tut ihnen gar nicht mal so sehr weh, aber der Widerstand wird zunehmend größer und lässt ein weiteres Beugen einfach nicht zu. Das liegt meist daran, dass die Muskeln und Faszien auf der Gegenseite, nämlich vorne am Oberschenkel, nicht genug nachgeben können. Der Grund: Die Muskelfasern sind zu angespannt und unflexibel geworden, die Faszien sind regelrecht verfilzt. Wir sprechen hier auch von Verkürzungen im entsprechenden Ge-

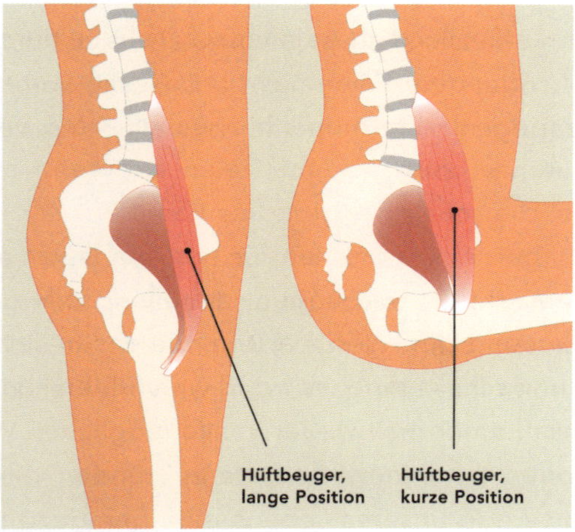

Der große Hüftbeuger besteht aus zwei Muskeln, die beide von der Innenseite des Oberschenkels nach oben ziehen, der eine ins Becken hinein, der andere an die Lendenwirbelsäule. Im Stand ist er länger als in der 90-Grad-Hüftbeugung beim Sitzen, in der er verkürzt. Das halten wir für die Hauptursache der meisten Rückenschmerzen.

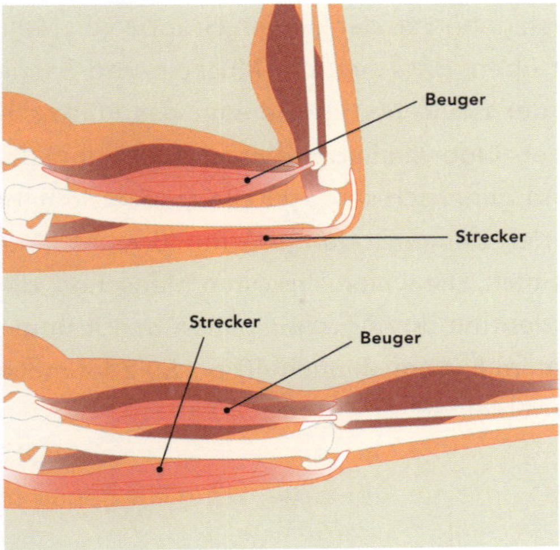

Je mehr das Kniegelenk gebeugt wird, desto mehr muss der vierköpfige Kniestrecker vorne am Oberschenkel nachgeben.

webe. Denn offensichtlich ist ja vorne etwas zu kurz, das nicht nachgibt – sodass die Ferse nicht ans Gesäß kommt. Mit »zu kurz« ist dagegen nicht gemeint, dass ein Stück vom Muskel abgeschnitten wurde.

Selbsttest: Spüren Sie, wie verkürzt Ihre Muskeln sind

Wissen Sie noch, wie leicht Sie als Kleinkind den großen Zeh in den Mund stecken konnten? Wenn nicht Sie sich erinnern, dann bestimmt Ihre Eltern. Würden wir vom Kleinkindalter an alle Gelenke immer mal wieder in alle möglichen Winkel und Endpositionen hineinbewegen, dann stünden die Chancen gut, bis ans Ende unseres Lebens eine geradezu traumhafte Beweglichkeit zu behalten. Warum ist das so? Weil sich unser Gewebe, darunter Muskeln, Faszien, Bänder, Gelenkkapseln, aber auch Nerven, Gefäße, Haut, ja selbst die Knochen immer so strukturieren würden, dass dies möglich ist und bleibt.
Machen Sie den Test: Bitte stellen Sie sich hin, strecken Sie Ihre Knie vollständig durch, beugen Sie sich vor und probieren Sie, mit den Fingerspitzen den Boden zu berühren. Wer damit kein Problem hat, gehört zu der kleinen Gruppe von Menschen, die das so oft üben, dass sich die Muskeln und Faszien auf der Rückseite der Beine und im Bereich des Rückens daran gewöhnt haben. Oder sie haben einfach Glück: Ihre Muskeln und Faszien sind genetisch so geschaffen, oder sie haben im Verhältnis zu den Beinen so lange Arme, dass es ihnen zwangsläufig leichtfällt. Die weitaus meisten Menschen, die das nicht üben, werden mit ihren Fingerspitzen mindestens 10 bis 20 Zentimeter, im Extremfall auch 40 bis 50 Zentimeter vom Boden entfernt bleiben.

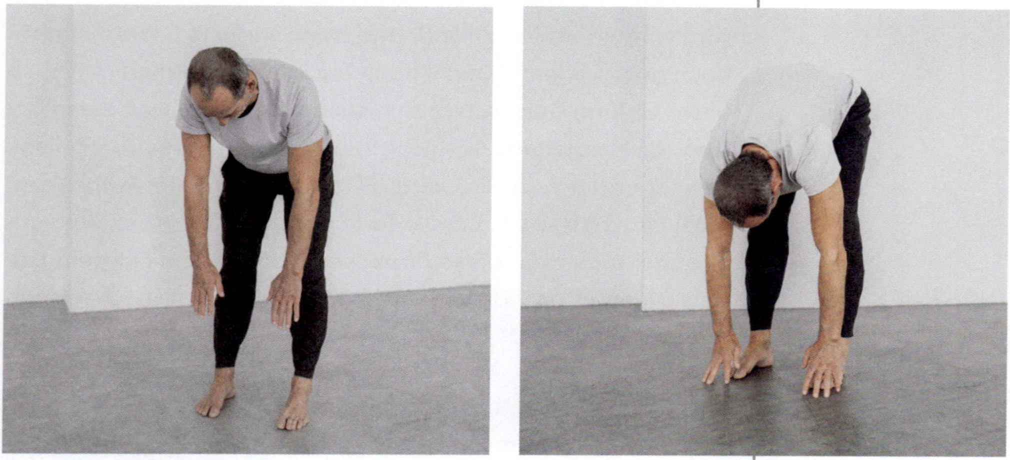

Bei den meisten Menschen sind die Muskeln und Faszien der rückwärtigen Beine und des Rückens so verkürzt, dass Sie bei gestreckten Knien mit den Fingerspitzen kaum weiter als bis zum Knie kommen. Sie sollten zumindest den Boden mit den Fingerspitzen berühren können.

Das Gehirn trainiert mit – oder auch nicht

Auch unser Gehirn dürfen wir dabei nicht vergessen. Denn die Ansteuerung der Muskeln, die die Motoren der Bewegung sind, weil sie unsere Gliedmaßen, den Kopf und den Rumpf in alle Positionen hineinbewegen, findet ja im Gehirn statt. Dort werden die Befehle gegeben, dass sich Muskeln kontrahieren sollen, damit beispielsweise der Bizeps den Ellenbogen beugt, während sein Gegenspieler, der Trizeps, gleichzeitig nachgeben muss. Dieses Ansteuern der Muskeln muss das Gehirn ebenso üben. Es muss sich wie eine Erinnerung einprägen. Die Gehirnforschung spricht tatsächlich von »Trampelpfaden« im Gehirn, die sich zu Wegen, Straßen und schließlich zu Autobahnen erweitern, je öfter sie genutzt werden, je öfter also bestimmte Bewegungen ausgeführt werden. Das Gesamtsystem aus Bewegungsapparat und Gehirn arbeitet somit immer Hand in Hand. Und wenn wir eine Bewegung nur noch selten oder gar nicht mehr ausführen, »vergisst« sie auch unser Gehirn. Das bezieht sich auch darauf, wie weit diese Bewegung ausgeführt, wie weit beispielsweise das Armgelenk gebeugt oder gestreckt wird. Wird der volle Gelenkwinkel genutzt? Auch das lernt und verlernt unser Gehirn. Aber, die gute Nachricht: Es kann diese Prozesse – also lange nicht genutzte Bewegungen und Bewegungswinkel – bis ins hohe Alter neu erlernen und die zugewachsenen Pfade wieder zu Autobahnen ausbauen.

Strecken wir die Ellenbogen regelmäßig vollständig, werden die beugenden Muskeln und Faszien an der Vorderseite der Arme gedehnt.

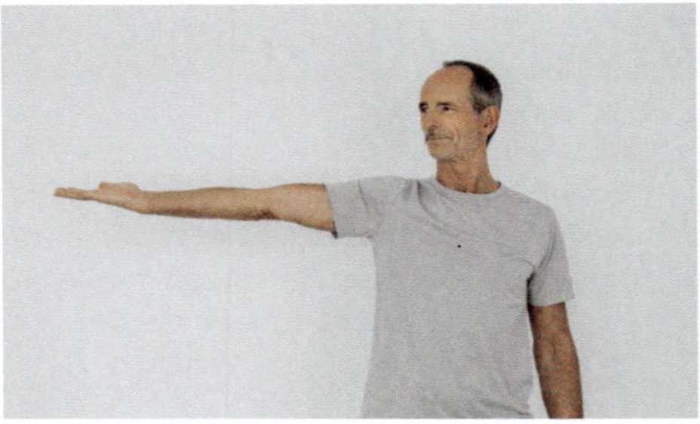

Beugen wir die Ellenbogen regelmäßig vollständig, werden die streckenden Muskeln und Faszien an der Rückseite der Arme gedehnt.

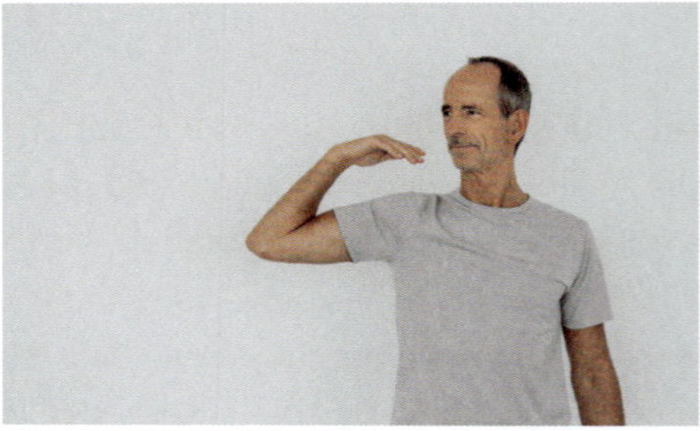

Halten wir die Ellenbogen mit wenigen Ausnahmen meist im Winkel von 90 Grad, tendieren die Beuger und Strecker zur Verkürzung.

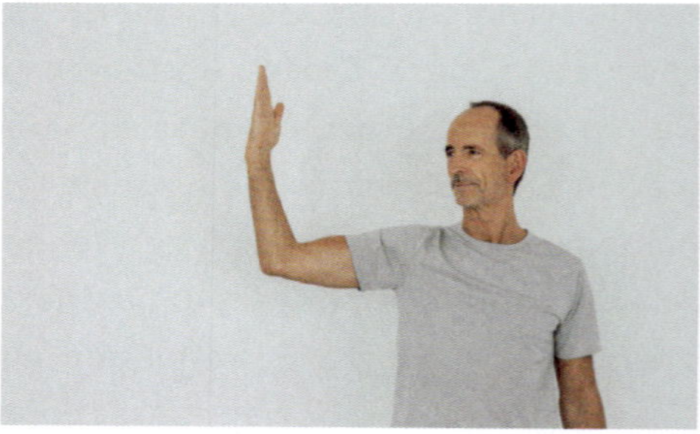

Der Alltag schränkt unser Bewegungsspektrum ein

Wenn wir die Winkel unserer über 100 Gelenke nicht nutzen, verlieren wir doppelt: Bewegungsspielraum und Muskelmasse.

Dass unser Muskel-Faszien-Gewebe oft zu kurz ist, haben wir ganz unbewusst selbst verursacht. Denn es gilt »use it or lose it«. Frei übersetzt: Nutze eine Bewegung, oder du wirst die Fähigkeit dazu verlieren. Vielleicht kennen Sie diese biologische Grundregel. Warum ist das so? Ganz einfach: Weil unser Körper genetisch so konzipiert ist, dass er sich an das anpasst, was wir tun – oder auch nicht tun. Auf unser Bewegungssystem aus Knochen, Gelenken, Muskeln und Faszien bezogen, bedeutet dies: Jedes Gelenk hat bedingt durch seine Form und die an ihm befestigten Bänder eine genetisch festgelegte Beweglichkeit. Sie definiert die individuell größtmögliche Beugung, Streckung oder wenn möglich Drehung dieses Gelenks. Dasselbe gilt im Übrigen auch für die Wirbelsäule, die aus vielen kleinen, aneinandergereihten Gelenken besteht.
Weil wir Bewegungen umso besser beherrschen, je häufiger wir sie anwenden, ist es klar, dass unser Alltagsleben hier großen Einfluss hat, denn es legt fest, wie wir uns bewegen – ob wir täglich am Computer sitzen, Patienten massieren oder Ballett tanzen. Ohne es zu wissen, »trainieren« wir uns immer kürzer, indem wir bestimmte Gelenkwinkel nicht nutzen. Denn wenn wir nicht bis ans Ende einer möglichen Bewegung gehen, dann bedeutet das zwangsläufig, dass der nachgebende Muskel und die dazugehörigen Faszien nicht in ihre maximale Länge gezogen werden. Dies gilt für alle Bewegungen und alle Gelenke am ganzen Körper und selbstverständlich auch für den Rumpf und den Kopf. Da kommt einiges zusammen: über 100 Gelenke, deren Bewegungswinkel oft gar nicht oder viel zu wenig genutzt werden, und über 600 Muskeln mit ihren Faszien, die sich allesamt verkürzen können.

Nicht geforderte Muskeln und Faszien verkümmern und verkürzen sich

Jetzt werden vor allem zwei Anpassungsmechanismen aktiv: Der erste betrifft die Muskeln. Werden sie nicht mehr auf ihre volle Länge gebracht, also letztlich vollkommen entspannt, dann verlieren sie ihre Fähigkeit, diese Entspannungslänge einzunehmen. Sie bleiben immer ein bisschen angespannt. Mit immer kleinerem Bewegungswinkel nimmt diese Anspannung immer mehr zu. Wie wir schon wissen, wird diese Anspannung vom Gehirn aktiviert. Als Folge wird der Muskel immer kürzer. Studien zeigen, dass Bewegungseinschränkungen mit erhöhter Muskelspannung einhergehen.[2,3]
Der zweite Anpassungsmechanismus betrifft die faszialen Strukturen: Aus der Faszienforschung wissen wir, dass Faszien, die nicht mehr auf ihre eigentlich mögliche, volle Länge gebracht werden, richtiggehend verfilzen wie ein zu heiß gewaschener, kratziger Wollpullover. Sie sind dann nicht mehr weich und dehnbar wie im Normalzustand, sondern zu kurz und damit steif und unflexibel. Sie können jetzt weniger gut nachgeben. Auf Dauer steigen dadurch der Druck und die Spannung rund um ein Gelenk immer weiter. Studien zeigen, dass Faszien verfilzen, wenn sie nicht mehr auf Länge gebracht werden.[4,5]

Das Alter spielt keine ausschlaggebende Rolle

Ältere Menschen weisen mehr Verkürzungen auf als jüngere, doch nur, wenn sie ihre Gelenkwinkel nicht nutzen.

Wenn uns diese Dinge klar sind, verstehen wir, warum ältere Menschen tendenziell mehr Verkürzungen haben als jüngere, denn sie hatten ja auch mehr Zeit, sie sich – ganz unbewusst – anzutrainieren. Aber wir verstehen auch, warum dieser Zusammenhang oft auch ins Gegenteil verkehrt sein kann – dann nämlich, wenn ein älterer Mensch sein Leben lang alle möglichen Gelenkwinkel gut genutzt hat. Vielleicht hat er einen entsprechenden Beruf oder übt einen Sport aus, der ihm dies ermöglicht. Und der Jüngere hat einen Sitzberuf und bewegt sich auch in seiner Freizeit kaum, nutzt also entsprechend wenige Bewegungswinkel. Sie sehen, wie unbemerkt das alles passiert. Menschen, die diese Zusammenhänge nicht kennen, sind ihrem meist zufälligen Alltagsbewegungsprofil einfach ausgeliefert. Denn dieses bestimmt, ob sich ihre Muskeln und Faszien verkürzen oder nicht. Wir können die Entwicklung mit diesem Bild vergleichen: Wir stecken in einem Sack, der in unserer Jugend sehr geräumig ist und alle Bewegungen zulässt, sich aber im Laufe der Zeit ringsherum zusammenzieht, sodass es für uns darin immer enger wird. Bis wir uns irgendwann kaum noch bewegen können.

Alarmschmerzen – wichtiger Schutzmechanismus des Körpers

Eine Ursache für die Schmerzen ist also die immer eingeschränktere Beweglichkeit. Doch es geht bei Weitem nicht nur darum. Es geht auch um Kräfte, die am Gelenk wirken. Denn wenn es an einer Seite des Gelenks durch die Gewebeverkürzungen zu immer mehr Unnachgiebigkeit kommt, muss auf der anderen Seite des Gelenks mehr gezogen werden. Dadurch wird aber die Anpresskraft im Gelenk selbst erhöht, wobei der Gelenkspalt zusammengezogen wird, sich die Reibung im Gelenk zusehends erhöht und der Knorpel übermäßig zu verschleißen beginnt. Gleichzeitig wird der Knorpel weniger gut mit Nährstoffen versorgt, da er nicht mehr vollständig ausgepresst und wieder entlastet wird. Ein zusätzlicher Grund für den Verschleiß.

Unser Gehirn ist über alle Zustände in den Gelenken, in der Wirbelsäule und in den beteiligten Muskeln und Faszien bestens informiert. Diese Informationen bekommt es über unzählige »Meldeeinheiten«. Das sind Nervenzellen im Körper mit ihren Rezeptoren, die Zug- und Druckkräfte am Gelenk, Geschwindigkeiten, ja sogar Beschleunigungen und Abbremsungen von Bewegungen messen. Alle diese Daten werden im »zentralen Rechner«, dem Gehirn, ausgewertet.

Bei drohender Schädigung schießt der Schmerz in die Glieder

Unser Gehirn sorgt dafür, dass der Körper mit Schmerzen auf zu hohen Druck in Gelenken reagiert.

Wir glauben: Berechnet unser Gehirn, dass ein Gelenkknorpel oder eine Bandscheibe zu viel Druckkraft aushalten muss, dass also Schädigungen drohen, dann schaltet es genau dort im Gelenk oder den umliegenden Muskeln einen Schmerz. Dieser hält den Körper davon ab, eine bestimmte Bewegung zu machen oder Position einzunehmen. Wir haben diesen

Schmerz deswegen Alarmschmerz getauft. Denn er alarmiert uns und bewahrt uns so vor unnatürlich hohem Verschleiß und anderen Schäden des Bewegungsapparates. Da Menschen im Normalfall auf ihre Schmerzen hören, werden sie sich danach richten. Leider ist damit aber das Problem nicht gelöst. Der Alarmschmerz verhindert zwar zunächst eine unheilvolle Entwicklung, aber der Betroffene muss nun dringend aktiv werden. Wir müssen also auf den Alarmschmerz hören, aber nicht, indem wir etwas unterlassen, sondern, indem wir etwas tun.

Alarmschmerz – das Wichtigste in Kürze

Das Fazit unserer Beobachtungen und Erfahrungen mit Patienten und rund 12.800 Absolventinnen und Absolventen unserer Ausbildungen lautet:

1. Der Körper schaltet einen »Alarmschmerz«, damit wir eine Bewegung oder Position vermeiden, die zu Gewebeschädigungen führen würde, und somit seine Unversehrtheit schützen.
2. Ignoriert man den Schmerz, unterdrückt ihn mit Schmerzmitteln oder – noch schlimmer – verödet oder kappt die entsprechenden Nerven –, dann spürt man den Alarmschmerz zwar nicht mehr, aber man meidet ihn auch nicht. Darum wird es auf Dauer ziemlich sicher zu Schädigungen und Verschleiß im Gelenk kommen. Lässt die Wirkung der Schmerzmittel nach, kommt der Schmerz natürlich wieder, weil ja die Ursache, oft die zu hohe Spannung der Muskeln und Faszien, nicht beseitigt wurde.
3. In den meisten Fällen ist der Schmerz ein Alarmschmerz und kein Schmerz durch die Schädigung selbst. Das heißt: Sie können schmerzfrei werden, obwohl die Arthrose oder der Bandscheibenvorfall unverändert vorhanden sind.

Körperliche Schäden führen nicht zwangsläufig zu Schmerzen

Die geschilderten Vorgänge finden im ganzen Körper statt, von Kopf bis Fuß – wir sagen immer, von Kopfschmerzen bis Fersensporn. Bitte machen Sie sich bewusst, wie viele Stellen im Körper diesen Prozessen unterliegen – überall dort, wo Gelenke sind, auch kleinste, wie in der Wirbelsäule. An allen können Schmerzen auftreten, wenn ihre möglichen Bewegungswinkel nicht vollständig genutzt werden. Kopfschmerzen aller Art, Kiefer- und Gesichtsschmerzen, Nacken-, Schulter-, Ellenbogen-, Handgelenk- und Fingerschmerzen, Rückenschmerzen von oben bis unten, Atem- und Brustkorbschmerzen, Becken-, Hüft-, ISG-, Schambein-, Leisten- und Gesäßschmerzen, Knie-, Fußgelenk-, Achillessehnen-, Fuß- und Zehenschmerzen. Aber – und das ist ganz wichtig: Sie alle werden in den meisten Fällen von zu hohen Spannungen der Muskeln und Faszien verursacht. Jetzt fragen Sie sich vielleicht, was die Diagnosen bei Schädigungen dann zu bedeuten haben, ob sie nicht doch die Schmerzen verursachen. Unsere Antwort wird Sie bestimmt überraschen. Sie lautet: Strukturelle Schäden wie Bandscheibenvorfälle oder Arthrose sind meist nicht selbst an der Schmerzentstehung beteiligt. Es sind oft Zufallsdiagnosen, die bei Untersuchungen zutage treten, die aus ganz anderen Gründen vorgenommen wurden. Die Erklärung liegt für uns auf der Hand: Im Gelenkknorpel und in der Bandscheibe selbst gibt es keine Schmerzrezeptoren.

In Experimenten wurde zum Beispiel nachgewiesen, dass ein mechanisches Zusammendrücken der Nervenwurzel nicht zwingend Schmerzen verursachen muss.[6] Jüngere Forschungen legen zudem nahe, dass eine mechanische Kompression der Nervenwurzel vor allem Ischiasschmerzen bei einem Bandscheibenvorfall im Lendenwirbelbereich nicht ausreichend erklären kann.[7] Nachgewiesen wurde auch, dass der Umfang des ausgetretenen Bandscheibenkerns keine Auswirkungen auf den Therapieerfolg mit konservativen Maßnahmen hat.[8] Wäre die Bandscheibe allein für die Schmerzen verantwortlich, müssten alle diese Zusammenhänge sichtbar sein. Stutzig werden sollten Sie auch angesichts der hohen Dunkelziffer an Arthrosepatienten, die aufgrund fehlender Schmerzen überhaupt nichts von ihrer Arthrose wissen. Die Medizin spricht hier von asymptomatischen Patienten und beziffert deren Zahl bei Arthrose auf 20 bis 30 Prozent.[9] Das ist doch erstaunlich, oder? Auch Entzündungen wie die der kleinen Facettengelenke der Wirbelsäule, der Achillessehne, des Schambeins, der Sehnenscheiden am Handgelenk oder des Ischiasnervs am Gesäß oder den Beinen entlang – all diese Zustände werden sehr oft erst durch die zu hohe Spannung der Muskeln und Faszien erzeugt. Verstehen Sie, was hier im Körper passiert, was diese zu hohe Spannung anrichten kann?

Schmerzen, die direkt oder indirekt durch Muskelspannungen beeinflusst werden, machen für uns den größten Teil der Schmerzen aus. Aber auch bei Schmerzen, die mit unterschiedlichsten Krankheiten einhergehen, kann unsere Therapie erfahrungsgemäß helfen.

Sogar unspezifische Schmerzen lassen sich erklären – und behandeln

Wenn keine strukturellen Ursachen wie beispielsweise Meniskuseinrisse, Arthrose oder Bandscheibenvorfälle diagnostiziert werden können, aber dennoch Schmerzen bestehen, so nennt man sie unspezifisch. Es gibt viele unspezifische Schmerzen. Allein bei Rückenschmerzen beträgt der Anteil 80 bis 90 Prozent.[10] Bei acht von zehn Rückenschmerzpatienten wird also körperlich nichts gefunden, was die Schmerzen erklären könnte. Wo aber kommen diese Schmerzen dann her? In der herkömmlichen Medizin werden jetzt teilweise psychische Ursachen dafür verantwortlich gemacht oder aber der Einfluss des Schmerzgedächtnisses, das – wie bereits beschrieben – nachhaltige Schmerzerfahrungen abspeichern und immer wieder grundlos abrufen soll. Aber auch diese Erklärungen helfen den Patienten leider nicht weiter, da sie nicht zur Linderung der Schmerzen, sondern eher zur Frustration der Patienten führen. Möglicherweise landen sie irgendwann zusammen mit Leidensgenossen in Gruppen, in denen sie lernen sollen, mit ihren Schmerzen zu leben und besser damit umzugehen, denn man könne ihnen, so heißt es nach herkömmlicher Einschätzung, leider nicht helfen. Dabei ist die Ursache auch hier in den meisten Fällen das verspannte muskulär-fasziale Gewebe, das aber als Ursache oft übersehen wird.

Weil der Stoffwechsel abstürzt, werden die Zellen nicht mehr ausreichend versorgt, die Reparaturprozesse fahren herunter und es droht Gelenkverschleiß.

Die beschriebenen Prozesse der Spannungserhöhung finden bei der heutigen Lebensweise an so gut wie allen Gelenken und in allen Abschnitten der Wirbelsäule statt. Große und kleine Gelenke, Kugel-, Scharnier- oder Sattelgelenke, alle können davon betroffen sein. Wenn bestimmte Gelenkwinkel nicht mehr genutzt werden, verkürzen sich Muskeln, Faszien, Kapseln und alle anderen Strukturen, die an der Bewegung beteiligt sind, weil sie länger oder kürzer werden müssen. Nun passiert unserer Einschätzung nach Folgendes: Die Anpresskräfte, die aufs Gelenk wirken, werden stärker, was gleichzeitig zu höherem Verschleiß des Knorpels führt. Irgendwann ist dieser Verschleiß so groß, dass das Gehirn »berechnet«: Die Stammzellen sind erschöpft. Die Zellen also, die neues Gewebe bilden können, kommen mit der Reparatur nicht mehr nach. Und genau jetzt wird der Alarmschmerz geschaltet.
Diesem Schmerz weicht der betroffene Mensch natürlich aus, da er ihn nicht spüren möchte. Doch dieses zunehmende Bloß-nicht-den-Schmerz-Auslösen bewirkt zusammen mit der bereits eingeschränkten Beweglichkeit, dass Betroffene sich noch weniger bewegen. Die Beweglichkeit des Gelenks wird also immer weiter eingeschränkt. Jetzt kommt noch ein weite-

rer Effekt hinzu: Der Stoffwechsel in diesem Schmerzbereich stürzt regelrecht ab. Weil die Muskelbewegung immer weniger wird, werden auch die Zellen nicht mehr ausreichend mit Nährstoffen und Sauerstoff versorgt. Außerdem stauen sich Stoffwechselabfallprodukte, da sie nicht mehr aus dem Körper ausgeleitet oder recycelt werden. Die Folge: Die Spannung der Muskeln in diesem Bereich steigt noch zusätzlich an. Wir befinden uns also in einer Negativspirale, die uns immer tiefer in den Schmerz zieht.

Für die Zellreparaturen fehlt das Material

Besonders bedrohlich an dem beschriebenen Stoffwechselchaos ist, dass nun die Reparaturmaßnahmen der Stammzellen, die dem Verschleiß des Knorpels oder der Menisken (den Knorpelscheiben zwischen Ober- und Unterschenkelknochen) entgegenwirken, aufgrund von »Materialmangel« und einer brachliegenden »zellulären Müllabfuhr« nicht vollständig ablaufen können. Diese Dauerreparaturen sind dann die chronischen Entzündungen, die nur deshalb nicht enden, weil die Reparaturen nicht abgeschlossen werden können. Die Negativspirale gipfelt leider oft im Dauerschmerz, dem auch mit stärksten Schmerzmitteln nicht beizukommen ist. Womöglich aber führt sie auch zu einer vom Körper selbst herbeigeführten Versteifung des Gelenks, vielleicht sogar zum Einbruch der Hüftgelenkspfanne oder der Wirbelkörper der Wirbelsäule. Keine schönen Aussichten, oder? Damit es nicht einmal im Ansatz dazu kommt, lösen wir diese schlimme Entwicklung oft schnell, einfach und dauerhaft auf völlig natürliche Weise, ohne Schmerzmittel und Operationen. Wie das funktioniert, erfahren Sie im nächsten Kapitel.

Unsere Körper ist physiologisch nicht auf anhaltende Verkürzungen und Spannungszustände eingerichtet.

Die Schmerz-Sackgasse der Zivilisation

Unser Körper ist ein perfektes biologisches System. Warum aber lässt er es dann zu, dass sich ein Schmerz so unkontrolliert ausbreiten kann? Warum findet der Körper keinen Ausweg mehr, dieses Problem auf natürliche Weise zu lösen? Die Erklärung von Liebscher & Bracht ist, dass wir physiologisch nicht auf zunehmende und dauerhafte Verkürzungen und Spannungserhöhungen der Muskeln und Faszien eingestellt sind. Denn wenn wir unsere Gelenkwinkel – die ja biologisch in uns angelegt sind – im Alltag auch vollständig nutzten und in alle möglichen Richtungen bewegten, würden Gelenkknorpel und Bandscheiben auch nicht überbelastet, und der Körper müsste keine Alarmschmerzen schalten. Dann wären wir beweglich genug, um schmerzfrei zu sein.
Unserer Einschätzung nach gibt es den Alarmschmerz daher allein, um nach Unfällen verletztes Gewebe, wie gerissene Muskelfasern, Bänder, Sehnen oder Kapseln, vor Überlastung zu schonen, bevor es verheilt ist. Weil das verletzte Gewebe anschwillt, wird eine gewisse Anspannung erzeugt, auf die der Körper mit dem Alarmschmerz reagiert. Heilt die Verletzung und schwillt das Gewebe zunehmend wieder ab, lässt auch die Anspannung nach und damit der Alarmschmerz, bis er mit Eintreten der vollständigen Heilung schließlich ganz verschwindet. Mit diesem Schutz konnten wir auch zu Zeiten überleben, als es noch keine Ärzte oder Therapeuten gab.
Jetzt kommt das große Aber: Auf eine Dauerverkürzung mit permanent zu hoher Spannung ist unser Körper unserer Auffassung nach genetisch nicht eingerichtet. Anders als bei einer Verletzung wird sie immer größer, weil wir durch unsere Bewegungsgewohnheiten den verkürzenden und spannungserhöhenden Effekt immer mehr verstärken. Deswegen gibt es für uns nur eine Möglichkeit, dieser Sackgasse der

Alltagsbewegung in unserer Zivilisation zu entrinnen: die Gelenkwinkel, die wir im Alltag nicht nutzen, mit unseren Übungen zu trainieren.

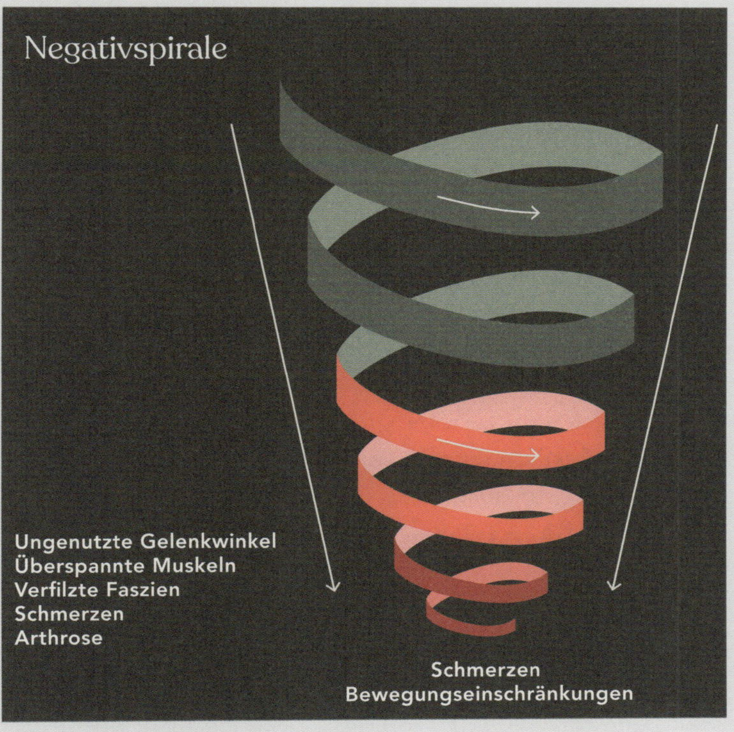

Der sich selbst verstärkende Negativkreislauf beginnt damit, dass Winkel von Gelenken zu wenig oder gar nicht genutzt werden. Daraus resultieren Unterernährung der Knorpel und Bandscheiben, zu hohe Spannungen der Muskeln und Verfilzungen der Faszien. Beides führt zu nachlassender Flexibilität und Nachgiebigkeit der an den Bewegungen beteiligten Gewebestrukturen. Dadurch steigt die Belastung der Gelenke bei abnehmender Stoffwechselaktivität. Das löst Alarmschmerzen und Verschleiß wie Arthrose oder Bandscheibenschädigungen aus. Die Schmerzen führen zu noch weniger Winkelnutzung, der Stoffwechsel nimmt immer mehr ab. Die Schmerzen nehmen zu. Am Ende stehen der Dauerschmerz, massive Bewegungseinschränkung und ein minimierter Stoffwechsel.

Auf bildgebenden Verfahren ist überspanntes Gewebe nicht erkennbar – das führt zu falschen Schmerzdiagnosen.

Was läuft falsch in der Medizin? Ein Orthopäde erklärt.

Als wir realisierten, was unbemerkt im Körper so gut wie aller Menschen abläuft, eigentlich schiefläuft, fragten wir uns, warum dieses Wissen in der herkömmlichen Therapie nicht genutzt wird, um Schmerzen systematisch zu beseitigen. Es kann doch nicht sein, dass wir die Einzigen sind, denen diese Prozesse bewusst sind. Irgendwann hatten wir ein Schlüsselerlebnis. Ein an unserer Ausbildung teilnehmender Orthopäde erklärte es uns folgendermaßen:

»Das alles ist so logisch, und ich kann so gut nachvollziehen, was ihr erklärt, weil ich dauernd Patienten vor mir sehe, deren Zustand dadurch absolut verständlich wird. Warum bin ich nur nicht selbst darauf gekommen? Ich habe die Erklärung jetzt gefunden. Bekommen wir die Schmerzen unserer Patienten nicht in den Griff, suchen wir mit bildgebenden Verfahren – Röntgen, MRT oder CT – nach den Ursachen. Und dann finden wir irgendwelche Anomalien, operieren vielleicht und können den Patienten helfen oder auch nicht. Wir tun alles, was wir können, aber häufig kommen wir nicht weiter, und einige Monate später ist der Schmerz wieder da. Das war für mich oft nicht nachvollziehbar. Es war, als würde ich nicht bis an die wahre Ursache vordringen. Ich fühle mich so abgeholt von eurem Erklärungsmodell! Mir ist jetzt auch klar, warum wir in der Medizin diese Ursache der zu hohen Spannungen übersehen haben: weil sie auf unseren bildgebenden Verfahren nicht zu erkennen sind. Wir sehen darauf nur die Auswirkungen dieser zu hohen Spannungen, den kaum noch vorhandenen Gelenkspalt, der die Knorpelabnutzung anzeigt, oder den Bandscheibenvorfall. Und deswegen halten wir diese Diagnosen für die Ursache der Schmerzen.«

KURZGEFASST: WIE SCHMERZEN NACH LIEBSCHER & BRACHT ENTSTEHEN

Die herkömmliche Schmerzbehandlung vernachlässigt eine wichtige Schmerzursache +++ Es existiert bis heute kein herkömmliches Verfahren, das Schmerzen auf natürliche Art und Weise wiederholbar und nachhaltig beseitigen könnte +++ Viele Schmerzen verschwinden jedoch, wenn die zu große Spannung der Muskeln und Faszien beseitigt wird +++ Die zu hohen Spannungen entstehen, weil wir in unserem Alltag viele Bewegungswinkel nicht mehr nutzen +++ Muskeln und Faszien, die zu wenig gefordert werden, weil sie nicht mehr auf ihre größtmögliche Länge gebracht werden, verkürzen sich +++ Die meisten Schmerzen sind Alarmschmerzen, die uns warnen und unseren Körper schützen sollen +++ Die meisten Schmerzen entstehen nicht durch eine Schädigung, sondern durch zu hohe Spannungen +++ Sie können schmerzfrei sein, obwohl Ihre Arthrose oder Ihr Bandscheibenvorfall unverändert vorhanden sind +++ Voraussetzung: Trainieren Sie mit unseren Übungen die Gelenkwinkel, die Sie im Alltag nicht nutzen

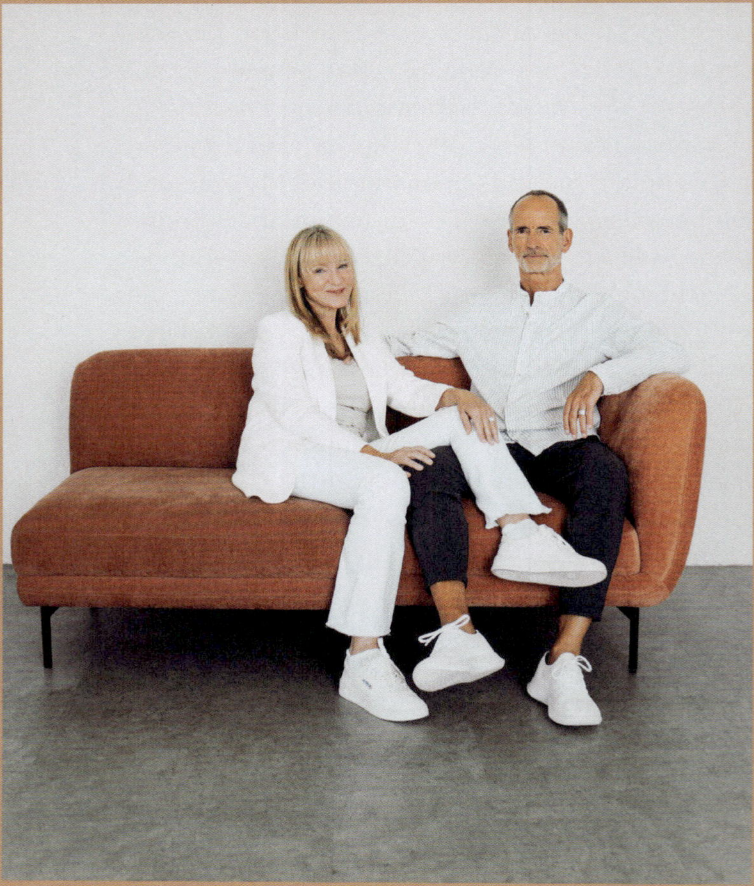

Kapitel 05

Die Schmerztherapie nach Liebscher & Bracht

Warum Schmerzen für immer verschwinden können

Wir von Liebscher & Bracht hatten es viel leichter, den Schmerz zu verstehen und seine Entstehung nachzuvollziehen, weil wir immer dem roten Faden unserer wiederholbar funktionierenden Therapie folgen konnten und nur analysieren mussten, welche physiologischen Auswirkungen unsere Therapie hat. Wir sind heute glücklich darüber, ein Modell zu haben, das nicht nur die Entstehung von Schmerzen, sondern ebenso ihre so erfolgreiche Beseitigung logisch und für jeden Patienten nachvollziehbar erklären kann.

Das Verständnis der im vorigen Kapitel geschilderten Zusammenhänge bei der Entstehung von Alarmschmerzen ermöglicht es Ihnen, die meisten Schmerzen ohne Umwege direkt zu beseitigen. Sie müssen die dort beschriebene Negativspirale in eine Positivspirale umkehren, die Sie wieder aus dem Schmerz »herausdreht«. Und weil all das Übel mit nicht genutzten Gelenkwinkeln seinen Anfang nahm, setzen wir auch genau hier an: Wir erobern uns die verlorengegangenen Gelenkwinkel zurück! Je mehr Beweglichkeit Sie wieder in Ihren Gelenken herstellen, desto mehr mindern und normalisieren sich die erhöhten Kräfte in den Gelenken und in der Wirbelsäule. Die Verschleißvorgänge und die vom Gehirn »gemessene« Schädigungsbedrohung reduzieren sich unserer Einschätzung nach. Der Alarmschmerz lässt folglich nach und wird schließlich ganz abgestellt – nämlich dann, wenn die drohende Schädigung, sprich der Gelenkverschleiß, so gering ist, dass der Körper ihn selbst wieder reparieren kann.

Mit zunehmender Beweglichkeit in den Gelenken lassen die erhöhten Kräfte in den Gelenken nach.

Der Schmerzsee – unser Bild für die Schmerzentstehung im Körper

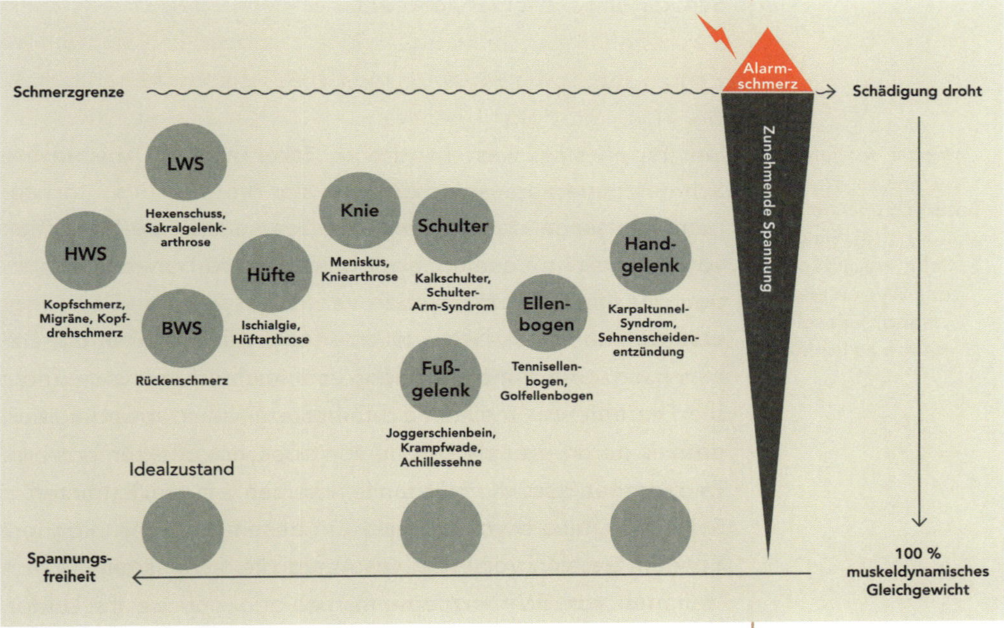

Die Gelenke sind als Kugeln dargestellt. Der Grund des Sees entspricht der optimalen Gelenksituation. Hier haben die Muskeln und die sie umgebenden Faszien ihre optimale Spannung und Flexibilität und damit die besten Voraussetzungen für Schmerzfreiheit und volle Beweglichkeit. Wir nennen das muskeldynamisches Gleichgewicht. Die Wasseroberfläche steht für die Schmerzgrenze. Dort ist die Spannung so hoch, dass das Gehirn eine Bedrohung für die Funktionsfähigkeit des Bewegungssystems berechnet. Deswegen projiziert es einen Alarmschmerz, der verhindern soll, dass bestimmte Bewegungen ausgeführt oder Körperpositionen eingenommen werden, die zu Schäden im Bewegungssystem führen könnten. Nach unserem Schmerzentstehungsmodell resultiert der

Schmerz in den meisten Fällen aus einer Spannung, die zu hoch geworden ist. Wird sie gesenkt, verschwindet er. Er wird vom Gehirn einfach ausgeschaltet, sobald es die Gefahr einer Schädigung nicht mehr erkennt.

Eine Operation kann überflüssig werden

Unsere Vorgehensweise ist völlig natürlich und nebenwirkungsfrei. Sie gibt Schmerzpatienten das Wissen an die Hand, sich selbst helfen zu können.

Sie fragen sich, was die größte Erkenntnis ist, die unsere Schmerztherapie ausmacht? Ganz klar die – für uns – feststehende Tatsache, dass die meisten Schmerzen, die Menschen von Kopf bis Fuß quälen, allein durch die zu hohen Spannungen der Muskeln und Faszien verursacht werden. Das klingt erstmal sehr banal, bedeutet aber eine Revolution in der Behandlung von Schmerzen. Denn es erleichtert und vereinfacht die Therapie der meisten Schmerzzustände so grundlegend, dass es geradezu eine Lawine von positiven Effekten erzeugt: Es bedeutet, dass die meisten Schmerzen von den Patienten in Selbsthilfe, also durch eigenes Tun beseitigt werden können. Können Sie sich vorstellen, wie sehr die Lebensqualität von Millionen von Schmerzpatienten steigt, wenn sie ihr Leiden direkt abstellen können? Unser gesamtes Gesundheitssystem würde dadurch drastisch entlastet. Viele Milliarden Euro würden frei und könnten für drängende Investitionen in Gesundheit, Soziales und Klimaschutz zur Verfügung stehen. Ganz zu schweigen von den vielfältigen positiven Effekten auf die körperliche und seelische Gesundheit der Menschen, auf ihre Lebensqualität und Leistungsfähigkeit, die quasi nebenbei die Folge der Schmerzfreiheit sind.

Wir wissen, dass sich neun von zehn Schmerzzuständen mit unserer Therapie beenden lassen. Darum sollten Sie zunächst ausprobieren, ob Ihnen unsere Vorgehensweise hilft. Denn eine Operation bringt immer mehr oder weniger große, nicht mehr rückgängig zu machende Veränderungen an der Körperstruktur mit sich. Außerdem ist keine OP frei von Risiken.

Sie sollte daher stets das letzte Mittel sein und nur zum Einsatz kommen, wenn alles andere nicht hilft. Auch Ärzte empfehlen nicht, gleich wegen eines diagnostizierten Bandscheibenvorfalls oder einer Arthrose operieren zu lassen. Probieren Sie also erst aus, ob Ihnen unsere Übungen oder unsere Therapie gegen die Schmerzen helfen. Unser Körper kann viel mehr selbst reparieren und heilen, als viele Menschen meinen. Wir müssen nur die nötigen Voraussetzungen dafür schaffen, also die zu hohen Spannungen der Muskeln und Faszien beseitigen, dann werden viele Reparaturen durch den Körper selbst möglich.

Ein Wort zu den Operationen

Wenn Operationen wirklich nötig sind, beispielsweise im Endstadium der Zerstörung von Gelenken oder Wirbelkörpern, begrüßen und empfehlen wir natürlich ausdrücklich den Einbau einer Prothese oder andere operative Maßnahmen. Wir dürfen uns glücklich schätzen, dass wir in einer Zeit leben, in der wir bei derartigen körperlichen Schäden vor einem Leben im Rollstuhl oder noch gravierenderen Lebensumständen bewahrt werden können. Aber: Der häufigste Grund für Gelenk- und Wirbelsäulen-OPs sind Schmerzen.[1 2] Darum raten wir dazu, bei Operationen, die aufgrund von Schmerzen durchgeführt werden sollen, zunächst gründlich zu prüfen, ob es nicht natürlichere Maßnahmen gibt oder ob die Liebscher & Bracht-Therapie bzw. unsere Übungen es schaffen, die Schmerzen zu beenden.

Alle Bewegungen, die der Körper aus eigener Kraft vollführen kann, sind erlaubt.

Es gibt keine falschen Bewegungen

Bestimmt kennen Sie solche Ratschläge: Beugen Sie sich nicht nach vorn, wenn Sie etwas vom Boden aufheben möchten, sondern gehen Sie bei aufrechtem Rücken in die Knie. Drehen Sie sich zuerst auf die Seite, wenn Sie morgens aus der Rückenlage aufstehen möchten. Beugen Sie Ihr Knie nur so weit, dass die Senkrechte der Kniescheibe nicht über die Fußspitze hinausragt. Das alles sind gut gemeinte Tipps, die meist ungeprüft weitergegeben werden. Aber gut gemeint ist nicht gut. Für Liebscher & Bracht ist ein Leben, bestehend aus Bewegungsregeln, nicht das Ziel. Bitte beachten Sie: Es gibt keine falschen Bewegungen. Unser Körper ist ein biomechanisches Wunderwerk. Für alle Bewegungen, die der Körper aus eigener Kraft durchführen kann, ist er auch gemacht. Wir möchten, dass Sie sich so bewegen oder positionieren, wie Sie wollen, aber ohne dass dies zu Schmerzen führt. Und damit Sie das tun können, stellen wir die entsprechende Beweglichkeit bei Ihnen durch unsere ausgleichenden Übungen wieder her.

Die Liebscher & Bracht Übungen® und weitere Techniken

Wir haben drei Techniken entwickelt, mit denen Sie die Spannungen in Ihrem Körper normalisieren können: das Dehnen, das Rollen und das Drücken. Das Dehnen ist die mit Abstand wichtigste und nachhaltigste Technik, denn es setzt direkt an der natürlichen Maßnahme an: der Bewegung. Wir müssen uns immer wieder in Erinnerung rufen, wie die Schmerzen nach unserem Modell entstehen, nämlich durch ein individuell eingeschränktes Bewegungsprofil. Und das wird geprägt durch unsere Lebensweise und die Bewegungsmuster, die unseren Alltag dominieren. Dieses Profil entscheidet darüber, wo am Körper welche Schmerzen oder Verspannungen auftreten. Die meisten Schmerzen haben hier ihre Ursache. Daher empfehlen wir Ihnen, unsere Therapie einfach auszuprobieren. Sie können nichts verlieren, aber sehr viel gewinnen.

Unsere Übungen sind ein Frühwarnsystem für schwere Erkrankungen

Egal, ob Sie unsere Übungen machen, sich mit der Faszien-Rollmassage rollen oder sich mit der Osteopressur drücken – in seltenen Fällen, rein rechnerisch bei etwas weniger als einem von zehn Patienten, lassen sich die Schmerzen dadurch nicht signifikant reduzieren. Dann könnte eine bisher unerkannte Krankheit oder andere gesundheitliche Störung dafür verantwortlich sein. Daher sollten Sie in diesem Fall unbedingt zeitnah ärztlichen Rat einholen und der wahren Schmerzursache auf die Spur kommen. Wir kennen einige Fälle, in denen Anwender dadurch frühzeitig in Therapie kamen und Schlimmeres verhindert wurde. Unsere Übungen

wirken nämlich wie eine Art Früherkennungssystem: Helfen sie nicht, liegt die Schmerzursache nicht in zu angespannten Muskeln und Faszien. Einzige Ausnahme: Sie führen die Übungen in der Anfangsphase nicht korrekt aus.
Auf der anderen Seite empfehlen wir Ihnen, unsere Übungen auch dann auszuprobieren, wenn Krankheiten wie beispielsweise Rheuma oder Fibromyalgie für Ihre Schmerzen verantwortlich gemacht werden. Wir kennen viele Fälle, in denen unsere Therapie die Schmerzen Betroffener dennoch lindern oder sogar beseitigen konnte. Das ist zumindest ein starkes Indiz dafür, dass diese Krankheit nicht oder nicht allein die Ursache für Ihre Schmerzen ist, sondern wieder die Muskeln und Faszien eine Rolle spielen. Das ist immer von Vorteil, vor allem bei ernsteren Krankheiten, weil dann weniger Schmerzmittel eingenommen werden müssen, die Patienten weniger unter den vielfältigen Nebenwirkungen solcher Medikamente leiden müssen und deutlich an Lebensqualität gewinnen.

Die Liebscher & Bracht Übungen®

Wenn Sie ein Leben lang schmerzfrei bleiben wollen, müssen Sie die Übungen so lange machen, wie sich an Ihrem alltäglichen Bewegungsprofil nichts ändert.

Dehnen in seinen unterschiedlichen Formen hat eine jahrtausendealte Tradition: von der gymnastischen Übung bis hin zu den verschiedensten Formen des Yoga. Stress wird reduziert[3] und damit auch die Spannung von Muskeln und Faszien. Insgesamt steigert das Dehnen die körperliche und psychische Gesundheit.[4] Yoga wirkt positiv auf Angst, Depressivität, Lebensqualität und Schmerz.[5] [6] Wissenschaftlich wurden in den letzten Jahrzehnten die verschiedensten Arten des Dehnens untersucht. Das zentrale Ergebnis: Der Bewegungsumfang von Gelenken steigert sich.[7]
Auch die Übungen nach der Liebscher & Bracht-Methode basieren auf der Vergrößerung der Gelenkwinkel. Allerdings

gehen sie in ihrer Wirkung noch darüber hinaus. Unsere Übungen nennen wir auch Engpassdehnungen, da sie die muskulär-faszialen Engpässe erweitern sollen, indem sie die verkürzten Strukturen in die Länge ziehen, die den Schmerz auslösen. Es sind nicht einfach nur Dehnungen. Es sind kleine Trainingseinheiten von jeweils 2 Minuten, die eine Vielzahl von verschiedenen Übungen beinhalten. Jede dieser Trainingseinheiten beginnt mit einer passiven Dehnung. Dabei wird eine bestimmte Position möglichst genau eingenommen, in der nicht nur die Muskeln und Faszien gedehnt werden, sondern alle Strukturen, die dabei »im Weg stehen«, sodass der Engpass gemindert und schließlich beseitigt wird. Jeder Körper ist anders trainiert und von anderer Beschaffenheit. Deshalb können auch Bänder, Sehnen, Kapseln, Narbengewebe, also letztlich alles, was sich verkürzen kann, von der Dehnung betroffen sein. Wir dehnen also nicht gezielt bestimmte Strukturen, sondern wir stellen die Winkel wieder her, die durch unsere Lebensweise im Alltag verkürzt wurden. Deswegen ist es so wichtig, dass Sie sich bemühen, die angegebenen Positionen möglichst exakt einzunehmen.

Die Enge wird einfach wegtrainiert

Es gibt 27 Gruppen entsprechend der muskulär-faszialen »Engpässe« mit jeweils vier bis zwölf Übungen, damit für alle Schmerzgeplagten das Passende dabei ist. Egal, in welchem körperlichen Zustand Sie starten, Sie werden eine Variante finden, mit der Sie zumindest so weit klarkommen, dass Sie beginnen können zu üben. Und dann werden Sie schnell in der Lage sein, auch andere Übungen aus dieser Gruppe zu machen. So können Sie den Engpass, der bei Ihnen zu den Schmerzen führt, auf immer vielfältigere Weise wegtrainieren.

Welche Körperstruktur dehnen wir? Alle, die notwendig sind.

In der herkömmlichen Dehnung wird versucht, bestimmte Gewebestrukturen anzusprechen. Meist sind bestimmte Muskeln das Ziel. Andere Systeme wollen die Faszien dehnen, die Gelenkkapseln oder auch die Sehnen, die den Muskel am Knochen befestigen. Auch die Nerven oder sogar die Meridiane, in denen nach dem Verständnis der chinesischen Medizin die Lebensenergie fließt, können das Dehnungsziel sein. Wir nennen diese Vorgehensweise strukturelles Dehnen, weil es eine bestimmte Körperstruktur im Blick hat.
Wir von Liebscher & Bracht gehen anders vor, ganz pragmatisch. Wir streben nicht die Dehnung bestimmter Zielstrukturen an, sondern wir wollen die im Bewegungsspektrum verlorengegangenen Gelenkwinkel zurückerobern. Wir nennen das funktionelle Winkeldehnung. Sie sollen damit die Beweglichkeit zurückgewinnen, die Sie im Lauf der Zeit verloren haben. Das allein ist das Ziel und das allein Entscheidende für Ihre Schmerzfreiheit. Welche Strukturen dabei angesprochen werden, entscheidet die individuelle Beschaffenheit des Körpers eines Patienten.

Das Krafttraining stärkt die gedehnten Muskeln

Nach dem Dehnen kommt eine Krafttrainingseinheit. Sie ist in die Übungen eingebaut und besteht darin, dass Sie in der Dehnung, die Sie erreicht haben, »gegenspannen«. Heißt: Sie sollen genau die Muskeln anspannen, die jetzt langgezogen sind. Lange gab es Bedenken, inwiefern gerade dieser Schritt zu einer größeren Instabilität eines Gelenks führen kann. Nach unserer klinischen Erfahrung ist das Gegenteil der Fall, was mittlerweile auch in Studien nachgewiesen wurde. [8 9]

Der große Unterschied zum herkömmlichen Krafttraining ist, dass hier beim Krafteinsatz im längsten Zustand des Muskels trainiert wird und keine Bewegung stattfindet. Man nennt dies enggradiges isometrisches Training. Dadurch lernt der Muskel, dass er auch bei größtmöglicher Länge einerseits kräftig, andererseits entspannt sein kann. Der Trainingseffekt der Kräftigung besteht darin, dass der Muskel in diesen vorher kaum oder nie genutzten Gelenkwinkeln, in denen er so gut wie keine Kraft mehr hat, jetzt zunehmend Kraft aufbaut. Dieses Krafttraining ist sehr funktionell. Gleichzeitig lösen sich durch die große Anspannung Triggerpunkte, also Spannungsknoten im Gewebe, auf, die Ihre Muskelfunktion vorher beeinträchtigt haben. Und noch ein wichtiger Effekt wird aktiviert: Je kräftiger Sie gegenspannen, desto mehr ist der Muskel bereit, anschließend eine noch größere Dehnung zuzulassen, also noch länger zu werden. Auch Ihre Fähigkeit, möglichst viele Muskelfasern gleichzeitig zu aktivieren, wird automatisch mittrainiert. Zu Beginn dieses Krafttrainings können Sie meist nur einen ziemlich kleinen Teil der betroffenen Muskelfasern kontrahieren. Je öfter Sie das aber üben, desto mehr lernt Ihr Gehirn, immer mehr Fasern gleichzeitig anzuspannen. Ihre funktionelle Kraft wird also immer größer.

Durch gezielte Kräftigung baut der Muskel in kaum genutzten Gelenkwinkeln zunehmend Kraft auf.

Das Besondere an unserem Krafttraining

Das in unsere Übungen eingebaute Krafttraining ist völlig anders als das herkömmliche Krafttraining, das Sie vielleicht kennen. Vielleicht hat Letzteres sogar zu Ihrem Schmerz beigetragen, ohne dass Sie das ahnen konnten. Gut, dass Sie auch in diesem Fall jetzt damit beginnen, Ihre Verkürzungen mit unseren Übungen auszugleichen. Setzen Sie Ihr herkömmliches Krafttraining so lange aus, bis die Schmerzen verschwunden sind. Dann können Sie ruhig wieder weitermachen, wenn Sie Spaß daran haben – aber bitte immer in Kombination mit unseren Übungen. Herkömmliches Krafttraining, egal, ob mit Geräten, Gewichten oder dem eigenen Körper, ist übrigens niemals »schlecht« oder »falsch«, ebenso wenig wie Sitzen, Sit-ups oder andere mittlerweile verpönte Übungen. Wir hatten es ja bereits erklärt: Wir sind der Meinung, dass es keine falschen Bewegungen, falschen Übungen oder falschen Trainingseinheiten gibt. Denn sie alle sind ja durch die Beweglichkeit des Körpers möglich, also biologisch vorgegeben. Es macht folglich keinen Sinn, sie zu verbieten. Sinn macht es dagegen, genau nachzuvollziehen, warum ein Bewegungssystem überfordert ist und mit Schmerzen reagiert. Denn dann können wir durch die passenden Liebscher & Bracht Übungen® die Voraussetzungen dafür herstellen, dass der Körper wieder zu 100 Prozent in Funktion kommt.

Das Gegenspannen aktiviert den Stoffwechsel

Sogar unser Stoffwechsel wird nebenbei auf Trab gebracht. Wir führen das Gegenspannen in der Dehnung zunächst in längeren, sehr intensiven und sich steigernden Anstrengungen durch und anschließend in einem schnelleren Rhythmus. Dieser schnellere Rhythmus erzeugt neben den beschriebenen Auswirkungen der Dehnung zusätzlich auch eine stärkere Strömung der Flüssigkeiten in den Blut- und Lymphgefäßen. Und genau das ist ein sehr effektives Stoffwechseltraining. Denn das herkömmliche Stoffwechseltraining, das bei sportlichen Tätigkeiten wie Joggen erzeugt wird, ist ja ein Nebeneffekt eigentlich jeder Bewegung. Je schneller und angestrengter diese Bewegung ist und je mehr Muskeln daran beteiligt sind, desto mehr werden das Herz-Kreislauf-System und alle

Stoffwechselvorgänge des Körpers angeregt. Unser Körper lechzt danach, denn dafür ist er konstruiert – machen Sie also Sport, sooft Sie Zeit dazu haben. Aber: Für das Gewebe in der minderbewegten oder sogar unbewegten Umgebung des Schmerzbereiches ist das in die Übungen eingebaute regionale Stoffwechseltraining wichtig. Denn es versorgt genau diesen Schmerzbereich mit Nährstoffen und Sauerstoff und transportiert Stoffwechselabfallprodukte ab, damit sie ausgeschieden werden können.

Die Aktivdehnung schult optimale Bewegungsabläufe

Hier geht es darum, die gegenspielenden Muskeln des zuvor gedehnten Muskel- und Faszienbereiches aus eigener Kraft aktiv zu dehnen. Deswegen heißt es Aktivdehnung. Schon beim Gegenspannen entstehen neue Ansteuerungsprogramme im Gehirn, vor allem für die gedehnten Muskeln. Mit der Aktivdehnung werden auch neue Ansteuerungsprogramme für deren muskuläre Gegenspieler geschrieben, die dabei ebenfalls gleich wieder gekräftigt werden.[10] [11] [12] Dehnen Sie beispielsweise die Brustmuskeln mit der Passivdehnung, indem Sie, in der Ecke stehend, Ihre Arme mit Hilfe der Wände nach hinten drücken lassen, so lösen Sie bei der Aktivdehnung die Hände von den Wänden und ziehen mit Ihren hinteren Schultermuskeln aktiv die Arme nach hinten. Die Intensität dieser Dehnung ist geringer, da die Kraft der nach hinten ziehenden Muskeln geringer ist als der Druck der Wände von vorne. Der Dehnungswinkel wird dadurch also nicht spürbar vergrößert. Aber jetzt lernt der Körper, die Gelenkführung zu optimieren, wobei neue Bewegungsprogramme im Gehirn geschrieben werden. Bei dieser optimalen Gelenkführung überträgt das Gelenk die meiste Kraft beim geringsten Verschleiß. Diese physiologisch sinnvolle Bewegungsführung ist im Körper eigentlich genetisch programmiert. Aber das fehlende Training, die fehlende Umsetzung im heutigen bewegungsarmen Alltag führen

Durch optimale Gelenkführung kann das Gelenk die meiste Kraft beim geringsten Verschleiß übertragen.

dazu, dass die Gelenkführung immer mehr entgleist. Irgendwann gipfelt das im Auskugeln der Schulter, was bei einem gut trainierten Schultergelenk und flexiblen Muskeln und Faszien nicht so leicht passieren würde.

Der Körper lernt, sich selbst zu reparieren

Unsere Übungen sind so wirkungsvoll, weil sie einen wunderbaren Effekt haben: Sie leiten den Körper dazu an, sich selbst zu optimieren. Eine Folge dieser Optimierung könnte sein, dass er sich selbst reparieren kann, wenn die körperlichen Schäden, etwa im Gelenk, noch nicht zu weit fortgeschritten sind. Das heißt beispielsweise, dass sich der Knorpel wieder in seiner hyalinen (deutsch: bläulich-glasartigen) Originalstruktur regenerieren könnte[13] [14], dass leicht verschobene Gleitwirbel von selbst wieder in ihre Normalposition zurückfinden, sich ein verengter Karpalkanal des Handgelenks (Karpalkanalstenose) weitet oder eine Entzündung (Karpaltunnelsyndrom) abklingt.[15] [16] [17] Auch chronisch entzündete Achillessehnen können verheilen, und ein Ballenzeh, ein Hallux valgus, kann sich zurückbilden. Doch selbst wenn der Weg zurück nicht mehr möglich sein sollte, so werden die Schädigungen mit hoher Wahrscheinlichkeit nicht schlimmer, da eine häufige Ursache dafür – die zu hohen Spannungen der Muskeln und Faszien – relativ schnell normalisiert wird.

Durch die Übungen kann sich der Körper bei nicht zu weit fortgeschrittenen Schäden selbst regenerieren.

Die Wirkungen der Übungen

1. Passiv in die Länge ziehen
- → verlängert das verkürzte Gewebe
- → löst Triggerpunkte und Anspannungen auf

2. Intensives Gegenspannen
- → ist Krafttraining für die Muskeln in ihrer größtmöglichen Länge
- → steigert das Auflösen von Triggerpunkten und Anspannungen
- → lässt die sich gegenspannenden Muskeln erlernen, sich in der größeren Länge wohlzufühlen
- → hinterlegt entsprechende Ansteuerungsprogramme im Gehirn
- → führt zur Zunahme der gleichzeitig zu aktivierenden Muskelfasern

3. Schnelles Gegenspannen
- → bietet alle Vorteile des intensiven Gegenspannens
- → hat einen Pumpeffekt und fördert so den Blutfluss, vor allem in den winzigen Kapillaren
- → fördert das Strömen der Zwischenzellflüssigkeit und damit die Versorgung mit Nährstoffen und Sauerstoff sowie den Abtransport von Zellmüll

4. Mit der Kraft der Gegenspieler aktiv dehnen
- → ist Krafttraining für die Gegenspieler der gedehnten Muskeln
- → trainiert die optimale Ansteuerung des Gelenks
- → stellt die Kräfte und Spannungen der Spieler und Gegenspieler ein

5. Allgemeine Effekte
- → das Spannungsgefüge wird normalisiert
- → Schmerzen werden abgebaut
- → das Körpergefühl im Schmerzbereich wird gesteigert

Die Faszien-Rollmassage

Weil Kraft und Geschicklichkeit zugleich aufgebracht werden müssen, schult das Rollen auch die Bewegungskoordination. Gerade Senioren profitieren davon.

Durch die Faszienforschung, die in den 1990er Jahren aufkam und die über immer vielfältigere, wichtige Funktionen des Bindegewebes aufklärt, kamen die Faszienrollen und -kugeln so richtig in Mode. Denn damit lassen sich die tief im Gewebe liegenden bindegewebigen Strukturen wunderbar selbst massieren. Was bringt das? 2015 haben Wissenschaftler 14 Studien zum Thema Faszien-Rollmassage ausgewertet. Das wichtigste Ergebnis: Beweglichkeit und Muskelleistung nehmen zu.[18] Interessant für Sportler: Die Ermüdung nach dem Training – auch der Muskelkater – scheint nach einer Faszien-Rollmassage deutlich geringer auszufallen. Das reduzierte Ermüdungsgefühl kann es den Sportlern ermöglichen, länger und stärker zu trainieren, was zu einer andauernden Leistungssteigerung führen kann.[19]
Auch wir stellten damals schnell fest, dass dieses Training eine gute Ergänzung zu unseren Übungen ist, wenn die Rollen und Kugeln bestimmte Voraussetzungen erfüllen, die für die schmerztherapeutische Anwendung notwendig sind. Solche Faszien-Rollmassagen werden auch von vielen Patienten gerne angewendet, sind relativ einfach zu erlernen und lassen sich zudem praktischerweise und sehr zeitsparend ganz nebenbei durchführen, etwa beim Musikhören oder Fernsehen. Einige Patienten wenden sie auch langfristig bevorzugt an, sogar lieber als die Übungen, die manchen anfangs etwas schwerer fallen. Wir empfehlen aber auch in solchen Fällen, die Übungen immer mal wieder zu versuchen, da sich ja durch das Rollen auch Beweglichkeit und Körperkoordination verbessern und dadurch dann die Übungen eventuell leichter fallen. Denn die Übungen sind nun mal am effektivsten, weil sie den Körper langfristig am besten umstrukturieren.

Entspannung reduziert die Schmerzen

Was möchten wir mit dem Rollen erreichen? Letztlich zwei Ziele. Ziel Nummer eins ist es, möglichst große Entspannung zu erzeugen. Diese Entspannung trägt dazu bei, dass die Schmerzen sich verringern. Es ist auch durchaus möglich, dass sie ganz verschwinden. Aber auch hier ist es wie bei den Übungen: Werden die Anwendungen nicht wiederholt, vergeht dieser positive Effekt, und die Schmerzen kommen wieder. Das passiert bei der Faszien-Rollmassage sogar schneller als bei den Dehnungen und der Osteopressur, da der Entspannungseffekt indirekter ist. Sie können das mit einer guten, intensiven Massage vergleichen. Die Entspannung wird dadurch ausgelöst, dass Rezeptoren aktiviert werden. Das sind Nervenfaserenden, die Reize aufnehmen und weiterleiten. Sie sitzen fast überall im Körper: in den Muskeln, den Faszien, den Sehnen, den Kapseln und in der Knochenhaut. Anders als bei der Osteopressur, die allein spezielle Rezeptoren der Knochenhaut anvisiert, werden beim Rollen alle Rezeptoren angesprochen. Wir rollen darum mit möglichst großem Druck. Denn wir möchten beim Rollen auch die Rezeptoren der Knochenhaut erreichen, über der an einigen Stellen des Körpers, etwa dem Gesäß, viel Gewebe liegt. Damit Schmerzpatienten die Anwendung nicht weh tut, sind unsere Rollen tendenziell kleiner und nach außen hin etwas weicher als vergleichbare Modelle. Sie können damit uneingeschränkt trainieren und gute Ergebnisse erzielen.

Ein aktiver Stoffwechsel lindert Entzündungen

Ziel Nummer zwei ist es, den Stoffwechsel in Schwung zu bringen. Dadurch werden Stoffwechselabfallprodukte, die sich im schmerzenden, bewegungsarmen Bereich stärker ansammeln als in bewegtem Gewebe, in Bewegung gebracht. Sie können sich folglich lösen und ausgeschieden werden. Aber die Aktivierung dieser »Müllabfuhr« ist nicht der einzige Vorteil. Vielmehr wird dadurch Platz geschaffen für neue Nährstoffe und neuen Sauerstoff. Denn das alles braucht das Gewebe dringend für die Regeneration und Heilung seiner chronischen Entzündungen, die unserer Erfahrung nach Dauerreparaturen sind. Ein anschauliches Beispiel: Vergleichen wir die Gewebe der Muskeln und Faszien mit einem Teich voller Schlingpflanzen, in dem sich massenhaft Unrat verfangen hat, dann sorgt die Faszien-Rollmassage dafür, dass sich dieser Unrat löst, durch das Dickicht gedrückt wird und dann mit der Strömung des Wassers wegfließen kann. Gleichzeitig strömt frisches Wasser nach, und der Teich wird immer klarer. Übertragen auf den Körper, bedeutet dies: Frische Zwischenzellflüssigkeit fließt nach. Und da wir davon ausgehen, dass die unbewegten Gewebebereiche an Übersäuerung leiden, wird das Milieu dadurch immer basischer, was sich positiv auf die Schmerzentstehung auswirkt. Mehr zum Thema Übersäuerung in Kapitel 6 ab Seite 115. Um überhaupt die Chance zu haben, diese angestrebten Effekte zu erzielen, müssen wir mit großem Druck sehr langsam rollen, und zwar stets in der Rückflussrichtung des Blutes und der Lymphflüssigkeit.

Das Rollen schult die Bewegungskoordination

Aus unseren Erfahrungen kristallisierte sich immer mehr heraus, dass vor allem ältere Patienten, die unter einer eingeschränkten Beweglichkeit der Arme und Finger leiden, durch die Faszien-Rollmassage noch in weiterer Hinsicht profitieren. Denn die Rollen und Kugeln müssen fest gegriffen und auf definierten Linien des Körpers mit Druck gerollt werden. Das erfordert Fingerfertigkeit und eine gute Bewegungskoordination. Und das hat einen vorteilhaften Nebeneffekt: Es ist gleichzeitig ein sinnvolles Ganzkörpertraining, bei dem sich verlorengegangene Bewegungsabläufe und Körperpositionen Stück für Stück zurückerobern lassen.

Die Wirkungen der Faszien-Rollmassage

1. **»Schalten« bzw. Aktivieren von möglichst vielen Rezeptoren, die Spannung mindern können**
2. **Anschieben der Zwischenzellflüssigkeit**
   → Abtransport und Ausleitung festhängender Stoffwechselabfallprodukte
   → Nachschub von Nährstoffen und Sauerstoff
3. **Allgemeine Effekte**
   → kurzzeitige Normalisierung der Spannungsgefüge
   → kurzzeitiger Abbau der Schmerzen
   → gesteigertes Körpergefühl für den betroffenen Schmerzbereich
   → Lerneffekte
   - für das Ansteuern neuer Körperpositionen
   - für die Fingerfertigkeit beim Rollen mit den Händen

Die Osteopressur

Als Letztes stellen wir Ihnen unsere Osteopressur vor. Als Manualtherapie für die Erstbehandlung erlernen sie Ärzte, Physiotherapeuten und Heilpraktiker in unserer Ausbildung.
Die Osteopressur nützt die Mechanismen der sogenannten Periostmassage, die in Fortentwicklung seit Jahrzehnten fixer Bestandteil der Ausbildung der Physiotherapeuten und Masseure ist. Sie wurde erstmals 1928 von Prof. Paul Vogler (1899–1969) vorgestellt und von Prof. Herbert Krauß (1909–1991), wie Vogler Direktor der Klinik für natürliche Heilweisen der Charité, wissenschaftlich untermauert und weiterentwickelt.[20] [21] Das Einsatzspektrum der Periostmassage, der wissenschaftliche Hintergrund und der Effekt auf die

Wer spürt, dass die Methode funktioniert, ist meist überaus erleichtert. Denn nun spricht viel dafür, dass sich nichts Schlimmes hinter dem Schmerz verbirgt.

Mit unserer Osteopressur können Sie sich im Akutfall gut selbst helfen.

Schmerzlinderung sind in weiteren Veröffentlichungen gut beschrieben.[22 23]

Für Laien haben wir bei unserer Osteopressur von den 72 Osteopressur-Punkten 27 ausgewählt, die leicht auffindbar sind und die jeder mit ein bisschen Übung bei sich selbst drücken kann. Sie sind sehr wirksam, sodass Sie sich auch im Akutfall gut selbst helfen. Bitte stellen Sie sich aber darauf ein, dass es trotzdem eine Weile dauern wird, bis Sie die Punkte, Linien oder Flächen, die zu drücken sind, sicher finden können. Machen Sie sich aber bitte keinen Stress dabei. Damit die Osteopressur den gewünschten Effekt hat, müssen Sie ein bisschen üben. Aber der Effekt kann großartig sein: Auch mit der Osteopressur sind die Schmerzen meist schon nach einer Behandlung deutlich reduziert oder sogar ganz verschwunden. Das zeigt dann, dass die Schmerzursache mit hoher Wahrscheinlichkeit muskulär-faszial bedingt ist und unsere Therapie auch langfristig helfen kann.

Der Druck geht durch bis an die Knochen

Bei der Faszien-Rollmassage hatten wir schon die Rezeptoren in der Knochenhaut kennengelernt, die durch das Massieren mit möglichst festem Druck erreicht werden können. Sie gehören zur Familie der interstitiellen Rezeptoren (siehe Seite 52). Das sind freie Nervenenden, die unter anderem den Alarmschmerz signalisieren, uns also anzeigen, dass unser Körper Gefahr läuft, Schaden zu erleiden. Einige von ihnen befinden sich dicht unter der Haut, sodass wir den Knochen beim Drücken gut fühlen können. Andere liegen unter einigen Zentimetern Muskel- und Fettgewebe, dann ist das nicht so gut möglich, klappt aber dennoch, wenn Sie kräftig drücken. Schließlich wird dabei ja auch das dazwischenliegende Gewebe mehr und mehr zusammengedrückt. Es verdichtet sich zunehmend und gibt den Druck an immer tiefer liegende Gewebeschichten weiter, bis er schließlich beim Knochen ankommt und auf den Rezeptor der Knochenhaut einwirken kann. Sie können sich das vorstellen wie einen Schwamm (Gewebe), der auf einem Tisch (Knochen) ausgedrückt wird.

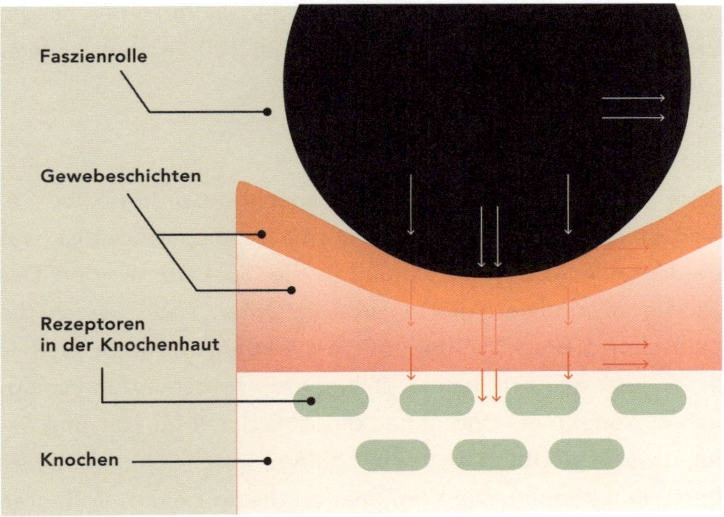

Der »Reset-Knopf« des Körpers wird gedrückt

Wenn die Rezeptoren Druck wahrnehmen, dann leiten sie ein Signal ans Gehirn weiter. Und zwar in den Bereich, in dem die Spannungen der Muskeln reguliert werden. Nun wird die Spannung aber nicht etwa zwangsläufig gesenkt, nein, die Rezeptoren arbeiten viel ausgeklügelter. Sie regeln die Spannung des Muskels herunter, wenn sie zu hoch ist, und sie regeln die Spannung hinauf, wenn sie zu niedrig ist – ohne dass wir etwas davon mitbekommen. Das ist doch genial, oder? Unser Körper ist ein echtes Wunderwerk. Er kann offensichtlich ein »Reset« durchführen, wie ein Computer, den wir neu starten. Oder wie elektronische Geräte, die sich per Knopfdruck auf die Werkseinstellung zurücksetzen lassen. Durch die Osteopressur scheinen wir im Körper Vergleichbares auslösen zu können.

Da der Körper keine Gefährdung für sein Bewegungssystem mehr »spürt«, schaltet er den Schmerz einfach ab. Denn nachdem wir die Punkte gedrückt haben, die zu einem Schmerzbereich gehören, ist der Schmerz in den meisten Fällen stark reduziert oder sogar ganz verschwunden. In Prozenten ausgedrückt: Lag er vor der Behandlung bei 100 Prozent, liegt er danach meist bei 0 bis 30 Prozent.

Die Beweglichkeit nimmt zu

Die Osteopressur fördert die Beweglichkeit und erleichtert damit auch die Übungen.

Aber noch mehr: Gleichzeitig beobachten wir, dass die Beweglichkeit nach einer Osteopressur deutlich erhöht ist, was dafür spricht, dass Muskeln und Faszien lockerer werden. Das wiederum motiviert die meisten Patienten enorm, auch die Liebscher & Bracht Übungen® verstärkt anzuwenden, weil es ihnen jetzt deutlich leichter fällt, die entsprechenden Positionen einzunehmen. Und genau das ist ja die Voraussetzung dafür, dass diese Übungen effektiv helfen, sprich Schmerzfreiheit herstellen können. Die Kombination dieser beiden Verfahren ist also ideal. Nur in Ausnahmefällen, in denen die Übungen nicht angewendet werden können, kann die Osteopressur auch allein helfen, die Schmerzen zumindest zu minimieren.

Natürlich möchten wir noch genauer verstehen, was im Körper bei der Osteopressur passiert. Daher haben wir auch in diesem Bereich mit der selbstständigen Forschung begonnen, doch das braucht Zeit. Die bisherigen Ergebnisse sowie die uns vorliegenden Informationen und Jahre der Praxiserfahrung lassen uns über die Wirkung der Osteopressur jedoch schon jetzt sicher sein.

Die Wirkungen der Osteopressur

1. **Gezieltes Deaktivieren der Alarmschmerzrezeptoren**
2. **Abschalten bzw. starkes Herunterschalten der Schmerzen meist im Minuteneffekt**
3. **Auslösen eines Resets, der Grundeinstellung der Muskelspannung**
4. **Der Patient**
   - → spürt selbst seine Schmerzbefreiung
   - → ist motiviert, die Liebscher & Bracht Übungen® zu machen, um den Effekt zu halten
   - → ist erleichtert, weil die Schmerzen höchstwahrscheinlich keine schlimmere Ursache haben
5. **Der Drückende – egal, ob Arzt oder Therapeut –**
   - → kann davon ausgehen, dass die zu hohe Spannung der Muskeln und Faszien die Ursache der Schmerzen ist
   - → erkennt an der Empfindlichkeit der verschiedenen Punkte, wo die Verkürzungen und der Muskelstress am größten sind
   - → kann die Übungen gezielt auswählen

Erfolgreich auch bei langen Schmerzgeschichten

Sie werden feststellen, dass alle drei Techniken in vielen Fällen eine sehr gute, schnelle Wirkung entfalten. Das Überraschende ist: Es ist ziemlich gleichgültig, wie lange Sie den Schmerz schon hatten oder wie stark er ist. Sie sollten 10 bis 15 Minuten täglich Ihre Übungen absolvieren, und das an sechs Tagen die Woche. In Ausnahmefällen können es auch mal 20 Minuten sein. Aber was ist diese kurze Zeitspanne schon, wenn Sie sie

Schon 10 bis 20 Minuten Training am Tag erhöhen die Chance auf ein Leben ohne Schmerz.

ins Verhältnis setzen zu einem ganzen Leben ohne Schmerz und in voller Beweglichkeit? Bitte machen Sie sich immer wieder bewusst: Wenn diese Techniken die Schmerzen deutlich reduzieren oder ganz beseitigen können, dann spricht viel dafür, dass die Ursache der Schmerzen von der zu großen Spannung der Muskeln und Faszien herrührt. Denn egal, ob Sie bei einem Liebscher & Bracht-Therapeuten mit der Osteopressur behandelt werden, ob Sie sich selbst drücken, sich selbst mit der Faszien-Rollmassage behandeln oder unsere Übungen machen – die Spannungen werden dabei vorübergehend gesenkt. Aber: Die Schmerzen kehren zurück, wenn sich durch Ihr individuelles Bewegungsprofil im Alltag die Spannungen wieder aufbauen. Nur das stetige Anwenden und Üben kann also sicherstellen, dass der Schmerz dauerhaft wegbleibt bzw. das Schmerzlevel weiter sinkt, falls der Schmerz nicht sofort verschwunden ist. Wie Sie es schaffen, sich eine entsprechende Routine des regelmäßigen Übens so aufzubauen, dass es Ihnen immer leichter fällt, sie einzuhalten, erfahren Sie in Kapitel 8 ab Seite 243 – wenn es losgeht.

Egal, ob Dehnen, Rollen oder Drücken – wenn es nicht klappt, helfen wir Ihnen!

Unsere drei Selbsthilfetechniken werden stetig weiter optimiert. Neben ihrer Effizienz ist uns dabei vor allem ihre möglichst leichte Umsetzbarkeit wichtig. Dieser Prozess wird immer weitergehen, und Sie können ihn im eigenen Interesse unterstützen. Wir möchten Sie herzlich dazu auffordern, uns zu informieren, wenn Sie Erklärungen oder Anleitungen nicht nachvollziehen können, wenn Ihnen Techniken, Bewegungen oder Positionen nicht klar sind oder aber zu schwerfallen.

Schreiben Sie uns eine Mail an service@liebscher-bracht.com, und wir werden alles tun, was möglich ist, um Ihr Problem zu lösen. Wenn Sie schnelle Hilfe brauchen, wenden Sie sich bitte direkt an die auf unserer Website im Therapeutenfinder gelisteten Ärzte und Therapeuten (www.liebscher-bracht.com), die alle unsere Ausbildung durchlaufen haben und Zertifizierte Liebscher & Bracht-Therapeuten sind. Sie verstehen sich als Helfer zur Selbsthilfe, behandeln Sie mit der Osteopressur, weisen Sie aber auch gerne in unsere Selbsthilfetechniken ein, damit Sie immer routinierter werden und sie erfolgreicher anwenden können.

Wenn Sie alle drei Techniken (Dehnen, Rollen, Drücken) anwenden, sind diese Effekte möglich

- Schmerzfreiheit
- Steigerung der Beweglichkeit
- Aktivierung des Stoffwechsels
- Verbesserte Ansteuerung von Gliedmaßen und Rumpf
- Flexible Muskeln, die ihre physiologischen Aufgaben uneingeschränkt ausführen können
- Bessere, schnellere Regeneration nach Verletzungen oder Schädigungen
- Abnehmende Verletzungsgefahr bei Stürzen oder Unfällen

Diese Hilfsmittel erleichtern Ihnen das Dehnen, Drücken und Rollen

Wir sehen eine unserer wichtigsten Aufgaben darin, die drei Techniken zur Selbstbehandlung immer leichter anwendbar zu machen. Eine wichtige Funktion dabei spielen die von uns speziell für Schmerzpatienten entwickelten Hilfsmittel. Das Ziel ist, mit dem geringsten Aufwand, in der kürzestmöglichen Zeit die beste Wirkung zu erzielen. Denn uns ist bewusst, dass wir in einer Zeit leben, in der viele Menschen schon durch ihren Alltag sehr ausgefüllt sind, ihre Zeit knapp und ihre Belastung entsprechend hoch ist. Ein Grund mehr dafür, die Schmerzen möglichst schnell loszuwerden. Denn sie tun nicht nur weh und lassen Sie leiden, sondern rauben Ihnen auch noch Energie, Zeit und Konzentration. All das brauchen wir alle aber dringend im Leben. Also sollten wir alles, was dazu beiträgt, dieses Problem zu lösen, auch nutzen – und genau dabei spielen die Hilfsmittel eine wichtige Rolle. Wir nennen Ihnen aber trotzdem stets Alternativen für den Fall, dass Sie diese Hilfsmittel noch nicht haben. Das ist teilweise ein bisschen aufwendiger oder nicht ganz so effizient, aber immer noch deutlich besser, als gar nicht zu üben.

Die meisten der Übungen sind ohnehin auch ohne Hilfsmittel durchführbar, denn als wir 2007 mit den Ausbildungen in unserer Therapie begannen, gab es die Hilfsmittel ja auch noch nicht. Im Praxisteil zeigen oder erklären wir Ihnen diese Übungen darum jeweils mit und ohne Hilfsmittel beziehungsweise mit Ersatzhilfsmitteln aus Ihrem Haushalt. Sie entscheiden dann, wie Sie vorgehen möchten. Im Folgenden erklären wir sie Ihnen nun der Reihe nach.

Die Übungsschlaufe

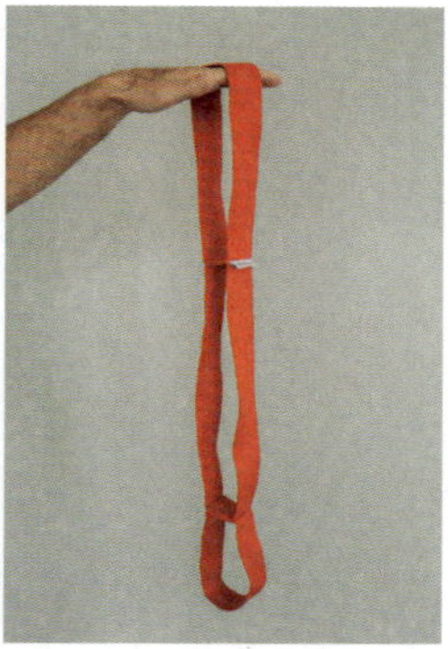

Sie war unser erstes Hilfsmittel und entstand aus der einfachen Erkenntnis, dass viele Schmerzpatienten mit schon eingeschränkter Beweglichkeit »zu kurze« Arme haben. Aber Spaß beiseite. Beispiel: Die Übung zur Dehnung des vorderen Oberschenkels wurde immer mit gebeugter Hüfte gemacht und war, so ausgeführt, bei Rückenschmerzen fast wirkungslos. Wir setzten Handtücher ein und entsprechend geknüpfte Gürtel – was Sie alternativ auch heute noch machen können. Da dies aber vielen zu umständlich und anstrengend war, nahmen wir eine zunächst von Hand genähte Schlaufe, optimierten sie bis zur heutigen Form und führten sie als offizielles Hilfsmittel ein. Es sind eigentlich drei Schlaufen unterschiedlicher Länge, die in einer Schlaufe zusammengefasst sind. Inzwischen optimiert sie viele unserer Übungen, senkt die Fehlerquote und schafft deutlich bessere Ergebnisse.

Das Faszien-Rollmassage-Set

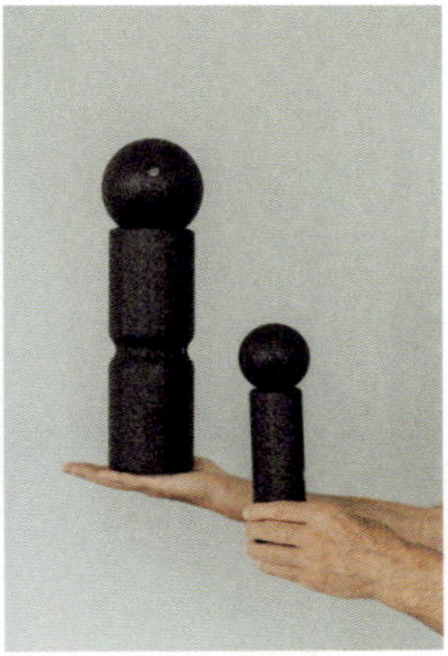

Das Wichtigste für Sie an unserem Faszien-Set ist, dass die beiden Rollen und die beiden Kugeln in Form, Größe und Festigkeit für Sie als Schmerzpatientin optimiert sind. Sie sind auf der Oberfläche weich genug, dass Sie auch empfindliche Stellen mit genügend Druck massieren können, und im Inneren fest genug, dass sie stabil bleiben und die Wirksamkeit hoch ist. Die kleinere der beiden Rollen ist etwas fester, weil wir beispielsweise für die Plantarfaszie – eine recht harte Sehnenplatte an der Fußsohle – intensiveren Druck benötigen. Die Durchmesser sind so gewählt, dass eine möglichst hohe Verdrängung der Zwischenzellflüssigkeit erreicht wird. Die größere der beiden Rollen enthält zudem eine umlaufende Vertiefung, die selbst an empfindlichen Stellen wie den Dornfortsätzen der Wirbelkörper, dem äußeren Oberschenkelknochen oder dem Schienbein eine gute Druckintensität zulässt. Alternativ eignen sich Bälle in ähnlicher Größe und Festigkeit, etwa Tennisbälle oder Bälle für Kinder oder Hunde. Die große und die kleine Rolle können Sie durch runde Kunststoffflaschen ähnlicher Größe ersetzen. Deren Festigkeit lässt sich recht gut mit dem Füllgrad des Wassers einstellen.

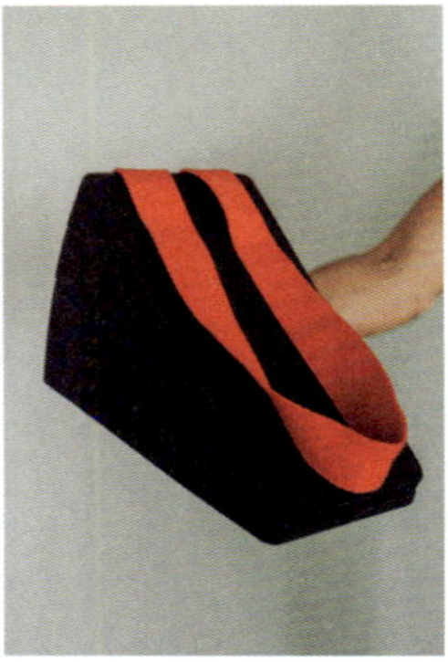

Der Knieretter

Dieses Hilfsmittel sollte eigentlich in jedem Badezimmer stehen, denn damit können Sie Ihre gesamte Wadenmuskulatur, völlig ohne Zeitaufwand, einfach parallel zum Zähneputzen dehnen. Ihre Knie werden Ihnen diese allmorgendliche Routine danken und Sie mit Wohlgefühl belohnen! Inzwischen haben wir eine alternative Version entwickelt. Sie ist mit einer Schlaufe versehen, die bei steileren Winkeln das Abrutschen verhindert. Mittlerweile setzen wir die Knieretter auch für die effizientere Ausführung einiger anderer Übungen von der Halswirbelsäule bis zu den Schultern ein. Die Winkel der Keile sind so gewählt, dass Sie beidbeinig oder einbeinig in unterschiedlichen Höhen üben können. Alternativ empfehlen wir Ihnen, einfach Bücher unter den Vorfuß zu legen, die so dick sind, dass sie Ihr Fußgelenk in den optimalen Winkel vordehnen.

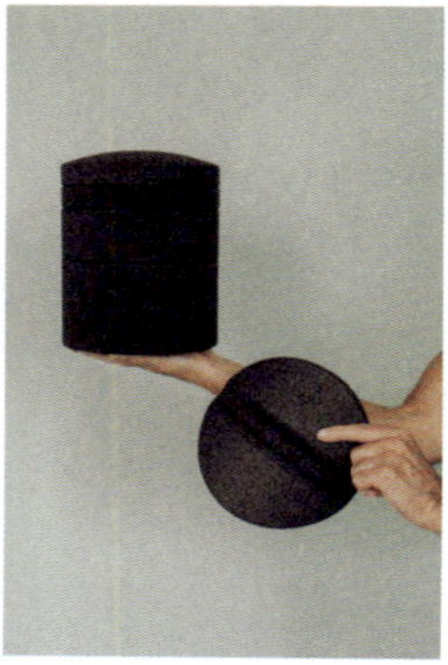

Der Rückenretter

Der Rückenretter ist für die Schmerzfreiheit des unteren und des oberen Rückens und der Hüfte und die Korrektur eines Rundrückens jederzeit einsatzbereit. Sogar dann, wenn Sie ein bisschen dösen oder entspannen wollen, ohne irgendetwas zu tun. Sie legen sich einfach mit dem Kreuzbein darauf – wohlgemerkt nicht mit der Lendenwirbelsäule –, den Rest erledigt die Schwerkraft. Wir empfehlen, ihn vor allem abends zu nutzen, etwa beim Lesen, Unterhalten, Musikhören oder Fernsehen. Beachten Sie bitte nur, dass Sie sich langsam und bewusst wieder herunterbewegen, wenn Sie länger darauf gelegen haben. Denn die Dehnung ist supereffizient, aber auch superintensiv. Alternativ können Sie sich Bücher entsprechender Höhe unterlegen. Am besten sind Taschenbücher geeignet, weil sie einen weicheren Rand haben. Um noch weicher aufzuliegen, können Sie ein gefaltetes Handtuch darüberlegen oder einen dickeren Topflappen.

Der Kieferretter

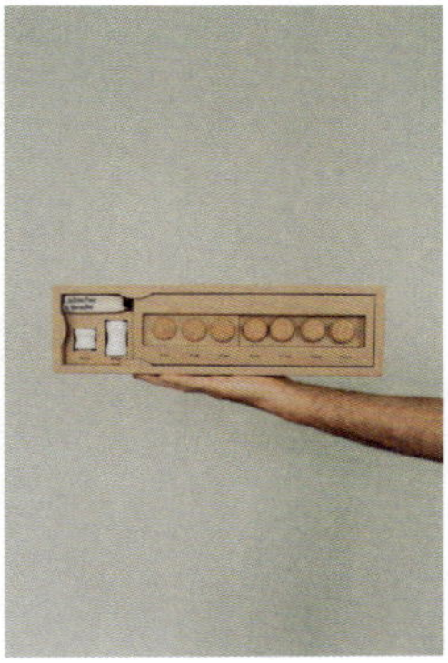

Menschen mit Kiefer- und Knirschproblemen können vom Kieferretter enorm profitieren, weil er die Spannungen direkt reduziert, ohne dass Sie extra Zeit einsetzen müssen. Viele Probleme im Bereich des Kiefers kann er bei regelmäßigem Gebrauch auflösen. Weil der Kieferretter verschiedene Aufsatzgrößen enthält, die ihn jeweils um zwei Millimeter erhöhen, motiviert er Sie dazu, ihn regelmäßig zu benutzen und die Dehnung dabei zu steigern. Und das können Sie quasi überall: am Schreibtisch, beim Autofahren oder beim Fernsehen. Das praktische und handliche Aufbewahrungssäckchen sorgt für Hygiene, auch wenn Sie Ihren Kieferretter überall dabeihaben. Sie trainieren ohne zusätzlichen Zeitaufwand. Alternativ können Sie auch Korken einer Weinflasche benutzen, deren Länge Sie alle ein bis zwei Tage so zuschneiden, dass sie die optimale zunehmende Dehnung erzeugen.

Der Nackenretter

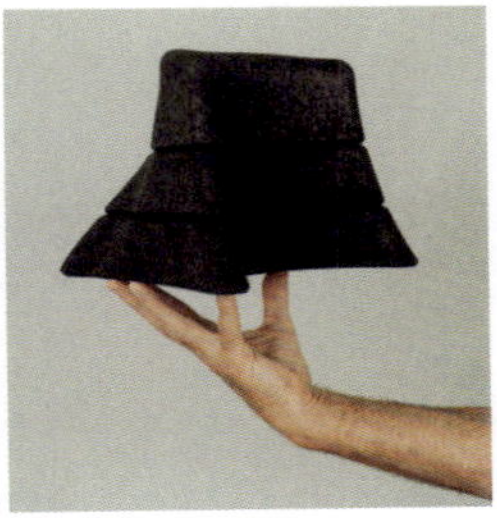

Unser Nackenretter erfüllt drei Funktionen gleichzeitig. Er dehnt Ihren Nacken in drei verschiedenen, individuell einstellbaren Intensitätsstufen allein dadurch, dass Sie sich ganz bequem darauflegen. Weil Ihr Hinterkopf auf dem Auflagewulst liegt, drückt er gleichzeitig genau die Punkte, die Ihre großen

Nackenmuskeln entspannen. Mehr noch: Wenn Sie mit Ihrem Kopf auf dem Nackenretter langsam hin und her rollen, können Sie außerdem Ihre Faszien wieder nachgiebiger machen. Dieser Dreifacheffekt entfaltet seine wohltuende Wirkung so intensiv, dass Patienten sogar schon darauf eingeschlafen sind. Deshalb ist er gerade für das »Herunterkommen« und abendliche Entspannen sehr gut geeignet. Alternativ können Sie feste Kissen oder Polster so platzieren, dass Sie eine ähnliche Wirkung erzielen.

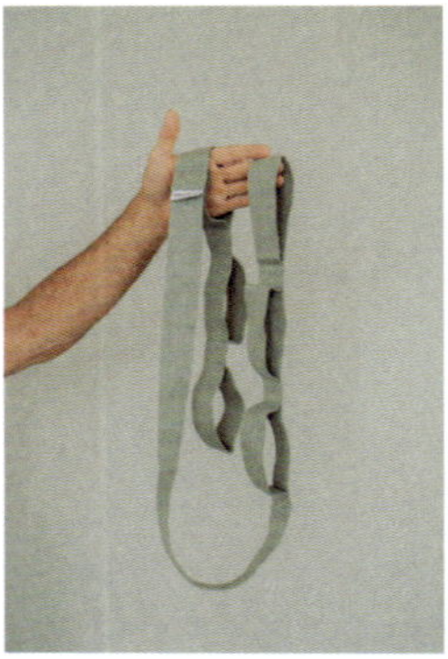

Der Schulterretter

Wir lieben einfache, aber effiziente Hilfsmittel – so auch den Schulterretter, den Sie zusammengerollt überallhin mitnehmen können. Er dehnt genau dort, wo die größten Engpässe des Schultergelenks sind, und ist sehr einfach einzusetzen. Durch die verschiedenen Grifflängen motiviert er dazu, die Dehnung fortwährend zu vergrößern. Verschiedene Übungen setzen unterschiedliche Trainingsreize und fördern die Beweglichkeit des Schultergelenks. Alternativ können Sie ein Handtuch oder einen festen Schal nehmen und im passenden Abstand greifen.

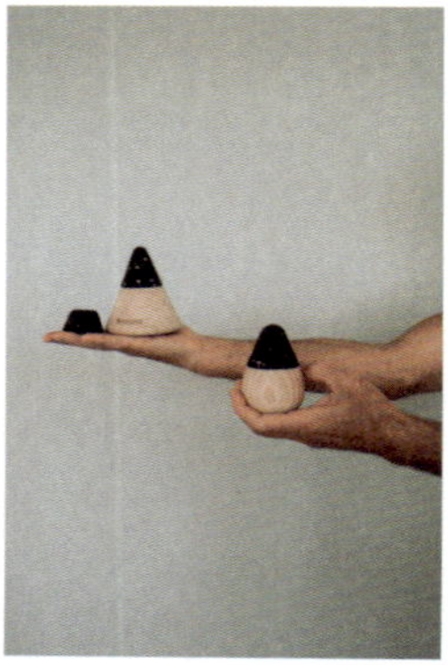

Das Drückerset

Das Drückerset wurde entwickelt, damit auch Sie als Laie die Möglichkeit haben, bei sich selbst die Osteopressur mit gutem Erfolg anwenden zu können. Es besteht aus zwei Holzgriffen, auf die drei verschiedene Aufsätze (Spitze, Rundspitze, Flachspitze) aufgesteckt werden können, sodass Sie mit diesen sechs Kombinationen jede Stelle am Körper, auch am Rücken, gut erreichen. Sogar unsere Profis nutzen das Set, wenn sie die Fingerbelastung als zu hoch empfinden.

Warum Ganzheitlichkeit so wichtig ist

Wichtige Stellschrauben für das Erreichen Ihrer Schmerzfreiheit sind neben Bewegung auch Ihre Ernährung, Ihr psychisches Wohlbefinden und ein Umfeld, das möglichst frei von schädigenden Einflüssen ist.

Bis hierhin haben wir alle direkt auf der Bewegungsebene wirkenden Maßnahmen abgehandelt, die zur Schmerzbefreiung führen können. Aber im Körper ist alles miteinander verbunden. Kein Prozess läuft nur für sich allein ab, immer reagieren andere, damit verflochtene Bereiche mit. Vielleicht haben Sie sich während des Lesens immer mal wieder gefragt, was denn mit all den anderen schmerztherapeutischen Verfahren ist, die Sie vielleicht bisher in Ihrem Leben kennengelernt haben. Die Anzahl erscheint fast unerschöpflich, vor allem, wenn wir über die Grenzen der herkömmlichen Medizin hinausgehen und auch Akupunktur, elektrophysikalische Verfahren, Psychotherapie und die vielen schmerzlindernden alternativen Medikamente in den Blick nehmen, die heute eingesetzt werden können. Fast alle dieser Vorgehensweisen funktionieren über die Spannung der Muskeln und Faszien. Und das tun sie umso besser, je mehr Sie dazu in der Lage sind, den Körper zu entspannen. Dabei folgen sie alle dem gleichen Wirkprinzip: Je wohler der Mensch sich fühlt, desto eher werden die Schmerzen abklingen. Diese fast endlos vielen schmerzlindernden Einflüsse, die nicht direkt auf der Bewegungsebene wirken, haben wir indirekte Faktoren genannt und sie in drei Gruppen eingeteilt: Ernährung, Psyche und Lebensumfeld.

Ernährung wirkt schmerzlindernd – oder schmerzverstärkend

Der Ernährung widmen wir in diesem Buch das folgende Kapitel 6, da die schmerzlindernden Einflüsse ohne großen Aufwand oft allein schon durch die Auswahl geeigneter Lebensmittel aktiviert werden können. Eine Ernährung, die gut für die Gesundheit eines Menschen ist, führt dazu, dass der gesamte Körper entspannt. Dann werden Schmerzen weniger oder verschwinden sogar ganz, sofern die Spannung nicht zu überhöht war. Allerdings funktioniert das auch andersherum: Eine Ernährung, die dem Körper nicht guttut, führt zur Spannungserhöhung, vermehrt Schmerzzustände oder löst sie sogar erst aus. Starke Stellschrauben für Schmerzen sind vor allem tierische Nahrungsmittel und ungesunde Genussmittel wie beispielsweise Alkohol und Zucker. Unsere Ernährungsempfehlungen sind die beste Voraussetzung für Ihre lebenslange Gesundheit. Bitte nehmen Sie diese Fakten ernst, auch wenn Sie zunächst denken, dass sie für Sie nicht in Frage kommen und Sie ihnen vielleicht sogar ablehnend gegenüberstehen. Natürlich müssen Sie nicht über Nacht Ihre Essgewohnheiten komplett umstellen. Wir alle haben in unserer Kindheit bestimmte Ernährungsgewohnheiten erlernt. Diese zu ändern fällt uns naturgemäß schwer. In der Psychologie nennt man das den *Mere-Exposure*-Effekt.[24] Aber schon das Wissen um diese Zusammenhänge kann sehr hilfreich sein, um zumindest in einigen Bereichen eine Ernährungsoptimierung zu beginnen[25] und dadurch die Gelenkkugeln im Schmerzsee möglichst weit nach unten in den Bereich niedrigerer Spannung, also weiter weg vom Schmerz, zu verlagern.

Innerer und äußerer Stress führt in die Verspannung

Auch die Psyche spielt bei Schmerzzuständen mit. Ihr Einfluss ist so groß, dass auch die herkömmlichen Auffassungen diese Zusammenhänge nutzen, um Betroffenen zu helfen. Wir definieren die Einflüsse der Psyche auf Schmerzen gemäß unserer Erfahrung aber indirekter. Wir gehen davon aus, dass nicht die Psyche selbst Schmerzen verursacht, sondern dass auch hier, wie bei der Ernährung, ein indirekter Zusammenhang besteht und zwar wie fast immer über den Spannungszustand der Muskeln und Faszien. Fühlen wir uns wohl, haben wir eine glückliche Partnerschaft, ein stabiles soziales Umfeld und einen erfüllenden Beruf, der uns Spaß macht, sind wir entspannter und haben meist auch weniger Schmerzen. Alle Gelenkkugeln im Schmerzsee sind dann weiter unten, weiter im Bereich der Entspannung. Geraten wir dagegen in Stress oder fühlen uns durch Geldsorgen, Ängste oder schwelende innere Konflikte unglücklich und überfordert, erhöht sich die Muskelspannung und damit oftmals auch der Schmerz. Das hängt davon ab, in welcher Position – eingestellt durch das Bewegungsverhalten – sich die entsprechenden Gelenkkugeln befinden. Es ist also sehr wichtig, auch das seelische Gleichgewicht in den Blick zu nehmen, wenn es darum geht, Schmerzzustände zu lesen. Vor allem dann, wenn Sie das Gefühl haben, dass Sie mit Ihrer Befreiung vom Schmerz zu langsam vorankommen und diesen Prozess noch unterstützen möchten. Der heute im Vordergrund stehende, spannungserhöhende und damit schmerzverstärkende psychische Zustand ist der allgegenwärtige Stress. Reduzieren Sie ihn, lösen Sie ihn auf und Sie werden sich sofort entspannter fühlen. Denn die geistige Anspannung ist untrennbar verwoben mit der körperlichen Anspannung.

Stress führt dazu, dass die Muskelspannung und damit oft auch die Schmerzen zunehmen.

Und schließlich nimmt auch unser Lebensumfeld direkt Einfluss. Haben wir ein gesundes Zuhause, in dem wir uns wohlfühlen, das frei von Giftstoffen in Möbeln, Teppichen und Wandfarben und unbelastet von Elektrosmog oder Handystrahlung ist, sind wir entspannter und spüren weniger Schmerzen. Denn all diese Einflüsse, vor allem, wenn sie am Schlafplatz auf uns einwirken, stressen unseren Körper. Er kann nicht regenerieren und fährt in der Spannung hoch – und das verstärkt den Schmerz. Neben den »Wohngiften« in den Materialien Ihres Zuhauses steht in dieser dritten Gruppe der indirekten Schmerzfaktoren vor allem die hochfrequente und mittlerweile überall auf uns einwirkende Strahlung von Mobiltelefonen, WLAN und anderen Strahlungsquellen im Haushalt im Vordergrund. Auch wenn die offizielle Studienlage zu diesem Thema noch ungeklärt scheint: Wir haben bei Schmerzpatienten, deren Schmerzen nicht so einfach wie gewohnt in den Griff zu bekommen waren, immer wieder die Erfahrung gemacht, dass sie sich besser fühlten, wenn solche Belastungsquellen abgestellt wurden. Vor allem den Schlafplatz sollten Sie von solchen Einflüssen freihalten: Fernseher oder Computer gehören nicht ins Schlafzimmer und Ihren 220-Volt-Elektrowecker sollten Sie durch ein Batteriemodell ersetzen. Das Handy sollte zumindest im Flugmodus oder ganz aus sein, ebenso wie Ihr WLAN. Probieren Sie diese Maßnahmen einfach aus und beobachten Sie, ob Ihre Schmerzen darauf reagieren. Nur dann wissen Sie sicher, ob diese Einflüsse sich auf Sie auswirken. Um diese »unsichtbaren« Einflüsse sichtbar zu machen, können Sie sich auch an einen professionellen Baubiologen wenden.

KURZGEFASST: UNSERE SCHMERZTHERAPIE

Je mehr Beweglichkeit Sie in Ihren Gelenken herstellen, desto mehr normalisieren sich die erhöhten Kräfte in den Gelenken und in der Wirbelsäule +++ Es droht keine Schädigung mehr, der Alarmschmerz wird abgestellt +++ Dadurch entfällt oft der Grund für eine OP: die Schmerzen +++ Unsere Vorgehensweise ist völlig natürlich und nebenwirkungsfrei +++ Sie lernen drei Techniken, um sich bei Schmerzen selbst helfen zu können +++ Dehnen, Rollen und Drücken normalisieren die Spannungen im Körper +++ Unsere Übungen sind die nachhaltigste Technik +++ 10 bis 15 Minuten an sechs Tagen pro Woche können für ein schmerzfreies Leben ausreichen +++ Auch Ernährung, Psyche und Lebensumfeld können Spannungen senken oder erhöhen – und damit Schmerzen vermindern oder verstärken

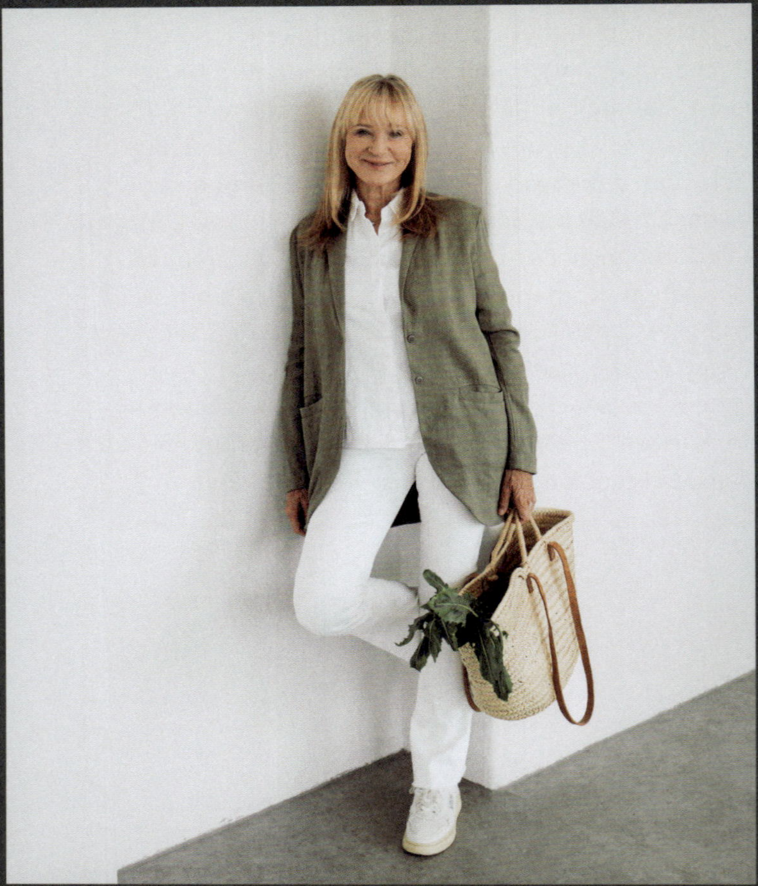

Kapitel 06

Die schmerzreduzierende Kraft gesunder Ernährung

Was Entzündungen mit Schmerzen zu tun haben

Neben der Muskelspannung spielt auch die Ernährung eine wichtige Rolle bei der Entstehung und Minderung von Schmerzen.

Sie wissen jetzt, weshalb eine erhöhte Muskelspannung dazu beiträgt, dass Schmerzen entstehen. Aber was unsere tägliche Ernährung damit zu tun haben soll, ist für Sie vielleicht noch nicht nachvollziehbar. Deshalb haben wir diesem spannenden Thema ein eigenes Kapitel in unserem Buch gewidmet. Denn ja, auch die Ernährung kann die Schmerzentstehung fördern, zum Beispiel bei Erkrankungen des »rheumatischen Formenkreises«. Dahinter steckt nicht nur Rheuma, sondern eine Vielzahl verschiedener Leiden, darunter auch Autoimmunerkrankungen, bei denen das Immunsystem körpereigene Gewebe fälschlicherweise für fremd hält und attackiert. Häufig sind bei Betroffenen erhöhte Entzündungswerte im Blut zu finden, aber keinesfalls immer. Allerdings wird auch dann die Diagnose gestellt, wenn allein eindeutige Krankheitssymptome vorliegen, die Laborwerte aber alle unauffällig sind. In diesem Fall wird die Erkrankung als »seronegativ« bezeichnet – nicht selten zu finden bei der chronischen Polyarthritis, bei Weichteilrheuma und Fibromyalgie. Die Beschwerden sind aber die gleichen: schubweise auftretende oder andauernde Schmerzen und Funktionseinschränkungen des Bewegungsapparates. Dazu eine Patientengeschichte (siehe Kasten).

Ein kleines »Wunder«, aber nicht die Ausnahme

Eine Frau, Anfang 50, suchte mich, Petra, wegen chronischer Gelenkschmerzen auf, unter denen sie seit vielen Jahren litt. Vor allem in der kalten Jahreszeit und bei viel Stress verschlimmerten sich ihre Schmerzen. Medikamente nahm sie

nur im »Notfall«. Da die Ergebnisse der Laboruntersuchungen bei ihrem Rheumatologen immer im Normbereich waren, also keine bedenklichen Veränderungen im Blut nachgewiesen werden konnten, wollte sie sich mit der Diagnose Rheuma nicht zufriedengeben.
Nach der ausführlichen Erhebung der Krankengeschichte, bei der ich auch die Ernährungsweise der Patientin hinterfragte, verordnete ich ihr für sechs Wochen eine vollwertige Pflanzenkost. Ihre übliche Mischkost wurde vom Speiseplan gestrichen - und zwar ohne Ausnahme. Die Patientin konnte schließlich nur dann beurteilen, ob ihr die gesunde, vegane Ernährungsweise half, wenn sie es konsequent ausprobierte. Vier Wochen später saß mir eine glückliche und vor allem schmerzfreie Frau gegenüber, die noch gar nicht fassen konnte, wie einfach und wie schnell ihre Schmerzen verschwunden waren. Bereits eine Woche nach der Ernährungsumstellung fiel ihr auf, dass sie die Schmerzen komplett vergessen hatte. Und so blieb es, bis heute.
Aber ist das nun ein seltenes Bilderbuchbeispiel? Nein, absolut nicht! Es ist eine normale Reaktion des Körpers. Weil er die Art von Nahrung erhielt, die für seinen »inneren Arzt« die beste ist, konnte er in den Heilmodus übergehen. Die Gefahr gesundheitsschädlicher Lebensmittel war für den Körper gebannt, er befand sich nicht mehr im Gefahrenmodus und konnte endlich wieder entspannen. So einfach kann es sein.

Es gibt akute und stille Entzündungen

Die herkömmliche Medizin geht meist davon aus, dass Entzündungen die Ursache vieler Erkrankungen, aber auch vieler Schmerzen sind. Man weiß, Entzündungsvorgänge sind immer Heilungsversuche unseres Körpers. Sie sind eine Reaktion auf

nicht gesunde Prozesse, die in unserem Körper ablaufen. Sie sind die Sprache unseres »inneren Arztes«, der uns mitteilen möchte, dass wir nicht gut zu uns sind, uns ungesund ernähren, uns zu wenig bewegen oder zu wenig schlafen, um nur die wichtigsten Einflussfaktoren auf unsere Gesundheit aufzuführen.
Um genau verstehen zu können, was Entzündungen eigentlich sind, müssen wir kurz ein wenig tiefer in dieses hochspannende Thema einsteigen. Sprechen wir von Entzündungen, meinen wir meist **akute Entzündungen**, die wir alle kennen, aber möglichst schnell beenden wollen, weil sie schmerzhaft sind. Äußerliche Entzündungen wie Sonnenbrände, Schürfwunden oder infizierte Insektenstiche gehen mit einer Rötung, Schwellung und lokalen Temperaturerhöhung des betroffenen Gewebes einher. Innerliche Entzündungen tun ebenfalls weh, aber anders. Wer beispielsweise an einer Blasenentzündung (Cystitis), Magenschleimhautentzündung (Gastritis) oder Gelenkentzündung (Arthritis) leidet, hat meist erhöhte Temperatur und fühlt sich richtig krank und abgeschlagen. Demgegenüber stehen die **stillen Entzündungen**, die auch als chronische Entzündungen bezeichnet werden. Sie sind zunächst für uns nicht wahrnehmbare »Dauerbaustellen«, die permanent versuchen, Schäden in uns zu beheben. Chronische Entzündungen, also nicht endende Reparaturen, spielen eine große Rolle bei Schmerzen und Krankheiten und werden später noch genauer betrachtet.

Entzündungen sind Heilungsversuche unseres Körpers

Gemäß medizinischer Definition ist eine Entzündung eine Maßnahme des Körpers, um dessen Integrität zu sichern oder wiederherzustellen. Heißt: Es sind Reparaturmaßnahmen des Körpers, um seine Gesundheit zu erhalten. Der Körper erkennt eine Verletzung, Infektion oder wie auch immer geartete »Betriebsstörung« und möchte sie reparieren und ausheilen. Und was macht er? Er eröffnet eine körperinterne »Baustelle«, aktiviert das Immunsystem und fährt in diesem Bereich den Stoffwechsel hoch. Das heißt, er versorgt das betroffene Gewebe umgehend mit ausreichenden Reparaturstoffen, darunter lebensnotwendige Nährstoffe und Sauerstoff, und transportiert zellulären Müll ab, also verbrauchte Stoffe, die ihre Aufgaben bereits erledigt haben (im Kasten »Kleiner Ausflug in die Heilkunst unseres Immunsystems« unten ist dieser Prozess ausführlicher erklärt). Je aktiver der Stoffwechsel ist und je hochwertiger die zur Verfügung gestellten Reparaturmaterialien sind, desto schneller kann unser Körper die Entzündung, also den Reparaturprozess, beenden und ist wieder gesund. Machen Sie sich also bitte unbedingt bewusst, dass eine Entzündung etwas grundlegend Positives ist, etwas, das unser Körper benötigt, um heil zu bleiben oder wieder zu werden. Das wird oft falsch verstanden. Vielleicht ahnen Sie jetzt schon, dass dieser Prozess etwas mit unserem Essen zu tun haben könnte.

Durch Entzündungen versucht unser Körper, Verletzungen und Infektionen zu heilen. Sie sind also grundlegend etwas Positives.

Kleiner Ausflug in die Heilkunst unseres Immunsystems

Was passiert bei einer Entzündung, egal, ob innerlich oder äußerlich, akut oder chronisch? Es herrscht Großalarm im Körper, und unser Immunsystem befindet sich im Kampfmodus, um die erkannte Gefahr möglichst schnell zu beseitigen. Sofort werden die weißen Blutkörperchen ins Gewebe ausgeschwemmt, die aus vielen Spezialeinheiten mit sehr ausgeklügelten Aufgaben bestehen.
Granulozyten und Makrophagen, auch Fresszellen genannt, können etwa gefährliche Eindringlinge wie Viren, Bakterien, Parasiten oder Gifte unschädlich machen, indem sie diese regelrecht auffressen – ein Prozess, der Phagozytose genannt

wird. Es gibt zahlreiche weitere weiße Blutkörperchen wie die Lymphozyten, die Antikörper herstellen, die Mastzellen, die besonders bei Allergien aktiv werden, und die Monozyten, die bei Bedarf zu Makrophagen heranreifen. Ihnen allen ist gemein, dass sie wichtige Botenstoffe ausschütten wie Histamin, Zytokine und Prostaglandine, die alle entzündlichen Vorgänge regeln: Sie sind für die Signalübertragung zwischen den Zellen zuständig, aktivieren weitere Immunzellen und können Fieber auslösen. Vor allem aber erweitern sie die Gefäße und machen sie durchlässiger, sodass das betroffene Gewebe mit Blut und Zwischenzellflüssigkeit überflutet wird. Das ist wichtig, denn darin ist alles enthalten, was der Körper für die Reparatur des beschädigten Areals benötigt: lebensnotwendige Nährstoffe, Sauerstoff und weitere Abwehrzellen, aber auch wichtige Enzyme, die die Müllabfuhr des Körpers auf Trab halten und dafür sorgen, dass defektes und ausgedientes Zellmaterial abtransportiert, recycelt oder über den Organismus entsorgt wird. Ein spezieller Botenstoff, der Tumornekrosefaktor, ist sogar in der Lage, infizierte Zellen abzutöten (programmierter Zelltod) – auch Tumorzellen übrigens, daher sein Name.
Der Stoffwechsel tobt also im betroffenen Gebiet auf Hochtouren und mit ihm der Heilungsprozess, was bei äußerlichen, akuten Entzündungen durch Erwärmung, Rötung und Schwellung sichtbar wird. Stille, chronische Entzündungen können dagegen unbemerkt ablaufen. Fazit: Jeder Entzündungsvorgang ist ein natürlicher Heilungsvorgang unseres Körpers.

Stille Entzündungen haben viele Ursachen

Bei den äußerlichen, sichtbaren Entzündungen wissen wir meist, wodurch sie ausgelöst wurden, beispielsweise durch Verletzungen aller Art oder Verbrennungen. Wodurch aber entstehen die innerlichen, stillen Entzündungen? Hier müssen wir zwei Wege unterscheiden.

Zum einen entstehen sie über Einflüsse unserer Bewegung, vor allem der Nichtbewegung, und führen zu Veränderungen im Bereich unseres Bewegungssystems mit all seinen Gelenken, Muskeln und Faszien. Es kommt dort zu Reparaturprozessen, also zu Entzündungen, die oft gleichzeitig zu den Schmerzen ablaufen. Was hier genau im Körper passiert und was dagegen getan werden muss, ist im Kasten »Sind schmerzende Bereiche auch entzündet?« unten beschrieben.

Stille Entzündungen entstehen als Reaktion auf unser Bewegungsverhalten oder auf potenziell gefährliche Substanzen.

Zum anderen werden innere Entzündungen aber auch ausgelöst, weil Substanzen in den Körper gelangen, die für ihn zur Gefahr werden können und die er daher unschädlich machen möchte. Dazu gehören ungesunde Stoffwechselprodukte aus unserer Nahrung wie zum Beispiel Harnsäure, die durch zu viel tierische Nahrung entsteht. Ebenso schädlich sind Lebensmittelzusatzstoffe in Fertignahrungsmitteln sowie ungesunde Wurstwaren und Süßigkeiten, die wir, evolutionsbiologisch gesehen, ohnehin erst seit Kurzem zu uns nehmen. Aber auch Fremdstoffe und Gifte aus bestimmten Medikamenten, Verpackungsmaterialien, Reinigungs- und Pflanzenschutzmitteln gehören dazu. Und natürlich können auch Viren, Bakterien und Parasiten entzündliche Erkrankungen verursachen.

Sind schmerzende Bereiche auch entzündet?

Wir gehen davon aus, dass an vielen Stellen, die schmerzen, auch Entzündungen nachgewiesen werden können, weil dort Reparaturvorgänge laufen. Im Bereich muskulär-faszialer Engpässe werden Blut- und Lymphgefäße, die ja nichts anderes als flexible Röhren sind, durch den Druck des umgebenden Gewebes komprimiert. Das senkt den Durchfluss der Körperflüssigkeiten und damit den Stoffwechsel teilweise so drastisch, dass im Extremfall ein komplexes regionales Schmerzsyndrom (CRPS; früher: Morbus Sudeck) entstehen kann - eine Erkrankung mit chronischen Schmerzen weitgehend unbekannter Ursache, bei der Gewebe sogar absterben kann.[1] Auch Nerven geraten durch die Verspannungen unter Druck, werden gereizt und können zu schmerzen beginnen.

Bei der Fibromyalgie mit ihren unspezifischen Schmerzen liegt häufig ganz offensichtlich eine Kombination aus überhöhter Muskelspannung und Entzündung vor. Leider entwickeln sich daraus oft chronische Zustände, weil die zu hohe Spannung von Muskeln und Faszien nicht beseitigt wird. Wir haben häufig die Erfahrung gemacht, dass einer Fibromyalgie eine zu hohe muskulär-fasziale Spannung zugrunde lag, kombiniert mit einem durch falsche Ernährung entgleisten Stoffwechsel und intensiven psychischen Belastungen. Denn die beiden letztgenannten Einflussfaktoren können das ohnehin zu hoch gespannte Gewebe noch weiter überspannen. Wichtig ist es, solche Reparaturprozesse des Körpers aktiv zu unterstützen, vor allem mit der richtigen Nahrung und den angemessenen, den Stoffwechsel aktivierenden Dehnungsübungen. Die Schmerzen sollten auf keinen Fall allein durch Medikamente unterdrückt werden, weil sie nur die Symptome bekämpfen, nicht aber deren Ursache.

Die falsche Ernährung begünstigt Schmerzen im Bewegungsapparat

Neben Bewegung ist also ganz besonders auch Ernährung für einen Heilungsvorgang von großer Bedeutung. Denn auch dadurch wird die erhöhte Muskelspannung reduziert. Ernähren wir uns ständig ungesund mit vielen tierischen Fetten, Süßigkeiten und Weißmehlprodukten, befeuern wir quasi dauerhaft die Entzündung und verlängern den Reparaturvorgang. Da der Heilungsvorgang für unsere Gesundheit ein absolutes Muss ist, beendet unser Immunsystem, das die Reparaturen ausführt, seine Arbeit erst dann, wenn die Gefahr vorüber ist. Bis dahin schwelt die Entzündung vor sich hin, kaum wahrnehmbar für Betroffene, aber heimtückisch, da sie den Weg ebnet für Zivilisationskrankheiten wie Fettleibigkeit, Diabetes, Herzkrankheiten, Autoimmunkrankheiten, Demenzen, Parkinson, Multiple Sklerose sowie einige Krebs- bzw. Tumorarten (Darmkrebs, Lungenkrebs).[2] [3]

Gesunde Ernährung kann die Heilungsprozesse unseres Körpers unterstützen.

Auch Gelenkschmerzen und viele weitere Schmerzen im Bewegungsapparat werden mit Dauerentzündungen in Verbindung gebracht. Das ist gut nachvollziehbar, denn die erhöhte Muskelspannung ist unserer Erfahrung nach die Ursache für diesen stillen, lodernden Dauerprozess. Befeuern wir ihn ständig mit falschem Essen, ist das so, als würden wir fortlaufend Benzin ins Feuer gießen. Daher sollte eine gesunde Ernährung das Dauerfeuer löschen, was einem Ende der Reparaturvorgänge, also dem Ende des Entzündungsprozesses gleichkommt und eine entspannte Muskulatur zur Folge hat. Stellen wir die Ernährung auf gesund um, das heißt, auf die für den Abschluss der Reparaturprozesse geeignete Nahrung, kann die Entzündung von unserem Körper beendet werden. Wir können wieder gesund werden, uns aktiv vor Krankheiten schützen und gleichzeitig schmerzfrei werden.

Die Kraft heilsamer Lebensmittel

Was müssen wir aber essen, um unsere Schmerzfreiheit zu unterstützen? Das ist ganz einfach zu beantworten: alles, was direkt aus der essbaren Pflanzenwelt kommt.
Studien liefern bemerkenswerte Ergebnisse: Nach dem Verzehr einer ungesunden Mahlzeit, bestehend aus Fleisch, Eiern, Milchprodukten, ungesunden Fetten, viel Weißmehl und Zucker, können sich die Werte der Entzündungsmarker im Blut – das Interleukin-6, der Tumornekrosefaktor und das C-reaktive Protein (CRP) – innerhalb von sechs Stunden verdoppeln. Auch wenn es fast nur ungesundes, gesättigtes Fett in Form von Butter zu essen gibt und keine Kohlenhydrate, beobachtet man eine Erhöhung der Entzündungsmarker. Das Gleiche geschieht, wenn man Zuckerwasser trinkt. Auch das erzeugt hohe Werte von Interleukin-6, die über 3 pg/ml liegen (der empfohlene Grenzwert liegt bei 1 pg/ml). Und diese erhöhten Werte, so zeigen Studien, sind mit einem höheren Sterberisiko verbunden.[4 5]

Pflanzenkost kann die Entzündungswerte im Blut signifikant senken

Doch nicht alle fetthaltigen Nahrungsmittel erhöhen die Entzündungsmarker. Besonders dann nicht, wenn es sich um pflanzliche Lebensmittel handelt, wie Nüsse und Avocados, die reich an gesunden, ungesättigten Fettsäuren sind. Es scheint sogar so zu sein, dass der Entzündungsvorgang durch die Zugabe dieser fetthaltigen pflanzlichen Lebensmittel abgemildert werden kann, und zwar trotz der Aufnahme von Fleisch.[6 7]
Die »New DIETs Study«[8] zeigte, dass Veganer hinsichtlich ihrer Entzündungswerte im Blut am besten abschnitten. Gleich danach kamen die Vegetarier und dann die Pesco-Vegetarier, die zwar kein Fleisch, aber Fisch essen. Nahmen die Studienteilnehmer hingegen weiterhin Mischkost zu sich oder schränkten

den Fleischkonsum nur etwas ein, blieben die Werte unverändert schlecht. Ernährt man sich aber vollwertig pflanzlich, sinken nicht nur die Entzündungsmarker CRP und Interleukin-6, welche die Entstehung aller Zivilisationskrankheiten provozieren, deutlich, sondern beispielsweise auch das schlechte LDL-Cholesterin, das Arteriosklerose fördert.[9] [10] Doch Achtung: Nicht nur tierische Nahrungsmittel sind entzündungsfördernd. So können Weißmehlprodukte, Limonade, Chips oder Kuchen die Entzündungsmarker teilweise noch zusätzlich in die Höhe treiben.

Blutcheck auf chronische Entzündungen

Wenn Sie wissen wollen, ob Sie an einer chronischen Entzündung, also nicht endenden Reparaturprozessen, leiden, sollten Sie folgende Blutwerte von Ihrem Hausarzt ermitteln lassen:

→ CRP-Wert (»C-reaktives Protein«): Er sollte unter 5 mg liegen.
→ Blutsenkungsgeschwindigkeit: Sie sollte nach einer Stunde zwischen 3 und 20 mm liegen.
→ Interleukin-6: Der Wert sollte nicht höher als 1 pg/ml sein.

Ingwer ist genauso wirksam wie handelsübliche Schmerzmittel

Noch immer greifen die meisten Menschen bei Schmerzen erstmal zu einem Medikament. Bei Schmerzen, besonders des Bewegungsapparates, werden meist Schmerzmittel wie Ibuprofen, Acetylsalicylsäure (ASS), Diclofenac und Naproxen einge-

Ingwer zeigt gute Effekte bei Muskelschmerzen nach dem Sport.

nommen, die im Optimalfall zwar helfen, aber nicht ohne Nebenwirkungen sind. Verschiedene Studien haben gezeigt, dass Sportler regelmäßig Schmerzmittel einnehmen, um ihr Training oder auch die Wettkämpfe ohne Schmerzen zu überstehen. Allerdings zeigten sich bei ihnen schwere Nebenwirkungen, darunter Erkrankungen des Herz-Kreislauf-Systems, des Magen-Darm-Trakts, des Bewegungsapparates und der Nieren.[11] [12]
Aber, gute Nachricht, es gibt offenbar eine Alternative ohne Nebenwirkungen. Eine Vielzahl von Studien konnte bereits zeigen, dass Ingwer bzw. Ingwerextrakte chronische Schmerzen[13] sowie Muskelschmerzen nach exzessivem Sport[14] [15] signifikant reduzieren und zudem die Entzündungsmarker im Blut deutlich senken können.[16] [17] Ingwer erwies sich im Vergleich zu Aspirin und Ibuprofen als klinisch wirksames Schmerzmittel, und zwar völlig ohne die sonst beobachteten Nebenwirkungen. Wie kann das sein? Weil Ingwer gezielter wirkt! Warum, ist schnell erklärt: Schmerzmedikamente unterdrücken das Enzym Cyclooxygenase-2 (COX-2), das Entzündungen triggert. Doch leider nicht nur das. Sie stören auch die Arbeit der Cyclooxygenase-1 (COX-1), welche die Innenwände der gesamten Verdauungsschleimhaut schützt und damit unser Immunsystem intakt hält, denn 80 Prozent davon sitzen im Darm. Wird dieses Enzym gestört, leidet folglich auch das Immunsystem, und Entzündungen können nicht zur Ruhe kommen. Eine schlechte Kombination also. Ingwer kann das besser! Er blockiert ausschließlich die Entzündungswirkung von COX-2, lässt aber COX-1 weiterhin seine darmschützende Arbeit verrichten, sodass das Immunsystem keinen Schaden nimmt.[18]
Einziger Nachteil: Ingwer hilft im Gegensatz zu Schmerzmitteln nicht bei einer einmaligen Anwendung. Doch wenn man länger als fünf Tage dabei bleibt und täglich einen Teelöffel Ingwerpulver einnimmt, lindert es Muskelschmerzen oder andere Schmerzzustände ähnlich wirksam wie die häufig benutzten Arzneimittel – nur frei von Nebenwirkungen.

Bei Beeren sollten wir zugreifen

Die roten und blauen Farbstoffe der Beeren sind starke Antioxidantien und wirken entzündungshemmend.

Dass Beeren eine Vielzahl heilender Wirkungen entfalten, ist spätestens seit dem Buch »Krebszellen mögen keine Himbeeren«[19] bekannt. Und natürlich wirken sich ihre Inhaltsstoffe ebenso auf Schmerzen und Entzündungsvorgänge im menschlichen Organismus aus.[20] Vor allem die Aufnahme von Anthocyanen ist in diesem Zusammenhang wichtig. Dies sind die roten und violetten Farbstoffe der Pflanzen, die zu den sekundären Pflanzenstoffen gehören und vor allem in den dunkelvioletten Blaubeeren reichlich vorkommen. Im menschlichen Körper sorgen sie dafür, dass die Gene für die Produktion entzündungsfördernder Botenstoffe in weißen Blutkörperchen heruntergeregelt werden.[21] Da Anthocyane starke Antioxidantien sind, also entzündungshemmend wirken, reduzieren sie im Organismus die Zahl der hochreaktiven freien Radikale, die das Gewebe angreifen, ja sogar schädigen können. Sie spielen damit möglicherweise eine Schlüsselrolle in der Prävention chronischer Krankheiten und für gesundes Altern.[22] [23] [24] Blaubeer-Shakes führten bei Sportlern außerdem zu einer deutlich schnelleren Regeneration trainingsbedingter Muskelschäden.[25] Im Tiermodell führte Blaubeerextrakt dazu, dass sich die typischen Zeichen einer Arthritis, also Schwellungen und Knochenabbau, deutlich verringerten und sich die Gelenkbeweglichkeit entsprechend erhöhte.[26]

Aber auch Erdbeeren haben es in sich: In einer randomisierten Doppelblindstudie zeigte sich, dass der tägliche Genuss eines Getränks aus gefriergetrockneten Erdbeeren sowohl Schmerzen als auch Entzündungsmarker im Blut von Menschen mit Arthritis signifikant reduzieren und ihre Lebensqualität messbar erhöhen konnte.[27] Aber mehr noch: Der Verzehr von Erdbeeren konnte in einer Studie sogar präkanzeröse Veränderungen an der Speiseröhre – das sind Vorstufen von Krebs – ausheilen, weil die dafür verantwortlichen entzündungsfördernden Gene signifikant herunterreguliert wurden.[28] Und Getränke aus gefriergetrockneten Erdbeeren besserten auch Typ-2-Diabetes deutlich: Der Langzeit-Diabetes-Wert HbA1c ging zurück, und der CRP-Wert, der als wichtigster Entzündungsparameter gilt, fiel sogar ganz erheblich ab.[29] Bei Beeren sollten wir also zugreifen.

Sekundäre Pflanzenstoffe haben's in sich

Die Farb-, Duft- und Aromastoffe von Pflanzen, kurz sekundäre Pflanzenstoffe genannt, entfalten im Körper ungeahnte gesundheitsfördernde Wirkungen, die vor Krankheiten schützen. Die in Beeren enthaltenen roten und blauen Farbstoffe (Anthocyane) sind hier besonders hervorzuheben. Sie sorgen dafür, dass die schädlichen freien Radikale im Körper abgefangen werden und Entzündungen abklingen,[30] sodass Reparaturprozesse abgeschlossen werden und Heilung stattfinden kann. Anthocyane sind in keinen anderen Lebensmitteln so hochkonzentriert enthalten wie in roten und blauen Beeren. Auch für andere sekundäre Pflanzenstoffe werden entzündungshemmende Eigenschaften diskutiert, etwa für das Betacarotin in Karotten, das Lycopin in Tomaten und das Resveratrol in roten Trauben. Daher am besten die volle Farb- und Aromenvielfalt von Gemüse, Kräutern und Obst genießen.

Auf hochwertige Nährstoffe kommt es an

Kohlenhydrate, Fette und Eiweiße – unser Körper braucht alle drei Makronährstoffe in ausgewogenem Verhältnis, um gesund zu bleiben. Aber auf die Qualität kommt es an. Verpackt in hochwertigen Produkten tragen sie dazu bei, Entzündungen und Schmerzen zu reduzieren.

So sollten die Hauptnährstoffe in der täglichen Ernährung aufgeteilt sein

→ 55 bis 65 Prozent Kohlenhydrate
→ 10 bis 15 Prozent Proteine
→ 20 bis 30 Prozent Fette

Die guten und die schlechten Fette

Es kommt weniger auf die Menge der Fette an, die wir verzehren, als vielmehr auf deren Qualität und vor allem auch auf das richtige Verhältnis zueinander. Denn es sind die Fette, die darüber entscheiden, ob eine bereits bestehende Entzündung bzw. Reparatur befeuert und verlängert wird oder aber abklingen kann. Gute Fette sind Baustoffe für Zellmembranen, von denen jede einzelne unserer Zellen umgeben ist. Je gesünder diese Membran ist, desto besser funktioniert auch der Zellstoffwechsel. Denn die Versorgung der Zelle mit Nährstoffen und die Entsorgung von Zellmüll läuft durch diese Membranen hindurch.
Aber das ist längst nicht alles: Fette werden außerdem für die Herstellung von Hormonen benötigt. Eine gewisse Fettschicht ist zudem ein mechanischer Schutz für unsere inneren Organe. Und wer weiß schon, dass sie sogar für die Fortpflanzung

wichtig sind, weil sie in der Schwangerschaft als Notfallreserve dienen und außerdem unsere Gedächtnisleistung fördern, da unser Gehirn gut zur Hälfte aus Fett besteht?
Fette spielen auch in der Körperphysiologie eine wichtige Rolle. So transportieren sie die für uns lebenswichtigen fettlöslichen Vitamine A, D, E und K und sind als Fettpölsterchen außerdem unsere Hauptenergiereserven, die allerdings keineswegs zu üppig ausfallen sollten. Denn zum einen lagert gespeichertes Fett alle möglichen ungesunden Stoffe ein, die wir im Laufe unseres Lebens zu uns nehmen. Und zum anderen fördert zu viel davon, also Übergewicht, die meisten unserer heutigen Zivilisations- oder Wohlstandskrankheiten. Und noch etwas müssen wir wissen: Fettpolster stellen ganz eigenständig Entzündungsbotenstoffe her, ganz egal, ob sie im Organismus benötigt werden oder nicht.

Omega-3-Fettsäuren wirken Entzündungen entgegen

Bedenklich ist, dass nach Schätzungen der Weltgesundheitsorganisation (WHO) mehr als 70 Prozent der Bevölkerung an einem Omega-3-Fettsäuren-Mangel leiden.

Zu den guten Fetten zählen insbesondere die wichtigen ungesättigten Omega-3-Fettsäuren, weil sie Heilungsverläufe unterstützen. Die drei wichtigsten Vertreter dieser Gruppe sind die Eicosapentaensäure (EPA), die Docosahexaensäure (DHA) und die Alpha-Linolensäure (ALA). Ebenso wie die Omega-6-Fettsäuren – wichtigster Vertreter ist hier die Linolsäure – gehören sie zu den essenziellen Fettsäuren, die wir mit unserer Nahrung zu uns nehmen müssen, da sie der Körper nicht selbst herstellen kann. Entscheidend ist das optimale Verhältnis von Omega-3- zu Omega-6-Fettsäuren in unserer Nahrung. Es sollte im Idealfall 1 : 1 betragen, höchstens aber 1 : 4. Die Realität sieht leider völlig anders aus: Das Verhältnis beträgt meist 1 : 20 oder ist sogar noch ungünstiger. Solche Ungleichgewichte sind gefährlich. Denn hohe Mengen an Omega-6-Fettsäuren sind für chronische Entzündungen, also die nicht enden wollenden Reparaturen, mitverantwortlich. Sie verringern die Fließeigenschaft des Blutes, verschlechtern die

Sauerstoffversorgung unserer Zellen und fördern die Entstehung vieler Krankheiten wie Rheuma, Altersdemenzen und Allergien. Außerdem stimulieren sie unseren Appetit und lassen die Fettzellen wachsen.[31 32 33 34 35]
Omega-3-Fettsäuren wirken genau entgegengesetzt: Sie schützen unser Herz- und Gefäßsystem, indem sie den Blutzuckerspiegel reduzieren, die Blutfettwerte senken, die Fließeigenschaften des Blutes verbessern und den Blutdruck senken. Wir profitieren davon noch auf vielfältige andere Weise: So verbessern Omega-3-Fettsäuren die Hirnleistung und wirken Altersdemenzen entgegen, und sie lindern Konzentrationsprobleme. Selbst bei Schlafstörungen helfen sie, denn sie lassen uns tiefer schlafen und besser einschlafen. Außerdem zügeln sie den Appetit. Insbesondere die entzündungshemmenden Auswirkungen sind beeindruckend, da die meisten Zivilisationserkrankungen wie Diabetes, Herzerkrankungen, Allergien und Autoimmunerkrankungen sowie möglicherweise bestimmte Krebsarten auch wegen chronischer Entzündungsvorgänge im Körper entstehen.[36 37] Omega-3-Fettsäuren wirken deren Entstehung entgegen, indem sie das Hormonsystem wieder ins Gleichgewicht bringen, den Stoffwechsel normalisieren, dadurch das Immunsystem stärken und Entzündungen beenden.

Tipps für die Küche – die richtigen Fette

Für die kalte Küche eignen sich Leinöl, Hanföl und Walnussöl. Das Besondere an Hanföl ist, dass es Gamma-Linolensäure enthält, die Entzündungen abheilen lässt, Reparaturen also beendet. Geben Sie täglich einen Teelöffel über Rohkost, Salat oder Müsli. Zum Erhitzen eignen sich diese Öle nicht. Denn ungesättigte Fette sind instabil und werden bei

höheren Temperaturen in die gesundheitsschädlichen Transfette umgewandelt.
Zum Dünsten und leichten Braten sind Olivenöl, Rapsöl, Erdnussöl und Mandelöl geeignet. Und für hohe Temperaturen, die **beim kräftigen Braten und Frittieren** entstehen, eignen sich Kokosöl und Palmöl. Bitte achten Sie darauf, dass die Öle und Fette aus kontrolliert biologischem Anbau kommen und immer nur in Maßen verwendet werden.
Öle, die ein sehr schlechtes Verhältnis von Omega-3- zu Omega-6-Fettsäuren aufweisen, sollten Sie nur selten verwenden. Die wichtigsten Vertreter mit den entsprechenden Verhältnissen, die weit vom Ideal 1 : 1 abweichen, haben wir aufgeführt:

→ Maiskeimöl	1 : 57
→ Kürbiskernöl	1 : 89
→ Sonnenblumenöl	1 : 128
→ Traubenkernöl	1 : 145
→ Distelöl	1 : 155

Warum tierische Nahrungsmittel keine guten Fettlieferanten sind

Fleisch und die daraus hergestellten Produkte bestehen zu 40 bis 50 Prozent aus gesättigten Fetten und einem hohen Anteil an Omega-6-Fettsäuren wie Linolsäure und Arachidonsäure (ARA). Letztere kann unser Körper bei Bedarf selbst bilden. ARA ist eine entzündungsfördernde Fettsäure, die allerdings zum Anstoßen von Heilungsprozessen dennoch in geringen Mengen notwendig ist. Da sie aber ansonsten all die bereits beschriebenen negativen Wirkungen von Omega-6-Fettsäuren hat, darf sie auf keinen Fall als Dauerbrennstoff vorhanden sein. Und genau darin liegt das Problem. Essen wir tierische Nahrungsmittel wie Fleisch, Wurst, Schmalz, Innereien, Fisch,

Eier, Milch, Käse oder andere Milchprodukte, hat unser Körper gar nicht mehr die Chance, selbst zu entscheiden, ob dieses entzündungsfördernde Fett überhaupt gebildet werden muss. Denn es ist ja in großer Menge ohnehin schon vorhanden und treibt sein Unwesen. Essen wir also viele Tierprodukte, ist es so, als würden wir ständig in großen Mengen Brennstoff ins »Feuer« der Entzündung kippen. Dies führt dazu, dass der Entzündungsprozess dauerhaft anhält und die Reparaturen nicht beendet werden können. Ganz zum Leidwesen der schmerzgeplagten Patienten.

Für das Immunsystem, den Stoffwechsel und die Hormonbildung sind Fette unverzichtbar.

Ist Fisch besser?

Keineswegs – obwohl immer wieder gerne auf den hohen Anteil ungesättigter Omega-3-Fettsäuren in diesen Meereslebewesen hingewiesen wird. Das ist zwar richtig, aber Fische sind nur deshalb so reich daran, weil sie Algen verzehren, die reich an Omega-3-Fettsäuren sind. Wir könnten sie also leben lassen und direkt Algen in unseren Speiseplan einbauen, wie es in vielen asiatischen Ländern gemacht wird. Darüber hinaus ist der Verzehr von Fischen wegen ihrer zunehmenden Belastung mit Schadstoffen, insbesondere Quecksilber, nicht zu empfehlen. Auch das Thema Nachhaltigkeit müssen wir hier im Blick haben: Die Überfischung der Meere gefährdet die Fischbestände und zerstört bereits heute die Balance der Meeresökologie. Fisch aus Aquakulturen, also Zuchtfisch, ist auch keine Lösung und genauso problematisch wie die Massentierhaltung von Landtieren.

Kohlenhydrate sollten vollwertig sein

Sie lesen richtig. Kohlenhydrate können schmerzfrei machen, wenn sie gesund sind, was gleichbedeutend mit vollwertig ist. In Form von Zucker in Süßigkeiten, Getränken und Weißmehlprodukten sollten sie weitgehend gemieden werden.

Denn hier bestehen sie nur aus leeren Zuckermolekülen, die außer Kalorien nichts enthalten und deshalb für Übergewicht sorgen. Leeren Kohlenhydraten mangelt es nämlich nicht nur an Mikronährstoffen wie Vitaminen, Mineralien und Spurenelementen, nein, sie verbrauchen sie sogar noch zusätzlich bei ihrer Verstoffwechselung.
Bei vollwertigen Kohlenhydraten sieht die Sache ganz anders aus. Sie waren im Laufe der Evolution schon immer die Hauptenergiequelle für uns Menschen. In pflanzlichen Lebensmitteln sind sie teilweise in hoher Konzentration enthalten. Hier dürfen wir gerne zugreifen. Mit einer solchen Ernährungsweise liegt der Kohlenhydratanteil natürlicherweise im optimalen Bereich von etwa 55 bis 65 Prozent unserer täglichen Nahrungszufuhr. Die Hauptquellen dieser Kohlenhydrate sind Getreide, Pseudogetreide wie Quinoa oder Amaranth, Hülsenfrüchte, Kartoffeln, Reis, Obst und Gemüse. Ihre wichtigste Aufgabe im Organismus ist die Energieversorgung der Zellen. Denn allein aus Kohlenhydraten kann der Körper auf direktem Weg Energie herstellen. Muss er Fette oder gar Eiweiße in Energie umwandeln, muss er deutlich größeren Aufwand betreiben. Daher sind diese beiden Nährstoffe nur in geringeren Mengen zu empfehlen.

Pflanzliche Eiweißquellen sind gesünder

Es gibt immer noch Menschen, die der Meinung sind, die Aufnahme von genug Eiweiß, auch Protein genannt, sei allein durch Fleischverzehr sichergestellt. Wussten Sie, dass Pflanzeneiweiß wesentlich besser für unsere Gesundheit ist und sich damit auch unser Körpergewebe inklusive aller Muskeln effektiv aufbauen lässt?
Klar ist, wir benötigen Eiweiß, und zwar nicht zu viel und nicht zu wenig, und es sollte nicht aus tierischen Eiweißquellen kommen. Aus vielen Gründen. Aber der Reihe nach.

Proteine erfüllen im Körper unzählige lebenswichtige Aufgaben

Eiweiße erfüllen viele Aufgaben in unserem Körper. So werden sie vom Immunsystem gebraucht, um Antikörper für die Abwehr von Krankheiten zu bilden. Wir brauchen sie auch zur Bildung unserer Blutgerinnungsfaktoren und zur Herstellung von Enzymen, die unerlässlich sind, weil sie alle Prozesse im Körper steuern und für einen optimalen Stoffwechsel sorgen. Auch die Bildung von Hormonen geht nicht ohne sie. Sollen Signale im Körper weitergeleitet werden, sind Mehrfacheiweißkomplexe die Macher. Proteine sind in Form von Kollagen und Elastin außerdem die Strukturgeber von Knochen, Muskeln und Haaren, von Haut, Bindegewebe und allen anderen Körperzellen.

Bestimmte Eiweiße fungieren auch als Transportmittel für Nährstoffe und andere Substanzen. Und schließlich sind Proteine in allergrößter Not auch Energiereserven, dann nämlich, wenn es an Kohlenhydraten mangelt. Wir dürfen sie aber niemals zum Dauerlieferanten von Energie machen, auch wenn uns der Low-Carb-Ernährungstrend weismachen will, das sei gut für uns. Aber ganz im Gegenteil: Es ist meiner Erfahrung nach auf Dauer gesundheitsschädlich, vor allem wegen der Gefahr der Übersäuerung und weil es für den Körper viel zu aufwändig ist, Energie hauptsächlich aus Eiweißen bereitzustellen.

Zu viel Eiweiß übersäuert

Eiweißreiche Lebensmittel, gerade aus tierischen Nahrungsquellen, sind besonders säurebildend und führen den Körper in eine latente Übersäuerung, die Krankheiten und Schmerzen verursachen kann (dazu mehr im Abschnitt »Vorsicht vor Übersäuerung«). Daher empfehle ich, die tägliche Aufnahme von etwa 15 Prozent Eiweiß nicht zu überschreiten. Auch bringt eine erhöhte Zufuhr von Eiweiß aus tierischen Produkten die höhere Aufnahme einer Reihe von Nahrungsbestandteilen mit sich, die wenig empfehlenswert sind, wie gesättigte Fettsäuren, Cholesterin und Purine. Sie liefern außerdem meist zu viel Salz, säurebildendes Phosphat und Sulfat und fördern so zusätzlich eine latente Übersäuerung des Körpers. Entsprechend weitreichend sind die damit einhergehenden gesundheitlichen Gefahren. Ersetzen Sie tierisches Eiweiß also durch pflanzliches in Form von Hülsenfrüchten, Getreide, Gemüse und Nüssen. Es bringt langfristige gesundheitliche Vorteile mit sich, einschließlich Verbesserungen von Gewicht, Entzündungen und Schmerzen.

Vorsicht vor Übersäuerung

Was hat Ernährung mit Übersäuerung und Schmerzen zu tun? Vor allem die heutige Ernährung mit ihrem hohen Anteil an tierischen Produkten, Fastfood, Süßigkeiten und Alkohol führen dazu, dass sich wesentlich mehr saure Stoffe in unserem Körper ansammeln, als wir benötigen und verarbeiten können. Was die Wenigsten wissen: Je mehr Säure im Magen produziert wird, umso mehr Basen entstehen, die das Milieu neutralisieren wollen. Daher ist mit den heute so häufig verschriebenen Magensäureblockern nicht zu spaßen. Werden sie auf Dauer eingenommen, gerät die Säure-Basen-Balance im Körper ins Ungleichgewicht. Es kommt zur Übersäuerung. Aber auch Nikotin, Stress und Bewegungsmangel sind heftige Säureproduzenten.

Säure entzieht den Faszien das lebenswichtige Wasser

Natürlich besitzt unser kluger Körper Organsysteme, die dafür sorgen, dass ein Zuviel an sauren Stoffwechselprodukten ausgeschieden wird: Darm, Nieren, Haut und Lungen. Da diese Organe aber genetisch nicht auf die heutigen Säuremengen eingestellt sind, überfordert sie die »Säureflut«. Letztlich lagert der Körper die Säuren im Fasziengewebe ab. Problematisch daran ist, dass übersäuertes Gewebe erheblich weniger Wasser binden kann und nun auch in den Zwischenzellräumen Wassermangel herrscht.
Über das Wasser aber werden wichtige Nährstoffe zu den Zellen transportiert und Stoffwechselabfälle entsorgt. Und jetzt nimmt das Übel seinen Lauf. Denn ist diese Ver- bzw. Entsorgung nicht mehr gewährleistet, verklebt und »verfilzt« unser fasziales Gewebe immer mehr, erhöht seine Spannung und wird unelastisch, brüchig und verletzungsanfällig. Das trägt,

so glauben wir, erheblich zur Schmerzentstehung bei, weil das fasziale Gewebe nun bei Bewegungen nicht mehr mitgehen und seine Länge flexibel anpassen kann.

Kann ein saures Milieu Schmerzen und Krankheiten begünstigen?

Aus meiner Sicht spricht viel dafür, denn die fasziale Gewebestruktur ist zugleich Kommunikationszentrale und Infrastruktur unseres Körpers. Die Flüssigkeit, die alle Zellen mit Nährstoffen versorgt, muss basisch sein, um die sauren Abfälle der Zelle aufnehmen zu können. Droht die Zelle durch Übersäuerung zu ersticken, schaltet sie auf ein Notprogramm um, woraus auch Krebszellen entstehen können.[38] [39] Schon 1931 wurde diese Entdeckung durch den Arzt und Biochemiker Otto Heinrich Warburg mit dem Nobelpreis gewürdigt.[40] Das Risiko für viele weitere leichtere und schwerere Erkrankungen kann sich meiner Erfahrung nach erhöhen, beispielsweise für Allergien, Autoimmunkrankheiten, Diabetes, Herzleiden, Immunschwächeerkrankungen und verschiedene Organschädigungen – und natürlich Schmerzzustände. Das alles passiert aber nicht von heute auf morgen. Schon lange vorher kommt es zu Befindlichkeitsstörungen wie Müdigkeit, Energiemangel, Kopfschmerzen und Schlafstörungen.

So bringen Sie Säuren und Basen wieder in Balance

Am besten Sie beginnen sofort, die Übersäuerung zu reduzieren. Das einfachste Mittel dagegen ist der Sauerstoff. Machen Sie, sooft Sie daran denken, einige tiefe Atemzüge. Dies ist die effizienteste Art der Entsäuerung, da sie im gesamten Stoffwechselsystem greift. Moderates Ausdauertraining, wenn möglich täglich eine halbe Stunde, wirkt ähnlich und bringt die angestauten Zellabfälle zur Ausscheidung. Reduzieren Sie Ihren Konsum an Süßigkeiten, Alkohol, Fleisch, Wurst, Milchprodukten, Fisch und Eiern. Jeden zweiten Tag sollten Sie sich ein Basenbad gönnen. Geben Sie dafür drei Päckchen Kaiser-Natron in eine angenehm heiße Badewanne, und genießen Sie in aller Ruhe 30 Minuten Stressfreiheit. Das Beste: Ihre Schmerzen können sofort nachlassen! Und natürlich beginnen Sie am besten umgehend mit einer Ernährungsumstellung hin zu einer vollwertigen pflanzenbasierten Kost. Sie müssen ja nicht gleich von 0 auf 100 gehen. Lassen Sie sich Zeit. Jede kleine Veränderung, so erlebe ich es immer wieder, bringt schon Fortschritte in Richtung Schmerzfreiheit und Gesundheit.

Sauerstoff, moderates Ausdauertraining und eine vollwertige Ernährung tragen zum Basen-Säuren-Gleichgewicht bei.

Mit Intervallfasten den Schmerz bekämpfen

Warum brauchen wir eigentlich Schlaf? Natürlich um uns zu erholen, neue Energie zu tanken, Erlebtes zu verarbeiten und uns auf den neuen Tag mit all seinen anfallenden Aufgaben vorzubereiten, damit wir ihn im besten Fall in vollen Zügen genießen können.
Das ist für uns selbstverständlich. Aber wie können wir dann nur auf die Idee kommen, dass unser Körper bei der Nahrungsaufnahme keine Ruhepause braucht? Ich kann mich noch an meine erste Zeit als Ärztin erinnern, in der vor allem Diabetespatienten empfohlen wurde, über den Tag verteilt, kleine Portionen an Nahrung aufzunehmen, damit der Insulinspiegel konstant bleibt. Der Körper, aber insbesondere die Bauchspeicheldrüse, hatte somit gar keine Chance, sich in den vielleicht verbleibenden sechs oder sieben Stunden Schlaf zu erholen. Wie froh war ich, als ich vor mehr als 30 Jahren das US-amerikanische Buch »Fit for Life«[41] las und mir das erste Mal das Prinzip des Intervallfastens begegnete – diesen Namen gab es damals allerdings noch gar nicht. Ich hatte das Gefühl, dass sich all die Fragezeichen in meinem Kopf endlich auflösten und ich plausible Erklärungen gefunden hatte.

Unser Körper benötigt Ruhepausen, um Nahrung aufzunehmen.

Essen ohne Pause überfordert das Verdauungssystem

Natürlich ist die Nahrungsaufnahme ein Grundbedürfnis des Menschen, aber die Art und Weise, wie wir damit umgehen, kann krank machen und zu all den bekannten Wohlstandskrankheiten beitragen, denen zunächst Entzündungen vorausgehen und die schließlich Schmerzen zur Folge haben können. Bitte vergessen Sie nicht, dass die Ernährungsweise als ein indirekter Faktor der Schmerzentstehung eine wichtige Rolle spielt. Denn wie Sie wissen, haben die Ursachen für zahlreiche Schmerzen ihren Ursprung in einer krankhaft erhöhten Spannung der Muskeln und Faszien des Bewegungsapparates, die unserer Ansicht nach dazu führt, dass das Gehirn einen Alarmschmerz in den Körperbereich projiziert, der geschützt werden soll.

Dass eine ungeeignete Ernährung den Körper übersäuern, Entzündungen provozieren und krank machen kann, haben wir schon erläutert. Dass sich diese Gefahr potenziert, wenn wir noch dazu pausenlos, quasi ununterbrochen essen, liegt doch auf der Hand, oder? Das Verdauungssystem der meisten Menschen, die über den Tag verteilt immer wieder essen, arbeitet dauernd auf Hochtouren. Selbst nachts hat es keine Pause, da viele Menschen zu spät und dann noch zu viel essen, sodass der Magen die ganze Nacht über gefüllt bleibt.

Beim Intervallfasten wird der Körper entrümpelt

Nach dieser Bestandsaufnahme unserer Essensgewohnheiten fragen wir uns natürlich nach einer komfortablen Problemlösung. Hier kommt das Intervallfasten ins Spiel, das Essen nach Stundenplan. Ich empfehle gerne die 16:8-Variante. Dabei

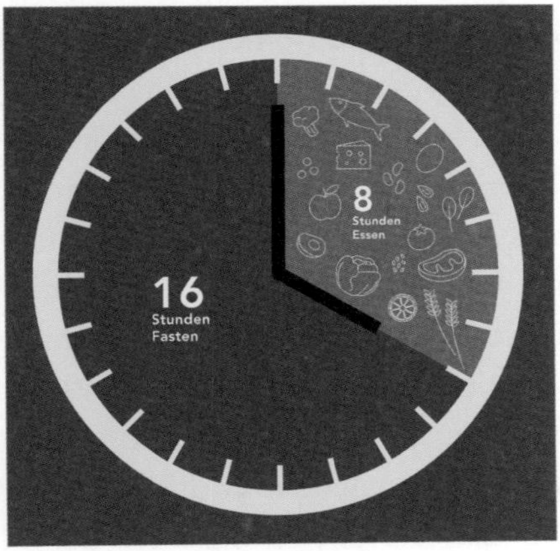

Täglich 16 Stunden fasten und während der 8 Stunden zwei- bis dreimal essen, fällt viel leichter und ist so gesundheitsfördernd wie Fasten über mehrere Tage oder gar Wochen, da das Intervallfasten auf Dauer durchgeführt werden kann.

Nach etwa zwölfstündigem Fasten verändert sich der Energiestoffwechsel, was viele positive Effekte mit sich bringt.

dürfen Sie während einer Zeitspanne von 8 Stunden zwei bis drei Mahlzeiten einnehmen, allerdings **ohne Snacks** in der Zwischenzeit. Darauf folgen dann 16 Stunden, in denen wir fasten und unserem Verdauungssystem Ruhe gönnen, damit wir täglich ein Stück gesünder werden. Durch Intervallfasten geben wir unserem Körper die Möglichkeit, sich tagtäglich zu regenerieren. Auf zellulärer Ebene können jetzt wichtige Reparaturprozesse stattfinden. Die Hauptrolle spielt dabei die Autophagie, das körpereigene Recyclingprogramm. Bei diesem Prozess werden Stoffwechselabfälle, beschädigte Zellbestandteile und verbrauchte Eiweißmoleküle zerkleinert und abgebaut und anschließend zu neuen zellulären Bestandteilen zusammengesetzt, die wieder verwertet werden. Dadurch springt die Selbstheilung des Körpers an. Ein weiterer Vorteil dabei ist, dass in dieser Fastenphase die Muskeln und Faszien des ganzen Körpers entspannen – insbesondere dann, wenn wir zusätzlich Liebscher & Bracht Übungen® machen. Unser Körper kann seine Stoffwechselabfälle auf diese Weise noch viel effektiver loswerden, er entrümpelt geradezu.

Mit dem Bauchfett verschwinden die Dauerentzündungen

Zudem gewinnt der Körper bereits nach etwa zwölf Stunden Fasten seine Energie aus Ketonen. Das sind Fettsäuremoleküle, die er jetzt bildet, weil er seine Fettdepots abbaut. Aus Glukose, wie sonst üblich, kann er keine Energie ziehen, denn daran fehlt es ja, weil wir nichts essen. Intervallfasten lässt das Bauchfett, auch Eingeweidefett oder viszerales Fett genannt, das für die Entstehung der meisten Wohlstandskrankheiten mitverantwortlich ist, schmelzen. Warum? Weil es mehr entzündungsfördernde, reparaturauslösende Botenstoffe produziert als anderes Fettgewebe. Dadurch steigt das Risiko für Dauerentzündungen im Körper, die nicht endenden Reparaturvorgänge, die unsere Zivilisationskrankheiten auslösen – und Schmerzen verursachen.

Zelluläre Reparaturen werden angeregt

Dieser veränderte Energiestoffwechsel bringt viele positive Effekte mit sich. Es wird dafür weniger Sauerstoff benötigt, sodass weniger der aggressiven freien Radikale entstehen, die unseren Körper schädigen können. Ketone aktivieren außerdem Nervenzellen und fördern unser Denkvermögen. Und sie wirken beruhigend auf alle chronischen Entzündungsvorgänge, helfen also bei zellulären Reparaturen. Die Energiegewinnung über Ketone ist aber auf keinen Fall als Dauerzustand gedacht, sondern sollte nur eine gewisse Zeit pro Tag ablaufen. Ansonsten führen wir unseren Körper dadurch in die chronische Übersäuerung, wie bereits beschrieben, und würden ihm großen Schaden zufügen. Aber stundenweise, wie beim Intervallfasten, tut dieser Stoffwechselweg dem Körper gut.

Das Sättigungshormon wird reaktiviert

Bauchfett spielt uns allerdings noch in anderer Hinsicht übel mit: Es führt dazu, dass unser Gehirn das Hormon Leptin nicht mehr erkennt. Dieses Hormon aber hat eine äußerst wichtige Aufgabe. Es sendet dem Gehirn die Botschaft »ich bin satt«, wenn wir ausreichend gegessen haben. Kommt diese Botschaft nicht mehr an, dann essen die Betroffenen chronisch zu viel. Die Folge ist klar und vor allem in den Industrienationen sichtbar: gravierendes Übergewicht. Wer Intervallfasten praktiziert, also täglich längere Fastenphasen einhält, wird endlich wieder richtigen Hunger spüren. Ein Gefühl, das viele Menschen in den wohlhabenden Ländern gar nicht mehr kennen.

Ein gestärktes Immunsystem ist auch stark gegen Schmerzen

Während des Fastens wird kein Insulin ausgeschüttet, da es an Glukose fehlt, die vom Insulin in die Zellen transportiert werden müsste. Das mindert die Krebsaktivität, denn längst ist bekannt, dass ein dauerhaft hoher Insulinspiegel, verursacht durch pausenloses Essen und Snacken, das Wachstum von Tumorzellen fördert.[42] [43] Auch die permanent geforderte Bauchspeicheldrüse von Daueressern kann sich erholen, denn sie muss nicht mehr rund um die Uhr Insulin produzieren. Das schützt vor Diabetes Typ 2, eine Krankheit, die weltweit pandemische Ausmaße annimmt und für dauerhafte Entzündungsvorgänge sorgt.[44] [45] [46] Und noch einen grandiosen Effekt hat das Intervallfasten: Es fördert die Gesundheit unseres Darmmikrobioms, also der Gesamtheit der Darmbakterien.[47] [48] In den Fastenphasen können sich die gesunden Darmbakterien in Ruhe vermehren, während die schlechten vermindert werden. Das stärkt die Artenvielfalt des Mikrobioms und ist Grundvoraussetzung für eine gut funktionierende Immunabwehr. Und die ist ja wichtig, um Entzündungsprozesse – und Schmerzen – zu beenden.

Sirtuine regulieren Entzündungen herunter

Ganz kurz sollten wir auch noch die Sirtuine in den Blick nehmen, körpereigene Proteine, die an unzähligen Schutz- und Reparaturmechanismen beteiligt sind, also auch Entzündungen herunterregulieren können. Diese so wichtigen Stoffe bildet der Organismus sogar unabhängig vom Lebensalter, aber – und darauf kommt es an – nur dann, wenn der Magen leer ist. Fazit: Intervallfasten hat viele Anti-Aging-Effekte und fördert ein gesundes, schmerzfreies und bewegliches Leben. Und glücklich macht es auch, weil in den Essenspausen auch noch verstärkt das Glückshormon Serotonin ausgeschüttet wird.[49] [50]

Ein gesundes Mikrobiom kann Schmerzzustände lindern

Die Bedeutung der Darmmikrobiota für Schmerzen spielt in der Wissenschaft eine immer größere Rolle. Neueren Erkenntnissen zufolge scheinen die Darmbakterien unterschiedliche Schmerzzustände zu beeinflussen, da ihre Signalmoleküle und Stoffwechselprodukte auf die Schmerzrezeptoren einwirken, also Schmerzen provozieren oder unterdrücken können. Je nach Zusammensetzung der Darmbakterien verändern sich offenbar die Schmerzreaktionen. In einer 2019 veröffentlichen Studie schlagen die Autoren deshalb vor, im Rahmen einer Schmerztherapie das Mikrobiom durch eine gesunde, pflanzenbetonte Ernährung gezielt positiv zu beeinflussen.[51] In einer weiteren Studie wurde beobachtet, das sowohl vegane als auch vegetarische Ernährung bei chronischen Muskel- und Skelettschmerzen eine schmerzlindernde Wirkung haben.[52]

Schmerzpatienten haben offenbar mehr »schlechte« Darmbakterien

Bei therapieresistenten Schmerzen sollte man auch an den Darm denken.

Eine ungünstige Zusammensetzung der Bakterien im Darm kann im ganzen Körper Entzündungen verursachen, speziell im zentralen Nervensystem, was wiederum zu vermehrten Schmerzen führt. Auch zwischen einer überhöhten Aufnahme von Eiweiß, Fett, Zucker und Kalorien und einer höheren Schmerzintensität gibt es der Studie zufolge einen Zusammenhang.[53] Ein gesundes Mikrobiom ist die Voraussetzung für eine stabile Gesundheit und deswegen auch an der Schmerzlinderung beteiligt. Unseren Verdauungstrakt können Sie sich nämlich als die »Fortsetzung« unserer Schutzhülle Haut vorstellen, einfach nur nach innen gestülpt. Er beherbergt etwa 80 Prozent unseres Immunsystems. Dieses mächtige Abwehrsystem

wird durch das genährt, was wir essen. Unser Immunsystem kann also nur so gut sein wie unsere Ernährung.
Wie oft habe ich in meiner Praxis beobachtet, dass auch Fibromyalgiepatienten Besserung erfahren durch eine gesündere Ernährung, kombiniert mit unseren Übungen. Aktuelle Forschungsergebnisse bestätigen meine langjährigen Erfahrungen. Danach wiesen Patientinnen mit Fibromyalgie signifikante Veränderungen bei den Darmbakterien auf.[54]

Nahrungsergänzungsmittel gegen Schmerzen?

Er ist sicher einer der bedeutendsten Ernährungswissenschaftler unserer Zeit: Walter C. Willett, langjähriger Professor für Medizin, Ernährung und Epidemiologie in Harvard. Ganz im Gegensatz zu vielen Ärzten und Ernährungswissenschaftlern, die Nahrungsergänzungsmittel vehement ablehnen, kommt Willett aufgrund seiner jahrzehntelangen Forschungs- und Lehrtätigkeit zu einer komplett anderen Auffassung. Er ist überzeugt, dass eine tägliche Multivitamin- und Multimineralstoffeinnahme eine vernünftige und gesundheitsfördernde Option sei, da sie die Ernährung zu einem engmaschigeren Sicherheitsnetz mache.[55] Befasst man sich gründlich mit der Mikronährstoffmedizin, fällt auf, dass auch hier die Mühlen langsam mahlen. Oft dauert es 20 oder mehr Jahre, bis die Wissenschaft erste Beobachtungen bestätigt. Ein Beispiel: Schon in den 1970er Jahren zeigten Studien, dass Frauen mit Folsäuremangel ein hohes Risiko haben, Babys mit einem Neuralrohrdefekt zur Welt zu bringen, einer schweren Fehlbildung des zentralen Nervensystems.[56] Aber erst seit einigen Jahren wird Folsäure allen Schwangeren verordnet. Genauso läuft es mit Vitamin D, Vitamin E, Vitamin A und allen anderen Mikronährstoffen. Wann werden die soliden Forschungsergebnisse dazu in der täglichen Medizin ankommen? Denn sind wir ausreichend versorgt mit den richtigen Mikro- und Makronährstoffen, sind unsere Muskeln und Faszien grundsätzlich entspannter.

KURZGEFASST: DIE SCHMERZFREI-ERNÄHRUNGSTIPPS

+++ Meiden Sie tierische Produkte wie Fleisch, Wurst, Milch und Milchprodukte inklusive Käse **+++** Entdecken Sie die unglaubliche Geschmacksvielfalt von Pflanzenkost **+++** Eine pflanzenbasierte Ernährung kann Schmerzen lindern, weil sie Muskeln und Faszien entspannt **+++** Entzündungshemmend wirkende Antioxidantien in Pflanzenkost bekämpfen Schmerzen zusätzlich **+++** Mit einer vollwertig veganen Ernährung geht es auch ungeliebten Fettpölsterchen an den Kragen **+++** Intervallfasten kann diese Effekte verstärken **+++** Essen Sie mindestens fünf Hände voll Gemüse pro Tag, am besten quer durch alle Farben und Aromen **+++** Top zur Schmerzbekämpfung ist Ingwer, frisch oder in Pulverform (1 TL täglich) **+++** Auch zwei Portionen Obst dürfen täglich auf den Teller, am besten zuckerarmes wie Blaubeeren **+++** Salate, Sprossen und Kräuter gehören ebenso dazu wie vollwertige Kohlenhydrate, also Vollkornprodukte und Hülsenfrüchte **+++** Auch eine kleine Handvoll Nüsse aller Art, Mandeln oder Pistazien sowie gesunde pflanzliche Öle sollten Sie zu sich nehmen **+++** Zwei Liter Flüssigkeit pro Tag aktivieren den Stoffwechsel: entspannungsfördernde Tees aus Melisse, Lavendel oder Baldrian oder Mineralwasser, lecker aufgepeppt mit Limettenstückchen oder Beeren

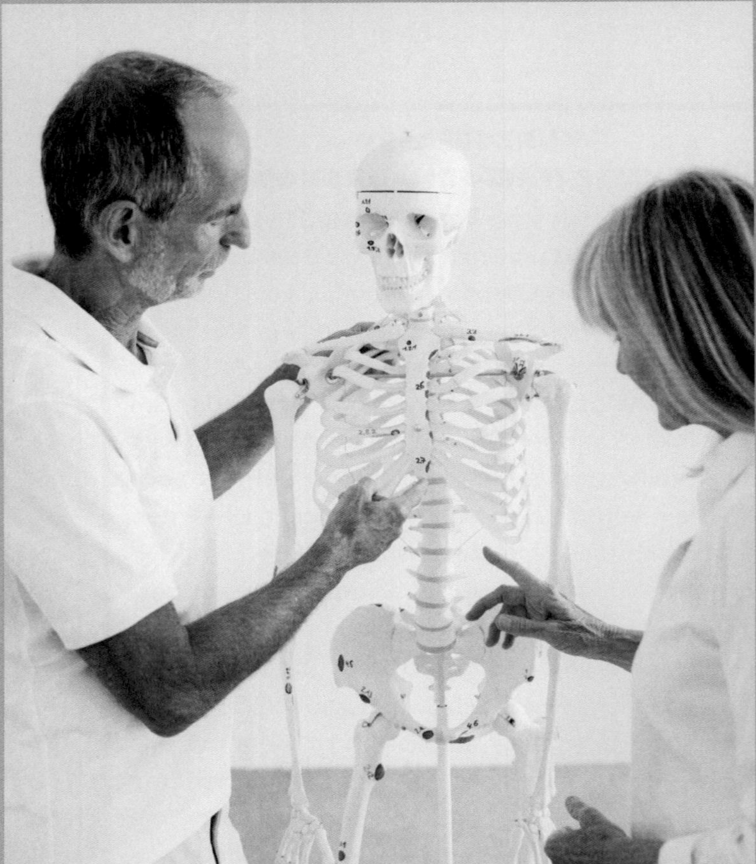

Kapitel 07

Die 12 Schmerzbereiche unseres Körpers

Schmerzbereich 1: Kopf - Nacken - Hals

Das Wichtigste in einem Satz

Unausgeglichenes Sitzen, Schreibtischarbeit und einseitige Kopfhaltungen ziehen Kopf und Halswirbelsäule krumm.

Was Sie wissen müssen

Die Internationale Kopfschmerzgesellschaft (IHS) unterscheidet 367 Arten von Kopfschmerzen.

Wenn mit Kopf, Nacken und Halswirbelsäule (HWS) nicht alles im grünen Bereich ist, kann das viele Beschwerden nach sich ziehen. Wer kennt das nicht? Kopfschmerzen, Migräne oder auch der berüchtigte steife Brettnacken nach dem Aufstehen, bei dem es so unangenehm in den Kopf zieht, sind weit verbreitet. Sie gehören zu den häufigsten Schmerzzuständen überhaupt. Kaum ein Mensch hat gar keine Probleme damit. Aber welche genau, ist sehr verschieden, denn die Internationale Kopfschmerzgesellschaft (IHS) zählt mittlerweile 367 unterschiedliche Arten von Kopfschmerz.[1] Die weitaus meisten Menschen leiden unter Spannungskopfschmerzen, ebenfalls weit verbreitet ist die Migräne.[2] Sie lassen sich an ein paar Merkmalen recht gut voneinander unterscheiden: Der Spannungskopfschmerz betrifft fast immer den ganzen Schädel und wird von Betroffenen als »dumpf« und »drückend« beschrieben. Der typische Migräneschmerz dagegen wird als »pochend« wahrgenommen und tritt meist einseitig auf.[3] Es gibt viele weitere Symptome bei Kopfschmerzen, aber egal, welcher Kopfschmerztyp Sie sind, Sie werden uns zustimmen: Ein »Brummschädel« ist meist schwer zu ertragen und kann uns im Alltag regelrecht schachmatt setzen.
Auch der Atlas kann Beschwerden verursachen. Verschiebt sich der erste Halswirbel, sind u. a. Kopf-, Nacken- und Rückenschmerzen möglich. Hier gilt: Falls Sie eine Atlasfehlstellung

diagnostiziert bekommen oder akute Schmerzen in diesem Bereich haben, dann besprechen Sie vor dem Üben bitte mit Ihrem Arzt, ob die unten gezeigten Übungen für Sie in Frage kommen. Dies gilt insbesondere bei einem Trauma oder Instabilitäten.

Fehlhaltungen provozieren Bandscheibenschäden

Was wir auch im HWS-Bereich im Blick haben müssen, sind durch Fehlhaltungen ausgelöste Bandscheibenschäden. Besonders die Hyperlordose der Halswirbelsäule ist hier zu nennen. Dabei ist die HWS zu stark nach vorn gekrümmt. Dadurch können die Wirbelgelenke und Bandscheiben in diesem Bereich fehlbelastet werden, was Schmerzen verursacht und wodurch es zu Schäden und Verschleißerscheinungen kommt.
Die nun manchmal verschriebenen Schmerzmittel aber sind nicht die Lösung. Sie lassen die Ursache der Beschwerden unbeachtet und können außerdem bei regelmäßigem und hohem Konsum Nebenwirkungen haben – und zwar auch gefährliche wie beispielweise Leber- und Nierenschäden, kardiovaskuläre Probleme, Magen-Darm-Blutungen oder Magengeschwüre.[4] [5] [6] [7] Gut, wenn sich daher auch in der herkömmlichen Medizin mehr und mehr die Meinung durchsetzt, dass Schmerzmittel als Therapieform bei chronischen HWS-Schmerzen nicht empfehlenswert sind.[8] Dennoch: Für viele Patienten scheint irgendwann eine Operation unausweichlich. Jedenfalls wird ihnen meist dazu geraten, wenn sich ihre Schmerzen nicht in den Griff kriegen lassen – auch nicht durch Spritzen in die Nähe der betroffenen Nervenwurzel oder direkt in die kleinen Wirbelgelenke.[9] Keine leichte Entscheidung, denn Operationen an der HWS sind kompliziert und riskant, da sie oft von vorn durch den Hals hindurch vorgenommen werden.[10]

Unser Kopf bleibt bei Alltagstätigkeiten leider meist völlig bewegungslos.

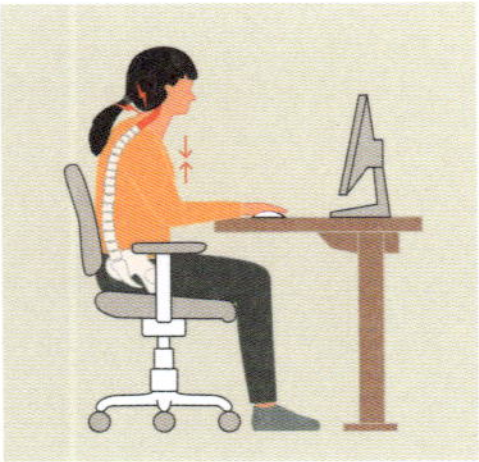

Sitzen – wenn es nicht durch Dehnungsübungen ausgeglichen wird – verkürzt die Strecker der Halswirbelsäule, die Brustmuskulatur, die Hüftbeuger, die geraden Bauchmuskeln, die Beinbeuger und die großen Wadenmuskeln und trägt erheblich dazu bei, dass Kopfschmerzen aller Art, Nacken-, Schulter- und Rückenschmerzen sowie Hüft- und Knieschmerzen entstehen können.

Was im Alltag passiert

Die Vielfalt der biomechanisch möglichen Kopfbewegungen wird heutzutage im Alltag meist nicht annähernd genutzt, die Muskeln werden entsprechend unterfordert. Warum? Weil dies unsere Lebensführung gar nicht mehr notwendig macht. Wir werden es im Abschnitt über die Augen noch genauer beschreiben: Viele von uns sind »Schreibtischtäter«, arbeiten am Bildschirm, sitzen in der Freizeit gerne am Computer oder vor dem Fernseher. Nicht nur die Augen, der ganze Kopf ist dabei starr nach vorn gerichtet. Was passiert, spielt sich auf dem Display ab und wird von der Kamera für uns eingefangen. Wir können es bei bewegungslosem Kopf bequem konsumieren. Und auch so manch komfortable Alltagshilfen wirken eher kontraproduktiv: Beim Autofahren ersetzt oftmals der Blick in den Rückspiegel beim Überholvorgang das Drehen des Kopfes und den Schulterblick nach hinten. Aber Achtung: Wir übersehen dabei nicht nur Fahrzeuge im toten Winkel, sondern schonen auch überflüssigerweise unsere Halsmuskeln. Auch Schreibtischdrehstühle können nachteilige Effekte haben, denn sie ersetzen die Rotation des Kopfes. Derart »optimierte« Arbeitsplätze schränken also die Bewegungsvielfalt von Kopf und Hals zusätzlich ein.

Warum Schmerzen entstehen

Wenn Halsmuskeln nicht gefordert werden, verkümmern sie und verkürzen sich ringsum die HWS. Und dann können sie die Halswirbel nicht mehr flexibel stützen. Die Folge: Die Wirbel werden zusammengezogen und drücken auf die Bandscheiben. Diese knorpeligen Puffer zwischen den einzelnen Wirbelkörpern können sich durch diesen stetigen Druck abnutzen, rissig werden und vorwölben. Dadurch werden die Nerven, die zwischen den Wirbeln heraustreten, oder auch das Rückenmark selbst gedrückt und gereizt. Während die herkömmliche Medizin davon ausgeht, dass die Schmerzen oder auch die bekannten Taubheitsgefühle dadurch ausgelöst werden, wissen wir aus langer Erfahrung, dass die Schmerzen auch andere Ursachen haben können. Denn sie können oft beseitigt werden, wenn die hohen Verspannungen aller die Halswirbelsäule umgebenden Muskeln und Faszien beseitigt werden.

Die Hyperlordose – die oben beschriebene zu stark nach vorn gekrümmte HWS – erhöht das Risiko für Bandscheibenschäden noch. Und auch der sogenannte Rundrücken, medizinisch Hyperkyphose, hat dieselbe Schwachstelle. Denn bei dieser Fehlhaltung krümmt sich die Brustwirbelsäule nach vorn. Durch diese starke Gesamtkrümmung von Hals- und Brustwirbelsäule neigen sich das Gesicht und das Blickfeld der Betroffenen nach unten. Und was tun diese Menschen dann? Sie versuchen natürlich, dies auszugleichen, indem sie den Kopf stärker anheben. Das aber tut ihnen nicht gut. Denn dadurch kommt es zu einer Verkürzung und Überspannung der HWS-Strecker, insbesondere des Musculus sternocleidomastoideus, umgangssprachlich »großer Kopfwender« genannt. Und zwar dauerhaft. Das tut erheblich weh – ebenfalls dauerhaft. Denn wenn sich die Muskeln derart verspannen, schaltet der Körper nach unserem Modell direkt Alarmschmerzen, um die Halswirbelsäule und deren Bandscheiben zu schützen. Medizinisch spricht man bei solchen reflektorisch fortbestehenden Verspannungen von Hartspann. Die Betroffenen leiden dann unter Kopfweh, noch stärkerer Migräne und seltener auch Schwindel.

Eine krumme Halswirbelsäule wird durch einen Rundrücken noch verstärkt. Das erhöht das Risiko für Bandscheibenschäden.

Eine Arterie kann von den Halsmuskeln eingeengt werden

Eine besondere Stelle müssen wir in dieser Körperregion ebenfalls im Blick haben: die Skalenuslücke oberhalb der Schlüsselbeine, eine dreieckige Aussparung zwischen den Halsmuskeln. Durch sie verläuft unter anderem eine wichtige

Die Gefäße in der Schlüsselbeinregion sind besonders anfällig für Ablagerungen.

Arterie (Arteria subclavia), die Teile von Kopf, Gehirn, Hals, Rückenmark, Arm und Brust versorgt. Sind die umliegenden Muskeln verspannt, kann das die hier verlaufende Arterie im schlimmsten Fall verengen. Dann kommt es zum sogenannten Scalenus-anterior-Syndrom. Neben der genannten Arterie wird hier auch ein Nervengeflecht eingeengt, das Bewegungen der Schulter- und Brustmuskulatur steuert sowie Arme und Hände innerviert, sprich versorgt. Entsprechend kommt es in der Folge zu Schmerzen und Empfindungsstörungen im Bereich von Halswirbelsäule, Schultern, Armen und Händen.

Und noch eine weitere Gefahr lauert hier. Denn in diesem Körperbereich gabeln sich weitere Blutgefäße, und gerade Gefäßgabelungen sind prädestiniert für »Verkalkungen«, weil vom Blut mitgetragene Teilchen wie etwa Blutfette hier besonders gerne »hängenbleiben« und sich als Plaques an den Gefäßwänden ablagern. Eine durch verspannte Muskeln »zugeschwollene« Skalenuslücke beengt die Gefäße zusätzlich und begünstigt diese Ablagerungen noch. Das ist gefährlich: Wenn sich Plaques lösen, können Gefäße verstopfen und Schlaganfälle auslösen. Sie sind die dritthäufigste Todesursache unserer Zeit.

Was Liebscher & Bracht empfehlen

Achten Sie stets auf eine aufrechte und natürliche Körperhaltung und bewegen Sie Ihren Kopf in alle Richtungen.

Wir alle sollten in unserem Alltag stets auf eine aufrechte und natürliche Körperhaltung achten und jede Gelegenheit nutzen, unseren Kopf in alle Richtungen zu bewegen. Das trainiert die Muskulatur, die die HWS stützt. Um unsere Haltung zu überprüfen und entsprechend auszurichten, ist es hilfreich, sich regelmäßig an die Wand zu stellen oder auf den Boden zu legen. Noch ein Tipp: am besten auf dem Rücken und auf einer möglichst harten Matratze schlafen. Das wirkt unserer Erfahrung nach Fehlhaltungen entgegen. Vor allem bei Kindern sollte unbedingt vermieden werden, dass sie eine Hyperkyphose, umgangssprachlich »Rundrücken«, entwickeln. Darum von klein auf eine gute Körperhaltung im Blick haben.

Allen Betroffenen raten wir, unsere Übungen in das tägliche Übungsprogramm mit einzubauen, weil sie die Muskulatur dehnen und kräftigen. Und hinsichtlich Operationen bei Bandscheibenschäden empfehlen wir, zunächst die Liebscher & Bracht-Therapie auszuprobieren, falls kein medizinischer Notfall besteht. Wärmeanwendungen mit Wärmflaschen, Rotlichtlampen, einem heißen Bad oder einer heißen Dusche helfen Ihnen außerdem dabei, sich zu entspannen. Dadurch lockern sich Ihre Muskeln. Wenn Sie merken, dass Ihnen Wärme guttut, spricht natürlich nichts gegen deren Anwendung, ergänzend zu unseren Übungen.

Wärme, in welcher Form auch immer, entspannt und senkt muskulär verursachte Schmerzen.

Wer häufig Kopfschmerzen am Hinterkopf hat, sollte unbedingt auch an verspannte Kaumuskeln denken, wenn organische Ursachen ärztlich ausgeschlossen wurden. Probieren Sie in diesem Fall unsere Übungen für den Kiefer (Seite 291) einfach mal aus. Helfen sie, spricht viel dafür, dass diese oft übersehene Ursache bei Ihnen an der Schmerzentstehung beteiligt ist.

Übrigens: Pfefferminzöl hat eine den Schmerzmitteln vergleichbare Wirkung. Das Extrakt ist aufgrund seiner gut belegten Wirksamkeit das einzige zugelassene Arzneimittel gegen Spannungskopfschmerzen. Tragen Sie es auf die Stirn, die Schläfen oder den Scheitel auf, und es entfaltet sich ein kühlendes Gefühl: Die Muskeln werden entspannt, der Stoffwechsel wird angeregt, die Durchblutung gefördert, und die Stimulierung bestimmter Kältesensoren aktiviert die körpereigene Schmerzhemmung.[11]

Schmerzbereich 2: Kiefer

Das Wichtigste in einem Satz

Unsere Essgewohnheiten ebenso wie psychischer Druck wirken sich auf die Kiefermuskulatur aus.

Was Sie wissen müssen

Es gibt viele verschiedene Funktionsstörungen der Kiefer- und Kaumuskeln.

Nicht nur was wir essen beeinflusst unsere Gesundheit, sondern auch wie wir essen, also wie wir zubeißen und kauen. Das hat über das muskuläre System des Mund-Kiefer-Bereiches sogar weitreichende Konsequenzen für unser Wohlbefinden. Eine entscheidende Rolle spielen dabei natürlich Zähne und Kiefer. Aber: Leider sind Zahn- und Kieferfehlstellungen heutzutage keine Seltenheit und gesundheitliche Probleme damit vorprogrammiert. Es kommt zu Fehlbissen und Kaufunktionsstörungen, Muskeln und Gelenke dieses Bereiches werden falsch beansprucht und dadurch manchmal heftige Beschwerden ausgelöst. Es gibt eine ganze Reihe von Störungen, die Kiefergelenke, Kaumuskeln und folglich Zähne in ihrer Funktion einschränken und zu Schmerzen führen können. In der Medizin werden sie unter dem Begriff craniomandibuläre Dysfunktion, kurz CMD, zusammengefasst.[12] Auch Zähneknirschen, das medizinisch Bruxismus heißt, zählt dazu. Es gilt nicht als eigenständige Krankheit,[13] lässt aber häufig frustrierte Patienten zurück, die nach gezielten Behandlungsmöglichkeiten suchen.[14]
Für derart geplagte Menschen beginnt dann leider manchmal eine Odyssee durch die Zahnarztpraxen, weil sie ihre Zahn- oder Kieferschmerzen einfach nicht loswerden. Denn die Zahnärzte und Kieferorthopäden können mitunter keine strukturellen Ursachen finden – also »unspezifische« Zahnschmerzen.

Sogar mit einer Wurzelbehandlung lassen sich die Schmerzen nicht immer in den Griff kriegen. Warum ist das so? Schauen wir auf Deutschlands Zahn- und Kiefergesundheit: Über die Hälfte der Kinder trägt eine Zahnspange, weil Fehlstellungen diagnostiziert wurden.[15] Die Zahnspangen aber führen nicht selten zu Schmerzen und Schwierigkeiten beim Kauen. Oftmals machen in jungen Jahren auch die Weisheitszähne Probleme. Sie müssen entfernt werden, weil die Kiefer zu klein sind, was auf zu weiche Nahrung und zu wenig angestrengstes Kauen zurückgeführt wird. Andernfalls können Weisheitszähne zu Schmerzen und Beweglichkeitsstörungen des Kiefergelenks führen, wenn sie in dessen Nähe lokalisiert sind.

Zähneknirschen führt zur Verspannung der Kiefermuskeln

Zähneknirschen ist ein weitverbreitetes Phänomen. Es kann auftreten, sobald und solange wir Zähne haben – also vom Kleinkind- bis zum Seniorenalter. Tagsüber und nachts. Dabei sind die Kaumuskeln ständig aktiv,[16] die Zähne werden fest aufeinandergepresst, und der Unterkiefer wird unter Druck hin und her geschoben. Allein die Vorstellung schmerzt. Das Zähneknirschen wird (gerade auch bei Kindern und Jugendlichen) häufig von Schlafstörungen begleitet.[17] [18] Die Geräusche sind unüberhörbar und können manchmal sogar den Schlaf des Partners empfindlich stören. Schätzungsweise mehr als 20 Prozent aller Menschen sind »Zähneknirscher«, oftmals unbewusst.[19] [20] Dass dies auf Dauer Schmerzen macht, ist nicht verwunderlich. Spezielle Zahnschienen, die der Zahnarzt anfertigt, kurieren das Symptom: Sie sollen den Unterkiefer ruhigstellen und schonen und dem Zahnverschleiß entgegenwirken, der gravierend sein kann. Aber das eigentliche Problem lösen sie meist nicht.

Die Frage, ob Implantate richtig sitzen, sollte zu jeder Schmerzdiagnostik dazugehören.

Auch das Thema Implantate müssen wir im Blick haben. Nach Auskunft der Deutschen Gesellschaft für Implantologie ist die Zahl der gesetzten Implantate in den letzten 20 Jahren von

380.000 auf 1,3 Millionen gestiegen.[21] Nicht immer verläuft der Eingriff langfristig erfolgreich. Wenn nach dem Einbau Kopf-, Kiefer- und Nackenschmerzen auftreten, sitzen die Implantate womöglich nicht richtig, oder es kommt zu Nebenwirkungen wie Entzündungen.[22] [23] Das sollte bei der Diagnostik bedacht werden.

Und schließlich gibt es so unangenehme Erscheinungen wie die Kiefersperre (Luxation), eine Ausrenkung des Kiefergelenks. Sie ist zwar selten, aber äußerst schmerzhaft. Manche Menschen trifft es sogar immer wieder. Dabei rutscht der Gelenkkopf nach vorne (ventral) heraus und gerät vor den Knochen, an dem er hängen bleibt. Allein rutscht er dann nicht immer zurück. Betroffene können den Mund nicht mehr richtig schließen, auch sprechen und essen fällt natürlich schwer. Und bei der Kieferklemme (Ankylostoma) lässt sich der Mund nicht mehr vollständig öffnen. Auch das kann chronisch werden und über lange Zeit bestehen bleiben.

Was im Alltag passiert

Wer ständig weiches Fastfood isst, lässt seine Kaumuskeln verkümmern.

Die beschriebenen Beschwerden sind zum Teil selbst gemacht. Es beginnt schon im Kindesalter. Klar, Zähneputzen macht keinen Spaß, und Süßkram lockt die Kleinen heute von allen Seiten. Aber das hat schlimme Folgen: Milchzähne gehen früh verloren, und als Resultat kann es zu Zahn- und Kieferfehlstellungen kommen. Denn die Milchzähne können jetzt ihre Platzhalterfunktion bis zum Durchbruch der zweiten Zähne nicht mehr erfüllen. Auch ständiges Daumenlutschen kann ab einem gewissen Alter der Kiefer- und Zahngesundheit schaden.[24] Schon im frühen Kindesalter ist also mit Prävention viel zu erreichen. Denn sind Zahn- und Kieferfehlstellungen erstmal manifest, werden die Kaumuskeln von klein auf falsch beansprucht. Und dass es mit dem Kauen klappt und wir richtig und kraftvoll zubeißen können, ist wichtig. Wir kauen heutzutage kaum noch kräftig und trainieren die entsprechenden Muskeln immer weniger. Ja, wir sind geradezu »kaufaul« geworden. Denken wir an Pasta, Burger, Kuchen und andere süße, fette und weißmehlhaltige Leckereien. Sie alle sind von weicher Konsistenz und überwiegender Bestandteil der Ernährung vieler Menschen. Hinzu kommt, dass viele Lebensmittel auch noch mundgerecht kleingeschnitten werden, damit sie ganz bequem mit einem Happen im Mund landen können. Härtere Nahrung wie älteres Brot, Vollkornbackwaren, Nüsse, Kerne, Saaten und auch mal Rohkost statt weichgekochtem Gemüse kommt viel zu selten auf den Teller. Das aber gehört auf den Speisezettel, denn die Kaumuskeln freuen sich über Arbeit, und der Zahnschmelz ist stabil genug, um das auszuhalten.

Die Psyche spielt beim Zähneknirschen mit

Und schließlich spielt auch das psychische Befinden eine Rolle. Dass seelische Anspannung auf muskulärer Ebene zum Ausdruck kommt, ist vielen bewusst. Aber nicht nur »die Klassiker« Rücken, Nacken und Kopf leiden, auch die Kaumuskulatur ist betroffen. Leidtragende sind dann Ober- und Unterkiefer samt Gelenk und Zähnen.[25] [26] Daran denken die Wenigsten. Es steckt ja sogar schon in Redewendungen. Wer Probleme nicht lösen kann oder unliebsame Situationen klaglos erträgt, der »bekommt den Mund nicht auf«, »reißt sich zusammen« oder »beißt die Zähne aufeinander«. Wer schweigt und still leidet, baut Verspannungen auf – und knirscht oftmals mit den Zähnen. Und wir alle wissen: Depressionen, Burn-out und Angststörungen nehmen zu und damit auch mögliche Auswirkungen auf unseren Körper.

Warum Schmerzen entstehen

Die Folgen liegen auf der Hand: Auch die Kaumuskulatur verspannt sich immer mehr. Das »beengt« und behindert den Blut- und Lymphfluss in den dort verlaufenden Gefäßen. Und das bedeutet, dass die Nervenzellen mit Sauerstoff, Mikro- und Makronährstoffen sowie Immunzellen nicht ausreichend versorgt werden. Eine solche Mangelversorgung führt zur Übersäuerung des Gewebes, und die wiederum begünstigt die Entstehung von Entzündungen und Schmerzen. Zudem wird die Weitergabe der elektrischen Impulse in den Nerven, die die Kaumuskeln zur Bewegung antreiben, ebenfalls eingeschränkt. Dann ist es nicht mehr möglich, den Kiefer in vollem Umfang zu bewegen, es kann zu Schmerzen kommen, und die Muskeln werden entsprechend geschont und unterfordert. Es ist tatsächlich so, dass heutzutage viele Menschen den Mund weder weit genug öffnen noch ausreichend lange offen halten können. Zahnärzte beklagen das. Können Sie es? Probieren Sie es mal aus. Normal ist eine sogenannte »Schneidekantendistanz« von 40 bis 50 Millimetern.[27] [28] Um diese zu ermitteln, messen Sie den Abstand zwischen den vorderen Schneidezähnen Ihres Ober- und Unterkiefers bei maximaler Mundöffnung. Das sollten Sie etwa 2 Minuten gut aushalten können.

Kiefersperre oder Kieferklemme lassen sich oft vermeiden

Sind die Kaumuskeln verkrampft, steigt das Risiko für Kieferfunktionsstörungen.

Lässt sich Ihr Mund nicht mehr richtig öffnen, kann eine Kieferklemme dahinterstecken. Das Gegenteil ist die Kiefersperre. Dabei können Sie den Mund nicht entspannt schließen. Eine gesunde Mundbewegung ist also in beiden Fällen nicht mehr möglich. Wie kommt es dazu? Unserer Erfahrung nach können zu hohe Spannungen der Muskeln und Faszien im Kieferbereich zumindest eine Entstehung begünstigen – gewissermaßen als Vorstufe von Kieferklemme und Kiefersperre. Nur so haben dann unter anderem Entzündungen oder zahnmedizinische Komplikationen leichtes Spiel, die herkömmlicherweise als Erklärungen angeführt werden.[29]

Schauen wir zunächst auf die Kieferklemme: Verkürzte Muskeln und Faszien beeinträchtigen dauerhaft die Beweglichkeit des Unterkiefers. Die Spannungen steigen. Im Umfeld dieser hohen Spannungen braucht es dann nur eine kleine Irritation, damit Ihr Kiefer aus dem Gleichgewicht gerät und blockiert. Ein Krampf, eine Entzündung oder eine Verletzung setzt dem Ganzen im negativen Sinn die Krone auf: Es kommt zur Blockade des Kiefers. Übrigens ist ein überspannter Kiefer besonders anfällig für Muskelkrämpfe.[30]

Jetzt zur Kiefersperre: Daran ist oft der äußere Flügelmuskel des Kiefers (Pterygoideus) beteiligt. Wird er durch zu geringe Dehnung im Alltag kürzer und unnachgiebig, können Sie Ihre Mundöffnung nicht optimal koordinieren. Ihr äußerer Flügelmuskel zieht den Kiefer dann immer weiter nach vorn.[31] Manchmal ist bei einer Kiefersperre das Kiefergelenk ausgerenkt. Treten solche Luxationen öfter auf, so ist die herkömmliche Annahme, dass die Bänder und Muskeln zu schlaff sind und dem Gelenk nicht ausreichend Halt geben können. Den Patienten wird dann empfohlen, den Mund nicht zu weit zu öffnen. Aber das ist ja keine Lösung des Problems, denn dann wird die eigentlich notwendige Dehnung noch mehr eingeschränkt. Außerdem bemerken viele Betroffene unserer Erfahrung nach, dass sie das ohnehin nicht können – so als würden die Muskeln eine weite Öffnung nicht zulassen. Auch bei einer Kiefersperre sehen wir eine mögliche biomechanische Ursache daher in den zu hohen Spannungen. Sie können bei unerwarteten und schnellen Bewegungen zu einer Verrenkung führen.

Auch eine Trigeminusneuralgie kann in einigen Fällen mit überspannten Kiefermuskeln zusammenhängen. Der Trigeminusnerv, der fünfte Hirnnerv, innerviert, sprich versorgt, den Kopf. Seine Wurzel liegt in der Nähe der Ohren, seine Ausläufer versorgen Stirn, Nase, Augen, Kiefer und Kinn. Verspannte Kiefermuskeln können diesen Nerv reizen und starke Gesichtsschmerzen auslösen. Auch bei einer Migräne, die auf die Ohren schlägt, profitieren viele unserer Patienten von einer Entspannung der Kiefermuskeln. Hinzu kommt, dass der Gehörgang direkt neben dem Kiefergelenk liegt. Hörgeräusche (Tinnitus) oder auch Schwankungen in der Wahrnehmung der Lautstärke sind nicht selten auf muskulär-fasziale Engpässe im Kieferbereich zurückzuführen. Wir hören dann »gedämpft« oder nehmen Geräusche in der Nähe als weit entfernt wahr.

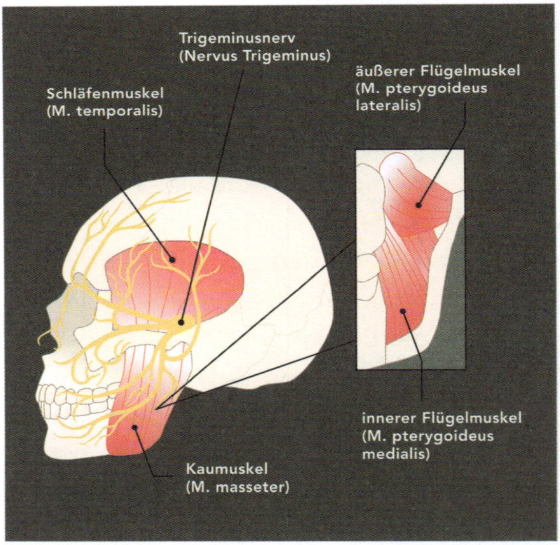

Verspannte und »verkürzte« Kaumuskeln und Schläfenmuskeln können den Trigeminusnerv beeinträchtigen. Ebensolche Flügelmuskeln können zum Ausrenken des Kiefergelenkes und zur Kiefersperre führen.

Implantate müssen richtig sitzen

Und nun zum Thema Implantate: Werden sie falsch eingebaut, können sie den Kiefer verschieben und dauerhaft in eine Fehlstellung bringen. Solche Verschiebungen in der Kiefergelenkgeometrie können schwerwiegende Funktionsstörungen zur Folge haben. Fehlbelastungen, die zum Verschleiß des Gelenks führen und Schmerzen verursachen, sind dann auf Dauer regelrecht »einzementiert«.

Kieferorthopäden und Zahnärzte beachten darum, dass Implantate nur in der neutralen Nullstellung des Kiefergelenks eingebaut werden dürfen. Heißt: in der natürlichen Position der Kiefer bei geradem Biss. Dabei kann der Mund vollständig geschlossen werden, alle Zähne von Ober- und Unterkiefer liegen dann aufeinander, und der Unterkiefer kann jetzt nicht mehr hin und her wackeln. Im Zweifel hilft nur die Entnahme der fehlerhaft positionierten Implantate und der anschließende Wiedereinbau in die korrekte Position.

Was Liebscher & Bracht empfehlen

Wir brauchen auch im Mund-Kiefer-Bereich starke Muskeln. Daher ist es wichtig, jede Gelegenheit zu nutzen, um den Mund weit aufzumachen – und das ist mechanisch ebenso wie psychisch gemeint. Also: nur Mut und die Dinge ansprechen, die auf dem Herzen liegen, nichts zurückhalten. Das reduziert den psychischen Druck und kann auch das Knirschen lindern. Und ansonsten gilt: kraftvoll zubeißen und so viele harte Lebensmittel wie möglich verzehren, denn dafür sind Zähne und Kiefer da.[32] Das menschliche Gebiss ist enorm stark. Es hat im Bereich der Backenzähne mit etwa 800 Newton seine höchste Beißkraft, im Vorderzahnbereich sind es immerhin auch noch rund 200 Newton. Das entspricht 80 respektive 20 Kilogramm »Druck«, die das Gebiss ausüben kann.[33] Das Aufhebeln von Kronkorken sollten Sie natürlich weiterhin dem Flaschenöffner überlassen.
Das bedeutet im Alltag: Brot essen, das richtig hart geworden ist, außerdem Nüsse oder Rohkost. Das Kauen sollten Sie regelrecht als Training ansehen und dabei immer darauf achten, dass die harte Nahrung langsam zermalmt und gut eingespeichelt wird. Das fordert die Muskeln und bereitet außerdem den Verdauungsprozess vor, weil schon im Speichel Verdauungsenzyme enthalten sind. Außerdem so oft wie möglich in große Lebensmittel beißen. Statt Apfelspältchen zu naschen

und an Trauben zu lutschen, sollten Sie lieber herzhaft in einen großen, prallen Apfel beißen, dabei den Mund weit aufsperren und beim Kauen die Muskeln so richtig arbeiten lassen.

Den Öffnungswinkel des Kiefers trainieren

Beißübungen und Osteopressur können bei unklaren Zahnschmerzen helfen.

Diese Empfehlungen sind auch für Kinder wichtig. Denn das kann die Entwicklung einer starken Kaumuskulatur von klein auf fördern. Wer im Essensalltag nicht ausreichend Gelegenheit hat, die Kiefermuskeln zu trainieren, sollte entsprechende Übungen in seinen Alltag einbauen. Als Hilfsmittel bietet sich hier unser »Kieferretter« an. Indem die drei Techniken der Liebscher & Bracht-Therapie (Dehnen, Rollen und Drücken) immer weiter gesteigert werden, kann der größtmögliche Öffnungswinkel des Kiefers gezielt trainiert werden. Dadurch werden die Defizite im Alltag allmählich kompensiert. Auch bei »Knirsch-Stress« sollte der Kieferretter so oft wie möglich auf diese Weise genutzt werden. Anschließend werden dosierte Beißübungen im Bereich des weitestmöglichen Öffnungswinkels durchgeführt. Auch bei Zahnschmerzen ohne Befund können diese Übungen helfen. Tipp: Hier kann es hilfreich sein, zusätzlich eine Osteopressur durchzuführen. Denn dadurch kann eine muskulär-fasziale Ursache »diagnostiziert« werden – zum Beispiel, wenn bei intensiver Dehnung der Kaumuskulatur Zahnschmerzen ausgelöst werden.

Starke Kiefermuskeln – starke Gelenke

Auch bei der Kiefergelenksluxation, dem Auskugeln, widersprechen wir der herkömmlichen Lehrmeinung und empfehlen ausdrücklich, den Kiefer zu dehnen und Muskeln und Faszien so zu stärken. Denn eine kräftige und gleichzeitig flexible Muskulatur gibt Halt und kann unserer Erfahrung nach zumindest das Risiko einer erneuten Luxation verringern. Aber: Die Übung sollte natürlich umso vorsichtiger und langsamer ausgeführt werden, je öfter eine Luxation stattgefunden hat.

Schmerzbereich 3: Augen

Das Wichtigste in einem Satz

Nicht selten steckt hinter trockenen und müden Augen die tägliche Naharbeit vorm Bildschirm, die auch Kurzsichtigkeit fördert.

Was Sie wissen müssen

Es ist nicht zu leugnen: Die Sehschärfe lässt mit den Jahren gewöhnlich nach, und für viele gehört im fortgeschrittenen Alter der Griff zur Brille zum Alltag – ebenso wie die lästige Suche danach. Rund 40 Millionen Bundesbürger sollen unter eingeschränkten Sehfähigkeiten leiden.[34] Aber ist das wirklich Schicksal? Können wir gar nichts dagegen tun? Doch, wir können diesen schleichenden Prozess durchaus verzögern beziehungsweise effektiv vorbeugen. Und wir sollten schon in jungen Jahren damit beginnen. Warum das so ist, erklärt sich, wenn wir uns die häufigsten Augenkrankheiten anschauen, ihre Ursachen verstehen und anschließend unsere Lebensweise unter die Lupe nehmen. Dann wird schnell klar, warum Prävention so wichtig ist.

Erhöhter Augeninnendruck führt zu Grünem Star

Einige Augenleiden nehmen bei Jüngeren zu.

Beginnen wir beim Glaukom, dem Grünen Star. Hier ist der Augeninnendruck deutlich erhöht. Warum? Weil das Kammerwasser der Augen nicht mehr ausreichend abfließen kann. Diese Flüssigkeit wird in den Augen gebildet und versorgt nicht durchblutete Strukturen wie etwa die Augenlinse mit wichtigen Nährstoffen. Dann fließt sie über ein siebartiges, bindegewebiges Geflecht, das Trabekelwerk, und ein lymphgefäßähnliches »Abflussrohr«, den Schlemm-Kanal, in das

Venengeflecht des Auges ab und wird über den Organismus entsorgt. Ist dieser »Abfluss« verstopft, verbleibt zu viel von der Flüssigkeit im Auge. Folglich erhöht sich der Augeninnendruck, ein Glaukom entsteht, und Netzhaut und Sehnerv nehmen Schaden.[35] Jetzt beginnt die Therapie: Die Patienten bekommen Arzneimittel, die die Produktion von Kammerwasser senken, oder es werden ihnen im Auge operativ künstliche Abflüsse gelegt – beides mit dem Ziel, den Augeninnendruck zu senken. Dabei können sich allerdings besonders bei den Medikamenten aus der Gruppe der Prostaglandine unerwünschte Nebeneffekte einstellen: Weil die Versorgung der Augen mit dem wichtigen Kammerwasser zurückgeht, treten zum Teil Augenreizungen und sehr trockene Augen auf. Auch eine Braunfärbung der Iris sowie ein vermehrtes Wachstum der Wimpern werden beobachtet.[36] Leider ist die Therapie dieser Erkrankung aber tatsächlich sehr schwierig – sie gilt als chronisch. Zu denken geben sollten uns in jedem Fall neue Forschungsergebnisse: Grüner Star ist keine reine Alterserscheinung mehr. Glaukome kommen bei Jugendlichen häufiger vor als bisher vermutet.[37]

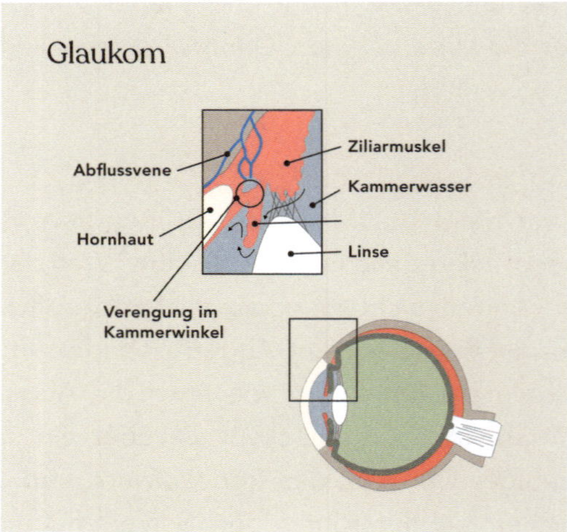

Grauer Star, Makuladegeneration, Kurz- und Weitsichtigkeit

Beim Grauen Star, medizinisch Katarakt, kommt es zur Trübung der Linse. Zum Glück ist diese Erkrankung sehr gut behandelbar, allerdings nur operativ. Dabei wird die trübe Linse durch eine Kunstlinse ersetzt, und damit ist die Sicht dann wieder klar und scharf. Des Weiteren gibt es die altersbedingte Makuladegeneration, bei der die Sehkraft infolge einer Stoffwechselstörung in der Netzhaut im Bereich des schärfsten Sehens allmählich immer schlechter wird.[38] Und schließlich sind noch die Altersweitsichtigkeit und die Kurzsichtigkeit zu nennen, bei der Betroffene nur in der Ferne respektive in der Nähe scharf sehen können.

Fakt ist: Einige Augenleiden sind heute nicht mehr ausschließlich Alterserscheinungen, sondern kommen auch bei jüngeren Menschen immer häufiger vor und hängen stark von unserer Lebensweise ab.[39] [40] Die Kurzsichtigkeit ist in Deutschland mittlerweile die häufigste chronische Erkrankung von Kindern und Jugendlichen.[41] In ganz Europa nimmt sie unter der jungen Bevölkerung zu und betrifft knapp 47 Prozent der 25- bis 29-Jährigen.[42]

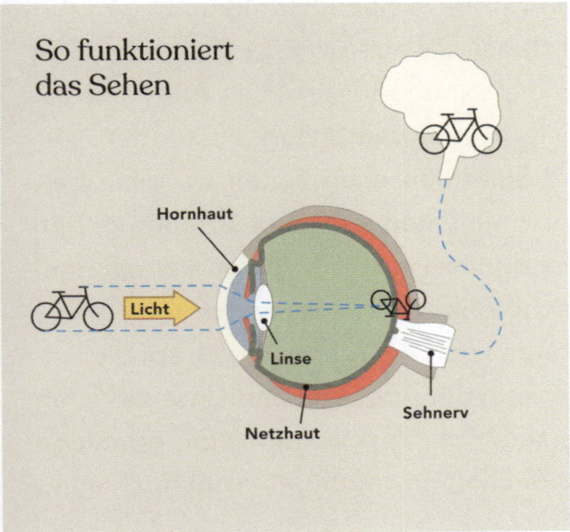

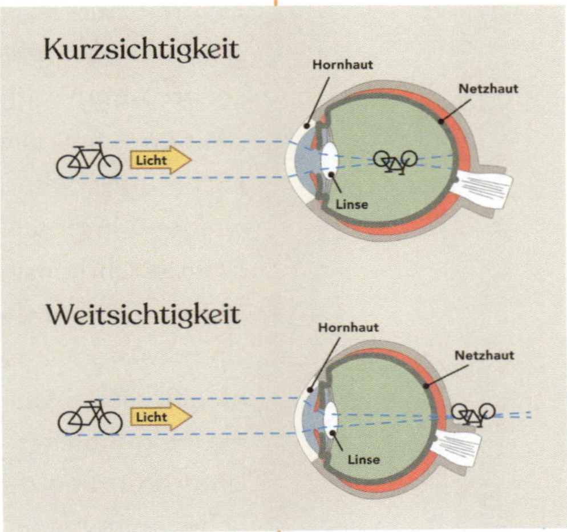

Was im Alltag passiert

Wir fokussieren ständig auf die Nähe und lassen die Augäpfel »einfrieren«.

Was macht unseren Augen heute eigentlich so zu schaffen, dass sie krank werden? Es ist das »Negativtraining«. Heißt: Wir beanspruchen sie in falscher Weise. Schauen wir in unseren Alltag: Er ist geprägt durch sitzende Tätigkeiten vor künstlichen Lichtquellen – tagsüber vorm Notebook, abends vorm Fernseher, in der Freizeit beim Computerspielen und zwischendurch, na klar, haben wir das Handy regelmäßig vor der Nase. Unsere Augenmuskeln kennen dabei fast nur noch eine Bewegung: Sie fokussieren auf die Nähe. Der Flimmereffekt des Kunstlichts, besonders das Blaulicht der Monitore und Displays, stresst die Augen nicht nur zusätzlich, sondern schädigt auch die Netzhaut. Es ist vermutlich auch an der Entstehung der altersbedingten Makuladegeneration beteiligt und stört außerdem die Produktion des Schlafhormons Melatonin und damit das Ein- und Tiefschlafen.[43] [44] [45] [46] Abends und nachts also unbedingt auf »Blaulichtberieselung« verzichten.

Aber mehr noch: Die Kameraführung in den Filmen und Videos, die wir uns anschauen, ersetzt die Bewegung des Augenapfels. Beispiel: Schauen wir uns ein Tennismatch auf dem Centre-Court an, folgen wir der kleinen Filzkugel mit den Augen und bewegen sie dabei. Schauen wir das Spiel im Fernsehen, übernimmt das die Kamera für uns. Die Augen selbst bleiben starr, wie auch in anderen Alltagssituationen: Als »Schreibtischtäter« und Stadtmenschen halten wir uns überwiegend in geschlossenen Räumen auf – und schauen gegen Wände. Und unser Blick durchs Fenster wird von der nahegelegenen Mauer des Nachbarhauses ausgebremst.

Unsere Augen haben kaum noch Gelegenheit, sich auf die Ferne einzustellen. Die Muskeln der Augäpfel und Linsen »frieren ein«. Eigentlich ist es erstaunlich, dass sie durch die gewaltige Unterdrückung der natürlichen Bewegungen nicht noch mehr Schaden nehmen.

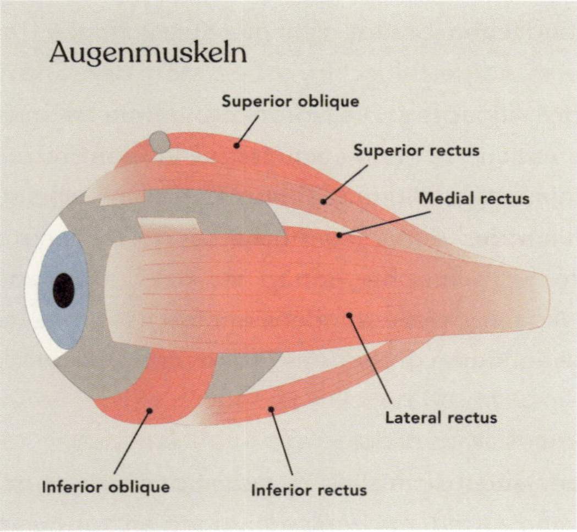

Verspannte und »verkürzte« Augenmuskeln könnten den Augapfel platt ziehen, den Durchfluss durch Gefäße sowie den Sehnerv beeinträchtigen.

Warum Schmerzen entstehen

Auch die Augen wollen sich bewegen. Insofern ist es klar, dass die beschriebene Lebensweise dazu führt, dass sich äußere wie innere Augenmuskeln verkürzen, verspannen und an Elastizität verlieren – wie alle anderen Muskeln auch, die nicht trainiert werden. Wer viel am Bildschirm arbeitet, dessen Augen fühlen sich oft müde und schwer an, vielleicht schmerzen sie auch. Wer seine Augen hingegen durch Übungen entspannt, kann sogar subjektiv das Gefühl haben, besser sehen zu können. Das ist aber durch Tests nicht belegbar.

Der Ziliarmuskel im Auge verkürzt sich, und die Linse wird unflexibler.

Was genau passiert aber im Auge, wenn die Sehschärfe tatsächlich nachlässt? Es kann sein, dass der Scharfpunkt der Projektion nicht mehr auf der lichtempfindlichen Netzhaut des Augenhintergrundes liegt, sondern dahinter. Das führt zur Weitsichtigkeit, also zu unscharfem Sehen in der Nähe. Bei der Kurzsichtigkeit ist der Ziliarmuskel der Augenlinse ständig angespannt. Der Augapfel ist nun »zu lang«, und der Scharfpunkt der Projektion liegt vor der Netzhaut. Das heißt, wir sind kurzsichtig und sehen in der Ferne unscharf. Gerade unter Kindern und Jugendlichen breitet sich die Kurzsichtigkeit stark aus. Denn die ständige Bildschirmarbeit stört den Entwicklungsprozess des Augapfels. Die Coronapandemie hat dieses Problem noch verschärft,[47] und auch der Ausfall von Freizeitaktivitäten im Freien zeigt Wirkung. Helles Tageslicht scheint nämlich ein Wachsen des Augapfels in die Länge zu hemmen[48] und das Risiko für Kurzsichtigkeit zu senken.[49] Und noch etwas konnten Wissenschaftler mittlerweile feststellen: je länger der Bildungsweg, desto größer das Risiko für Kurzsichtigkeit.[50]

Mögliche Zusammenhänge mit Augenmigräne

Muskulär-fasziale Verspannungen im Auge stören die Zufuhr von Sauerstoff und Nährstoffen.

Das ist aber längst nicht alles. Zu hohe Spannungen der Augenmuskeln sind zudem mit Verspannungen an Kopf und Halswirbelsäule gekoppelt und können dort Schmerzen verursachen. Es gibt mögliche Zusammenhänge mit Augenmigräne. Deren typische Symptome: Ausfälle im Bereich des Gesichtsfeldes, medizinisch Skotom genannt. Heißt: Betroffene sehen plötzlich nicht mehr alles oder einiges nur schemenhaft, verzerrt oder in anderen Farben, nehmen Lichtblitze wahr oder auch ein Flimmern, sogar bei geschlossenen Augen.

Vermutlich wird der Sehnerv dieser Patienten nicht ausreichend mit Blut respektive Sauerstoff versorgt. Eine mögliche Erklärung: Er ist quasi zwischen den überspannten Muskeln eingeklemmt und mit ihm die versorgenden Blutgefäße. Auch an Immunzellen und Nährstoffen kann es dann mangeln.

Gewebeübersäuerung kann Augenleiden fördern

Die muskulären Verspannungen im Auge können auch den Lymphfluss behindern oder stauen. Auch das schränkt den Stoffwechsel ein und kann zu einer Minderversorgung der Augen führen, denn diese Körperflüssigkeit enthält ebenfalls wichtige Nährstoffe. Die Augengesundheit leidet also infolge lokaler muskulärer Verspannungen an einem gestörten Stoffwechsel und einer damit einhergehenden Übersäuerung des

Gewebes. Dies kann Augenkrankheiten und Entzündungen fördern. Bei der Makuladegeneration weiß man bereits, dass Ablagerungen aus Lipiden und Proteinen in der Netzhaut, sogenannte Drusen, auftreten können.[51] Durch die Übersäuerung des Gewebes nimmt zudem die Wasserbindungsfähigkeit des Fasziengewebes ab. Da die Augenlinse aus Faszien besteht, wird sie unflexibel und »verfilzt«.

Was Liebscher & Bracht empfehlen

Eigentlich dürfte jetzt schon klar sein, was wir tun müssen: jede Gelegenheit nutzen, um die Augen im Alltag zu bewegen und sie dabei auch ordentlich zu fordern. Am besten die Augen so weit wie möglich in alle Winkel hineinbewegen – und zwar immer genau so intensiv, dass sich der Dehnungsschmerz gerade noch gut ertragen lässt, also an der oberen Grenze des Wohlfühlbereiches liegt. Die Augenübungen sollten so oft wie möglich durchgeführt werden – vor allem, wenn Ihr Alltag so aussieht wie oben beschrieben. Ansonsten gilt: Verbringen Sie Ihre Pausen bei Tageslicht, blinzeln Sie auch mal ganz bewusst in schneller Abfolge und gönnen Sie sich regelmäßig den entspannenden Blick in die Ferne.

Brillen mit Kantenfilter schützen vor Blaulicht

Zum Schutz der Augen ist es empfehlenswert, eine Kantenfilterbrille mit orangefarbenen Gläsern zu tragen, und zwar mit einem Kantenfilter von 511 Nanometern. Eine solche Brille schützt die Augen vor den zerstörenden Einflüssen der UV-Strahlen und des aggressiven Blauanteils im Tages- und Kunstlicht. Denn sie filtert die entsprechenden Wellenlängen aus dem Licht heraus. Am besten ab nachmittags so oft wie möglich tragen, vor allem aber bei intensiver Sonne, viel Bildschirmarbeit und künstlichem Licht. An dieser Stelle sei auch vor Sonnenbrillen mit blauen Gläsern gewarnt, auch wenn sie

Kaufen Sie nur mit ausgeruhten Augen eine neue Brille.

noch so cool aussehen mögen. Vorsicht, die Pupillen weiten sich beim Tragen dieser Brillen, und das schädliche Blaulicht dringt viel besser in die Augen ein.
Und noch ein Brillentipp: Falls Sie eine Brille brauchen, machen Sie den Sehtest möglichst entspannt, am besten morgens, wenn die Augen ausgeruht sind. Bei müden Augen besteht die Gefahr, dass Ihnen eine zu starke Brille verschrieben wird. Dadurch sinken die Anforderungen an die Augen, und sie passen sich negativ an, das heißt, sie werden »bewegungsfaul«. Mit einer etwas geringeren Brillenstärke können die Augen effektiv trainieren und sich wieder besser einstellen. Last, but not least: Eine Ernährung mit einem möglichst hohen Anteil vollwertiger, veganer Kost fördert auch die Augengesundheit.[52]

Schmerzbereich 4: Oberer Rücken - Brustkorb

Das Wichtigste in einem Satz

Zu häufiges Sitzen und einseitige Frontalarbeit ziehen den Rücken rund.

Was Sie wissen müssen

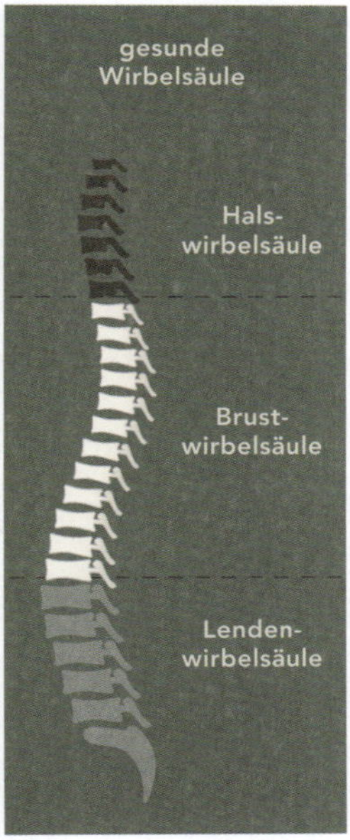

Die gesunde Wirbelsäule hat eine doppelte S-Form. Heutzutage aber sind Haltungsschäden sehr häufig, sodass die Wirbelsäule oftmals von dieser Idealform abweicht. Das haben wir eben schon bei der Halswirbelsäule gesehen, gilt aber für die Brustwirbelsäule (BWS) genauso. Sie wölbt sich im Normalzustand nur ganz leicht nach vorne, was medizinisch als Kyphose bezeichnet wird. Ist diese Krümmung zu stark ausgeprägt, spricht man von Hyperkyphose oder umgangssprachlich von Rundrücken bzw. - weniger taktvoll - von Buckel. Das kann angeboren sein, ist aber überwiegend die Folge einer langjährigen Fehlbelastung durch ungünstige Körperpositionen wie das »eingefallene« Sitzen am Schreibtisch, vor allem aber nicht ausreichende Bewegung.
Sogar schon bei Jugendlichen ist häufig eine Tendenz zur Hyperkyphose erkennbar. Bei Seniorinnen und Senioren ist ein Rundrücken unterschiedlicher Ausprägung dann oft nicht mehr zu übersehen. Bei ihnen kann sich im Extremfall sogar eine 90-Grad-Verformung zeigen, das heißt: Die BWS ist so weit nach vorn gekrümmt, dass sie im Stehen und Sitzen fast horizontal verläuft. Die gute Nachricht: Weil der Brustkorb mit Brustbein und Rippen die Brustwirbelsäule ganz erheblich stützt, stehen die Bandscheiben in diesem Bereich nur unter vergleichsweise geringem Druck, sodass Bandscheibenschä-

Bandscheibenschäden an der Brustwirbelsäule sind trotz Rundrücken eher selten.

den der BWS trotz teilweise stark ausgeprägtem Rundrücken zwar vorkommen, aber eher selten sind.[53] Dennoch führen solche Verspannungen zu chronischen Rückenschmerzen oder auch regelmäßigen Schmerzattacken, beides nimmt im Alter deutlich zu.[54] [55] Damit steigt auch die Einnahme von Schmerzmitteln, die unter Seniorinnen und Senioren sehr hoch ist.[56]

Was im Alltag passiert

Wer kennt nicht das schmerzhafte »Brennen« zwischen den Schulterblättern nach einem langen Tag am Schreibtisch? Wer einem überwiegend sitzenden Beruf nachgeht, ist klar im Nachteil. Wir können es an uns selbst beobachten: Wenn wir am Schreibtisch sitzen, lassen wir die Schultern hängen, unser Rücken krümmt sich, und die Halswirbelsäule knickt ein. Und dann sitzen wir. Den ganzen Tag, das ganze Jahr, ja, den überwiegenden Teil unseres Lebens. Viel zu selten richten wir unsere Wirbelsäule gerade aus. Das lässt uns immer mehr nach vorne zusammenfallen. Hinzu kommt, dass sich Arme und Hände bei so gut wie allen Tätigkeiten vor dem Körper befinden, sei es beim Schreiben, beim Essen, beim Massieren oder beim Zeitunglesen. Nur selten halten wir die Arme senkrecht nach oben oder nehmen sie in unterschiedlichen Winkeln nach hinten. Büroarbeiter tun das gar nicht. Das aber wäre wichtig, weil die Brustwirbelsäule sich dabei ganz natürlich aufrichtet und aus der Krümmung gezwungen wird. Probieren Sie es aus!

Das Schlimme ist: Die meisten Menschen sind sich gar nicht darüber bewusst, dass sie eine schlechte, gesundheitsschädigende Körperhaltung haben. Und diejenigen, die von ihrer Fehlhaltung wissen und dies ändern möchten, bekommen die Probleme meist nicht in den Griff, weil im Brustbereich die Muskeln viel zu stark nach vorne ziehen. Selbst wenn sie versuchen, sich beim Stehen oder Sitzen gerade zu halten, schaffen sie das nicht lange. Denn die hinteren Muskeln können, selbst wenn sie normale Kräfte aufbringen, dem viel zu starken Zug nach vorne nichts entgegensetzen. Vor allem Kinder mit Rundrücken leiden darunter, wenn ihre Eltern ihnen immer wieder sagen, dass sie sich beim Sitzen, Stehen oder Laufen gerade halten sollen, sie aber genau dies aus den eben genannten Gründen gar nicht mehr schaffen können.

Warum Schmerzen entstehen

Eine frühe Diagnose ist wichtig. Darum schon bei Kindern auf die Haltung achten.

Bleiben wir zunächst im Kindesalter. Wird die Tendenz zum Rundrücken nicht frühzeitig erkannt, bildet sich in der jugendlichen Wachstumsphase die Hyperkyphose der Brustwirbelsäule noch stärker aus. Denn die Bänder, die die Brustwirbel zusammenhalten, passen sich dieser starken Verformung an. Der Brustkorb ebenso. Das bedeutet: Der Körper manifestiert diese Verformung während des Wachstums also erst richtig.[57]
Je stärker sich ein Rundrücken aber in der Jugend ausbildet, umso schwieriger und übungsintensiver ist es, diesen Veränderungen der Brustwirbelsäule später entgegenzuwirken. Hier müssen Eltern also sehr achtsam sein und für ihre Kinder rechtzeitig therapeutische Hilfe einfordern.
Was genau passiert eigentlich, wenn ein Rundrücken entsteht? Ganz einfach: Durch die dauerhaft gebeugte Haltung von Schreibtischarbeitern verkürzt sich die sogenannte Frontallinie des Oberkörpers, eine Kette aus Muskeln und Faszien, die für die aufrechte Körperhaltung verantwortlich ist. Die Bauchmuskeln ziehen das Brustbein immer weiter nach unten. Weil die Arme ständig vor dem Körper »arbeiten«, verkürzen sich die Brustmuskeln und ziehen die Schultern immer weiter nach vorn. Dadurch rundet sich der Rücken immer mehr. Denn die Rückenmuskeln, die die Brustwirbelsäule strecken und aufrichten sollen, insbesondere der mittlere Trapezius-Muskel zwischen Schulter und Wirbelsäule, sind diesen unnatürlich starken Zugkräften der Bauch- und Brustmuskeln nach vorne

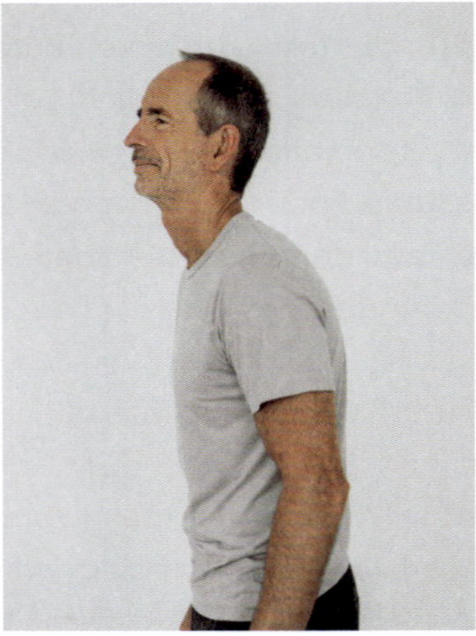

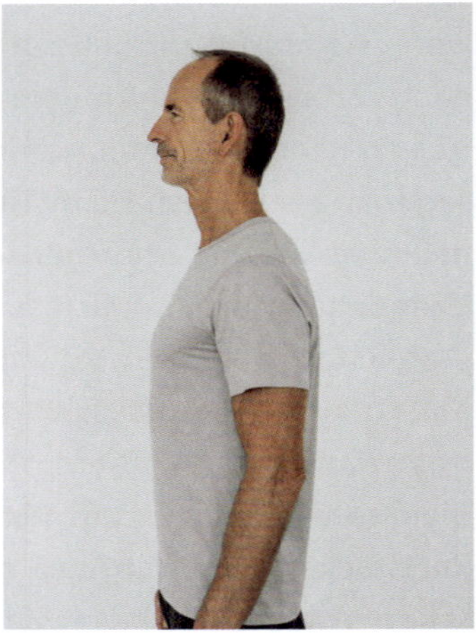

Zu stark nach vorne ziehende Muskeln und Faszien können den typischen Rundrücken mit »Geierhals« erzeugen. Deren Dehnung ist die Basis dafür, wieder eine gute Haltung zu entwickeln.

einfach nicht gewachsen. Sie können nicht mehr ausreichend gegenhalten.

Der Überlastungsschmerz warnt uns

Das typische »Brennen« zwischen den Schulterblättern ist also ein Überlastungsschmerz. Er zeigt uns an, dass wir Gefahr laufen, einen Rundrücken zu entwickeln. Hinzu kommt, dass sich der Rückenmuskel Latissimus dorsi immer stärker verkürzt, wenn die Arme nie nach oben gezogen werden, wie das etwa Kinder machen, die an Klettergeräten oder in Bäumen hängen. Chronische Rücken- und Nackenschmerzen sind häufig die Folge bei einem Rundrücken. Aber es gibt noch weitere typische Beschwerden, die alle meist erst nach Jahren auftreten. Wenn die aus der Brustwirbelsäule austretenden Nerven gereizt werden, wie das bei Bandscheibenschädigungen und anderen Verschleißerscheinungen wie Wirbelkanalverengungen, Arthrose der Wirbelkörper oder Gleitwirbeln der Fall sein kann, kommt es zu Schmerzen und eventuellen Einschränkungen der Nervenleitfähigkeit. Gleichzeitig können Taubheitsgefühle in Armen und Händen entstehen wie etwa das häufige nächtliche Kribbeln. Zur Kompression der Nerven und Gefäße

kommt es häufig im Schulter-Nacken-Bereich, und zwar unserer Erfahrung nach als Folge der Verkürzungen der Brustmuskulatur.
Außerdem kann der Platz im Bauchraum knapp werden, weil die Organe durch die gekrümmte Körperhaltung bedrängt werden und sich manchmal sogar verlagern. So kann es zu Atemproblemen, Verdauungsstörungen oder Herz-Kreislauf-Beschwerden kommen. Betroffene leiden unter Kurzatmigkeit, nicht selten verschlechtert sich bei älteren Menschen die Lungenfunktion.[58] Vor allem aber provoziert ein Rundrücken weitere Haltungsschäden, denn Betroffene versuchen nun ganz unbewusst, sich auf andere Weise aufzurichten: indem sie das Becken nach vorn kippen. Und was passiert dann logischerweise? Die Lendenwirbelsäule fällt immer mehr ins Hohlkreuz, was zu einer übermäßigen Belastung der Facettengelenke führt, die neben Bandscheibe und Wirbelsäulenbändern benachbarte Wirbel verbinden, und die Hüfte nimmt langfristig Schaden, weil das Hüftgelenk dauerhaft fehlbelastet wird.[59] Auch zu einer verstärkten Krümmung der Halswirbelsäule kann es kommen, weil der Kopf bei rundem Rücken stärker angehoben werden muss, um das Blickfeld wieder nach vorn auszurichten.

Training hält eine Verschlimmerung auf

Es ist schwierig oder sogar unmöglich, diesem starken Zug der Brust- und Bauchmuskeln nach vorne durch Kräftigung der Rückenmuskeln entgegenzuwirken. Denn ein solches Training würde das Problem nur verschärfen. Warum ist das so? Weil die einander entgegenwirkenden Kräfte der Muskeln an potenziellen »Schwachpunkten« des Körpers übertragen werden: zum einen an den Bandscheiben der Brustwirbelsäule und zum anderen an den Schultergelenken. Die Muskulatur der Körpervorderseite leidet unter Spannung durch Verkürzung, während die Muskulatur des Rückens durch einseitiges Krafttraining ihre Spannung erhöht. Dies führt an diesen Stellen in der Folge dann zur Überbelastung und auf Dauer zum Verschleiß.

Beim Rundrücken lässt sich eine weitere Verschlimmerung ziemlich sicher aufhalten. Inwieweit sich die Haltung wieder normalisiert, hängt davon ab, wie alt der Betroffene ist. Warum? Das Alter beeinflusst, wie flexibel vor allem der Brustkorb noch ist, wie aktiv der Stoffwechsel ist und vor allem auch, wie viel Zeit und Anstrengung in die Übungen fließen können. Normalerweise lässt sich zwar keine sehr schnelle, aber doch eine stetige Verbesserung der Haltung erreichen. Je früher ein Mensch das Problem erkennt und dagegen vorgeht, desto größer ist der Erfolg.

Was Liebscher & Bracht empfehlen

Wird die Haltung begradigt, brauchen Sie auch keinen Rückengurt.

Verändern Sie Ihren Alltag! Bauen Sie Bewegungen ein, die den Oberkörper gerade aufrichten, zur Seite drehen oder beugen oder sogar in die Überstreckung ziehen. Wir empfehlen unseren Patienten immer, sich eine Reckstange irgendwo in der Wohnung zu montieren, und sich jedes Mal, wenn sie darunter hergehen, kurz auszuhängen. Wir haben zum Beispiel die Kante eines Geschosses über der Treppe, an der wir uns beim Runtergehen kurz aushängen können.

Auch Kinder sollten Spielgeräte benutzen, an die sie sich hängen und an denen sie sich entlanghangeln können, etwa ein Klettergerüst, eine Reckstange oder Ringe. Auch bietet sich Krafttraining an mit Übungen, bei denen die Arme kräftig nach hinten gezogen werden müssen. Alternativ funktioniert das auch mit Rudern. Kombinieren Sie das mit unseren Übungen, die das entsprechende Dehnungs- und Krafttraining exakt für das Begradigen der Brustwirbelsäule enthalten.

Sie sollten zwei bis drei Mal in die tägliche Übungsroutine eingebaut werden, um damit die vorderen verkürzten Muskeln und Faszien aufzudehnen, die den Brustkorb aufrichten –, und die hinteren zu stärken. Auch Kinder können und sollten diese Übungen bei jedem noch so kleinen Anzeichen für einen Rundrücken und bei nach vorn gezogenen Schultern regelmäßig anwenden, um ein Fortschreiten der Hyperkyphose zu verhindern und Haltungsschäden frühzeitig entgegenzuwirken. Besonders empfehlenswert ist das regelmäßige »faule« Überstrecken der Brustwirbelsäule auf unserem Rückenretter, der einfach täglich für einige Minuten in der Höhe des Brennens untergelegt wird. Dieses rein passive Training kann - regelmäßig angewendet - mittel- und vor allem langfristig zu deutlichen Verbesserungen der Haltung führen.

Stützende Gurte oder Tapes nur sparsam verwenden

Die Liebscher & Bracht Übungen® eignen sich auf jeden Fall vor allem dann, wenn Sie unter Schmerzen leiden - auch wenn Bandscheibenschädigungen und andere Verschleißerscheinungen vorliegen. Bevor Sie also über längere Zeit Schmerzmittel einnehmen, womöglich mit heftigen Nebenwirkungen zu kämpfen haben oder sich zu einer Operation entschließen, die nie ohne Risiko ist, testen Sie die Übungen in diesem Buch. Unserer Erfahrung nach lassen sich die Schmerzen bei 90 Prozent der Patientinnen und Patienten beseitigen. Anschließend leitet der Körper den Heilungsprozess ein. Auch Haltungsstützer wie beispielsweise Begradigungsgurte sollten Sie - wenn überhaupt - nur vorübergehend und ergänzend zu unseren Übungen verwenden, um den Körper bei der Umstrukturierung hin zu einer geraden Haltung zu unterstützen.

Prinzipiell spricht auch nichts dagegen, bei Erkrankungen wie Morbus Scheuermann die damit einhergehenden Schmerzen mit unseren Übungen anzugehen.

Schmerzbereich 5: Zwerchfell - Atmung

Das Wichtigste in einem Satz

Wir atmen oft zu flach - unsere Atmung verkümmert daher ähnlich wie unsere Bewegung.

Was Sie wissen müssen

Eines gleich vorweg: In diesem Abschnitt geht es nicht um ernsthafte Lungenerkrankungen, etwa Asthma, COPD und viele andere, die das Luftholen erheblich erschweren. Diese Zustände gehören in medizinische Obhut. Aber es spricht nichts dagegen, die entsprechenden Übungen durchzuführen - wenn nötig, unter ärztlicher Begleitung. Denn wir haben sehr oft die Erfahrung gemacht, dass sich auch Schmerzen bei diesen Krankheiten deutlich besserten und begleitende Symptome wie Engegefühle abnahmen. Wie immer gilt hierbei das Motto: Probieren - wenn nötig nach Absprache mit Ihrem Arzt - geht über Studieren.
An dieser Stelle wollen wir aber vor allem der Frage nachgehen, warum viele Menschen mit eigentlich gesunder Lunge und gesundem Herz Atemprobleme haben, also schlecht Luft bekommen, viel zu flach atmen und Druckgefühle oder gar Schmerzen im Inneren des Brustkorbs verspüren. Damit klar wird, dass Muskeln und Faszien auch in diesem Körperbereich eine wichtige Rolle für unsere Gesundheit und vor allem unser Wohlbefinden spielen, folgt etwas Basiswissen. Hier das Wichtigste in aller Kürze.

Wir atmen in Brust und Bauch hinein

Zunächst müssen wir zwischen Brust- und Bauchatmung unterscheiden, die bei jedem Atemzug zusammenwirken. Bei der

Brustatmung werden die Muskeln zwischen den Rippen angespannt. Dadurch hebt sich der Brustkorb, der Brustraum vergrößert sich und die ihm anliegenden elastischen Lungenflügel dehnen sich aus. Dabei strömt Luft in die Lunge ein. Beim Ausatmen ist es umgekehrt: Die Zwischenrippenmuskeln und andere Atemhilfsmuskeln entspannen, Brustkorb und Lunge nehmen wieder an Volumen ab, und die Atemluft entweicht.

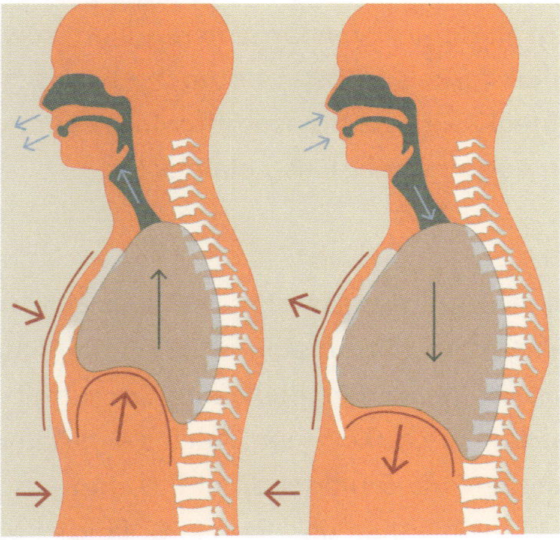

Einatmung entsteht durch die Volumenvergrößerung des Brustkorbs und die Kontraktion des Zwerchfells, Ausatmung durch das Einsinken des Brustkorbs und das Entspannen des Zwerchfells.

Das Zwerchfell – unser größter Atemmuskel

Bei der Bauchatmung dagegen führt das Zwerchfell Regie, eine Muskel-Faszien-Platte, die sich wie eine Kuppel unterhalb der Lunge quer durch den Rumpf zieht und Brust- und Bauchhöhle voneinander abgrenzt. Das Zwerchfell zieht sich beim Einatmen zusammen und flacht sich dabei zum Bauchraum hin ab. Das vergrößert den Raum in der Brusthöhle, dadurch entsteht Unterdruck, und es strömt Luft in die Lungenflügel. Beim Ausatmen entspannt es sich wieder, schiebt sich nach oben und drückt die Lungen durch den entstehenden Überdruck zusammen. Das führt dazu, dass die Luft herausgedrückt wird und wir ausatmen. Je stärker wir das Zwerchfell kontrahieren, also zusammenziehen, desto tiefer atmen wir in den

Bauch, der sich entsprechend herauswölbt, und umso mehr Luft strömt in die Lunge.

Damit wir verstehen, warum das Zwerchfell unsere Gesundheit stark beeinflussen kann, müssen wir wissen, dass es kleine Lücken hat, durch die wichtige Blutgefäße und Nerven hindurchtreten, die den ganzen Körper versorgen. Darunter die Hauptarterie und die Hauptvene des Körpers, außerdem der Nervus vagus, größter Nerv des vegetativen Nervensystems, der die Tätigkeit der inneren Organe reguliert, sowie der Nerv des Zwerchfellmuskels selbst. Und noch etwas schlüpft durch eine Zwerchfelllücke: die Speiseröhre. In diesem vielfach unterschätzten Körperareal ist also einiges los.

Flaches Atmen macht krank

Bluthochdruck kann ebenso wie Sodbrennen durch ein verspanntes Zwerchfell verursacht werden.

Wie sieht es nun mit der Atmung im Alltag aus? Fakt ist: Das Atemvolumen nimmt mit zunehmendem Alter immer mehr ab. Dasselbe gilt für Menschen, die wenig Sport treiben und selten mal »aus der Puste« kommen. Auch sie atmen »flach«. Das kann Krankheiten wie Bluthochdruck[60 61] und aus unserer Erfahrung auch Sodbrennen und Reflux zur Folge haben, wovon viele Menschen betroffen sind. Etwa 45 Prozent der Deutschen leiden an Bluthochdruck – fast die Hälfte der Bevölkerung.[62] Ältere Menschen sogar deutlich häufiger: Rund 74 Prozent der 70- bis 79-Jährigen haben Bluthochdruck.[63]

Rund 20 Prozent der Deutschen leiden unter Sodbrennen, dem unangenehmen sauren Aufstoßen mit Druckgefühl und Brennen in der Magengegend. Nicht selten kommt es zum Reflux, bei dem saurer Mageninhalt die Speiseöhre hinaufsteigt, teils bis in die Mundhöhle. Bei 40 Prozent der Betroffenen kommt es durch diese Attacken der Magensäure zu Rötungen, wunden Stellen und chronischen Entzündungen in Speiseröhre und Mundhöhle – sowie einem erhöhten Risiko für Speiseröhrenkrebs. Nach herkömmlicher Auffassung kann ein Reflux nicht von selbst heilen.

Was im Alltag passiert

Viele Menschen sitzen den ganzen Tag. Tiefes Ein- und Ausatmen ist bei dieser Lebensweise gar nicht notwendig. Das unterfordert alle an der Atmung beteiligten Muskeln und Faszien. Heißt: Die Zwischenrippenmuskeln verkürzen sich, weil es ihnen an Bewegung mangelt. Denn der Brustkorb muss sich ja weniger stark heben und senken. Auch das Zwerchfell verspannt sich und verliert an Elastizität, weil es sich nur noch wenig dehnen muss. Die Bauchatmung geht folglich stark zurück, und auch das Ausatmen fällt immer schwerer, weil das Zwerchfell immer unflexibler wird und sich immer weniger dehnen lässt.

Aber: Der Körper gewöhnt sich daran und passt sich an. Ganz unmerklich und unbewusst gehen Menschen bei dieser Lebensweise in die Flachatmung über, bei der überwiegend nur noch »in die Brust« geatmet wird. Das Prinzip »use it or lose it« wirkt also auch hier. Nur dass es nicht um Gelenkwinkel geht, die immer weniger genutzt werden, sondern um das immer eingeschränktere Heben und Senken des Zwerchfells. Damit verstärkt sich das Problem leider kontinuierlich: Weil das Zwerchfell immer weniger zu arbeiten hat, entsteht ein sich selbst verstärkender Negativkreislauf, und wir atmen immer flacher. Auch die Psyche hat übrigens einen nicht zu unterschätzenden Einfluss auf die Atmung. Stress, Ängste und innere Anspannung lassen uns flach, schnell oder unregelmäßig atmen. Uns »stockt der Atem« oder uns »bleibt die Luft weg« – das sind also keine leeren Sprichwörter.

Es ist ein Negativkreislauf: Das Zwerchfell wird immer unflexibler, und wir atmen immer eingeschränkter.

Warum Schmerzen entstehen

Wenn das Zwerchfell verspannt ist, werden auch die Lücken »zugezogen«, durch die Blutgefäße, Nerven und Speiseröhre hindurchlaufen. Jetzt verstehen wir den Zusammenhang

zu den oben genannten Krankheiten. Denn wenn die großen Gefäße auf diese Weise verengt werden und der Blutfluss behindert wird, hat das Auswirkungen auf den Blutdruck, der sich erhöhen kann.
Bei Sodbrennen erzielen wir in der Praxis durch Entspannen des Zwerchfells sehr gute Ergebnisse. Dies ist ein starker Hinweis darauf, dass das Zwerchfell das Sodbrennen häufig mit verursacht. Unsere Erklärung: Beim Sodbrennen stört ein durch das verspannte Zwerchfell eingeengtes Speiseröhrenende den Schließmechanismus zum Magen hin. Aber auch eine Schwäche der Zwerchfellmuskulatur kann dahinterstecken. Dann ist der Muskelring, der das Speiseröhrenende umschließt, ausgeleiert, schließt nicht mehr richtig und kann sogar manchmal nicht verhindern, dass ein Teil des Magens durch die Lücke in den Brustraum rutscht. Dies wird als Zwerchfellbruch bezeichnet. Und noch etwas: Übersäuernde Lebensmittel wie beispielsweise Zucker, Weißmehl und tierische Fette entziehen der Faszie des Zwerchfells das Wasser, wodurch sie, wie alle anderen Faszien auch, immer brüchiger wird.

Was Liebscher & Bracht empfehlen

Tiefes Ein- und Ausatmen ist dreifach wichtig: Es weitet den Brustkorb, trainiert und flexibilisiert das Zwerchfell und massiert die inneren Organe.

Die beste Übung ist das Atmen selbst. Darum ab und zu im Alltag ganz bewusst zwölf tiefe, lange Atemzüge machen. Das dehnt das Zwerchfell, senkt es beim Einatmen bis in den abgeflachten Zustand hinein und erhöht allmählich wieder seine Flexibilität. Das Wichtigste: auch auf maximales Ausatmen achten. Dem wird nämlich meist zu wenig Beachtung geschenkt. Nur dabei wird das Zwerchfell optimal gedehnt, weil es sich hoch in den Brustraum wölbt. Wenn wir tiefes Ein- und Ausatmen ganz bewusst üben, läuft es bald zunehmend automatisch und unbewusst ab.
Dabei werden die Zwischenrippenmuskeln des Brustkorbs natürlich gleich mittrainiert. Es ist zusätzlich sinnvoll, auch die

Brustmuskulatur immer wieder zu dehnen, damit die dortige Enge das Atmen nicht einschränkt. Die effizientesten Übungen dazu lernen Sie hier im Buch. Im Alltag ist es am besten, sich einmal pro Tag so richtig auszupowern. Denn eine hohe körperliche Anstrengung mit hoher Atemfrequenz bringt Zwerchfell und Zwischenrippenmuskeln bestens in Schwung.

Schmerzbereich 6: Unterer Rücken – Bauch

Das Wichtigste in einem Satz

Häufiges Sitzen – wenn es nicht ausgeglichen wird – schadet der Lendenwirbelsäule und der Gesundheit der Bauchhöhle.

Was Sie wissen müssen

Schmerzen im Bereich der Lendenwirbelsäule gehören heute zu den häufigsten Schmerzen überhaupt und gelten als Volkskrankheit, wie wir in Kapitel 1 bereits erläutert haben. Kurz ein paar Zahlen zur Erinnerung: Einer Umfrage des Robert Koch-Instituts aus dem Jahr 2020 zufolge litten 61,3 Prozent der Befragten an Rückenschmerzen, wobei Schmerzen des unteren Rückens, also der Lendenwirbelregion, rund doppelt so häufig angegeben wurden.[64] Die Zahl von Rückenschmerzpatienten wächst stetig weiter. Mehr noch: Die Zahl der stationären Behandlungen stieg in den letzten zehn Jahren um 80 Prozent an, und auch Rückenoperationen nehmen laufend zu.[65] Aber mehr noch: Dies führt auch zu ausufernden Kosten im Gesundheitswesen. Denn Operationen und Arztbesuche sind teuer, und die verursachten Krankheitstage belasten die Volkswirtschaft zusätzlich. 50 Milliarden Euro Kosten entstehen dadurch pro Jahr.[66] Die verursachten Kosten übersteigen sogar jene um ein Vielfaches, die durch Alkoholkonsum, Übergewicht und Rauchen verursacht werden.[67] Dennoch kriegen wir die Schmerzen nicht in den Griff. Stattdessen steigt der Umsatz von Schmerzmitteln. Laut der Onlineplattform Statista lag er 2022 bei ca. 590 Millionen Euro pro Jahr. Bis 2025 wird ein jährliches Umsatzwachstum von 2,94 Prozent erwartet.[68] Rückenschmerzen sind also offenbar ein unlösbares Problem für die Medizin.

Wissen Sie, warum Sie Schmerzen haben?

80 bis 90 Prozent der Rückenschmerzen sind unspezifisch: Sie geben Ärzten Rätsel auf, weil sich keine anatomischen oder neurologischen Ursachen dafür finden lassen.[69]

Nur beim restlichen Teil liegt eine Vielzahl verschiedener Verschleißerscheinungen an der Wirbelsäule vor, darunter Bandscheibenschäden, Spinalkanalverengungen, Wirbelbrüche (oftmals bei Osteoporose), Arthrosen der Wirbelgelenke, Gleitwirbel, aber auch Wirbelauswucherungen und -verwachsungen.

Wir von Liebscher & Bracht sagen aus unserer langjährigen Erfahrung heraus: Die genannten Verschleißerscheinungen sind in der Mehrzahl der Fälle nicht die Ursache der Schmerzen, selbst wenn dadurch Nerven unter Druck geraten.[70] Denn warum gäbe es sonst Patienten mit ebendiesen Erkrankungen, die völlig schmerzfrei leben? Die weitaus meisten Betroffenen kennen den Grund ihres Leidens also gar nicht. Und alle, die noch nicht betroffen sind, können nur darauf hoffen, verschont zu bleiben.

Wir fragen: Wie aber soll sich eine effektive Therapie dieser Volkskrankheit finden lassen, wie können wir in der Prävention Erfolg haben, wenn die Ursachen zu selten hinterfragt und erkannt werden? Schmerzmittel zur »Dauerbetäubung« sind keine Therapie und haben häufig auch noch schwere Nebenwirkungen.[71]

Auch wenn Nervenwurzeln durch Bandscheibenvorfälle oder Knochenverschleiß unter Druck geraten, ist das nicht immer die Schmerzursache.

Was im Alltag passiert

Die Ursache ist auch hier sehr oft: zu wenig Bewegung. Wir sitzen viel zu viel – durchschnittlich sieben bis elf Stunden pro Tag. Und eigentlich müssten wir noch das nächtliche »Sitzen« im Schlaf hinzuzählen, denn die meisten von uns schlafen in Seitenlage mit angezogenen Beinen. Viele Menschen haben sitzende Berufe, andere stehen oder laufen den ganzen Tag.

In der Freizeit wird zu wenig Sport getrieben und stattdessen lieber auf dem Sofa gekuschelt oder Zeit vorm Fernseher oder Computer verbracht. Ja, der innere Schweinehund ist manchmal schwer zu bezwingen – wer wüsste das nicht? Aber das rächt sich mit der Zeit.
Denn Sitzen, Stehen und Laufen sind einseitige Belastungen für unsere Muskeln und Faszien. Wir nutzen dabei ausschließlich die Gelenkwinkel, die unmittelbar für diese spezifische Körperhaltung verantwortlich sind. Beispiel: Beim Sitzen beträgt dieser Winkel zwischen Oberschenkel und Rumpf ca. 90 Grad. Ein Ausgleich durch gezieltes Dehnen der hüftbeugenden Muskeln, also ein Überstrecken der Hüfte, fehlt. Solche Bewegungen kommen in unserem Alltag einfach nicht vor. Und was passiert dann? Die Hüftbeuger gewöhnen sich zunehmend an diesen kurzen Zustand und wollen ihn am liebsten überhaupt nicht mehr aufgeben. Sie werden regelrecht vom Körper »kaltgestellt« – und verhärten. Denn Muskeln lernen schnell und tun nur, was von ihnen verlangt wird. Die gute Nachricht: Sie verlernen schlechte Angewohnheiten zum Glück auch wieder. Darum runter vom Sofa!

Im Sitzen »verkürzt« der Hüftbeuger, im Stehen wird der Rumpf nach vorne gezogen. Die entgegenhaltenden Gesäßmuskeln und Rückenstrecker sorgen für die nötige Gegenkraft – aber auf Kosten der übermäßig beanspruchten Bandscheiben.

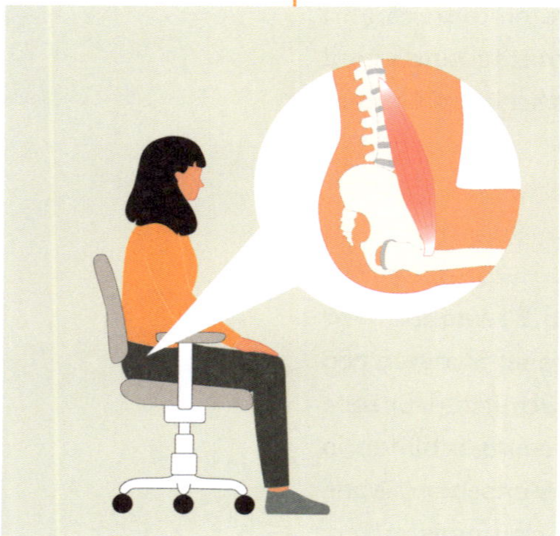

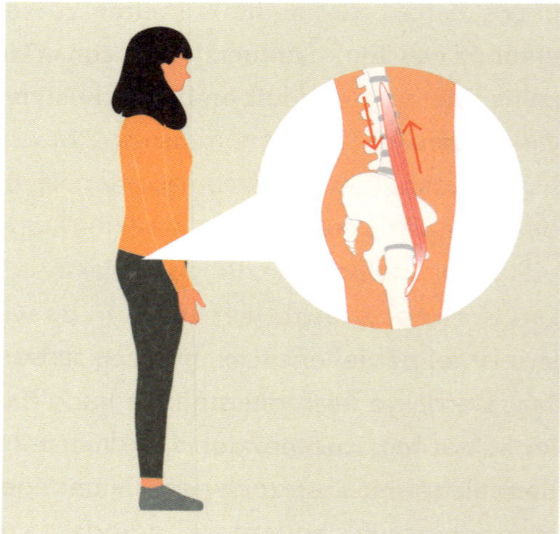

Warum Schmerzen entstehen

Einseitige Belastungen sorgen also für permanente fasziale Verkürzungen und Verspannungen der betroffenen Muskeln. Sie werden bei häufigem Sitzen mit der Zeit »faul« und machen sich nicht mehr gerne lang. Die Folge: Wenn wir stehen, kommt der Rumpf den schwachen Hüftbeugern im wahrsten Sinn entgegen und beugt sich zum Ausgleich nach vorne. Leider gewöhnen sich nun auch die Bauchmuskeln immer mehr an eine gebeugte Haltung des Rumpfes, verkürzen und verspannen sich ebenfalls. Weil wir uns aber trotzdem möglichst gerade halten wollen, müssen die Gegenspieler dieser Muskeln – Rückenstrecker und Gesäßmuskulatur – jetzt kräftig dagegenhalten. Was nun passiert, ist klar: Sie bauen eine hohe Gegenspannung auf und kommen richtig in Stress. Ein fataler Negativkreislauf entsteht. Es kann bis zum sogenannten Hartspann kommen: Der untere Rücken wird zum »Brett«, weil diese Muskeln dauerkontrahieren, was natürlich Schmerzen verursacht.

Viele Schädigungen sind möglich

Durch den zunehmenden starken Zug, der den Körper gleichzeitig nach vorne und nach hinten zieht, entsteht ein immer größerer Dauerdruck an den Punkten der Kraftübertragung: den Bandscheiben und – genetisch gar nicht dafür vorgesehen – den Facettengelenken der Wirbel. Die sind für solch eine Belastung überhaupt nicht gebaut. An diesen Hotspots wirken enorme Kräfte. Sogar Titanschrauben, die operativ zur Versteifung von Wirbeln eingesetzt werden, sind darunter schon gebrochen.[72] [73] Kein Wunder, dass diese Kräfte auch für die Wirbelsäule schlimme Folgen haben können, weil sie dem Druck einfach nicht mehr standhält: Es kann sogar zu Wirbeleinbrüchen kommen. Häufig zeigen sich aber Vorwölbungen oder sogar Vorfälle der Bandscheiben. Bei ersteren wölben sie

Das Beugen und Strecken der Wirbelsäule aktiviert den Stoffwechsel der Bandscheiben und hält sie gesund.

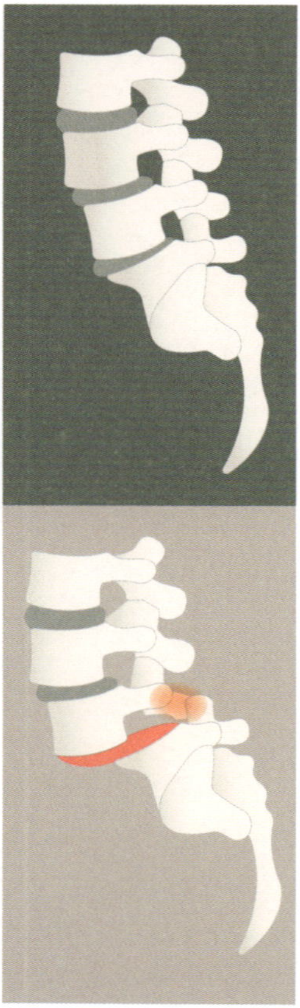

Im gesunden Körper stehen die Wirbelkörper schön ausgerichtet mittig aufeinander. Wenn der Hüftbeuger immer mehr verkürzt und immer stärker ins Körperinnere zieht, kann es zum Gleitwirbel-Effekt kommen.

sich zwischen den Wirbelkörpern hervor, bei zweiteren reißt die Wandung, und das gelartige Innere wird herausgedrückt. Oder Bandscheiben lösen sich komplett auf, indem sie immer dünner werden. Auch daran hat mangelnde Bewegung im Laufe eines Lebens den größten Anteil. Denn erst durch das Beugen und Strecken der Wirbelsäule werden Nährstoffe in die Bandscheiben hineintransportiert und Abfallstoffe entsorgt – wie bei einem Schwamm, der sich vollsaugt und danach ausgequetscht wird. Verschwinden aber die Puffer zwischen den Wirbeln, weil die Kräfte dermaßen überhöht sind, kann es nicht nur zu sogenannten Gleitwirbeln kommen, sondern auch zu einer Verengung des Wirbelkanals und der Nervenaustrittslöcher (Neuroforamina).

Bandscheibenschäden machen oft keine Schmerzen

Die beschädigten Bandscheiben können auf die Nervenwurzeln drücken. Lange ging man davon aus, dass diese ganzen strukturellen Veränderungen die Ursache der Schmerzen sind. Aber: Die Schmerzen entstehen unserer Erfahrung nach, weil die hohe Spannung der Muskeln über Jahre ansteigt. Zum einen sind es Alarmschmerzen, mit denen uns der Körper sagen will, dass wir gerade dabei sind, unser Bewegungssystem zu schädigen. Zum anderen sind es aber auch Überlastungsschmerzen, denn überforderte Muskeln beginnen irgendwann schmerzhaft zu »brennen«. Dieses Gefühl kennen wir alle. Eine überspannte Gesäßmuskulatur beispielsweise drückt auf das Iliosakralgelenk (Kreuzdarmbeingelenk) im Becken und auf den Ischiasnerv, der vom Rückenmark übers Gesäß bis in Beine und Füße verläuft. Zu kurze Bauchmuskeln »ziehen« am Schambein, das sich dadurch schmerzhaft entzünden kann. Wenn der Quadratus lumborum, ein großer Rückenmuskel, sich verspannt, leiden Betroffene manchmal scheinbar unter Nierenschmerzen.

Der Körper versucht sich zu reparieren

Hinzu kommen oft chronische Entzündungen, also nicht endende Reparaturarbeiten der Facettengelenke, in denen Arthrose vorliegt. Wir müssen uns klarmachen: Die Schmerzen und Entzündungen werden in der Medizin nur deshalb als chronisch angesehen, weil die Ursachen nicht abgestellt werden können und der Körper darum nicht in der Lage ist, die Reparaturen abzuschließen. Er sucht sich dann andere Wege, um die starken Zugkräfte auszuhalten. So ist die Lumbalfaszie im Lendenbereich, die bei ständigem Sitzen verhärtet und Schmerzen macht, bei Rückenschmerzpatienten doppelt so dick wie üblich. Und mehr noch: Sie hat auch eine deutlich höhere Dichte an Fibroblasten.[74] Das sind Bindegewebszellen, die Kollagen und Elastinfasern herstellen. Warum kommt es dazu? Weil diese Strukturproteine die Faszien zugfähiger und elastischer machen und sich der Körper auf diese Weise selbst helfen will.

Was Liebscher & Bracht empfehlen

Wichtig: Nutzen Sie das volle Bewegungsspektrum Ihres Rückens.

Wie bei allen Schmerzzuständen gilt auch für Rückenschmerzen: Betroffene sollten sich möglichst viel bewegen und dabei alle Winkel nutzen, um die Muskeln entsprechend zu dehnen, also aktiv in die Überstreckung, Beugung, Seitbeugung sowie Rotation gehen und auch die Zwischenwinkel nutzen, also diagonal nach vorn rechts und hinten links und umgekehrt dehnen. Wer im Sitzen arbeitet, sollte immer mal wieder innehalten und den Rücken nach hinten überstrecken. Beim Gehen und Laufen sollten wir stets auf die Dehnung des Hüftbeugers achten – das gilt insbesondere für alle, die am Rollator gehen. Also ganz lange Schritte machen und immer mal die Beine hochziehen, als ob wir durchs Wasser waten. Der Rollator kann dabei Trainingsgerät sein, weil wir uns darauf abstützen können. Das entlastet Hüfte und Rücken. Tipp für Jogger:

Das Laufen auf dem Vorfuß und den Zehenspitzen vermeiden, weil sich die Hüftbeuger dadurch noch mehr verkürzen. Stattdessen sollten Sie beim Joggen darauf achten, dass Sie das jeweils »hintere« Bein möglichst weit nach hinten führen. Am besten laufen Sie so, dass es bei jedem Schritt in der Leiste des hinteren Beines einen leichten Dehnungszug gibt. So gleichen Sie die Verkürzung durch das Nach-vorne-Ziehen des Beines bei jedem Schritt aus.

Der »Rückenretter« kann Sie unterstützen

Machen Sie möglichst oft die Liebscher & Bracht Übungen®, die den Körper dehnen und überstrecken. Schlafen Sie auf einer möglichst harten Matratze, am besten in Rückenlage, weil das vielen unserer Patienten hilft, die Wirbelsäule gerade auszurichten und Verspannungen auf diese Weise entgegenzuwirken. Hilfreich ist auch eines unserer Hilfsmittel: der Rückenretter. In Höhe des Kreuzbeins unter das Gesäß geschoben lässt er sich beim Ausruhen auf einem weichen Teppich prima zur entspannten Passivdehnung nutzen. Bei vielen unserer Patienten ließen sich Rückenschmerzen durch diese Übungen beheben oder zumindest signifikant lindern. Entscheiden Sie sich also niemals voreilig zu einer Operation, holen Sie immer eine Zweitmeinung ein. Auch dann, wenn bei Ihnen Wirbelsäulenschäden diagnostiziert wurden.

Schmerzbereich 7: Schulter

Das Wichtigste in einem Satz

Die Dauerhaltung der Arme vor dem Körper ist die Grundlage für fast alle Schulterprobleme.

Was Sie wissen müssen

Das Schultergelenk hat nur wenig knöcherne Führung und wird vor allem durch Muskeln und Faszien stabilisiert.

Es gibt eine Vielzahl von Schulterproblemen, die Betroffene mit Schmerzen quälen. Sie bringen Bewegungseinschränkungen mit sich, die das Leben deutlich belasten können, denn ohne bewegliche Schultern und Arme ist der Alltag schwer zu meistern. Ebenso wie andere Schmerzzustände nehmen auch Schulterschmerzen in der Bevölkerung stetig zu. Ein paar Zahlen: Man schätzt, dass zwischen 7 und 26 Prozent aller Erwachsenen darunter leiden.[75] [76] Bis zu 67 Prozent bekommen mindestens ein Mal in ihrem Leben Schulterschmerzen.[77] Und schon ab einem Alter von 30 Jahren steigt die Zahl Betroffener rapide an.[78]

Damit wir verstehen, was bei Schulterschmerzen passiert, werfen wir am besten kurz einen Blick auf die Schulter und ihre drei Knochen: das Schulterblatt, das Schlüsselbein und den Oberarmknochen. Das Schultergelenk ist im gesunden Zustand äußerst flexibel und besteht eigentlich aus drei verschiedenen Gelenken. Das Hauptgelenk kennen wir alle: Es ist das Kugelgelenk, das Oberarmkopf und die Pfanne, die Teil des Schulterblattes ist, miteinander verbindet. Zwei kleinere sind weniger bekannt. Sie verbinden das Schlüsselbein auf der einen Seite mit dem Schulterblatt (Schultereckgelenk) und auf der anderen Seite mit dem Brustbein (Sternoklavikulargelenk). Wir sehen also: Einen direkten Kontakt der Schulter zur Wirbelsäule gibt es gar nicht. Und doch ist die Schulter ziem-

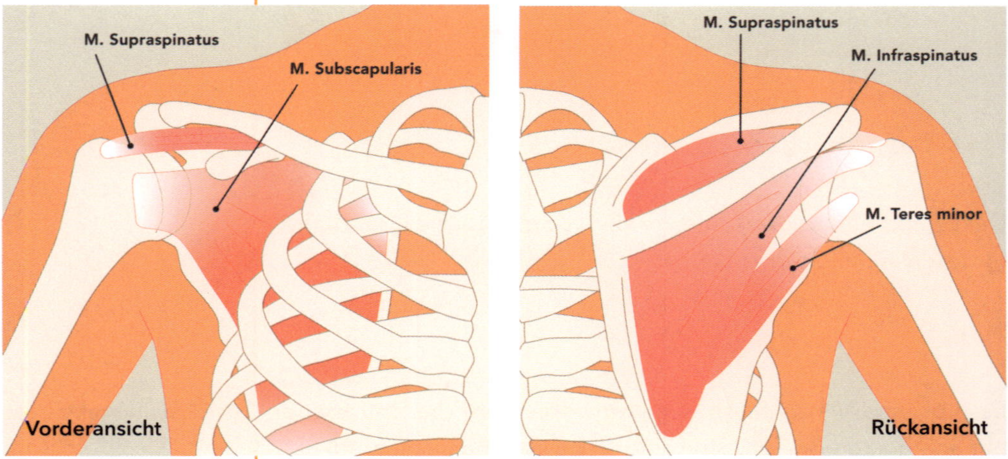

Das Schultergelenk hat einen sehr großen Bewegungsspielraum und daher eine im Vergleich zum Kopf kleine Pfanne. Deswegen müssen Muskeln und Bänder dafür sorgen, dass das Gelenk stabil geführt wird. Der gute Zustand der stabilisierenden Muskeln ist hier besonders wichtig.

lich belastbar. Warum? Weil ihr viele Sehnen und Muskeln Stabilität geben.

Die Rotatorenmanschette, »Schwachstelle« der Schulter

Besonders wichtig ist in diesem Zusammenhang die sogenannte Rotatorenmanschette. Klingt kompliziert, ist es aber nicht. Sie besteht aus Sehnen, die vom Schulterblatt kommen, am Gelenkkopf des Oberarmknochens zusammentreffen und ihn wie eine Kappe fast vollständig umschließen. Aber: Die Sehne des Supraspinatus-Muskels und der vordere Anteil des Infraspinatus-Muskels verlaufen durch eine sehr enge Lücke zwischen Schulterblatt und Oberarmkopf. Zwei weitere Sehnen (die Sehne des Teres-minor-Muskels und die Sehne des Subscapularis-Muskels) kommen bei bestimmten Bewegungen ebenfalls unter das Schulterdach. Und hier gibt's oft Probleme, wie wir gleich sehen werden. Zusätzlich geben der Schulter noch vier weitere Muskeln Halt: der große Brustmuskel, der Trapez- oder Kapuzenmuskel im Rücken, der Deltamuskel, der als größter Schultermuskel direkt auf der Schulter liegt, und der Bizeps, der vom Schulterblatt über den Oberarm zum Unterarm verläuft.

Drei Schmerzsyndrome sind besonders häufig

Die weitaus meisten Menschen, die Schulterschmerzen haben, leiden am Impingement-Syndrom, auch Engpasssyndrom genannt. Der Altersgipfel liegt hier zwischen 50 und 60 Jahren.[79] Die Verengung entsteht durch einen geschwollenen Schleimbeutel (Bursa subacromialis) – vor allem dann, wenn Sie durch das Anheben des Armes den gereizten oder entzündeten Schleimbeutel unter dem Schulterdach einklemmen. Auch die Supraspinatus-Sehne, die zum Supraspinatus-Muskel an der Rückseite der Schulter führt, ist häufig betroffen. Denn auch sie muss sich unter dem Schulterdach zum Oberarmkopf durchdrängeln, das schon von Natur aus eng ist.

An zweiter Stelle steht die Frozen Shoulder oder Schultersteife. Dabei entzündet sich die Gelenkkapsel des Hauptgelenks, verdickt sich und zieht sich so immer strammer ums Gelenk. Dadurch wird es eingeengt und natürlich unbeweglicher. Manchmal wird es sogar völlig steif und »friert ein« – daher der englische Begriff »frozen«. Platz drei schließlich nimmt die Kalkschulter ein, die ab 40 Jahren zunehmend auftritt.[80] Ihr Name ist Programm, denn hier kommt es zu Kalkablagerungen in der Schulter. Genauer: in den Sehnen. Auch hier ist meist die Supraspinatus-Sehne betroffen. Weshalb genau Menschen an einer Kalkschulter erkranken, ist bislang nicht vollkommen geklärt. Es gibt verschiedene Theorien zu den Ursachen der Kalkschulter, die von einer Minderdurchblutung der Sehnen oder einem Zusammenhang mit dem Impingement-Syndrom ausgehen. Des Weiteren vermuten Ärzte, dass möglicherweise vorliegende Stoffwechselstörungen der Sehne, Stoffwechselkrankheiten (zum Beispiel Diabetes mellitus) oder eine bestimmte genetische Veranlagung bei der Bildung von Kalkablagerungen im Schultergelenk eine Rolle spielen.

Schultergelenksarthrosen kommen ab 50 Jahren zwar häufiger vor, sind aber insgesamt eher selten.[81] Wesentlich häufiger sind dagegen die über 160.000 arthroskopischen Schulteroperationen pro Jahr (Arthroskopie = »Schlüssellochtechnik«)[82] sowie 24.000 Operationen pro Jahr zum Einsatz von Schulterprothesen.[83] Und das, obwohl Fachleute eigentlich dazu raten, wenn irgendwie möglich, konservativ zu therapieren.[84]

Was im Alltag passiert

Das Schultergelenk ist das beweglichste Kugelgelenk unseres Körpers. Aber wir machen von seiner ungeheuren Beweglichkeit gar keinen Gebrauch. Achten Sie im Alltag mal auf Ihre Schultern und Arme. Egal, ob wir am Schreibtisch arbeiten, am Esstisch sitzen, an der Werkbank feilen, ob wir an der Patientenliege therapieren oder Auto fahren: Das Schultergelenk befindet sich immer in einem sehr ähnlichen Winkel und muss sich nicht oder kaum bewegen. Und die Arme halten wir fast immer im 45-Grad-Winkel vor dem Körper. Sie sind nach vorne, nach unten und nach innen gerichtet. Dabei sind die Ellenbogen außerdem meist stark gebeugt, oft im 90-Grad-Winkel. Die Arme – und mit ihnen die Schultergelenke – werden fast nie über den Kopf bewegt oder hinter den Körper. Das hat einen drastischen Effekt: Es reduziert den genutzten Bewegungsbereich des Schultergelenks geschätzt auf unter 5 Prozent seiner physiologischen Möglichkeiten. Die Muskeln und Sehnen im Schulterbereich verkürzen, und die Spannung nimmt zu.

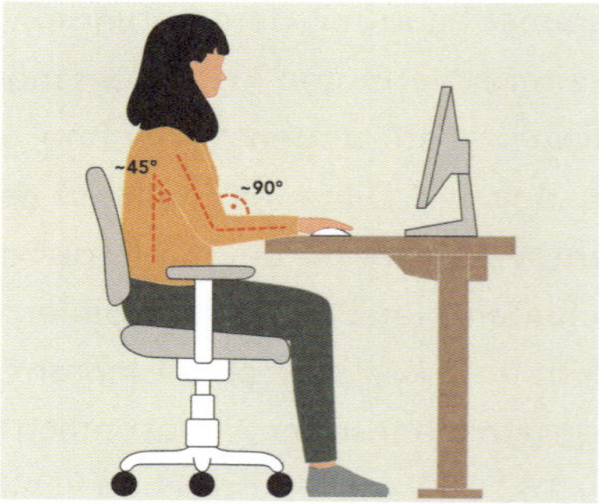

Die Oberarme sind meist etwa 45 Grad nach vorne unten und innen rotiert im Schultergelenk positioniert. Die Ellenbogen etwa 90 Grad gebeugt. Kein Wunder, dass das Schultergelenk »einfriert« und der Bizeps im stets gebeugten Ellenbogen immer mehr verkürzt.

Warum Schmerzen entstehen

Die Medizin liefert für die Frozen Shoulder keine eindeutige Erklärung.

Weil wir die Muskeln und Faszien der Schulter nicht nutzen und durch Bewegung in Form halten, verkürzen sie sich und erhöhen die Spannung im Schultergelenk. Dabei wird der Gelenkkopf des Oberarmknochens zunehmend nach oben gegen das Schulterdach des Schulterblattes gezogen. Die Folge: Die ohnehin enge Lücke zwischen diesen beiden Knochen zieht sich noch weiter zu, wodurch die Sehne des Supraspinatus gehörig unter Druck gerät oder sogar ganz eingeklemmt wird. Der mit Flüssigkeit gefüllte Schleimbeutel zwischen Muskeln, Sehnen und Knochen ebenfalls. Seine schützende Pufferfunktion kann er dann nicht mehr wahrnehmen. Manchmal kommt es jetzt zur Schleimbeutelentzündung, da der Körper den Reparaturmodus einschaltet. Die Schmerzen entstehen an der Schulter – wie im restlichen Körper auch – vor allem, weil die Spannungen zu hoch werden. Gleichzeitig nimmt aber der Verschleiß zu – und eine Arthrose kann sich entwickeln.

Übersäuerung führt zu Kalkablagerungen

Auch durch eine Kalkschulter können Entzündungen entstehen, da der Körper reparieren möchte und die Schleimbeutel anschwellen. Ohnehin schmale Passagen werden weiter eingeengt. Die Symptome ähneln dann dem Impingement-Syndrom. Wir sagen aus unserer Erfahrung: Der Kalk ist nicht der hauptsächliche Auslöser der Schmerzen, sondern eine Begleiterscheinung zunehmend eingeschränkter Beweglichkeit infolge verkürzter Muskeln und Faszien. Wo die Bewegung immer eingeschränkter wird, neigt das Gewebe zur Übersäuerung. Dadurch wird Wasser aus den Faszien gezogen und Kalk eingelagert. Da auch Gefäße und Nerven, vor allem im Nackenbereich, durch verspannte Schultermuskeln eingeengt werden, kommt es übrigens auch öfter zum nächtlichen Fingerkribbeln und zu kalten Händen.

Interessant ist auch: Bei 60 Prozent der Patienten mit einer Frozen Shoulder, die eine Gelenkkapselentzündung entwickeln, ist auch die Supraspinatus-Sehne beteiligt.[85] Wir sehen hier einen Zusammenhang. Die herkömmliche Medizin jedenfalls liefert bis heute keine eindeutige Erklärung, warum eine Frozen Shoulder entsteht. Und warum sie bei Diabetes und Schilddrüsenunterfunktion häufiger auftritt, ist ebenfalls ungeklärt.
Noch ein Tipp: Eine übersäuernde Ernährung kann die Entstehung einer Kalkschulter provozieren und sie noch verstärken, weil dadurch der Stoffwechsel gedrosselt wird. Warum? Zum einen, weil die Wasserbindungsfähigkeit der Faszien nachlässt. Und zum anderen, weil auch die Gefäße zunehmend eingeengt werden, die die Schulter mit Sauerstoff und Nährstoffen versorgen und den Abtransport von Stoffwechselabfallprodukten sicherstellen. Es ist ein sich selbst verstärkender Negativkreislauf.

Was Liebscher & Bracht empfehlen

Schulterprothesen sind oft ähnlich unnötig wie Prothesen für Knie und Hüfte oder Bandscheibenersatz.

Entscheiden Sie sich bitte nicht vorschnell zu einer Operation. Wir empfehlen, alle Optionen auszuschöpfen und zunächst die hier vorgeschlagenen Übungstechniken zu absolvieren oder die Liebscher & Bracht-Therapie auszuprobieren. Es ist beispielsweise für uns überhaupt nicht nachvollziehbar, warum beim Impingement-Syndrom operiert wird. Denn eine Operation löst das Problem – wenn überhaupt – nur vorübergehend,[86] [87] da die zu hohen Spannungen im Alltag wieder zunehmen, weil entsprechende Bewegungsmuster dafür sorgen. Die Lücke ist ja nicht zugewachsen. Vielmehr wird der Gelenkkopf durch die zu hohen Spannungen der Muskeln und Faszien immer weiter nach oben in Richtung Schulterdach (Schulterblatthöhe) gezogen. Für die Schulterprothese gilt dasselbe.

Schultermuskel-Test in Rückenlage

Versuchen Sie im Alltag, Bewegungen zu machen, bei denen die Arme nach oben und hinten bewegt werden. Das trainiert die Schultermuskeln auf Länge und Elastizität. Allerdings muss die Position der Schulter beachtet werden. Sie können das in der Rückenlage testen: Schauen Sie, wie nah zum Boden Sie Ihre Schultern bekommen, wenn Ihre Arme neben dem Körper liegen. Beim Impingement-Syndrom sollten die Brustmuskeln (Pectoralis major und Pectoralis minor) besonders intensiv gedehnt werden, da sie oft besonders verkürzt sind. Achtung: Sind der Brustmuskel Pectoralis minor und der Bizeps stark verkürzt, muss beim Dehnen ein Überlastungsschmerz vom Rabenschnabelbein (Coracoid) des Schulterblattes verhindert werden. Ein solcher Überlastungsschmerz ist im gestreckten Arm als spitzer Schmerz im Bereich des Coracoids spürbar, und zwar noch bevor die Dehnung wirklich eingesetzt hat. In diesem Fall bitte zunächst nur sanft eine Weile mit gebeugtem Ellenbogen dehnen und dann durch abwechselndes Dehnen der Brust mit gestrecktem und gebeugtem Ellenbogen.
Zudem sollte die Universalübung in der Ecke (Seite 344) sollte zum täglichen Übungsprogramm gehören. Und bei den anderen Übungen schauen Sie am besten, welche individuell für Sie wichtig sind, und üben diese dann mehrmals in der Woche.

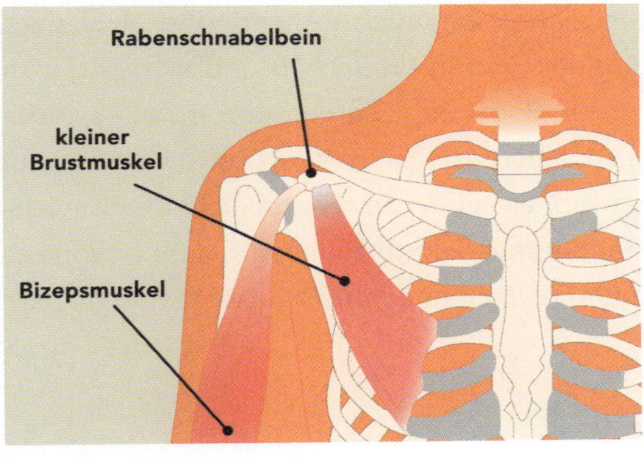

Das Rabenschnabelbein ist ein besonderer Hotspot für unsere Selbsthilfe und Therapie, da es als Übertragungsglied in der Verkürzungskette des kleinen Brustmuskels und des kurzen Bizepskopfes meist überfordert ist.

Schmerzbereich 8: Oberarm – Ellenbogen

Das Wichtigste in einem Satz

Da wir Finger und Hände im Alltag einseitig belasten, leidet auch der Ellenbogen.

Was Sie wissen müssen

Die einseitige Belastung des Ellenbogens führt zu starken Schmerzen im Ellenbogengelenk – dem sogenannten Tennisarm.

Spielen Sie Tennis? Egal, müssen Sie gar nicht. Ein Tennisarm oder Tennisellenbogen kann alle treffen, die den Ellenbogen einseitig belasten, sei es im Sport, in Beruf oder Alltag. Es kommt dabei zu heftigen Schmerzen des Ellenbogengelenks, das die beiden Unterarmknochen Elle und Speiche mit dem Oberarmknochen verbindet. Dabei machen die Sehnenansätze Probleme, weil sie gereizt sind – und zwar die der Streckmuskeln des Unterarms, die dafür sorgen, dass wir Handgelenk und Finger strecken können. Damit Sie im Bild sind: Diese Muskeln sind mit ihren Sehnen etwas oberhalb des Ellenbogengelenks am Oberarmknochen befestigt – genau dort, wo wir den Knochenvorsprung an der Außenseite des Ellenbogengelenks ganz deutlich ertasten können. Darum tut es bei einem Tennisarm dort auch besonders weh. Aber die Schmerzen ziehen oft auch entlang des Muskelverlaufs bis ins Handgelenk und in die Finger und sind sogar manchmal im Ruhezustand spürbar. Die Folgen sind alles andere als alltagstauglich: Leichteste Tätigkeiten, etwa Haare kämmen oder einen Kochtopf anheben, sind dann nicht mehr möglich – oder nur unter äußersten Schmerzen. Jedes Jahr bekommen etwa 9 Prozent aller Deutschen einen Tennisarm.[88]

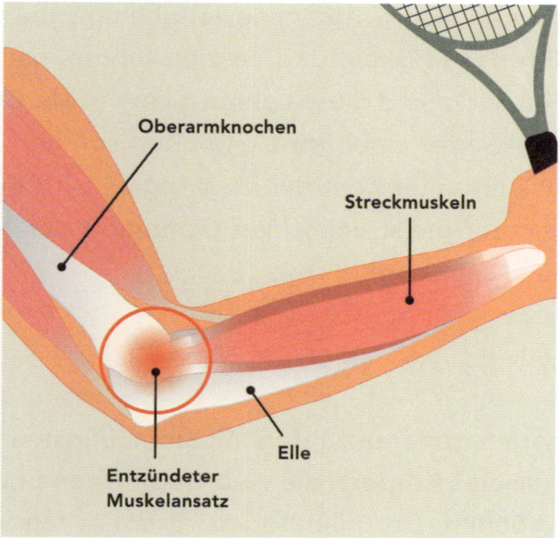

Ein Tennisellenbogen wird dadurch »geheilt«, dass nicht nur die zu hohen Spannungen der Handgelenk-Strecker, sondern auch die der Beuger normalisiert werden.

Die Sehnenansätze sind gereizt

Ähnliche Probleme macht der Golfarm bzw. Golferellenbogen. Hier sind allerdings die Sehnenansätze der Beugemuskeln am Unterarm gereizt, die an der Innenseite des Oberarmknochens ihren Ursprung haben. Auch hier können wir einen kleinen Knochenhöcker ertasten, der dann bei Druck besonders schmerzt. Mit den Muskeln, die hier ansetzen, drehen wir den Unterarm und beugen Handgelenk und Finger. Darum tun auch diese Bewegungen dann oft sehr weh. Sind die Beschwerden erstmal da, ist auch der Golfarm für Alltagstätigkeiten nicht mehr zu gebrauchen. Die Ursachen für Tennis- und Golfarm sind oft dieselben: Weil durch die zu hohen Spannungen die Sehnenansätze dauerhaft überlastet werden, entstehen winzige Risse im Muskel- und Fasziengewebe, meist am Übergang in die Knochenhaut, die sich entzünden können, also repariert werden wollen. Die zu hohen Spannungen führen zum Schmerz – beim Tennisarm außen am Gelenk, beim Golfarm innen.

Die herkömmliche Medizin geht davon aus, dass all diese Schmerzsyndrome die Folge einer Überlastung sind, zumeist ausgelöst durch Sport. Alltagsgewohnheiten, die zu hohen Spannungen der Muskeln und Faszien führen, hat sie dabei eher nicht im Blick. Sind diese Leiden nicht mit Medikamenten, Physiotherapie oder einer Spritze mit Kortison und einem Lokalanästhetikum unter Kontrolle zu bringen, wird Betroffenen leider häufig zur meist unnötigen Operation geraten, insbesondere beim Tennisarm.

Was im Alltag passiert

Die Ellenbogen gehören zu den mit am häufigsten genutzten Gelenken unseres Körpers, die eine Vielzahl von Bewegungen ausführen können. Der Ellenbogen ist dabei tatsächlich das Gelenk, das wir im Alltag noch am ehesten in seinem vollen Bewegungsumfang nutzen, wenn auch lange nicht so vielfältig wie nötig: Die Beugung beim Kämmen der Haare oder beim Essen, die komplette Streckung, wenn wir zum Beispiel eine Einkaufstasche tragen. Die Innenrotation, wenn wir am Computer arbeiten, die Außenrotation, wenn wir einen Teller tragen oder etwas in Empfang nehmen. Das ist unserer Meinung nach auch der Grund dafür, dass es im Ellenbogengelenk fast nie zu einer Arthrose kommt, außer in Folge eines Unfalls. Für uns liegt die Problematik von Tennis- und Golferellenbogen daher vor allem in den nicht genutzten Bewegungswinkeln von Handgelenken und Fingern. Sie sind meist in einer Beugestellung und selten gestreckt oder gar überstreckt.

Warum Schmerzen entstehen

Die Muskeln und Sehnen rund um den Ellenbogen gewährleisten also viele unterschiedliche Bewegungen: Sie sind für Beugung, Streckung und Drehung von Unterarm, Hand und Fingern notwendig. Halten wir jedoch die Handgelenke sowie die Finger fast immer gebeugt, dann verkürzen sich die

Beugemuskeln, weil sie sich im Alltag ja nie lang machen müssen. Das hat natürlich Auswirkungen auf ihre muskulären Gegenspieler – die Streckmuskeln: Hier erhöht sich die Spannung entsprechend, denn sie versuchen, dem Zug der Beuger standzuhalten, und ziehen dagegen an. Und dieser starke Zug wirkt besonders auf die Sehnenansätze an den Knochenvorsprüngen des Ellenbogengelenks. Schon ist der Grundstein gelegt für einen Tennis- oder Golfarm, denn das halten die Sehnen auf Dauer nicht aus. Somit sind der Tennis- und Golfarm weniger ein Problem des Ellenbogens, sondern des Handgelenks und der Finger.

Schmerzen entstehen dann, wenn das Zusammenspiel von Beuge- und Streckmuskel aus dem Gleichgewicht gerät.

Was Liebscher & Bracht empfehlen

Im Alltag sollten möglichst alle Winkel des Ellenbogens und der Handgelenke genutzt werden. Welche Bewegungen führen Sie eher selten aus? Wahrscheinlich die Streckbewegung, oder? Die entsprechenden Übungen sollten Sie daher regelmäßig in den Übungsplan einbauen. Bei Problemen täglich und zur Vorbeugung ein- bis zweimal wöchentlich. Und unbedingt dran denken: immer mal die Schreibtischarbeit unterbrechen, den Ellenbogen strecken sowie die Finger überstrecken. Wir empfehlen eindringlich, vor einer Operation zunächst unsere Übungen oder auch die Therapie zu probieren. Denn bei einer Operation wird nicht nur das entzündete Gewebe des Sehnenansatzes und der Knochenhaut entfernt. Dabei wird häufig auch eine sogenannte Denervierung vorgenommen, eine Durchtrennung der lokalen Nerven. Diese haben zuvor die Schmerzsignale übertragen. Kein Wunder also, dass der Schmerz nicht mehr zu spüren ist. Dadurch aber wird das natürliche Schmerzalarmsystem außer Kraft gesetzt. Die eigentliche Ursache nach unserem Modell, die zu hohe Muskelspannung, wird so allerdings nicht beseitigt. Das heißt: Die Probleme können wieder auftauchen.

Schmerzbereich 9: Unterarm - Handgelenk - Hand

Das Wichtigste in einem Satz

Das übermäßig häufige Beugen des Handgelenks und der Finger im Alltag führt zu Schmerzen, Verkalkungen und Arthrose.

Was Sie wissen müssen

Schmerzzustände der Hand sind oft die Folge einseitiger Belastungen in Beruf und Freizeit.

Hände hoch - und bitte mal kurz innehalten. Kaum jemand macht sich nämlich Gedanken, wie unermesslich viel unsere feingliedrigen »Greifwerkzeuge« ganz selbstverständlich im Alltag für uns leisten. Mit ihren 27 Knochen und den über 30 Muskeln und Sehnen sind Hände und Finger wahre Meister der Feinmotorik. Wie sehr wir sie brauchen, wird uns erst bewusst, wenn sie zu schmerzen beginnen.

Bis zu 10 Prozent der Bevölkerung leiden mindestens einmal in ihrem Leben am Karpaltunnelsyndrom.[89] Was ist das eigentlich? Der Karpaltunnel ist ein Freiraum zwischen den Handwurzelknochen und einem kräftigen Bindegewebsband an der Innenseite des Gelenks. Durch diese Öffnung verläuft neben den Sehnen ein wichtiger Nerv, der Mittelhandnerv, der die Beweglichkeit und Empfindungsfähigkeit der Hand steuert. Beim Karpaltunnelsyndrom ist dieser Nerv komprimiert und eingeklemmt. Die Symptome sind vielfältig, meist zeigen sich Schmerzen und Taubheitsgefühle in der Hand, ein Kribbeln in den ersten drei Fingern und ein deutlicher Kraftverlust.

Auch eine Sehnenscheidenentzündung gehört zu den klassischen Handleiden. Sehnenscheiden sind mit »Gelenkschmiere« gefüllte körpereigene Puffer, die Sehnen schützend umhüllen, wenn sie auf längerer Strecke gleiten müssen - zum Beispiel die Beugesehnen im Bereich des Handgelenks.

Darum schmerzt das Handgelenk, wenn sich die Sehnenscheiden entzünden, zumindest aber sind die betroffenen Sehnen dann sehr druckempfindlich. Beide Erkrankungen werden in der herkömmlichen Medizin häufig auf eine ständige Überbelastung des Handgelenks zurückgeführt, ausgelöst etwa durch Putzen, Gartenarbeit oder das Halten vibrierender Werkzeuge. Die Medizin kennt noch ein weiteres Krankheitsbild, das durch wiederholte, einseitige Belastung entstehen kann: den Mausarm, medizinisch Repetitive-Strain-Injury-Syndrom genannt, kurz RSI-Syndrom. Jetzt wird es bei vielen sicher klick machen. Denn ein Mausarm wird durch das sich ständig wiederholende, unermüdliche Bedienen von Computermaus und Tastatur ausgelöst. Zwei Drittel der »Schreibtischtäter« leiden daran. Immerhin 18 Millionen Büroarbeitsplätze gibt es in Deutschland mit ebenso vielen Händen, die diese immer gleiche Belastung Tag für Tag fast pausenlos ertragen müssen.[90] Das kann – wenn es nicht gezielt ausgeglichen wird – zu sehr unspezifischen Beschwerden führen, die nicht nur den Daumen, sondern auch Hand und Arm, Schulter und Nacken betreffen können. Ein großes Problem für die richtige Behandlung von Betroffenen: Beim Mausarm liefern bildgebende Verfahren oft keine oder wenige Befunde.[91]
Die Technik hat also auch ihre Schattenseiten, wenn wir diese Zusammenhänge mit den Muskeln und Faszien nicht kennen. Das sehen wir auch am sogenannten SMS-Daumen. Hier erleiden die Sehnen des Daumengrundgelenks eine Sehnenscheidenentzündung.

Arthrose, Ganglion und Schnappfinger

Es gibt noch viele weitere Leiden, die den Händen zu schaffen machen. Zum Beispiel das Ganglion, ein mit Gewebeflüssigkeit gefüllter gutartiger »Knoten«, der an Hand- und Fingergelenken auftritt. Er kann entstehen, wenn Flüssigkeit aus dem Gelenk herausgedrückt wird, macht aber nur dann Beschwer-

Der im Vergleich zum Körper kleine Daumen kann große Beschwerden verursachen, probieren Sie unsere Übungen.

den, wenn er auf Nerven, Sehnen oder Muskeln drückt. Oft ist er auch Folge einer Arthrose. Betrifft die Arthrose das Handgelenk und sind alle konservativen und minimalinvasiven Versuche zur Schmerzbehandlung im Sande verlaufen, wird das Gelenk teilweise oder komplett versteift. In der Medizin heißt das Arthrodese.[92] Untersuchungen wiesen eine Komplikationsrate von bis zu 29 Prozent und eine Revisionsrate von bis zu 19 Prozent nach Versteifungen auf. Heißt: Nach jeder dritten Versteifung kommt es danach zu Komplikationen wie Stressfrakturen (Brüchen), Sehnenrissen oder einem Karpaltunnelsyndrom. Und bei fast jeder fünften Operation muss der Patient nach einiger Zeit erneut unters Messer.[93] Die Fingerarthrose betrifft meist ein bestimmtes Fingergelenk. Sie tritt verstärkt schon ab dem 40. Lebensjahr, besonders aber bei Frauen während der Wechseljahre auf.[94] Die häufigste Arthroseform im Bereich der Hand ist die sogenannte Rhizarthrose. Hierbei leidet das Daumensattelgelenk unter großem Verschleiß. Es sitzt am Übergang von der Handinnenfläche zum Daumen. Die Rhizarthrose entsteht hauptsächlich bei Frauen nach dem 50. Lebensjahr. Die Häufigkeit nimmt mit dem Alter jedoch weiter zu: Menschen über 80 Jahre sind mit bis zu 90 Prozent von einer Rhizarthrose betroffen.[95] Zeigen Schienen zur Ruhigstellung, Schmerzmittel oder auch Kortisonspritzen wie so oft nicht den gewünschten dauerhaften Effekt, landet der Daumen schließlich auf dem OP-Tisch. OP-Verfahren gibt es viele: Versteifung, Arthroskopie zur Glättung der Gelenkflächen und zunehmend auch ein künstliches Gelenk (Endoprothese). Für den Daumen werden heute Prothesen verschiedenster Materialien verwendet: Silikon, Keramik, Polyethylen, Pyrocarbon oder Metall. Sie alle haben ihre Vor- und Nachteile, jedoch eine Gemeinsamkeit: Sie können versagen, weil sich das Implantat lockert oder ausrenkt.[96]

Auch ein Schnappfinger und, seltener, ein Schnappdaumen können unangenehm sein und Schmerzen im Finger und in den

Handflächen auslösen. Dabei bleibt der Finger wie gelähmt in einer Position zurück, weil seine Sehne eingeklemmt ist. Beim Öffnen der Faust müssen Betroffene dann beispielsweise viel Kraft aufwenden und manchmal sogar mit der anderen Hand nachhelfen, um einen Finger zurück in die Streckung zu zwingen. Und das passiert dann ruckartig, als Schnappbewegung eben. Auch dieses Handleiden nimmt heutzutage zu, rund 3 Prozent der Bevölkerung sind betroffen.[97] Etwas seltener kommt Morbus Dupuytren vor, eine gutartige, knotige Wucherung der Sehnen in der Handfläche. Dadurch verkürzen sie sich, sodass sich die Finger Betroffener zur Handfläche hin beugen und nur noch schwer oder gar nicht mehr gestreckt werden können.

Was im Alltag passiert

Es ist bei der Hand wie bei anderen Gelenken auch: Wir belasten Hände und Finger einseitig und rufen nicht das ganze Bewegungsspektrum ab, das sie mit ihren Muskeln und Sehnen zu bieten haben. Beobachten Sie es mal bei sich selbst: Ihre Hand- und Fingerhaltung verharrt bei den Alltagstätigkeiten immer in einem ähnlichen Winkel, ob Sie an Schreibtisch, Werkbank oder Esstisch sitzen, ob Sie auf der Tastatur tippen, ob Sie feilen oder essen. Immer sind die Handgelenke und Finger mehr oder weniger gebeugt, nur selten gestreckt oder gar überstreckt. Oft wiederholen wir immer und immer wieder dieselben Bewegungen, etwa mit der Computermaus. Dass auch bei Büroarbeit erhebliche Kräfte wirken, zeigt folgendes Beispiel: Berechnet man etwa 7 Gramm Kraftaufwand pro Anschlag auf der Tastatur, dann bewegen Computerarbeiter nach nur zwei Wochen aufsummiert 1 bis 2 Tonnen an Gewicht. Das führt zu Kontraktionen in allen beteiligten Muskeln, die sich auch aufsummieren, sodass es bei ihnen zu dauerhaft überhöhten Anspannungen kommt. Vorbeugung ist für Finger und Hände daher noch wichtiger als für andere Körperbereiche.

Unsere zierlichen Finger können in zwei Wochen 1 bis 2 Tonnen bewegen.

Warum Schmerzen entstehen

Verspannungen drosseln den Stoffwechsel, Ablagerungen und Verkalkungen entstehen.

Durch permanentes Beugen der Finger und Handgelenke, manchmal über einen ganzen Arbeitstag hinweg, verkürzen sich alle beteiligten Beugemuskeln. Ihre Gegenspieler, die Strecker von Handgelenken und Fingern, müssen dem standhalten und eine Gegenspannung aufbauen, damit die Hand mit ihren Fingern nicht noch mehr in eine Beugehaltung gerät, die uns im Alltag behindern würde. Diese überhöhten Zugspannungen zwischen den Beugern und Streckern reizen die Sehnen und Muskeln, die an den Gelenken ansetzen, und führen zu den beschriebenen Schmerzzuständen in Händen und Fingern. Klar wird auch, warum es so oft den Daumen trifft: weil er als der einzige »Gegengreifer« besonders viele Anreize zur Verkürzung bekommt.

Bei Krankheitsbildern wie Schnappfinger oder Morbus Dupuytren führen fehlende oder einseitige Bewegung ebenfalls zu einer erhöhten Spannung. Dadurch können sich die Sehnen verdicken, Knötchen bilden sich, und die Elastizität der Ringbänder kann nachlassen.[98] [99] Da die Sehnen sowieso schon zu sehr gespannt sind, bleiben sie an den kleinen Ringbändern hängen. Senken wir die Spannung, dann rutschen sie viel leichter durch. Wenn der Stoffwechsel sich dann immer mehr normalisiert, kann auch der Kalk wieder abgebaut werden. Was wir bei anderen Gelenken beschreiben können, trifft auch hier zu: Die hohe Gewebespannung beengt die versorgenden Blutgefäße, sodass der Stoffwechsel des Bereiches gedrosselt wird und Kalzium sich einlagern kann. Außerdem werden die Knochen der beteiligten Gelenke mehr zusammengezogen, sodass es eher zu Reibung und Verschleiß kommt.

Was Liebscher & Bracht empfehlen

Operationen könnten häufig vermieden werden.

Ausgleichen, ausgleichen, ausgleichen! Gerne auch im Wechsel mit den Bewegungen, die zur Verkürzung führen. Klavierspielen ist beispielsweise eine ideale Übung. Denn geschickte Spieler holen immer wieder aus, werfen ihre Finger in die Überstreckung und wirken dabei den Verkürzungen der Beuger direkt entgegen. Wer weniger virtuos begabt ist, kann diesen Trainingseffekt aber auch mit den Handgelenks- und Fingerübungen von Liebscher & Bracht erzielen. Sie sollten vorbeugend mindestens zwei bis drei Mal, im akuten Fall sechs Mal wöchentlich ausgeführt werden.
Sind bereits kalziumhaltige Knötchen in den Sehnen vorhanden, zeigt unsere Therapie ebenfalls gute Effekte. Denn interessanterweise rutschen diese Knötchen, die sich ja nicht spontan zurückbilden können, durch Osteopressur und die Liebscher & Bracht Übungen® offenbar leichter durchs Gewebe, sodass die Sehnen nicht mehr hängen bleiben.

Der Körper ist im Modus der Dauerreparatur

Noch ein Wort zum Karpaltunnelsyndrom. Von einer voreiligen Operation raten wir unbedingt ab.[100] Derzeit werden noch viele Operationen durchgeführt, obwohl die medizinische Forschung sich mittlerweile mehr dafür ausspricht, ein Karpaltunnelsyndrom konservativ, also ohne Operation, zu behandeln. Bei dem Eingriff wird Gewebe aufgeschnitten, damit der Platz im Karpaltunnel ausreicht und der Durchlass für die Sehne nicht zu klein ist.[101] Aber die Frage ist doch, warum es im Tunnel unter dem Bindegewebsband überhaupt zu eng wird. Der Grund ist oft, dass das Gewebe dort durch die ständige Reizung der Sehnen angeschwollen und entzündet ist. Und das nicht, weil diese Entzündung ein chronischer Prozess im Sinne einer Krankheit ist, sondern weil die Zugspannungen auf den Sehnen viel zu hoch sind und deswegen andauernd Reparaturprozesse laufen. Dadurch entstehen Mikrorisse, die der Körper reparieren will. Es sammelt sich dort Flüssigkeit an, die Nährstoffe und Immunzellen an- und Abfallstoffe abtransportieren soll und die die Schwellung zusätzlich fördert. Und dadurch wird der dort verlaufende Mittelhandnerv eingeklemmt. Durch das operative Zerschneiden des Bändchens wird zwar der nötige Platz geschaffen, sodass die Beschwerden zunächst nachlassen. Aber damit ist ja das Problem der chronischen Reparatur der überbeanspruchten Sehnen nicht gelöst. Die Ursache des Entzündungsprozesses und der Schwellung bleibt unberücksichtigt. Und die Funktion des Bandes, das die Sehnen führt, geht verloren. Werden die zu hohen Spannungen durch unsere Übungen gemindert, können die Reparaturen fertiggestellt werden, und die Schwellung klingt ab. Unter dem Bändchen ist wieder mehr Platz, der Nerv wird nicht mehr komprimiert, und das Kribbeln sowie die Schmerzen verschwinden. Dies ist die natürliche Heilung des Karpaltunnelsyndroms.

Schmerzbereich 10: Becken – Gesäß – Hüfte

Das Wichtigste in einem Satz

Unausgeglichenes Sitzen, Gehen und Stehen schaden Lendenwirbelsäule, Kreuzdarmbein- und Hüftgelenken sowie dem Ischiasnerv.

Was Sie wissen müssen

Wir kennen es vermutlich alle aus unserem Bekanntenkreis: Wer von Hüftbeschwerden spricht, tut dies meist im Zusammenhang mit anstehenden Operationen. Und das ist kein Wunder, denn die Hüfte ist tatsächlich das Gelenk, das am häufigsten künstlich ersetzt wird, gefolgt vom Knie. Meist aufgrund einer Arthrose. 2019 wurden in Deutschland rund 240.000 Hüftprothesen eingesetzt.[102] Damit ist Deutschland europäischer Spitzenreiter, dicht gefolgt von der Schweiz und von Österreich. Seit Jahren steigt diese Zahl so gut wie in allen Ländern an.[103]

Hüftgelenksschmerzen ziehen häufig in die Leistengegend und beeinträchtigen die Bewegung des Beines. Sie machen sich aber auch oft im unteren Rücken bemerkbar. Es gibt eigentlich kaum Beschwerden an der Hüfte ohne gleichzeitige Probleme im Bereich der Lendenwirbelsäule – was übrigens auch umgekehrt gilt. Denn in vielen Fällen sind die Kreuzdarmbeingelenke (Iliosakralgelenke, kurz ISG), die das Becken mit der Lendenwirbelsäule verbinden, am Schmerz beteiligt.

Viele Arthrosepatienten sind beschwerdefrei. Das ist ein klares Indiz dafür, dass muskulär-fasziale Verspannungen die Schmerzen verursachen können.

Hüft- und Gesäßschmerzen kommen oft im Doppelpack

Muskeln, Faszien und Nerven im Bereich von Hüfte und Lende sind untrennbar miteinander verbunden. Genau aus diesem Grund haben auch so viele Menschen mit Hüftproblemen gleichzeitig brennende Gesäßschmerzen, die in die Beine hineinziehen. Sie rühren vom Ischiasnerv her, der Beine, Gesäß und Hüfte versorgt.

Auch eine Hüftgelenksarthrose (Coxarthrose) kann gleichzeitig entstanden sein. Bei etwa 5 Prozent der über 60-Jährigen in Deutschland sind die Gelenkknorpel an Hüftkopf und Hüftpfanne, der Kontaktstelle zwischen Oberschenkelknochen und Hüfte, abgenutzt.[104] Interessant: Ein solcher Verschleiß zeigt sich in der medizinischen Bildgebung aber bei deutlich mehr Menschen – die beschwerdefrei sind.[105] Das ist wieder ein starkes Indiz dafür, dass es oft nicht die Arthrose ist, die die Schmerzen verursack könnent, sondern die zu hohen Spannungen der Muskeln und Faszien.

Hüftschmerzen und damit einhergehende Bewegungseinschränkungen nehmen mit dem Alter zu. Denn lebensstilbedingte Haltungsfehler haben mit der Zeit eben Folgen: Sie zwingen uns immer mehr in eine gebeugte Körperhaltung. Warum das so ist, haben wir in den vorangehenden Abschnitten eingehend erläutert. Fakt ist: Je älter ein Mensch ist, desto stärker ist häufig auch seine Beugung nach vorne. Warum? Weil die Verkürzungen der die Hüfte und den Rumpf beugenden Muskeln und Faszien mehr Zeit hatten, sich auszuprägen.

Was im Alltag passiert

Hier gibt es gar nicht viel zu sagen, weil es bei der Hüfte besonders offensichtlich ist. Obwohl sie als Kugelgelenk sehr beweglich ist, nehmen wir Menschen im Alltag 90 Prozent der möglichen Winkel, sprich Bewegungsrichtungen der Hüfte selten oder gar nicht ein. Wir könnten unser Bein kreisen

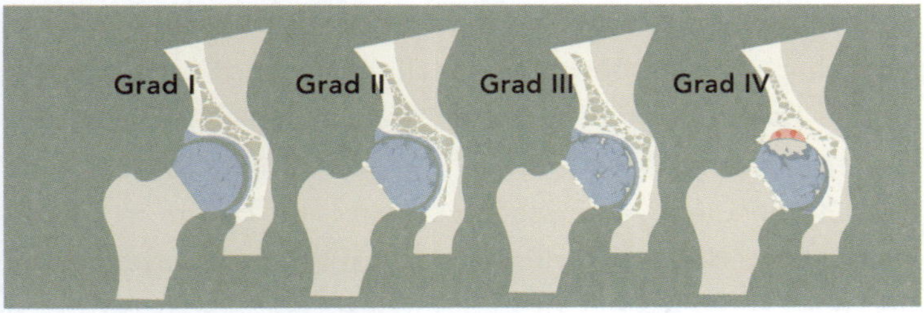

Die vier verschiedenen Arthrosestadien: Von Grad I links, dem gesunden Gelenk, bis Grad IV rechts, bei dem die Knorpel vollständig zerstört sind und sogar der Knochen schon angegriffen ist.

lassen und zu allen Seiten ausstrecken sowie nach innen und außen drehen. Aber wir tun es nicht. Denn meistens sitzen wir. Oder wir laufen. Oder wir stehen. Und darum nutzen wir die Muskeln und Faszien sehr einseitig. Hinzu kommt: Nachts schlafen die meisten von uns auch noch in Seitenlange mit zumindest einem angewinkelten Bein. Heißt: Wir »sitzen« von unserer Körperhaltung her auch im Schlaf. Das ist nicht gut, denn die ohnehin schon gravierende Verkürzung der hüftbeugenden Muskeln wird so noch einmal erhöht.
Auch der Rollator, den viele Senioren brauchen, unterstützt weiter, was wir uns im Laufe unseres Lebens zunehmend aneignen: eine gebeugte Körperhaltung. Schauen Sie sich an, wie sich ältere Menschen bewegen und in welcher Position sie gehen. Dann können Sie die zerstörenden Kräfte, die dabei auch auf die Hüfte wirken, optisch direkt nachvollziehen.

Warum Schmerzen entstehen

Vor allem das Sitzen im 90-Grad-Winkel steht bei den Fehlentwicklungen unserer Körperhaltung signifikant im Vordergrund. Wir beschränken uns hier auf ein paar wichtige Muskeln und Schwachstellen, um klarzumachen, wie stark Gelenke, Muskeln und Faszien im Bereich der Hüfte zusammenwirken – und Schmerzen verursachen können.
Alle Muskeln, die Beine und Körper vorne zueinander ziehen, sind bei den meisten Menschen stark verkürzt. Beispiele: der

Hüftbeuger, der das Bein nach oben zieht, der vordere Bauchmuskel, der den Oberkörper nach vorn beugt (und uns bei gutem Training einen Waschbrettbauch beschert), und der vordere Oberschenkelmuskel, der das Kniegelenk streckt. Ihre Gegenspieler, die Gesäßmuskeln, sind darum in Dauerkontraktion, denn sie müssen fortwährend dagegenhalten. Und das kann schmerzhaft werden. Besonders dann, wenn die verhärteten Po-Muskeln den Ischiasnerv einengen, der am unteren Ende der Wirbelsäule aus dem Rückenmark heraustritt und in die Beine läuft. Ein Muskel dreht dabei ganz besonders häufig an der Schmerzschraube: der birnenförmige Piriformis-Muskel, der für die Außenrotation der Hüfte zuständig ist und unter dem großen Gesäßmuskel liegt. Denn er verläuft direkt oberhalb des Ischiasnervs.

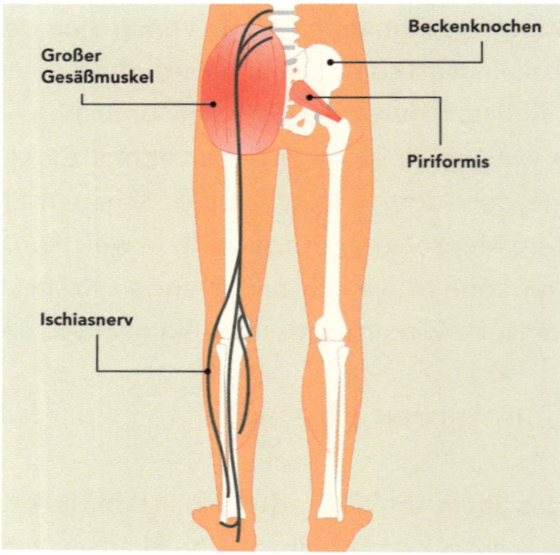

Zwischen dem tiefliegenden Piriformis und dem Beckenknochen kann der Ischias »eingeklemmt« und dadurch seine Funktion eingeschränkt werden.

Eingeengte Ischiasnerven schmerzen von Po bis Fuß

Engpässe, die den Ischiasnerv reizen, können übrigens überall entlang seines Verlaufes bis hinunter zum Fuß entstehen und für Schmerzen sorgen. Darum möchten wir hier gleich etwas aufklären, das unserer Erfahrung nach ein Missverständnis ist: Ischiasschmerzen, die ausschließlich in den Fuß ziehen, werden selten durch eine Kompression der Nervenwurzel im Bereich der unteren Wirbelsäule verursacht. Der Ischiasnerv ist lang und kann an vielen Stellen beeinträchtigt werden. Die Nervenwurzeln liegen an der unteren Lendenwirbelsäule (LWS). Wenn dort Verengungen auftreten, kann der Nerv gereizt werden. Oft kommen Verengungen und Druck aber durch Spannungen in der Muskel-Faszien-Struktur von Gesäß, hinterem Oberschenkel und hinunter bis zum Fuß zustande. Das führt dann zu Schmerzen und Funktionseinschränkungen. Auch »eingeschlafene« Zehen und eine Fußheberschwäche können auf diese Weise ausgelöst werden. Nicht umsonst empfehlen Ärzte deshalb Bewegung bei Ischiasschmerzen.[106] [107] [108]

Die Oberschenkelmuskeln, die die Streckstellung des Kniegelenks beim Gehen und Laufen stabilisieren, stehen meist ebenso unter Hochspannung und sind völlig verhärtet. Das baut erhebliche Bewegungseinschränkungen auf. Kurz gesagt: Das Hüftgelenk steht von allen Seiten ständig unter Spannung – und das auch noch völlig unbemerkt, denn diese Prozesse verlaufen oft ohne allzu große Schmerzentwicklung. Der Verschleiß des Gelenks wird ganz allmählich verursacht, weil das unflexible Muskel-Faszien-Gewebe den Gelenkkopf immer mehr in die Gelenkpfanne zieht und hier für Reibung sorgt.

Was Liebscher & Bracht empfehlen

Offenbar etabliert sich in den Köpfen immer mehr die Vorstellung, alte Menschen bräuchten irgendwann zwangsläufig eine neue Hüfte. Dem ist aber nicht so. Unser Rat ist daher: Entscheiden Sie sich bei einer schmerzhaften Hüfte, bei der auch gleichzeitig eine Arthrose vorliegt, nicht vorschnell für eine

Wenn Muskeln und Faszien gelockert werden, verschwinden meist die Schmerzen. Eine Prothese schafft das oft nicht.

Operation. Ärztliche Leitlinien zur Hüftarthrose sehen das auch so. Unserer Erfahrung nach sind die Schmerzen mit unseren Übungen in den allermeisten Fällen leicht unter Kontrolle zu bekommen, weil sich Muskeln und Faszien lockern und damit die Schmerzursache behoben wird. Eine Prothese schafft das oft nicht. Höchstens vorübergehend, weil die Narkose bei der Operation die Muskeln eine Zeitlang in der Spannung mindern kann.[109] [110] Bedenken Sie: Es gibt viele Arthrosepatienten, die völlig schmerzfrei sind.[111] Daher kann es doch allein am Verschleiß nicht liegen.

Nur selten ist eine Hüftgelenksprothese unumgänglich

Eine solche Operation ist kein Spaziergang. Sie birgt zahlreiche Risiken, weil sie ein massiver Eingriff in den menschlichen Körper ist, bei dem Knochen, Muskeln und Faszien zerschnitten, zersägt und gefräst werden. In Kapitel 1 haben wir ausführlich beschrieben, warum wir bei Prothesenoperationen zur Vorsicht raten. Bei Brüchen der Hüftpfanne oder des Oberschenkelhalses sind solche Operationen natürlich unverzichtbar. Auch Operierte sollten nach Absprache mit ihrem Arzt unsere Übungen absolvieren, um ihre Muskeln und Faszien wieder elastisch zu machen, sonst treten die Schmerzen mit hoher Wahrscheinlichkeit bald wieder auf.

Es gibt spezielle Übungen von uns für Menschen, die am Rollator laufen. Denn auch sie können sich von den Überspannungen – und den Schmerzen – befreien. Entspanntes Gewebe bringt außerdem den Vorteil mit sich, dass sich Blutversorgung und Stoffwechsel verbessern. Und das wirkt heilsam. Warum? Weil eine optimale Versorgung des Gewebes mit Immunzellen und Nährstoffen Entzündungen entgegenwirkt und die »Müllabfuhr« der Zellen auf Trab bringt.

Schmerzbereich 11: Oberschenkel - Knie

Das Wichtigste in einem Satz

Die zu hohe Spannung des Kniestreckers und der Wadenmuskeln geht zu Lasten der Kniegelenke.

Was Sie wissen müssen

Das Kniegelenk rangiert ganz vorne in der »Hitliste« der Gelenke, die am häufigsten geschädigt sind oder Schmerzen verursachen. In Deutschland werden jährlich rund 180.000 Kniegelenksprothesen eingesetzt.[112] Die oft starken Bewegungseinschränkungen, die ältere Menschen beim Gehen haben, werden gerne auf das Alter geschoben. Sie haben jedoch nur indirekt damit zu tun. Denn es geht auch anders, wie uns 80-, 90- und 100-Jährige mit gesunden Knien beweisen. Dennoch können sich heutzutage viele ältere Menschen gar nicht mehr auf den Boden setzen und haben Probleme beim Aufstehen, auch vom Stuhl. Rollatoren, Gehhilfen und Rollstühle scheinen im Alter normal zu sein.

Gelenkknorpel sind keine Autoreifen

Verschleiß ist kein Schicksal, und der Knorpel kann sich unter den richtigen Bedingungen regenerieren.

Fatalerweise gehen wir offenbar davon aus, Kniegelenke seien wie Radlager am Auto, die mit der Zeit nun einmal kaputtgehen. Ärzte und Therapeuten nutzen ganz bewusst entsprechende Vergleiche, um ihren Patienten die vermeintliche Ursache ihrer Knieschmerzen zu erklären. Da ist dann gerne die Rede von »abgefahrenen Reifen«, die eben nach einer gewissen »Laufleistung« ersetzt werden müssten. Dahinter steckt unserer Erfahrung nach aber ein großes Missverständnis.
Um was geht es? Erstens, so glauben wir: Gelenkknorpel verschleißen nicht zwangsläufig. Und zweitens: Gelenkknorpel

können sich wieder aufbauen. Die jüngere Forschung scheint unsere Sichtweise, bei aller gebotenen Vorsicht, allmählich zu bestätigen. Mehr dazu in Kapitel 1.

Die 4 Stadien der Arthrose im Kniegelenk.

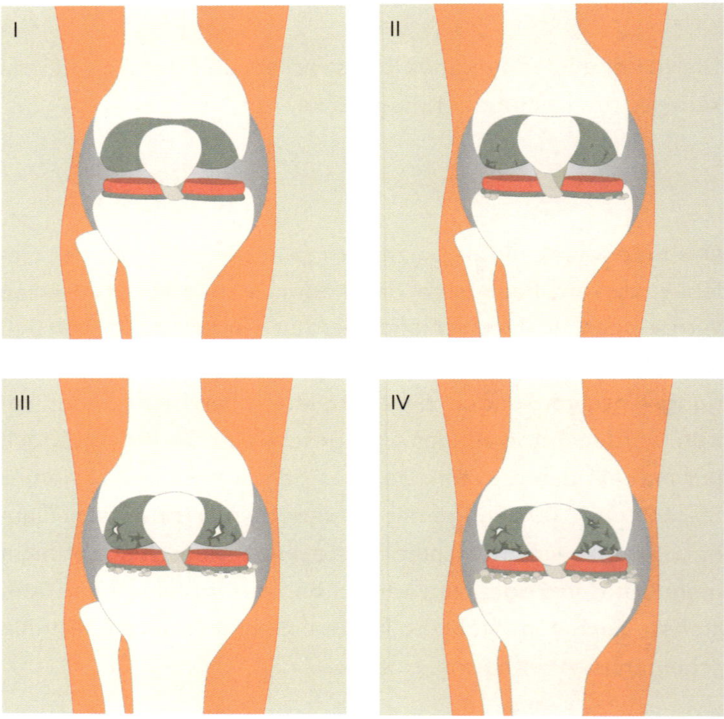

Was im Alltag passiert

Unsere Lebensweise lässt die Oberschenkelstrecker verkürzen.

Unsere Knie haben es nicht leicht. Sie werden im Alltag stark belastet, allerdings leider auf sehr einseitige Weise. Denn dieses Gelenk ist vorwiegend beim Laufen, Gehen und Sitzen im Einsatz. Beim Laufen und Gehen ist das Knie ständig annähernd durchgestreckt. Da die meisten von uns kaum jemals in die Knie gehen – wer macht im Alltag schon Kniebeugen oder sitzt in der Hocke? –, haben die Oberschenkelstrecker wenig

zu tun und verkürzen sich. Folglich kommt es zu einer erhöhten Spannung der Oberschenkelmuskulatur.
Im Sitzen dagegen befindet sich das Knie dauerhaft in einer 90-Grad-Position. Dadurch verkürzen sich vor allem die großen Wadenmuskeln. Besonders Sportler können von diesen Verkürzungen betroffen sein, beispielsweise Fußballer, Basketballer und Tennisspieler, weil sie auch noch springen und die Vorfüße belasten. Das lässt Oberschenkel- und Wadenmuskeln gleichermaßen verkürzen, weil beide in der jeweils kurzen Position Kraft entfalten müssen – ein gutes Beispiel übrigens für verkürzendes Krafttraining. Wenn nämlich durch (einseitiges) Krafttraining nur bestimmte Muskeln, die an einem Gelenk beteiligt sind, gekräftigt werden, kann das den Muskeltonus zusätzlich erhöhen.
Die Knie der Menschen in fernöstlichen Ländern haben es etwas leichter. Der dort verbreitete Fersensitz beim Essen am niedrigen Tisch mindert dieses Problem. Dabei liegen die Schienbeine dem Boden an, und der Po »sitzt« auf den Fersen. Zumindest die Oberschenkelmuskeln bleiben so elastisch und behalten ihre natürliche Länge.

Warum Schmerzen entstehen

Die Verkürzung der Oberschenkelmuskeln führt zum Beispiel dazu, dass schon Menschen mittleren Alters, die in Bauchlage liegen, oft kaum noch ihre Ferse zum Gesäß ziehen können. Probieren Sie das mal aus! Besonders aber leidet das Knie. Denn die verkürzten Muskeln im Bein ziehen aus unterschiedlicher Richtung: Die Oberschenkelstrecker ziehen von oben, die Wadenmuskeln von unten. Unter diesem hohen Druck werden Ober- und Unterschenkelknochen immer näher zueinandergezogen. Folge: Der Gelenkknorpel wird eingeengt, beschädigt und stirbt allmählich ab. Arthrose entsteht. Es können dadurch aber auch die Menisken zerstört werden, die

Die Kreuzbänder im Knie sind bei hohen Spannungen besonders verletzungsanfällig.

Knorpelscheiben zwischen Ober- und Unterschenkelknochen. Oder es kommt zu Rissen und Ablösungen von Knochen- und Knorpelteilchen, sodass das Gelenk blockiert.
Und bei einem besonders stark ziehenden Oberschenkelmuskel kann es sogar passieren, dass die Kniescheibe bei bestimmten Kniewinkeln herausspringt und schmerzhaft wieder eingerenkt werden muss. Auch die Kreuzbänder sind viel verletzungsanfälliger, wenn die Spannungen überhöht sind. Zu häufiges Sitzen, Laufen und Stehen und die damit einhergehende Verkürzung der Muskeln und Faszien hat aber noch viele weitere Folgen. So kann sich der Druck der Flüssigkeit im Gelenk übermäßig erhöhen. Der Körper kann dann eine sogenannte Bakerzyste im Kniegelenk bilden, die an sich harmlos ist, aber starke Schmerzen auslösen kann. Hinten am Kniegelenk ist die Kapsel am schwächsten, weshalb es bei einer Bakerzyste dort zu einer Ausstülpung kommt. Sie können sich das vorstellen wie bei einem kleinen Luftballon. Halten Sie ihn in der Hand und machen dann eine Faust, ragt zwischen den Fingern an irgendeiner Stelle ein Bläschen des Luftballons heraus. Wir vermuten, dass darüber hinaus auch »verfilztes« Fasziengewebe bei der Entstehung einer Bakerzyste eine Rolle spielt.
Auch beim Restless-Legs-Syndrom (RLS), bei dem Betroffene unter Bewegungsunruhe und Missempfindungen in den Beinen leiden, kann die Ursache neben vielen anderen in überspannten Muskeln und Faszien liegen, die sich abends und nachts durch nervöse Zuckungen »entladen« wollen, um Entspannung zu finden.
Und schließlich kann es durch das überspannte Gewebe auch zum Lymphstau mit geschwollenen Beinen kommen, weil die Lymphgefäße abgedrückt oder zumindest eingeengt werden. Das alles braucht keiner. Die gute Nachricht: Es ist nie zu spät, in Bewegung zu kommen und etwas dagegen zu tun.

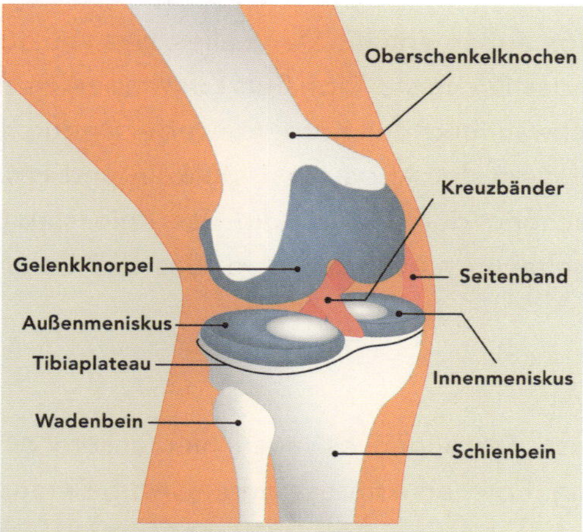

Rechtes Kniegelenk

Das Kniegelenk ist ein untypisches, kompliziert aufgebautes Gelenk, dennoch mit unserer Therapie und Selbsthilfe vergleichsweise einfach zu therapieren.

Was Liebscher & Bracht empfehlen

Bringen Sie Ihre Beine in Schwung! Fordern Sie von ihnen Bewegungen ein, die sie im Alltag nicht gewohnt sind. Der Fersensitz und die tiefe Hocke sollten zum täglichen Übungsprogramm gehören und auch ab und zu zwischendurch auf dem Programm stehen, wenn gerade Zeit ist. Am besten auch immer mal wieder probieren, mit den Händen den Boden zu berühren, während die Knie durchgestreckt sind.

Übungen können Risikosportler vor Verletzungen schützen

Für alle, die Risikosportarten wie Fußball, Skifahren oder Kampfkunst lieben, gilt: regelmäßig mit den Liebscher & Bracht Übungen® den Muskelverkürzungen entgegenwirken und damit Verletzungen vorbeugen. Wichtig ist auch, Orthesen, also Schienen, Bandagen oder andere stützende Hilfsmittel fürs Knie nur bei akuten Verletzungen anzulegen, wenn die Stützfunktion unbedingt erforderlich ist. Wann immer möglich empfehlen wir, sich langsam und bewusst zu bewegen, damit alle Hilfe von außen entfällt. Denn alles, was von außen stützt, und sei es das leichteste Tape, führt unweigerlich zum Abbau und zur Schwächung der Körpergewebe. Dadurch droht auf Dauer vor allem der Abbau von Muskeln und Faszien sowie die Schwächung der Bänder, die das Knie stabilisieren. Es ist ein regelrechtes Abbautraining, das die Gelenke massiv schwächt.

Knorpelglättungen bringen nichts

Wenn Sie gezielt unsere Übungen einsetzen, haben Sie eine super Chance, auch ohne Operation wieder ein voll funktionsfähiges Knie zu erhalten.

Zum Schluss, Sie ahnen es, auch hier unsere eindringliche Empfehlung: Egal, ob Arthrose oder sonstige Knieschmerzen: Üben Sie nach der Liebscher & Bracht-Methode. Damit lassen sich die Beschwerden im besten Fall auflösen. Eine Operation ist in vielen Fällen nicht notwendig, eine Knieprothese allein aufgrund von Arthrose oder Arthroseschmerzen ebenso wenig. Unserer Erfahrung nach muss auch kein Kreuzbandriss aufgrund von Schmerzen unbedingt operiert werden. Es empfiehlt sich zunächst immer der Versuch mit einer konservativen Behandlung. Und auch eine Kniespiegelung, bei der eine sogenannte Knorpelglättung vorgenommen wird, also gelöste Knorpelteile entfernt werden, ist nicht sinnvoll und bringt keine Verbesserungen, wie Studien belegen.[113] Deswegen zahlen Krankenkassen diesen Eingriff auch nicht mehr, wenn die Arthrose nicht nur durch Traumata, akute Gelenkblockaden oder Meniskusschäden verursacht wurde.[114] Vertrauen Sie darauf, dass Ihr Körper auch Knorpelrisse und andere Schädigungen wieder reparieren kann, wenn die nötigen Voraussetzungen dafür wieder hergestellt werden – die Normalisierung der zu hohen Spannungen. Nur wenn sich abgerissene Meniskusteile verklemmen und das Gelenk blockieren, sollte man – falls die Liebscher & Bracht-Therapie keinen Erfolg zeigt – eine Operation in Erwägung ziehen, um die blockierenden Teile zu entfernen.

Schmerzbereich 12: Unterschenkel - Fußgelenk - Fuß

Das Wichtigste in einem Satz

Die völlig überspannten Muskeln des Unterschenkels führen bei vielen Menschen zu Schmerzen vom Knie bis in den Fuß.

Was Sie wissen müssen

Ganz zum Schluss geht's um die Füße, ihre Gelenke und alle Muskeln und Faszien, die hier wichtig sind. Die Probleme, die sie machen, sind sehr weit verbreitet. Hier ein kleiner Streifzug: Wadenkrämpfe kennen sicher alle. Aus dem Nichts heraus »beißen« sich die höllischen Schmerzen in die Muskulatur und schrecken uns auf, meist nachts. Dann ist man erstmal hellwach – und Partner oder Partnerin auch. Rund 40 Prozent der Erwachsenen sind regelmäßig von Wadenkrämpfen betroffen, vor allem Ältere. Was viele nicht wissen: Wadenkrämpfe sind häufige Begleiterscheinungen von Krampfadern, können aber auch dazu beitragen, dass sie entstehen.[115 116]

Von Bänderriss bis Ballenzeh: die Leiden der Füße

Auch Achillessehnenreizungen und -abrisse kommen oft vor, vor allem unter Sportlern, die viel laufen, also Jogger, Fußballer oder Tennisspieler. Kein Wunder, denn diese Sehne verbindet die Wadenmuskulatur mit dem Fersenbein – das ist der hintere Fußknochen – und wird daher gerade beim Laufen besonders beansprucht. Sie drückt uns vom Boden ab und muss dabei ein Vielfaches unseres Körpergewichts tragen. Auch wenn die Achillessehne die stärkste Sehne im menschlichen Körper ist, macht sie trotzdem manchmal schlapp, »meldet«

Beim Joggerschienbein kann es durch die dauerhafte Fehlbelastung sogar zum Überlastungsbruch kommen.

sich mit Schmerzen oder entzündet sich. Im schlimmsten Fall kommt es zum Abriss.

Auch Schienbeinschmerzen sind bei Läufern nicht selten. Ernst wird es, wenn es sich um das Schienbeinkantensyndrom handelt, umgangssprachlich Joggerschienbein genannt. Dabei kommt es durch Überbelastung zur Reizung der Knochenhaut und zu Mikroverletzungen von Muskeln, Faszien und auch Knochen sowie gegebenenfalls zu Entzündungen.

Aber auch so manche Nichtsportler kennen Fußprobleme, oft schon von Kindesbeinen an, wenn erstmals Einlagen für die Schuhe verschrieben wurden, weil der Arzt einen Senk-, Spreiz- oder Knickfuß diagnostiziert hat. Heißt: Die Wölbung unterm Fuß liegt platt auf dem Boden auf (daher wird der Senkfuß auch Plattfuß genannt), die Ferse knickt zur Seite ein, oder die Mittelfußknochen weichen auseinander, und die Zehen sind sichtbar gespreizt. Einlagen werden leider auch im Erwachsenenalter gerne verschrieben – bei Fußschmerzen aller Art.

Auch verbreitet: der Fersensporn, ein durch Überbeanspruchung hervorgerufener millimeterkleiner Knochenauswuchs des Fersenbeins, bei dem auch der Sehnenansatz entzündet ist. Eine ziemlich schmerzhafte Sache, denn es fühlt sich ungefähr so an, als würde man bei jedem Schritt mit der Ferse auf eine Heftzwecke treten.

Schmerzhaft kann – muss aber nicht – auch ein Ballenzeh sein, medizinisch Hallux valgus genannt. Den haben die meisten sicher schon mal gesehen, gerade bei älteren Menschen. Bei dieser besonders häufigen Fehlstellung des Fußes krümmt sich der große Zeh zu den kleinen Zehen, wodurch sich der Ballen entsprechend zur Seite vorwölbt.

Auch Bänderrisse im Fuß- bzw. Sprunggelenk kommen im Sport, aber auch Alltag immer wieder vor, wenn wir beim Laufen unglücklich auftreten und mit dem Fuß umknicken.

Was im Alltag passiert

Unsere Füße leiden an Bewegungsmangel! Meistens stecken wir sie in mehr oder weniger feste, vor allem aber viel zu enge Schuhe, die die Füße ringsherum bedrängen. Wir gehen so gut wie nie barfuß und schon gar nicht über unebenes Gelände. Wenn überhaupt, bewegen wir uns mit nackten Füßen fast ausschließlich auf ebenen und gleichzeitig geraden Böden, etwa Fliesen oder Parkett. Doch was so komfortabel erscheint, hat zur Folge, dass sich unsere Füße kaum noch in sich selbst bewegen und auch unser Fußgelenk in den immer gleichen Winkeln beansprucht wird. Hinzu kommt, dass die meisten Menschen den ganzen Tag sitzen und die Wadenmuskeln, die beim Laufen zum Einsatz kommen, wenig gebraucht werden und sich darum in der Sitzposition drastisch verkürzen.

Aber es läuft – im wahrsten Sinn – noch einiges mehr schief. So bewirken Einlagen, die ja eigentlich helfen sollen, oft das Gegenteil. Sie schwächen die Beweglichkeit der Fußknochen und damit die sichere Positionierung der Füße beim Laufen, weil dies jetzt nicht mehr aus eigener Kraft heraus geschieht. Das Schuhwerk tut sein Übriges: Die vor allem im Winter getragenen Stiefel über Knöchelhöhe und Schnürstiefel stabilisieren das Fußgelenk künstlich. Das schwächt die natürliche, körpereigene Stützfunktion der Muskeln und Faszien, weil sie weniger beansprucht werden.

Noch ein Wort zum Schuhwerk: Beim Ballenzeh spielen Veranlagungen wie etwa ein schwaches Bindegewebe natürlich auch eine Rolle. Aber wenn unsere Füße genug der Bewegungsreize abbekämen, die genetisch eigentlich vorgesehen sind, würde auch das Tragen von sehr spitz zulaufenden High Heels, in die der Vorfuß richtiggehend hineingezwungen wird, diese Fußfehlstellung nicht verursachen. Denn die Belastung würde immer wieder ausgeglichen. Gute Nachrichten für alle, die nicht auf ihre geliebten Stöckelschuhe verzichten wollen!

Einlagen können die Fußmuskeln schwächen und lösen das Problem oft nicht ursächlich.

Warum Schmerzen entstehen

Die Fußhebermuskeln sind durch die zu stark ziehenden Wadenmuskeln permanent stark angespannt. Beide sind also verkürzt, sodass enorme Zugkräfte auf die Knochen wirken, und zwar aus unterschiedlichen Richtungen. Der Fußheber zieht den Fuß nach oben, während die Wadenmuskeln die Ferse und somit den Fuß nach unten ziehen. Das schmerzt nicht nur, sondern kann auch zum Joggerschienbein sowie zu Achillessehnenreizungen und -abrissen führen. Und weil durch die wirkenden Kräfte auch die Knochen und Knorpel im Sprunggelenk näher zusammengezogen werden, wird es hier eng. So wird auch gleich der Grundstein für Schmerzen und eine Arthrose im Sprunggelenk gelegt.

Wie alle Gelenke kann auch das Fußgelenk Arthrose bekommen.

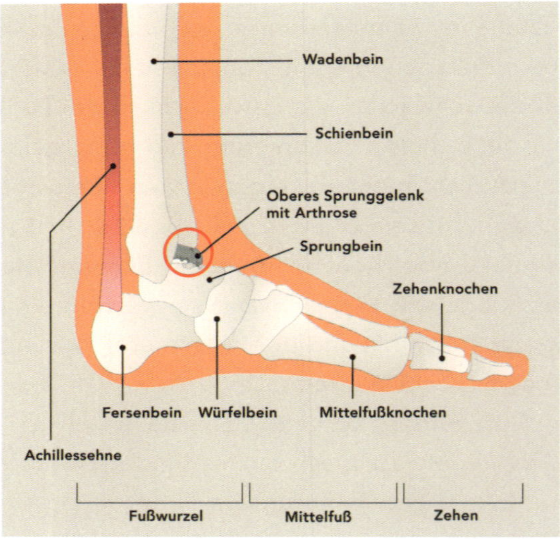

Eine stark angespannte Wadenmuskulatur erhöht zudem den Druck im Gewebe der Waden. Das führt zu erschwertem Rückfluss des Blutes und der Lymphe, weil die tiefliegenden Beinvenen eingeengt werden. Folglich werden vermehrt die außenliegenden Venen zum Rücktransport des Blutes genutzt, wodurch sich das Risiko erhöht, Krampfadern zu entwickeln.[117] [118] Denn diese Venen sind für derartige Rückflussmengen gar nicht konzipiert.

In Stiefeln erschlaffen die Fußgelenksmuskeln

Bei den Füßen macht sich unser Lebensstil auch bemerkbar. Vor allem im Frühjahr häufen sich die Bänderrisse am Fuß, weil sich durch hohes Schuhwerk im Winter die zuvor antrainierte Gelenkstabilität abgebaut hat. Beim ersten Fehltritt in niedrigen Joggingschuhen, die das Fußgelenk nicht stützen, können dann Bänder reißen, weil sie die Belastung gar nicht mehr gewohnt sind. Auch das Muskel-Faszien-Bündel zwischen Großzehe und Fersenbein steht bei den meisten Menschen dauerhaft unter viel zu hoher Spannung. Das wirkt an beiden Enden und provoziert die Entstehung von Fersenspornen und Hallux valgus gleichermaßen. Weil die Bewegungsvielfalt des Fußes so stark eingeschränkt wird und der Fuß quasi im Stillstand verharrt, werden die vielen Muskeln des Fußes nicht ausreichend flexibilisiert und gleichzeitig gekräftigt, das Fußgewölbe flacht ab, und es kommt zu den bekannten Fußfehlstellungen.
Die Dauerkontraktionen der Muskeln und Faszien in Fuß und Unterschenkel führen außerdem dazu, dass der Stoffwechsel dort drastisch heruntergefahren wird und folglich die Versorgung mit Blut, Nährstoffen und Immunzellen. Dann heilen möglicherweise auch offene Wunden schwerer ab.

Was Liebscher & Bracht empfehlen

Füße sind nicht nur zum Gehen und Stehen gemacht. Sie haben ein enormes Bewegungspotenzial, das genutzt werden will. Abwechslung ist angesagt. Darum so oft wie möglich den Fersensitz einnehmen. Heißt: mit dem Po auf den Fersen sitzen, während Schienbeine und Fußrücken auf dem Boden lie-

Häufiges Barfußlaufen auf verschiedenen Untergründen kräftigt und flexibilisiert die Fußmuskeln.

gen. Das dehnt die Fußbeuger. Außerdem immer mal auf die Zehenspitzen stellen, um die Fußhebermuskeln zu dehnen. Laufen und Joggen auf Zehenspitzen und Vorfuß sollten allerdings unterlassen werden, denn dafür ist unser Fuß nicht konzipiert. Das Körpergewicht sollte besser über die Kniestrecker abgefedert werden, da sonst Achillessehnenüberlastungen mit Mikrorissen und Dauerentzündungen drohen.

Und statt Einlagen, die das Einknicken des Fußes nach innen verhindern sollen, empfehlen wir das Laufen auf der Fußaußenkante als stärkendes Training. Das dehnt die Strukturen, die das Einknicken unterstützen, und stärkt diejenigen, die den Fuß in der waagerechten Haltung stabilisieren und das Abknicken verhindern.

Sinnvoll ist es auch, häufig barfuß zu laufen, und zwar möglichst auf unebenen Böden wie Sandstränden, Kieswegen oder hügeligen Wiesen, weil dies den Fußmuskeln sehr abwechslungsreiche Bewegungsmöglichkeiten bietet. Barfußpfade, die in manchen Parks angeboten werden und eine ganze Palette verschiedener Untergründe bieten, sind eine gute Trainingsmöglichkeit. Das macht besonders Kindern Spaß. Achtung aber beim Joggen am Strand im weichen Sand – vor allem wenn der Fuß noch nicht gut trainiert ist. Denn das Einsinken der Ferse belastet die Waden plötzlich in einem anderen Arbeitswinkel, an den man sich erst gewöhnen muss.

Ein- und zweifache Bänderrisse nicht operieren lassen

Vorsicht vor Kortisonbehandlungen: Sie können die Sehnen schädigen und Abrisse provozieren.

Bei den Schuhen gibt es auch einiges zu beachten. Kaufen Sie Joggingschuhe am besten ein bis zwei Nummern zu groß, damit alle Zehen und der Vorfuß genug Platz haben, um sich zur Seite hin auszubreiten. Auch Barfußschuhe tun den Füßen gut. Sie sind vorne breit geschnitten, bieten den Zehen also viel Raum und haben außerdem eine gleichmäßig flache, sehr flexible Sohle, die verhindert, dass die Ferse auf Beton zu sehr geprellt wird. Das imitiert das Barfußlaufen und stärkt die Fußmuskeln. Natürlich immer darauf achten, dass die Füße in den Schuhen nicht zu sehr rutschen, da sich sonst Blasen bilden können. Und ja, auch High Heels können getragen werden – aber: je öfter, desto häufiger sollten unsere ausgleichenden Übungen gemacht werden. Am wichtigsten ist das für Balletttänzerinnen, die Spitze tanzen.

Mit den Liebscher & Bracht Übungen® können Sie bei Fußproblemen eine schnelle Schmerzlinderung und eine natürliche Heilung erreichen, auch bei eigentlich unnötig häufigen Achillessehnenschmerzen und -entzündungen. Lassen Sie sich nicht mit Kortison behandeln, denn dies kann das Sehnengewebe schädigen und einen Abriss begünstigen.[119] Und seien Sie vorsichtig mit Operationen bei Bänderrissen. Früher hat man in der Regel schon operiert, wenn zwei Bänder gerissen waren. Einige Studien haben dann gezeigt, dass eine konservative Behandlung der Operation überlegen ist.[120] Ein- und zweifache Bänderrisse operiert man daher heute nicht, bei dreifachen wird individuell entschieden. Auch hier zeigt sich also: Der Körper ist in der Lage, Verletzungen unter den richtigen Bedingungen zu heilen. Besser ist natürlich, wenn das Risiko dafür minimiert wird und es gar nicht dazu kommt (vor allem bei Sportlern). Vorbeugen ist ganz leicht: Machen Sie unsere Übungen, um die Strukturen zu kräftigen.

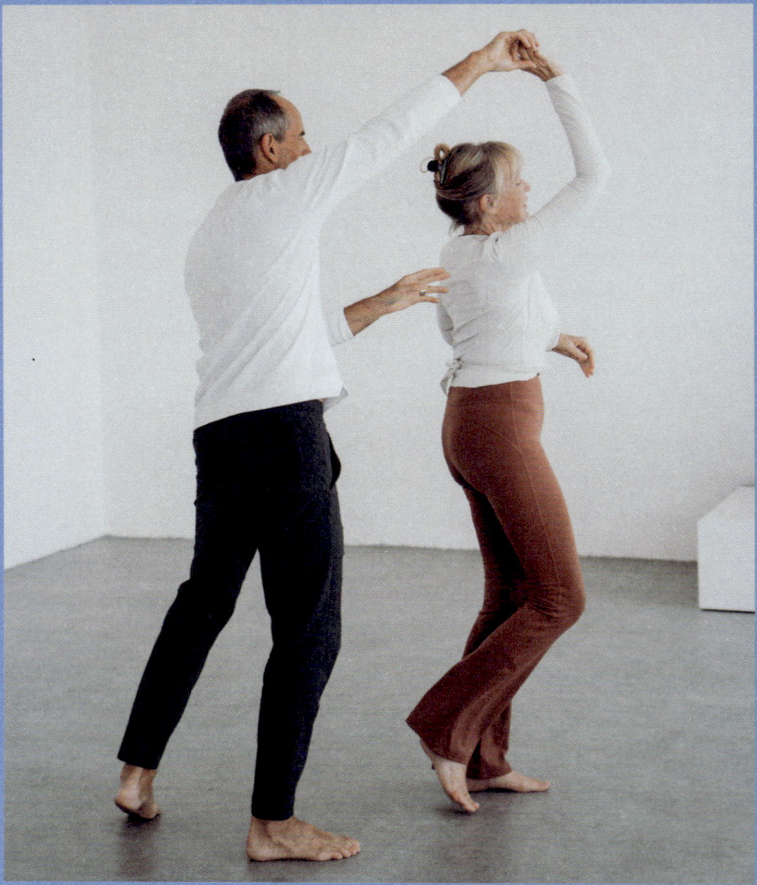

Kapitel 08

Jetzt geht's los – wir drehen das Altern um

Es ist nie zu spät, jünger zu werden

Wie eingangs erwähnt spüren Menschen ihr zunehmendes Alter vor allem daran, dass ihr Körper nicht mehr mitmacht und die Schmerzen zunehmen. Einerseits werden bereits vorhandene Schmerzen stärker, andererseits kommen neue hinzu. Die Beweglichkeit lässt immer mehr nach, natürlich vor allem dort, wo die Schmerzen quälen. Aber es kommt noch zu weiteren Verschlechterungen: Auch die Kraft wird spürbar weniger. Unsere ganze Energie scheint zu schwinden, ebenso die Genauigkeit unserer Bewegungsabläufe, also die Fähigkeit, unsere Muskeln präzise anzusteuern. Vor allem beim Gehen spüren das viele ältere Menschen, denn das funktioniert nur kraftvoll und sicher, wenn die Muskeln richtig arbeiten. Aber: Stellen wir diese verlorengegangene Beweglichkeit wieder her, vergrößern wir systematisch die Bewegungswinkel der Gelenke, und zwar zunächst in den Bereichen, die schmerzen, und nach und nach in denen, die einfach nur »eingefroren« sind, dann befreien wir uns zunehmend von den zu hohen Spannungen der Muskeln und Faszien. Damit kommt die beschriebene, sehr wirksame Positivspirale in Gang, die uns immer mehr in ein schmerzfreies Leben führt, weil sie eine Kettenreaktion auslöst, die uns gesunden lässt. Denn jetzt wird ganz automatisch der Stoffwechsel wieder hochgefahren, die Körperbereiche können sich regenerieren und im besten Fall reparieren. Die Muskeln gewinnen ihre Flexibilität zurück und können neue Kraft aufbauen. Die Kraftlosigkeit lässt nach. Die Energie, die nur scheinbar durch das Älterwerden zurückging, kehrt zurück. All diese Prozesse verbessern genau die Beschwerden, für die Menschen ihr eigenes Älterwerden verantwortlich machen.

Der Energieverlust des Alters hat mit dem Alter oft nur indirekt etwas zu tun.

Das bedeutet: Auch Sie können sich wieder jünger fühlen. Tag für Tag ein wenig mehr. Wie schnell das geht und wie stark die Veränderung ist, die Sie spüren werden, hängt natürlich davon ab, in welchem Zustand Sie mit unserer Therapie beginnen.

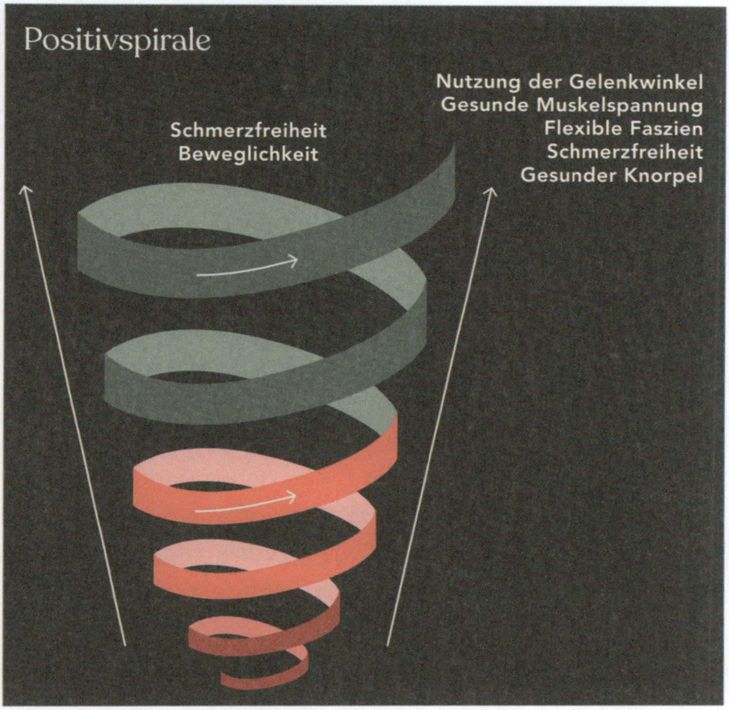

Die Aktivität gesundheitsfördernder Gene lässt sich steigern

Wir alle möchten doch mit zunehmendem, ja sogar im höchsten Alter möglichst leistungsfähig, beweglich und schmerzfrei sein. Studien zeigen, was wir immer wieder selbst beobachten können: Menschen altern unterschiedlich schnell.[1] Zudem ist die körperliche Leistungsfähigkeit für die Lebenserwartung scheinbar wichtiger als Risikofaktoren wie Bluthochdruck, Rauchen oder Diabetes. Zumindest dann, wenn wir davon ausgehen, dass sich leistungsfähige Menschen auch subjektiv gesünder fühlen. Diese »subjektive Gesundheit« gilt in der neueren Forschung als wichtiger Faktor für die Lebenserwartung.[2] Altern ist natürlich auch von den Genen abhängig. Aber die Aktivität bestimmter Gene können wir teilweise selbst mitgestalten. Auch wenn vieles natürlich nicht in unserer Hand liegt, gilt das für Gene, die sich negativ auf Ihre Gesundheit auswirken und das Altern beschleunigen, genauso wie für Gene, die sich positiv auf Ihre Gesundheit auswirken und das Jungbleiben unterstützen.[3] Wie hoch der Einfluss der Lebensführung auf diese Veränderung der Gen-Aktivität ist, darüber besteht noch keine abschließende Sicherheit. Klar, die Farbe der Augen oder andere äußerliche Merkmale sind nicht durch unsere Lebensweise geprägt. Aber selbst wenn wir nicht ganz genau wissen, wie viel Prozent nun beeinflussbar sind, sollten wir doch das Maximum ausschöpfen und unsere Lebensweise so gestalten, dass wir unser biologisches Alter so weit wie möglich senken können. Wie schnell und wie deutlich wir im Alter abbauen, hängt vor allem damit zusammen, in welchem Maße wir uns weniger bewegen. Es hat direkt etwas mit unserer Muskelmasse zu tun, die flexibilisiert und gekräftigt werden möchte.

Was ist eigentlich das biologische Alter?

Das biologische Alter misst sich nicht an zeitlichen Faktoren, sondern am Leistungsniveau unseres Körpers.

Im Unterschied zum kalendarischen Alter zeigt das biologische Alter den wahren Gesundheitszustand unseres Organismus an. Wie fit ist unser Bewegungsapparat mit seinen Gelenken, Muskeln und Sehnen, aber auch unsere Organe und Gefäße? Wie sieht es mit unserem Stoffwechsel aus, mit dem Grad der Belastung durch Schadstoffe, die sich im Zwischenzellgewebe des Körpers anhäufen? Letztlich geht es um das reale, also aktuell abrufbare Leistungsniveau unseres Körpers mit all seinen Funktionen. Immer mehr kristallisiert sich in der Forschung heraus, dass viele Alterserscheinungen oder Alterungsprozesse in Wirklichkeit die Folgen von ungünstigen Lebensgewohnheiten sind, meist einer inaktiven Lebensweise. Das heißt: Sie können durch Ihren Lebenswandel in jedem Moment Ihres Lebens Ihren Alterungsprozess beschleunigen oder verlangsamen. Oder sogar umkehren – zumindest eine Zeit lang! Die meisten Abbauprozesse im Körper sind tatsächlich das Resultat von zunehmender Inaktivität, vor allem von Bewegungsmangel.[4] Älterwerden ist also nicht dem bloßen Zeitfaktor geschuldet. Wir sind genetisch auf einiges eingestellt, aber nicht auf den eklatanten Bewegungsmangel, der den Alltag vieler älterer Menschen dominiert. Und auch nicht auf den dadurch ausgelösten enormen Rückgang in der Bewegungsqualität dieser Menschen, also die zunehmende Einschränkung der genutzten Gelenkwinkel, die unserer Erfahrung nach zwangsläufig zu Schmerzen und Verschleiß führt.

Unsere Ernährung kann ein Jungbrunnen sein

Für die Ernährung gilt das Gleiche wie für Bewegung: Was Ihrem Körper hinsichtlich der Schmerzen guttut, das unterstützt im selben Maße Ihre Gesundheit. Neben unseren Übungen ist daher die beschriebene frischkostbetonte Ernährung mit einem möglichst hohen Anteil an Pflanzen genau die Maßnahme, auf die es für Sie ankommt. Kombinieren Sie das noch mit dem Intervallfasten, lösen Sie zahlreiche Gesundungsprozesse in Ihrem Körper aus.[5] [6] Intervallfasten mindert wie erwähnt Entzündungsprozesse (siehe Seite 142).[7] Bei Tierversuchen konnte zudem demonstriert werden, dass eine Umstellung der Ernährung ähnlich dem Intervallfasten erhebliche positive Effekte auf Alterungsprozesse hat und die Lebenszeit um bis zu 50 Prozent verlängern kann.[8] Natürlich können wir diese Erkenntnisse nicht direkt auf den Menschen übertragen. Aber dieses Wissen lässt hoffen, dass auch beim menschlichen Körper Alterungseffekte reduziert werden können, wenn die Ernährung gezielt positiv beeinflusst wird.

Sirtuine haben viele positive Wirkungen

Gehen wir noch etwas tiefer in dieses hochspannende Thema: Wie schon beschrieben, aktiviert das Intervallfasten die sogenannten Sirtuine (siehe Seite 144). Dabei handelt es sich um eine Gruppe von Enzymen, die sich in jeder menschlichen Zelle befinden.[9] Sie treten besonders dann in Aktion, wenn Ihre Körperzellen unter Stress stehen. Diese Form von Stress ist allerdings »positiver körperlicher Stress«. Fasten löst eine solche Stressreaktion in Ihrem Körper aus. Und deren Effekte haben es in sich: Sirtuine verbessern die Insulinaktivität und können so bei Diabetes Typ 2 heilsam sein,[10] und sie spielen bei altersbedingtem oxidativem Stress eine Rolle.[11] Sirtuine regen die Ausschüttung und Aktivität der Schilddrüsenhormone an, die wiederum den Stoffwechsel und die Fettverbrennung »befeuern«.[12] An Tieren demonstrierten Forscher außerdem, dass eine gesteigerte Aktivität von Sirtuinen altersbedingte degenerative Erkrankungen deutlich verzögern konnten.[13] Auch im menschlichen Körper scheinen Sirtuine an der Regulierung von zahlreichen Alterungsvorgängen beteiligt zu sein.[14]

Vor allem der Muskelabbau lässt uns altern

Durch das Trainieren unserer Muskeln können Schmerzen im Alter vorgebeugt werden.

Es ist äußerst spannend, wenn wir die neuesten Ergebnisse der Altersforschung betrachten. Hier wird zunehmend festgestellt, dass die Muskeln und damit die Bewegung eine immens große Rolle spielen – eine viel größere, als man herkömmlich angenommen hatte. Die immer geringere Leistungsfähigkeit ist, wie oben erwähnt nicht ausschließlich das Resultat des Altwerdens, sondern auch eines immer geringeren Gebrauchs unserer Muskeln. Muskuläre Aktivität hilft unserem Körper dabei, dass sich Zellen gut reparieren und erneuern können. Dies ist wichtig für unsere Organe, letztlich alle Körpersysteme und darüber hinaus auch die Gehirnfunktionen.

Im Jahr 2007 entdeckte Bente Klarlund Pedersen von der Universität Kopenhagen, dass unsere Skelettmuskeln das größte Stoffwechselorgan sind.[15] Sie tragen durch ihre Bewegung nicht nur massiv zum Strömen der Körperflüssigkeiten bei, sondern erzeugen auch hunderte von hormonähnlichen Botenstoffen, die sie Myokine nannte. Sie sind eine wahre Gesundheitsapotheke für die Vorgänge im Körper, weil sie uns leistungsfähig und stark halten.
Unsere Muskeln zu trainieren, sollte also fester Bestandteil unseres Alltags sein. Studien zeigen, dass Bewegung gegen Muskelabbau und Schmerzen im Alter schützt.[16] [17] Und wir wissen, dass Muskelaufbau auch im Alter möglich und daher medizinisch empfohlen ist.[18] Krafttraining mit maximalem Krafteinsatz funktioniert dabei am besten, aber auch Ausdauerübungen, letztlich jedes Bewegungstraining trägt zu diesen wunderbaren Effekten bei. Daher jetzt zurück zur Praxis – zu Ihrem Körper und dem konkreten Nutzen unserer Übungen.

Die Liebscher & Bracht Übungen® sind eine Verjüngungskur

Unsere Übungen sind unter diesen Aspekten eine zielgenaue und zeitsparende Mischung, um bestmögliche Gesundheit und Wohlbefinden zu erlangen. Weil wir die Gelenkwinkel wieder erweitern, vergrößern wir täglich unseren Bewegungsspielraum. Dadurch können die Schmerzen ebenso wie die Bewegungseinschränkungen und Verspannungen verschwinden. Da wir den Verschleiß vor allem in den Gelenken und der Wirbelsäule minimieren, steigt das Energielevel und damit unsere Leistungsfähigkeit. Gleichzeitig sinkt die Verletzungsgefahr, denn die Muskeln und Faszien sind jetzt wieder in der Lage, elastisch nachzugeben. Die Regeneration nach Unfällen oder Verletzungen fällt daher deutlich kürzer aus, da der Stoffwechsel intensiviert wird. Weil in unseren Übungen ein stärkendes

Krafttraining eingebaut ist und auch die Dehnung selbst eine Kräftigung darstellt, sprudeln die wertvollen Myokine. Wir vermuten sogar, dass sie besonders stark sprudeln, da unsere Übungen genau die Bereiche im Körper mit Kräftigungsimpulsen ansprechen, die schon lange nicht mehr aktiv waren. In diesen Bereichen steigt der Stoffwechsel stark an, und gleichzeitig wird die Produktion dieser so wertvollen Stoffe angeregt – und zwar umso mehr, je mehr Kraft wir beim Gegenspannen und der aktiven Dehnung einsetzen.[19] Wenn Sie zusätzlich zu den Übungen mehr und mehr zur optimalen Ernährung übergehen, tun Sie Ihrem Körper schon sehr viel Gutes.

Unser Körper ist ein wahres Wunderwerk – wenn er bewegt wird und »Super tankt«

Es ist immer wieder beeindruckend, sich bewusst zu machen, welch großartig durchdachte Prozesse im Körper ablaufen. Bauen wir das biologische System Mensch mal technisch zusammen, und zwar so, dass es sich umfassend bewegen und sein Leben bestmöglich führen und genießen kann. Zunächst setzen wir Motoren bzw. Antriebe ein, die diese Bewegung möglich machen – die Muskeln. Dann konstruieren wir diese Muskeln so, dass ihre Bewegung zusammen mit der Hauptpumpe, dem Herzen, für das Strömen der Flüssigkeiten im ganzen Körper sorgt – Blut und Lymphe also bis in die kleinsten Rohrleitungen, die Haargefäße, hineintransportiert. Das wird im Körper tatsächlich vor allem mit Hilfe der Bewegungsmuskeln erreicht.

Ergänzt wird das System durch zahlreiche kleine Bestandteile, die für einen reibungslosen Ablauf der Funktionen sorgen. Und so greifen alle Teile des Körpers ineinander – wenn die richtigen Voraussetzungen geschaffen werden. Leider ist das im modernen Alltag kaum möglich, und häufig fehlt uns auch das Wissen darüber. Um im Bild zu bleiben: Wir tanken kein »Super«, und wir bringen nur 10 statt 100 PS auf die Straße.

Spätestens ab 40, 50 nutzen die meisten maximal 10 Prozent der Bewegungsmöglichkeiten unseres Körpers

Dies alles ist nur ein winziger Ausschnitt aus der perfekten Biologie des Menschen. Auf allen seinen Funktionsebenen ist der Mensch so aufgebaut, dass die Muskeln, die für die äußere Bewegung zuständig sind, auch gleichzeitig die innere Bewegung auf Trab bringen, also den Stoffwechsel aktivieren und damit die Herstellung aller benötigten Substanzen gewährleisten. Wenn Sie jetzt realisieren, dass wir im Alltag schätzungsweise nur 5 bis 10 Prozent unserer genetisch angelegten möglichen Bewegungswinkel nutzen, dass wir also mit maximal zehn PS statt mit 100 PS unterwegs sind, dann wird klar: Wir unterfordern unser perfekt konstruiertes biologisches System drastisch, schlimmstenfalls sogar ein Leben lang. Entsprechend der bekannten Devise »use it or lose it« sorgen wir damit so lange für den Abbau des Körpers, bis er krank wird und schließlich aufgibt.

Ihr Auto darf Ihnen nicht mehr wert sein als Ihre Gesundheit

Verkraften Sie noch eine Überlegung? Würden Sie auf die Idee kommen, Ihr kostbares, für Superbenzin ausgelegtes Auto mit einem billigen Gemisch zu betanken, das es zwar zunächst in Gang setzt, aber die Leistung reduziert, viel Qualm und schließlich einen Kolbenfresser verursacht? Würden Sie außerdem billiges, minderwertiges Öl einfüllen, das noch dazu immense Ablagerungen im Motor erzeugt? Die meisten würden das ihrem Auto niemals antun. Deswegen tanken sie Super und füllen hochwertiges Öl ein. Was aber machen die meisten Menschen mit ihrem »Fortbewegungsvehikel« Körper? Sie nehmen billiges, minderwertiges Öl zu sich, respektive ungesunde tierische Fette. Kurz: Sie verzehren Nahrungsmittel, die ihren Körper mit schädlichen Substanzen deutlich überversorgen. Im Kapitel 6 finden Sie alle Antworten auf die Frage, welche Ernährung für unseren Körper am besten geeignet ist.

Energie, Kraft und Bewegungskoordination lassen sich zurückgewinnen

Ihr kalendarisches Alter hat nicht so viel mit Ihrem biologischen Alter zu tun, wie man annehmen möchte. Wie es Ihnen derzeit geht, hängt vor allem davon ab, wie Sie Ihren Alltag leben. Tun Sie das, was der Durchschnitt unserer Bevölkerung tut, dann werden Sie überrascht, ja vielleicht sogar positiv schockiert sein, wenn Sie feststellen, wie anders sich Ihr Leben anfühlen kann. Das Schöne an unserer Schmerztherapie und -selbsthilfe ist, dass die Effekte, die sich bei Ihnen einstellen, zum großen Teil sehr deutlich wahrgenommen werden können. Die Wahrnehmung des biologischen Alters dagegen ist nicht ganz so einfach, weil viele Vorgänge im Inneren des Körpers nicht direkt spürbar sind, weder negativ noch positiv. Wäre das möglich, würden viele schlimme Krankheiten gar nicht erst entstehen, da die Betroffenen dann schon längst etwas dagegen unternommen hätten. Aber wir können dennoch über einige wahrnehmbare Faktoren Rückschlüsse auf unseren Zustand ziehen. Gute Hinweise können sogenannte Befindlichkeitsstörungen liefern, beispielsweise hinsichtlich Schlafqualität, morgendlicher Energie, Tagesmüdigkeit, Leistungs- und Konzentrationsfähigkeit oder Stimmungslage. Je mehr Defizite Sie hier bei sich wahrnehmen, desto eher sollten Sie zusätzlich zu den

Das biologische Alter ist oft nicht einfach einzuschätzen, Hinweise können Befindlichkeitsstörungen geben.

körperlichen Übungen mit der Optimierung Ihrer Ernährung beginnen (siehe Seite 116).

Das Spektrum gesundheitlicher Vorteile ist breit

Wenn Sie mit unseren Übungstechniken starten, werden mit hoher Wahrscheinlichkeit zunächst zunehmend Schmerzen und Verspannungsgefühle verschwinden, und Sie werden sich immer besser und leichter in immer größeren Gelenkwinkeln bewegen können. Dies wird sich in vielen Lebensbereichen angenehm auswirken. Ob im Beruf, beim Sport, beim Ausüben Ihres Hobbys oder beim Schlafen – Sie können sich immer wohler, irgendwie »leichter« fühlen und die Bewegungsabläufe besser ausführen. Die innere Unruhe kann ebenso vergehen wie eventuelle Beschwerden, beispielsweise Reflux, einschlafende Arme und Hände beim Schlafen, Konzentrationsschwierigkeiten und vieles mehr. Ihre körperliche Kraft und die Fähigkeit, Bewegungen anzusteuern, wird deutlich zunehmen. Alle diese Effekte sind natürlich abhängig davon, für welche Körperbereiche Sie die Übungen und die anderen Selbsthilfe-Techniken anwenden. Motiviert durch Ihre Erfolge kann es – so hoffen wir – leicht passieren, dass Sie nach Verschwinden Ihrer Schmerzen auch in anderen Körperbereichen anfangen zu üben. Einfach weil Sie das Wohlgefühl auch im restlichen, im ganzen Körper spüren möchten. Das Einzige, was dazu nötig ist: Sie müssen die Übungen regelmäßig machen – wir verwenden absichtlich dieses Wort, um die Wichtigkeit zu betonen. Womit wir beim zentralen Thema dieses Buches sind.

Die drei Geheimnisse des Erfolgs: üben, üben und üben

Wenn Sie jetzt aufhören würden weiterzulesen, ohne das Gelesene umzusetzen, dann haben Sie allein eine Menge Wissen gewonnen. Es kann aber nur dann etwas bewirken und für Sie wertvoll sein, wenn es zum Handeln ermutigt und auch umgesetzt wird. Unser Buch hatte bis hierhin die Aufgabe, Ihnen die Hintergründe so eindrucksvoll zu vermitteln, dass Sie hoch motiviert sind, diesen Weg auszuprobieren, um einfach durch Ihr Tun herauszufinden, ob auch Sie mit unserer Therapie Erfolg haben. Sie werden weder durch Theorie allein noch über Gespräche und Diskussionen mit anderen die Gewissheit erlangen, ob das alles auch bei Ihnen funktioniert. Deswegen lassen Sie uns jetzt gemeinsam die ersten Schritte gehen. Wir alle wissen: Der erste Schritt ist der schwerste. Aber wenn Sie ihn gemacht haben und dann einige Wochen durchhalten, können Sie es schaffen - auch wenn Sie so etwas noch nie in Ihrem Leben getan haben. Also, nutzen Sie diese Chance!

Der »innere Schweinehund«, unser eingebautes Energiesparprogramm

Alle Menschen haben ihn, den inneren Schweinehund, und das ist völlig normal. Sie dürfen nicht denken, dass nur Sie ihn in sich tragen. Sie sind nicht der Faule, der umgeben ist von »Bewegungshelden«, die ihr tägliches Sportprogramm scheinbar mühelos durchhalten. Das ist Quatsch! Wir alle – ausnahmslos – sind mit diesem »Faulheitsgen« ausgestattet. Wenn wir gemütlich auf der Couch liegen, flüstert es uns zu: »Bleib liegen, ruh dich aus, verbrauche keine wertvolle Energie für Übungen, sondern spare sie dir auf für Dinge, die zum Überleben nötig sind. Zum Beispiel, um auf einen Baum zu klettern und mit Früchten deinen Hunger zu stillen, vor wilden Tieren wegzulaufen oder um dein Leben zu kämpfen.« Unser Problem ist nur, dass solche Energie verbrauchenden Tätigkeiten heute meist nicht mehr nötig sind. Doch unser Energiesparprogramm stammt aus grauer Vorzeit, als Nahrung nicht immer ausreichend vorhanden und damit das Überleben gefährdet war. Hunger- und Fastenzeiten kamen in diesen Zeiten zwangsläufig immer wieder vor, sodass es sinnvoll war, die kostbare Energie nicht für Tätigkeiten zu verschwenden, die nicht direkt das Überleben sicherten. In diesen Zeiten war es auch nicht nötig, sich freiwillig zu bewegen, also Sport als Selbstzweck zu machen. Das Leben selbst zwang unsere fernen Vorfahren dazu, sich regelmäßig intensiv zu bewegen – es war überhaupt nicht nötig, dafür einen extra Entschluss zu fassen oder sogar Willenskraft aufzuwenden.

Unsere »Faulheit« stammt von unseren Vorfahren, die sich ihre Energie fürs Überleben einteilen mussten.

Unser Wille kann wie ein Muskel trainiert werden

Sie sehen, dass es evolutionär gesehen eher unnötig war, sich dazu zu entschließen, sich zu bewegen. Es musste oft kein Wille aufgebracht werden, sich vom gemütlichen Lager aufzurappeln. Der Hunger und die Befürchtung, nicht genug zu essen zu haben oder wilden Tieren zum Opfer zu fallen, machten solche freiwilligen Entschlüsse schlichtweg überflüssig. Wir sind also evolutionsbiologisch nicht darauf programmiert, freiwillig Sport zu machen. Aber zum Glück haben wir einen Willen. Dank dieses Willens können wir diese Dinge trotzdem tun. Dieser Wille ist jedoch wie ein Muskel. Haben wir ihn lange nicht trainiert, ist er schwach. Beginnen wir aber damit, ihn zu benutzen, zu fordern und zu trainieren, erwacht er regelrecht zum Leben. Er wird immer stärker und legt gleichzeitig an Ausdauer zu. Nachts erholt er sich ebenso von der Anstrengung des Vortages, wie unsere Muskeln das tun. Deswegen ist unser Wille morgens auch am stärksten, verliert im Laufe des Tages an Kraft und ist am Abend meist aufgebraucht. Das ist der Grund, warum wir Ihnen dringend empfehlen, Ihre Übungen möglichst direkt am Morgen zu machen, bestenfalls gleich nach dem Aufstehen.

Schlechte Gewohnheiten lassen uns träge werden

Wenn Sie entschlossen sind, ab sofort ein anderes, ein schmerzfreies Leben zu führen, sollten Sie sich vornehmen, unsere Übungen mindestens 10 bis 15 Minuten täglich an mindestens sechs Tagen in der Woche auszuführen. Wir wissen aus Erfahrung: Es ist sehr schwer, diesen Anfang zu finden. Vor allem, wenn Sie etwas Vergleichbares noch nie in Ihrem Leben gemacht haben. Wir alle kennen das von unseren Neujahrsvorsätzen, nach denen wir ab dem 1. Januar alles besser machen wollen: gesünder ernähren, mehr Sport machen, nicht mehr rauchen, weniger Alkohol trinken und vieles mehr. Leider ist in den meisten Fällen spätesten am 3. Januar alles vergessen. Der gesundheitsschädliche Alltag hat uns zurückerobert, die Chance, das Leben zu ändern, wurde mal wieder verpasst. Woran liegt das? Vor allem daran, dass wir über die Jahre schlechte Gewohnheiten entwickelt haben. Solche Routinen haben eine erschreckende Kraft. Diese Kraft können wir aber auch für positive Dinge nutzen. Die Lösung besteht nun darin, neue, gesunde, schmerzbefreiende Routinen einzuführen, die langsam immer stärker werden und die alten, ungesunden Routinen verdrängen und schließlich ganz auslaufen lassen. Haben Sie erst einmal die ersten Tage und Wochen geschafft, kommt die tägliche Motivation wie von selbst.

Routinen unterstützen die Willenskraft. Sie sind der erste Schritt in ein schmerzfreies Leben

Der erste Schritt, der bekanntermaßen der schwerste ist, hängt von unserer Willenskraft ab, die ja leider in Bezug auf Bewegung noch schwach und ungeübt ist. Wie aber sollen wir diesen ersten Schritt mit nur schwacher Willenskraft umsetzen? Ganz einfach: Indem wir die Hürde, die es zu überwinden gilt, so niedrig wie möglich legen. Das Gute ist: Sie können ganz individuell bestimmen, wie viel Sie üben möchten, wie hoch Sie Ihr tägliches Bewegungsprogramm dosieren möchten. Bleiben Sie im Zweifel immer etwas unter dem für Sie Möglichen zurück. Es ist wesentlich wertvoller, wenige, vielleicht auch nur eine Übung regelmäßig zu machen, als mehr zu versuchen und nach kurzer Zeit zu scheitern. Stellen Sie sich Ihren Willen als Muskel vor. Selbst wenn Ihr erstes Programm noch so kurz ist, trainieren Sie ihn schon. Von nun an wird er täglich immer stärker. Und wie schon erklärt: am bestens gleich morgens üben, denn da ist Ihre Willenskraft am stärksten. Machen Sie sich bewusst, welche Hürde Sie bereits geschafft haben. Dann fällt die nächste umso leichter.

Mit kleinen Schritten anzufangen erleichtert den Einstieg und hilft dabei eine Routine aufzubauen.

Ist eine Übung im Alltag verankert, beginnen Sie mit der nächsten

Mit der nun täglich zunehmenden Willenskraft etabliert sich die neue Routine immer fester in Ihrem Alltag, sodass es Ihnen zunehmend leichter fällt, Ihre Übungen regelmäßig zu machen. Wenn Sie das spüren, ist der richtige Zeitpunkt gekommen, die Übungen behutsam zu erweitern und/oder die Übungszeit zu steigern. Während die Kraft des »Willensmuskels« nach einer Weile nicht mehr so stark wächst, wird der erleichternde Einfluss der Routine in beeindruckendem Maß immer stärker. Das bedeutet, Sie werden deutlich wahrnehmen, dass es Ihnen umso leichter fällt, Ihre tägliche Übungsroutine durchzuführen, je länger Sie bereits durchgehalten haben. Irgendwann wird der Einfluss der täglichen Routine so stark, dass Sie überhaupt keine Willenskraft mehr aufbringen müssen, um Ihre Übungen durchzuführen. Mehr noch: Irgendwann werden sie Ihnen sogar fehlen, wenn Sie sie ausfallen lassen. Natürlich ist es bis dahin ein langer Weg. Aber schon nach vier bis sechs Wochen wirken die beschriebenen Effekte so unterstützend, dass es Ihnen leichtfällt, die geplante Regelmäßigkeit einzuhalten. Sie müssen es nur irgendwie schaffen, diese maximal sechs Wochen durchzuhalten. Dann erzeugt die beschriebene Positivspirale, die Sie mit unseren Übungen auslösen, so viel Wohlgefühl, dass Sie nie mehr ans Aufgeben denken werden.

So finden Sie am schnellsten in die Morgenroutine

1. **Üben Sie am besten möglichst gleich morgens nach dem Aufstehen, wenn Ihr Wille am stärksten ist.**
2. **Koppeln Sie die neue Übungsroutine an bestehende Routinen, an die Sie schon lange gewöhnt sind, also etwa**
   - → direkt nach dem Aufstehen
   - → nach dem Gang zur Toilette
   - → nach dem Zähneputzen
   - → nach dem Morgenkaffee
   - → wenn die Familie das Haus verlassen hat
3. **Schaffen Sie für Ihre Übungsroutine einen festen Rahmen, also zum Beispiel**
   - → gleiche Uhrzeit
   - → gleiche Trainingskleidung
   - → gleiche Übungsmatte
   - → gleiche Musik
   - → gleicher Raumduft
4. **Versuchen Sie, die Übungen am Morgen zu erledigen und die Faszien-Rollmassage und die Osteopressur eher am Abend, denn die beiden letzten können Sie auch ohne zusätzlichen Zeitaufwand erledigen, also etwa**
   - → beim Fernsehen
   - → beim Musikhören
   - → bei Gesprächen im Kreis Ihrer Familie
   - → beim Lesen, falls Sie die Hände nicht benötigen

So finden Sie am schnellsten in die Abendroutine

1. Sobald das – möglichst frühe und daher einen guten Schlaf fördernde – Abendessen beendet ist, beginnt die Zeit der Faszien-Rollmassage und der Osteopressur.
2. Diese beiden Techniken können Sie völlig entspannt angehen, da sie für Ihre dauerhafte Schmerzfreiheit nicht unbedingt notwendig sind. Trotzdem können Sie von hohem Wert sein, denn sie können
   - → akute Schmerzen ohne großen Aufwand beseitigen
   - → den Vorgang der dauerhaften Schmerzbefreiung enorm beschleunigen und intensivieren
   - → es Ihnen erleichtern, die Positionen der Übungen einzunehmen, die Ihnen schwerfallen
   - → Übungen ersetzen, die Sie, aus welchen Gründen auch immer, nicht durchführen können
   - → Ihr Körpergefühl im Laufe der Zeit deutlich verbessern
   - → Ihren Stoffwechsel und damit den Abbau von Ablagerungen im Zwischenzellgewebe anschieben (insbesondere die Faszien-Rollmassage).
3. Auch am Abend sollten Sie allmählich eine Routine aufbauen, die genauso wie die am Morgen an schon bestehende Routinen gekoppelt wird, denn dann fällt es viel leichter, sie einzuhalten. Zu diesen bestehenden Routinen gehört zum Beispiel
   - → **Fernsehen**. Die meisten Übungen, auch die zum Rollen und Drücken, können gleichzeitig absolviert werden. Sie brauchen nicht mehr als etwas Platz auf dem Teppichboden oder einer Matte. Was wir immer halb im Spaß empfehlen, ist das Rollen des Gesäßes mit der Medi-Kugel während eines 90-Minuten-Spielfilms. Wenn Sie je 45 Minuten die linke und 45 Minuten die

rechte Seite rollen, dann »schweben« Sie anschließend beim Laufen.

- **Gespräche.** Egal, welche der Techniken und Varianten Sie anwenden – mit dem Partner, der Familie oder Freunden macht es noch viel mehr Spaß! Langweilige Abende, an denen Gesprächsthemen fehlen, werden dadurch viel kommunikativer und können zu richtigen Erlebnisabenden werden, die gerne wiederholt werden.
- **Lesen.** Allerdings dürfen zum Lesen die Hände natürlich bei der entsprechenden Übung nicht benötigt werden.
- **Musikhören.** Wenn sie passt, unterstützt sie das ruhige, konzentrierte Üben. Also vielleicht eher Klassik oder andere ruhige Musik statt Heavy Metal wählen, aber das bleibt natürlich Ihnen überlassen.

4. Unsere Hilfsmittel, vor allem die diversen »Retter«, spielen am Abend eine ganz besondere Rolle. Denn sie bringen mit sich, dass die Übung noch passiver ausfällt, Sie also gar nicht viel tun müssen. Gerade der Kieferretter, der Rückenretter und der Nackenretter zählen dazu. Sie liegen oder sitzen einfach nur da, und die Retter verrichten ihr schmerzbefreiendes Werk.

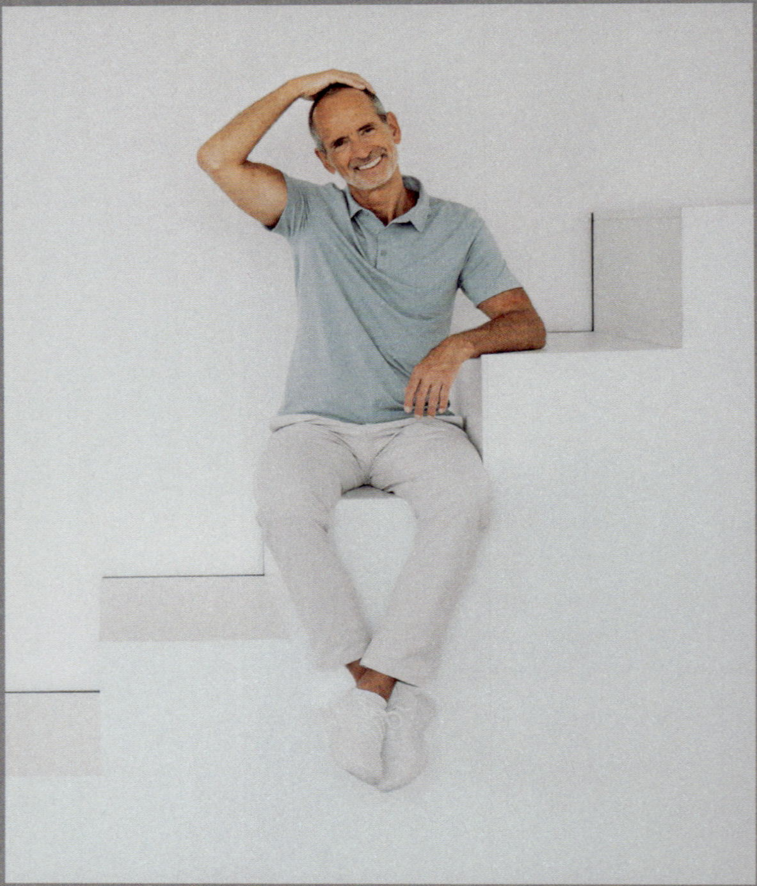

Kapitel 09

So dehnen, rollen und drücken Sie sich schmerzfrei

Die wichtigsten Fragen, bevor es losgeht

Kann ich Schmerzen beseitigen, die mein Körper zum Selbstschutz braucht?

Diese Frage wird uns immer wieder gestellt. Wir können Sie mit einem klaren Nein beantworten, denn der Körper entscheidet, wann er welchen Schmerz wohin projiziert. Erinnern wir uns kurz an den Alarmschmerz. Im Gehirn laufen alle Informationen zusammen, die im Körper durch unendlich viele unterschiedliche Rezeptoren gemeldet werden. Ist die Struktur des Bewegungsapparates so gefährdet, dass es zu Schädigungen kommen kann, die nicht repariert werden können, dann sendet das Gehirn unserer Ansicht nach einen Alarmschmerz dorthin, wo diese Schädigung verhindert werden soll. Denn durch den Schmerz meiden wir diese schädigende Bewegung. Für uns ist der Schmerz also nichts, das wir beseitigen müssen oder wollen. Ziel unserer drei Selbsthilfetechniken ist, die zu hohe Spannung der Muskeln und Faszien zu normalisieren. Gelingt uns das, schaltet der Körper ganz von selbst diesen Schmerz ab, weil er ihn nicht mehr benötigt, um Gelenke und Wirbelsäule zu schützen. Schaffen wir es mit unseren Selbsthilfetechniken nicht, die zu hohe Spannung zu normalisieren, schaltet der Körper den Schmerz dagegen nicht ab. Dass er ihn abschaltet, obwohl er ihn zum Schutz der Struktur noch benötigt, ergibt keinen Sinn. Aber: Wenn Sie Schmerzmittel oder andere Substanzen einnehmen, Nerven veröden oder durchtrennen, den Schmerz also mit Gewalt unterdrücken, dann besteht die Gefahr, dass Sie die Warnung Ihres Körpers überhören und ihm Schaden zufügen.

Wie lange muss ich die Übungen machen?

Diese Frage bewegt viele. Und viele sehen keine Notwendigkeit mehr, ihre Übungen zu machen, wenn sie ihre Schmerzen nicht mehr oder kaum noch spüren. Aber das ist ein schwerer Fehler. Denn ihre Lebensweise im Alltag ist die gleiche geblieben und wird sie wieder in den Schmerz zurückführen. Bitte denken Sie an den Schmerzsee in Kapitel 5 (siehe Seite 81). Wir wollen alle unsere »Gelenkkugeln« so weit wie möglich nach unten befördern. Je größer ihr Abstand von der Schmerzgrenze, also von der Wasseroberfläche, ist, desto weiter sind Sie selbst vom Schmerz entfernt. Plötzlich auftretender Stress, die kältere Jahreszeit, ein Wochenende mit schlechter Ernährung, eine »Alkoholübertreibung« oder andere spannungserhöhende Ereignisse, die uns allen immer mal wieder passieren, können dann trotzdem keine Schmerzen auslösen. Haben wir die Kugeln also unter die Wasseroberfläche geholt, fängt die eigentliche Arbeit erst an. Denn je größer der Abstand zur Schmerzgrenze ist, desto besser. Heißt: Wir müssen nicht nur täglich dafür sorgen, dass der Schmerz wegbleibt, sondern dürfen ihm auch keine Chancen geben wiederzukommen. Natürlich kann es passieren, dass Sie die Übungen einmal nicht machen können, weil etwas Unvermeidbares dazwischengekommen ist. Manchmal erschweren auch äußere Bedingungen, die Übungen regelmäßig und konzentriert durchzuführen. Das Wichtigste ist, dass Sie sich davon nicht aus Ihrer Routine bringen lassen. Langfristige Unterbrechungen Ihres Übungsprogramms können schließlich dafür sorgen, dass Ihre Schmerzen langsam wiederkehren. Und zwar dann, wenn Ihre »Gelenkkugeln« dicht unter der Wasseroberfläche respektive Schmerzgrenze liegen – um im Bild des Schmerzsees zu bleiben. Positiv formuliert aber, genießen Sie bei fortdauerndem Üben eine immer größere Beweglichkeit, zunehmende Kraft, eine bessere Ansteuerung der Muskeln, optimierte Bewe-

Wer langfristig übt, reagiert nicht einfach nur auf den Schmerz, sondern beugt Schmerzen vor.

gungsabläufe, eine abnehmende Verletzungsanfälligkeit und eine schnellere Heilung – falls doch einmal beim Sport etwas passiert. Warum? Weil die Gelenkkugeln sich immer mehr von der Schmerzgrenze entfernen. Das sind Gründe genug, nie mehr mit diesen Übungen aufzuhören, oder? Hören Sie also nicht nur auf Ihren Schmerz, sondern hören Sie auf das immer größere Wohlgefühl, das Ihr Körper Sie spüren lässt.

Gibt es ein paar Grundregeln, um nichts falsch zu machen?

Ja, es gibt bei den Liebscher & Bracht Übungen® und den weiteren Techniken drei Grundregeln zu beachten:

1. Üben Sie immer in der richtigen Intensität und im Zweifelsfall lieber mit etwas geringerer Intensität. Wie Sie lernen, diese richtige Intensität für sich zu finden, erfahren Sie in diesem Kapitel (Seite 255).
2. Üben Sie immer langsam und kontrolliert. Bewegen Sie sich so, dass Sie Ihren Körper zu jedem Zeitpunkt beobachten und einschätzen können. Seien Sie beispielsweise sehr achtsam, wenn Sie abrutschen oder das Gleichgewicht verlieren könnten.
3. Üben Sie immer bei vollem Bewusstsein und Empfindungsvermögen, also weder unter Alkohol- oder Drogeneinfluss noch unter dem Einfluss starker Schmerzmedikamente. Falls Sie auf unverzichtbare Medikamente angewiesen sind, müssen Sie bitte entsprechend vorsichtiger in einer niedrigeren Intensität üben. Zum bewussten Üben gehört auch, dass Sie keine unserer Techniken anwenden sollten, wenn Sie das Gefühl haben, sich etwas Schädliches anzutun. Das Gefühl muss immer positiv sein – auch wenn es in der von uns empfohlenen Intensität deutlich weh tun kann und soll.

Wenn Sie sich an diese drei Regeln halten, ist das Verletzungsrisiko erfahrungsgemäß äußerst gering. Schlimmstenfalls erzielen Sie keinen Effekt. Selbstverständlich sollten Sie besonders vorsichtig vorgehen, wenn Sie aufgrund Ihres Zustandes, insbesondere bei Gelenkprothesen, frischen Verletzungen oder stärkeren Entzündungen, Bedenken haben. Üben Sie dann gerade zu Beginn nicht zu intensiv, oder sprechen Sie mit Ihrem Arzt darüber, wie er die Übungen individuell bei Ihnen einschätzt. Falls er keine Erfahrungen mit unseren Übungen hat, können Sie auch gerne einen der bei uns ausgebildeten Ärzte, Heilpraktiker oder Physiotherapeuten konsultieren. Eine Liste finden Sie unter www.liebscher-bracht.com/schmerztherapeuten-finden.

Woran erkenne ich die für mich effizienteste Trainingsintensität?

Stellen Sie sich vor, Sie liegen entspannt in der warmen Sonne am Strand. Nun beginnt etwas zu schmerzen, und zwar genau so, wie die Dehnung zu schmerzen beginnt, je mehr Sie hineingehen. Dieser Schmerz ist zunächst harmlos, Sie können entspannt liegenbleiben. Sie können es geschehen lassen und müssen nichts gegen den Schmerz unternehmen. Dann tut es mehr weh, aber auch das ist noch gut auszuhalten. Schließlich steigert sich der Schmerz weiter. Jetzt sind Sie zwar hellwach und aufmerksam, können ihn aber immer noch ertragen, ohne sich körperlich oder geistig dagegen zu wehren, etwa durch das Ballen der Fäuste, ein Krampfen der Füße oder ein Innehalten beim Atmen. Sie müssen auch nicht von Ihrer Sonnenliege aufstehen, sondern fühlen sich gerade noch wohl. Wenn der Schmerz sich dann aber noch weiter steigert, kommt ein Punkt, bei dem Sie genau das tun müssen. Das ist dann die Schmerzintensität, ab der der Schmerz eben nicht mehr entspannt zu ertragen ist. Er ist nun beim besten Willen kein Wohl-

Beim Ausführen der Übungen darf Schmerz entstehen, es sollte sich aber um einen Wohlfühlschmerz handeln.

fühlschmerz mehr. Übertragen Sie dieses Schmerzerleben einfach auf die Schmerzen, die entstehen, wenn Sie die Übungen, die Faszien-Rollmassage oder die Osteopressur immer mehr steigern. Und halten Sie sich stets vor Augen: Sie müssen sich noch wohlfühlen. Gleichzeitig dürfen Sie sich aber immer wieder bewusst machen, dass der Schmerz zur Heilung beiträgt, dass es sich um einen Heilungsschmerz handelt, damit Sie ihn positiv besetzen. Niemand will Ihnen etwas Negatives antun – auch nicht Sie sich selbst.

Den eigenen Schmerz verstehen – Ihr Schmerztagebuch

Damit Sie die Veränderungen in Ihrem Körper möglichst gut nachvollziehen können, empfehlen wir Ihnen, sich bewusst zu machen, wie Ihr Schmerz beschaffen ist. Was meinen wir damit? Die meisten Menschen, die Schmerzen haben, spüren diese zwar, sind sich aber nicht bewusst, in welcher Körperposition und/oder bei welcher Belastung sie ihren Schmerz in einer bestimmten Intensität wahrnehmen. Beispiel: Es tut Ihnen weh, Ihren Kopf nach links zu drehen. Damit Sie beobachten können, wie und ob Ihre Übungen wirken, müssen Sie sich bewusst machen, in welcher Stellung des Kopfes genau Ihr Schmerz eine bestimmte Größe hat. Wenn Sie ihn nicht so stark drehen, wird es weniger oder gar nicht weh tun. Wenn Sie ihn mehr und mehr drehen, wird es auch mehr weh tun, bis es vielleicht gar nicht mehr auszuhalten ist. Drehen Sie Ihren Kopf also vorsichtig so weit, wie Sie den Schmerz gerade noch gut ertragen können. Achtung: Jetzt kommt es darauf an, sich diese Position gut zu merken. Beispielsweise könnte jetzt jemand aus der Familie von vorne und von der Seite ein Foto machen. Oder Sie merken sich genau, wie Sie stehen oder auf einem Stuhl sitzen und was Sie im Raum seitlich gerade noch sehen können, wenn Sie den Kopf in die beschriebene Position gedreht haben. Das Festlegen dieser Position ist sehr wichtig, damit Sie sie einmal täglich wieder möglichst genau einnehmen können. So können Sie herausfinden, ob es noch genauso weh tut wie vor Beginn der Übungen oder ob und in welchem Maß sich die Schmerzen reduziert haben.

Halten Sie Ihre Schmerzgrenzen fest, um Fortschritte zu erkennen.

Für jeden Schmerz wird zunächst eine Intensität von 100 Prozent festgelegt

Damit dieser Vergleich möglichst wenig Fehleinschätzungen zulässt, legen Sie am besten das Folgende fest: Ihr Schmerz

Mit stetigem Üben wird Ihre Körperwahrnehmung, Ihr Körperbewusstsein immer besser.

hat vor Beginn der Übungen immer eine Intensität von 100 Prozent. Machen Sie sich diese 100 Prozent bewusst. Nach den Übungen oder auch zu einem festgelegten anderen Zeitpunkt am Tag machen Sie das genauso. Ist der Schmerz in der Vergleichsposition halb so stark, notieren Sie 50 Prozent, ist er verschwunden, notieren Sie 0 Prozent, ist er etwas stärker geworden, notieren Sie zum Beispiel 120 Prozent – genau so, wie Sie es fühlen. Ist der Schmerz dann irgendwann in dieser Vergleichsposition nicht mehr spürbar, suchen Sie ihn in einer noch extremer gedehnten Position. Sie drehen den Kopf also, um in unserem Beispiel zu bleiben, noch weiter nach links. Haben Sie eine neue Position festgelegt, in der er wieder ausgelöst wird, geht das Spiel von vorne los. Wichtig: Immer, wenn eine neue Position festgelegt wird, setzen Sie den darin empfundenen Schmerz wieder gleich 100 Prozent. Irgendwann wird die volle Drehung des Kopfes zur Seite wieder möglich sein, ohne dass sie durch einen Schmerz begrenzt wird. Über all das führen Sie Buch – Ihr Schmerztagebuch. Sie schreiben täglich den Kurznamen für Ihre Vergleichsposition und die Prozentzahl hinein. Ist ein Schmerz vollständig in allen Positionen verschwunden, können Sie sich dem nächsten Schmerz widmen. Oder – wenn alle Schmerzen beseitigt sind – dem Abbau von Spannungen oder Bewegungseinschränkungen, die Sie vielleicht noch spüren. Wenn Sie auf diese Weise gegen all Ihre Schmerzen vorgehen, gewinnen Sie einen sehr genauen Überblick über das, was sich in Ihrem Körper tut. Sie lernen ihn immer besser kennen, wissen, wo Ihre Schwachpunkte sind, und werden immer sicherer im Umgang mit neu auftretenden Schmerzen oder »alten«, die wiederkommen, weil Sie vielleicht nicht mehr häufig genug Ihre Übungen gemacht haben.

Der subjektive Schmerz als Gradmesser

Natürlich ist Schmerz immer hochgradig subjektiv. Alle Menschen nehmen ihn unterschiedlich war. Manche Menschen sind sehr schmerzempfindlich, andere weniger. Aber das alles ist egal, denn Sie beziehen Ihren Schmerz ja nur auf sich, auf Ihre individuelle Situation. Deswegen gelingt es gut, ihn relativ genau einzuschätzen, wenn Sie so vorgehen wie beschrieben. Sie werden bemerken, dass es Ihnen von Tag zu Tag leichter fällt. Auch hier macht Übung den Meister. Leiden Sie unter einem Schmerz, der unabhängig von der Körperposition auftritt, also immer gleich ist und in jeder Körperposition spürbar, dann fällt es Ihnen sehr viel leichter. Wenn es in Ihrem Alltag wohlbekannte Situationen gibt, die Sie schon aus leidvoller Erfahrung kennen, dann können Sie die natürlich zum Vergleich heranziehen. Beispiele: Immer wenn Sie Ihren Mantel anziehen, schmerzt Ihre Schulter. Jedes Mal, wenn Sie joggen, fängt Ihr Knie an der gleichen Wegkreuzung an weh zu tun. Beim fünften Liegestütz sticht es in der Schulter.

Sollten Sie keine Position finden, in der Sie den Schmerz auslösen können, versuchen Sie es mit einer Belastung. Für Knie- und Hüftschmerzen eignet sich das Treppensteigen, für die Schulter beispielsweise das Halten einer ausreichend schweren Tasche. Bei diesen Vergleichen gilt die alte Regel »wer suchet, der findet«. Und wenn der Schmerz nicht abgerufen werden kann, wie es beispielsweise bei Migräne der Fall ist, dann vergleichen Sie einfach die Schmerzsituation vor Aufnahme der Übungen mit der danach. Wie oft hatten Sie Migräne? Wie lange dauerte eine Attacke? Wie intensiv und qualvoll waren die Schmerzen? Und dann beobachten Sie, wie sich diese Vergleichsgrößen verändern. So machen Sie es bei allen Schmerzen, die Sie nicht gezielt auslösen können.

Die Liebscher & Bracht Übungen®

Die Übungsposition

Die Liebscher & Bracht Übungen® beginnen damit, dass Sie möglichst genau die durch die Fotos und den Übungstext beschriebene Position einnehmen. Das ist deswegen so wichtig, weil es darum geht, in ganz bestimmten Gelenkwinkeln die Beweglichkeit zu erhöhen. Sie erinnern sich: Schmerzen entstehen vor allem durch eingeschränkte Gelenkwinkel. Erweitern wir sie wieder, können die Schmerzen ziemlich schnell verschwinden und im weiteren Verlauf auch die zu großen Spannungen. Wenn Sie die gezeigten Positionen noch nicht einnehmen können, ist das völlig normal, denn genau dort ist ja Ihre Beweglichkeit eingeschränkt. Das Wichtigste ist jetzt: Versuchen Sie, der idealen Position so nah wie möglich zu kommen. Denn dieser Versuch ist zu Beginn schon die erste Erweiterung Ihrer Bewegungswinkel, auch dann, wenn die eigentliche Übung noch gar nicht begonnen hat. Bei einigen Übungen schlagen wir auch leichtere Positionen vor, in denen Sie dann so lange üben, bis Sie die Originalposition einnehmen können.

Die Passivdehnung (30 Sekunden)

Gehen Sie in die erste passive Dehnung so weit hinein, dass Sie den Dehnungsschmerz gerade noch gut ertragen können, dass er noch ein Wohlfühlschmerz ist. Genau hier liegt der Punkt der effizientesten Dehnungsintensität. Heißt: Jetzt erreichen Sie in der kürzesten Zeit die bestmögliche Wirkung. Verharren Sie so lange in dieser Position, bis Sie fühlen, dass der Dehnungsschmerz nachlässt. Steigern Sie die Dehnung dann erneut und wiederholen Sie das so lange, bis die 30 Sekunden vergangen sind. Wenn Sie mit diesen Übungen beginnen, sollten Sie sich in der ersten Zeit auf die möglichst korrekte Übungsposition und die Steigerung der Dehnung in der richtigen Intensität konzentrieren. Später können Sie dann mehr und mehr mit der Atmung arbeiten. Das geht so: Beim Einatmen halten Sie immer die Position, verstärken also nicht die Dehnung. Und beim Ausatmen gehen Sie dann immer weiter in die Dehnung. So nutzen Sie die Entspannung, die sich bei jedem Ausatmen einstellt, und kommen folglich weiter in den gewünschten Winkel. Aber bitte setzen Sie sich nicht unter Druck. Solange dies noch zu schwierig für Sie ist, atmen Sie einfach so, wie es Ihr Körper automatisch selbst tut.

Das Gegenspannen (60 Sekunden)

Sie spannen nun gegen, indem Sie den Muskel, den Sie gerade dehnen und dabei auseinanderziehen, kontrahieren, also anspannen. Dabei drücken oder ziehen Sie, so fest Sie können, gegen den Boden, die Wand oder ein anderes Körperteil. Das Wichtigste dabei ist, dass Sie so viel Kraft aufbringen, wie Sie können, gleichzeitig aber keine Bewegung zustande kommt - nicht einmal einen Millimeter dürfen Sie sich dabei idealerweise bewegen. Diese Kraft steigern Sie 7 bis 8 Sekunden lang so weit, wie es geht. Anschließend lassen Sie locker und steigern die Dehnung wieder so weit, dass Sie die Schmerzen gerade noch gut ertragen können. Das wiederholen Sie zwei Mal. Nach drei Mal Anspannen (je 7 bis 8 Sekunden) und drei Mal Dehnungvertiefen (je 2 bis 3 Sekunden) sind 30 Sekunden vergangen. Wenn Sie in diesen 30 Sekunden das Gegenspannen zunächst nur zwei Mal schaffen, ist das überhaupt kein Problem. Auch nicht, wenn es 40 Sekunden dauert, drei Mal gegenzuspannen. Dann wird der nächste Teil eben etwas kürzer.

Wir halten das in unsere Übungen eingebaute Krafttraining für das funktionellste, das es gibt.

In den folgenden 30 Sekunden machen wir das Gleiche, nur deutlich schneller. Probieren Sie mal, 1 Sekunde gegenzu-

spannen und anschließend 1,5 Sekunden locker zu lassen und die Dehnung weiter zu verstärken. Das bedeutet, dass Sie in den zweiten 30 Sekunden etwa zwölf Mal anspannen und dann wieder locker lassen können. Aber auch hierbei ist es nicht so wichtig, die Anzahl oder die Zeit genau einzuhalten, vor allem nicht, wenn Sie gerade erst mit unseren Übungen begonnen haben.
Auch in diesem Teil können Sie die Effekte mit der Atemtechnik noch verbessern. Atmen Sie ein, während Sie gegenspannen, und aus, wenn Sie locker lassen und die Dehnung verstärken. Natürlich achten Sie auch hier wieder darauf, dass Sie in der Dehnungsintensität bleiben, die gerade noch gut zu ertragen ist.

Die Aktivdehnung (30 Sekunden)

Jetzt gehen Sie aus der Position heraus, in der Sie gegen den Boden, die Wand oder ein anderes Körperteil gegengespannt haben. Sie lösen also den Kontakt und versuchen dabei, so weit wie möglich aus eigener Körperkraft in der vorher erreichten, gedehnten Position zu bleiben. Das wird meist nicht vollständig erreichbar sein, aber der Versuch zählt. Allein schon, um in der Position zu bleiben, müssen Sie eigene Kraft aufbringen. Und jetzt konzentrieren Sie sich darauf, dass Sie während der ganzen Übungszeit von 30 Sekunden diese Position zumindest halten beziehungsweise sogar steigern. Setzen Sie hierbei alle Kraft ein, die Sie aufbringen können.

Die Kraft, die bei der Aktivdehnung eingesetzt wird, ist sehr wertvoll, da sie die Geometrie der Gelenkbewegung optimiert.

Auch in diesen letzten 30 Sekunden können Sie mit Ihrer Atmung den Effekt verstärken. Atmen Sie ein, während Sie die Position halten, und versuchen Sie die Dehnung beim Ausatmen so weit wie möglich zu steigern. Wieder können Sie 1 Sekunde einatmen und 1,5 Sekunden ausatmen. Das sind dann zwölf Atemzüge.

Was Sie sonst noch wissen sollten

Der Schmerz, den Sie loswerden wollen, wird ausgelöst

Wenn beim Dehnen die Schmerzen entstehen, die Sie eigentlich loswerden möchten, so ist das begrüßenswert – solange es sich um einen Wohlfühlschmerz handelt. Es ist dann kein Zeichen dafür, dass Sie diese Übung weglassen sollten. Das genaue Gegenteil ist der Fall: Es weist darauf hin, dass diese Übung genau an dem muskulär-faszialen Strang zieht, der die Ursache Ihrer Schmerzen ist. Denn durch die Übung kann genau die Spannung ausgelöst werden, die im Alltag in anderen Körperpositionen Ihre Schmerzen verursacht. Wenn Sie aber während der Übung daran ziehen, dann ist dieser Strang danach »länger«, also entspannter, und Sie haben sich durch die Übung ein Stück weiter von der Schmerzgrenze entfernt. Ihre Gelenkkugel im Schmerzsee ist etwas nach unten gesunken. Und genau das ist der Sinn dieser Übung.

Erstverschlimmerungen

Vor allem wenn Sie mit den Übungen beginnen, kann es passieren, dass Sie stärkere Schmerzen bekommen – meist am Abend des Tages, an dem Sie mit einer neuen Übung begonnen haben. Das ist eine verständliche Reaktion des Körpers. Stellen Sie sich vor, Sie haben lange Zeit etwas aus Gewohnheit gemacht, waren dadurch belastet und deswegen sowieso schon gereizt. Und nun sollen Sie noch mehr von diesem Reiz bekommen? Ist doch verständlich, dass Sie dann protestieren, oder? Unsere Muskeln können genauso reagieren: Sie ziehen sich protestierend zusammen. Genau das löst den Schmerz der Erstverschlimmerung aus. Wenn das passiert, nehmen Sie einfach für eine halbe Stunde ein angenehm heißes Bad oder duschen Sie den Schmerzbereich von allen Seiten heiß ab. Das löst diese reaktiven Erstverschlimmerungen

meist sehr gut auf. Sie können das auch nach den Übungen machen, um solchen Verspannungen vorzubeugen.
Falls es direkt nach einer Übung richtig weh tut, sich wund anfühlt und sich das einige Male wiederholt, dann machen Sie diese Übung bitte weniger intensiv oder lassen Sie sie erstmal für ein bis zwei Wochen ganz weg. Im Normalfall wirken dann die anderen Übungen so gut, dass nach dieser Pause solche Überreaktionen abgeflaut sind.
Aber: Wenn Sie aus einer Übungsposition herausgehen und einen leichten Schmerz spüren oder auch das Gefühl haben, sich sehr langsam bewegen zu müssen, dann ist das positiv zu bewerten. Es zeigt an, dass Sie in der richtigen, fordernden, aber nicht überfordernden Intensität geübt haben.

Wie oft üben?
Wir empfehlen, täglich zu üben. Das ist genau die Dosis, die die meisten Schmerzpatienten benötigen, um gute Fortschritte zu machen. Der Körper wird beim Dehnen im Normalfall nicht so stark gefordert, dass der Körper größere Erholungsphasen benötigen würde. Da mit dem Üben aber Ihr Körpergefühl sehr viel besser wird, hören Sie auch immer wieder in sich hinein. Wenn Sie das Gefühl haben, dass Sie die Dosis verringern sollten, dann probieren Sie es einfach aus. Falls Sie mehrere Schmerzzustände haben, werden Sie sowieso nicht jede Übung jeden Tag machen. Aber auch dann üben Sie am besten täglich Ihre durchschnittlichen 15 Minuten.

Die Faszien-Rollmassage

Die Technik

Es stehen Ihnen zwei verschiedene Techniken zur Verfügung: das Rollen mit den Händen und das Rollen an einer Wand oder unter Zuhilfenahme des Bodens. Zunächst zum Rollen mit den Händen. Dazu greifen Sie die Faszienrolle oder -kugel, bewegen sie auf Ihrem Körper entlang und dabei immer in die Mulden oder Vertiefungen des Körpers hinein, die von den tieferliegenden Knochen gebildet werden, beispielsweise ins Gesäß oder unter das Schlüsselbein. Das erzeugt den meisten Druck auf Knochen und Knochenhaut, auf denen die sehr wirksamen Rezeptoren liegen, die wir ja auch bei der Osteopressur nutzen. Wenn Sie mit den Händen rollen, beachten Sie bitte immer das Fünf- beziehungsweise Zehn-Finger-Prinzip: Es müssen immer alle Finger der Hand am Rollen beteiligt sein. Dadurch fällt es Ihnen viel leichter, während des Rollens den steten Druck zu halten. So wie ein Tausendfüßler immer maximalen Kontakt zum Boden hat, während er sich fortbewegt, halten Sie bestmöglichen Kontakt zur Rolle, die sich unter Ihren zehn Fingern weiterbewegt. So wird verhindert, dass der Druck, den Sie ausüben, während des Umgreifens sinkt und die Zwischenzellflüssigkeit, die Sie währenddessen angeschoben haben, wieder zurückfließen kann. Ein sehr angenehmer Nebeneffekt ist, dass gerade ältere und alte Menschen sich dadurch wieder eine sehr gute Fingerfertigkeit und -kraft antrainieren können.

Außerdem können Sie auch mit dem Körpergewicht rollen, zum Beispiel auf dem Boden liegend oder an eine Wand gelehnt. Bei jeder Position, die Sie einnehmen, kommt es darauf an, die richtige Druckstärke zu erreichen. Probieren Sie immer, in die gezeigten und beschriebenen Positionen zu kommen,

Rollen Sie, wann immer möglich, mit Ihrem Körpergewicht. Das trainiert auch Ihre gesamte Beweglichkeit und Körperkraft.

und setzen Sie Ihr Körpergewicht dabei so ein, dass Sie mit möglichst wenig Aufwand die gewünschte Druckintensität erreichen. Auch hier sollten Sie so rollen, dass der Druck nicht zwischendurch nachlässt und unterbrochen wird. Auch beim Rollen mit Körpergewicht gibt es einen wunderbaren Nebeneffekt: Abhängig von der Körperposition lernen Sie wieder, den Körper in für Sie noch ungewohnte Körperhaltungen zu bringen. Ihre Ansteuerungssynapsen werden aktiv, Ihre Bewegungsabläufe werden sich verbessern.

Die Geschwindigkeit

Rollen Sie so langsam wie möglich, ohne aber dabei stehen zu bleiben – also am besten in Superzeitlupe. Das kostet zwar Zeit, gibt uns aber überhaupt erst die Chance, unser Ziel zu erreichen: die Zwischenzellflüssigkeit anzuschieben und den Stoffwechsel zu aktivieren. Rollen Sie zu schnell, dann rollen Sie zwangsläufig darüber hinweg. Je langsamer Sie rollen, desto besser ist der Effekt. An Stellen, bei denen Sie das Gefühl haben, dass Sie dort einen Moment verharren sollten, halten Sie den Druck und verweilen so lange, wie es Ihnen guttut. Erst dann rollen Sie weiter.

Die Druckstärke

Die Druckstärke sollte so hoch wie möglich sein, aber genau wie bei den Liebscher & Bracht Übungen® immer durch die Regel begrenzt, dass der durch das Rollen ausgelöste Druckschmerz gerade noch gut erträglich sein muss. Bitte blättern Sie noch einmal zurück, um die Beschreibung der Intensität auch für das Rollen zu verinnerlichen (siehe Seite 255). Im Unterschied zu den Übungen, bei denen eigentlich immer so stark gedehnt werden kann, bis der Dehnungsschmerz gerade noch gut zu ertragen ist, kann es bei der Faszien-Rollmassage sein, dass Sie nicht stark im Sinne von nicht schmerzhaft rollen können, weil bestimmte Bereiche einfach nicht empfindlich genug sind. In diesen Fällen rollen Sie einfach so fest, wie es Ihnen möglich ist. Zumindest der angestrebte Effekt der Verschiebung der Zwischenzellflüssigkeit, also das Anschieben des Stoffwechsels, wird ausgelöst.

Die Richtung

Mit der Rollrichtung ist es ganz einfach. Egal, wo am Körper, rollen Sie immer in Richtung Herz. Das ist deshalb wichtig, damit das Blut in den Venen nicht gegen die Flussrichtung gedrückt und das Strömen der Lymphflüssigkeit unterstützt wird. Wenn Sie denselben Bereich noch einmal rollen möchten, dann beginnen Sie wieder am gleichen Ausgangspunkt.

Der Zeitpunkt

Wann Sie rollen, entscheiden Sie alleine. Da wir das Rollen am Abend in Kombination mit Freizeitaktivitäten wie Musikhören, Fernsehen oder Sichunterhalten empfehlen, verlieren Sie keine kostbare Zeit und können das Rollen ohne Stress nebenbei genießen. Nehmen Sie sich also die Zeit, die Sie sich nehmen möchten, um sich immer wohler zu fühlen.

Was Sie sonst noch wissen sollten

Wie lange und wie oft rollen?
Grundsätzlich ist es unbedenklich, auch mehrere Minuten lang oder mehrmals am Tag einen bestimmten Bereich zu rollen. Natürlich sollten Sie nicht stundenlang rollen, sondern Ihrem Körper auch mal eine Pause gönnen. Zwischen zwei

Faszien-Rollmassagen an derselben Stelle sollte ein angemessener Zeitabstand liegen, um dem Gewebe die Möglichkeit zur Regeneration zu lassen. Was der optimale Abstand ist, hängt auch davon ab, wie intensiv Sie jeweils rollen. Wir empfehlen, die Faszien-Rollmassage für einen bestimmten Bereich einmal pro Tag mit viel Druck an sechs Tagen in der Woche durchzuführen.

Rollen bei Krampfadern?

Diese Frage beschäftigt viele. Das ist verständlich. Krampfadern entstehen unserer Erfahrung nach auch, weil eine viel zu hohe Spannung im muskulär-faszialen Gewebe die Venen komprimiert und das Blut nicht mehr ausreichend zurückfließen kann. Das veranlasst den Körper dazu, als Ersatzwege die oben liegenden Venen zu nutzen, die dafür eigentlich gar nicht vorgesehen sind. Es besteht teilweise die Befürchtung, dass durch das Rollen die Venenklappen umschlagen würden. Beim Rollen, vor allem in Herzrichtung, was wir ja tun, ist das schon rein physikalisch nicht möglich. Haben Sie trotzdem Bedenken, holen Sie sich bitte ärztlichen Rat ein oder lassen Sie die betroffenen Bereiche einfach aus.

Die Osteopressur

Die Technik

Mit der Osteopressur versehen wir bestimmte Stellen am Körper so stark mit Druck, dass die Rezeptoren, die bestimmte Schmerzzustände auflösen können, »geschaltet« werden. Die Stelle, also ein Punkt, eine Linie oder eine Fläche, muss so genau wie möglich getroffen werden. Um es Laien leichter zu machen, haben wir unser Drückerset entwickelt. Es kostet Sie kaum Kraft, damit einen ausreichend großen Druck auf die Punkte zu übertragen. Wenn Sie den Punkt gefunden haben, geben Sie zunächst leichten Druck darauf und steigern ihn dann vorsichtig immer mehr, bis der dadurch ausgelöste Druckschmerz gerade noch gut zu ertragen ist. Wie Sie diese Intensität ermitteln können, haben wir im Abschnitt über die Liebscher & Bracht Übungen® erklärt.

Wenn Sie diese Intensität erreicht haben, halten Sie den Druck auf gleichem Level und warten Sie, bis der Druckschmerz deutlich wahrnehmbar nachgelassen hat. Dann drücken Sie ein bisschen fester und erhöhen den Druck wieder auf die Intensität, die Sie gerade noch ertragen können. Das machen Sie einige Male, bis Sie keinen größeren Schmerz mehr auslösen können. Dann ändern Sie den Winkel und/oder verschieben den Druckpunkt testweise um wenige Millimeter. Oft steigt dann die Druckschmerzintensität noch einmal an, und Sie können sie durch Halten dieses Druckes erneut langsam nach unten regeln. Diese Technik wiederholen Sie an allen Punkten, die zu Ihrem Schmerzbereich angegeben sind. Konzentrieren Sie sich auf die empfindlichsten bzw. schmerzhaftesten Punkte, denn dort können Sie den größten Entspannungseffekt hervorrufen. Natürlich muss das geübt werden, bis es gut funktioniert. Aber Sie werden selbst spüren, dass es jedes Mal besser geht. Vor allem wenn Sie feststellen, dass der Schmerz, den Sie beseitigen wollen, nach dem Drücken gelindert oder sogar ganz verschwunden ist.

Die Geschwindigkeit

Gehen Sie langsam vor. Lassen Sie sich genug Zeit für das Auffinden der Punkte, vor allem wenn Sie gerade erst beginnen, sich diese Technik anzueignen. Denn damit steht und fällt die Wirksamkeit. Sobald Sie einen Punkt gefunden haben, der viel druckempfindlicher ist als seine Umgebung, halten Sie inne, und beginnen Sie damit, den Druck ganz allmählich zu erhöhen. Das wird pro Punkt etwa 30 Sekunden bis 1,5 Minuten dauern. Je nachdem, wie viele Punkte zu diesem Schmerzbereich gehören, kann Ihre Selbstbehandlung darum 10 bis 15 Minuten in Anspruch nehmen.

Die Druckstärke

Auch die Druckstärke bei der Osteopressur sollte so hoch wie möglich sein. Aber wieder gilt: Der durch das Drücken ausgelöste Druckschmerz sollte gerade noch gut erträglich sein. Bitte blättern Sie noch einmal zurück, um diese Beschreibung auch für das Drücken bewusst durchzugehen (siehe Seite 255). Falls Sie trotz starken Druckes nicht viel Druckschmerz spüren, lassen Sie den Punkt einfach weg. Dann nämlich ist die dazugehörende Muskulatur nicht zu hoch gespannt, und das Drücken würde zu keiner wesentlichen Veränderung Ihres Zustands führen.

Was Sie sonst noch wissen sollten

Wie oft drücken?

Sie dürfen das Drücken einmal täglich ausüben – vor allem zu Beginn, wenn Sie Ihrem Körper helfen wollen, möglichst schnell die stärksten Schmerzen hinter sich zu lassen. Aber auch wenn Sie das Drücken nur zwei oder drei Mal pro Woche wiederholen, können Sie deutlich merken, welche Fortschritte Sie machen und wie es Sie neben der Schmerzlinderung auch bei den Übungen unterstützt.

Drücken an riskanten Stellen

Wenn Sie blutverdünnende Mittel nehmen oder Schwierigkeiten mit Ihren Gefäßen haben, sollten Sie beim Drücken noch vorsichtiger vorgehen. Lassen Sie Punkte weg, bei denen Sie unsicher sind. Die restlichen Punkte für den jeweiligen Bereich können immer noch eine ausreichende Wirkung entfalten. Drücken Sie grundsätzlich nur an Punkten, die Sie auch sicher treffen können. Es hilft, vor dem Drücken genau zu spüren, wo der Druck ansetzen soll. Bitte fragen Sie im Zweifel Ihren Arzt, wie er die Situation bei Ihnen einschätzt.

Ihre ersten 12 Schritte in ein schmerzfreies Leben in voller Beweglichkeit

Jetzt sind Sie bestens vorbereitet, direkt mit Ihrer Schmerzbeseitigung loszulegen. Starten Sie bitte an einem Montag mit der Absicht, die ganze Woche durchzuhalten. Die folgenden 12 Überlegungen helfen Ihnen dabei.

1 **Das quält mich am meisten:** Machen Sie sich bewusst, welcher Schmerz, welche Spannung oder welche Bewegungseinschränkung Ihr Leben und Ihr Wohlgefühl am meisten einschränkt, was stört, nervt oder quält. Das muss nicht immer der schlimmste Schmerz sein, den Sie beispielsweise bei einer bestimmten Bewegung in der Schulter spüren und den Sie vermeiden können. Es kann auch der deutlich schwächere, nur unterschwellige Rückenschmerz sein, den Sie aber rund um die Uhr spüren.

2 **Dieser Schmerzbereich passt:** Schlagen Sie den entsprechenden Schmerzbereich in der Übungsübersicht im nächsten Kapitel (ab Seite 279) auf und lesen Sie nach, ob Ihr Schmerz bei den Beispielschmerzen aufgezählt wird. Wenn nicht, vergewissern Sie sich noch einmal, dass Ihr Schmerz sich in diesem beschriebenen Körperbereich befindet.

3 **Diese Übungen mag ich:** Sichten Sie die dort aufgeführten Übungen, und verschaffen Sie sich einen Eindruck, welche davon Sie ansprechen. Versuchen Sie einfach mal, die Ausgangspositionen einzunehmen. Realisieren Sie die Schwierigkeiten, die dabei auftreten. Legen Sie auf einer Beliebtheitsskala Ihre individuelle Rangfolge der Übungen Ihres Schmerzbereiches fest.

4 **Das ist meine erste Übungsroutine:** Entscheiden Sie, wie viele Minuten Übungszeit Sie sich morgens vornehmen wollen. Wählen Sie zu Beginn lieber eine zu kurze als eine zu lange Zeit. Beachten Sie auch, dass sich Ihre »Netto«-Übungszeit, also die 2 Minuten pro Übung, dadurch verlängert, dass Sie sich für jede Engpassdehnung neu positionieren müssen. Dies dauert zu Beginn natürlich deutlich länger als nach einigen Wochen der Übung. Wir würden Ihnen empfehlen, mit drei Übungen zu starten. Das sind netto 6 Minuten, werden brutto aber etwa 7 Minuten sein. Nehmen Sie sich zu Beginn nur dann mehr vor, wenn Sie gewohnt sind, regelmäßig zu trainieren, eine Routine darin haben und Sie sich schon einschätzen können.

5 **Mein Sprung ins »kalte Übungswasser«:** Machen Sie die Übungen zunächst so, dass Sie in die Position gehen, bis Sie eine Spannung spüren. Dann startet die Zeit. Dehnen Sie nun so intensiv, dass Sie den Wohlfühlschmerz gerade noch gut ertragen können (siehe Seite 260), und bleiben Sie 2 Minuten in diesem Bereich. Da die Muskeln und Faszien immer weiter nachgeben, können Sie sich dementsprechend immer ein bisschen steigern. Sobald Sie sich sicherer fühlen, probieren Sie das Gegenspannen aus (siehe Seite 261) oder nehmen schließlich die Aktivdehnung hinzu (siehe Seite 262).

6 **So halte ich wirklich durch:** Wenn Sie eine Woche lang an sechs Tagen geübt haben, können Sie in der Folgewoche die Übungszeit verlängern, wie Sie es für richtig halten. Schaffen Sie die längere Übungszeit nicht und lassen deswegen Tage ausfallen, so verringern Sie die Zeit entsprechend. Immer wenn eine Woche vergangen ist, verlängern Sie die Übungszeit, wenn Sie durchgehalten haben, oder verkürzen sie, wenn es noch nicht geklappt hat. Für die Faszien-Rollmassage und die Osteopressur siehe Punkt 11 unten.

7 **Ich optimiere mein Übungsprogramm:** Tauschen Sie die Liebscher & Bracht Übungen® aus, mit denen Sie überhaupt nicht klarkommen oder die zu sehr »reizen« (siehe Seite 263). Lassen Sie ein bis zwei Wochen vergehen und probieren Sie sie erneut. Auch wenn Sie fühlen, dass bestimmte Übungen eine bessere Wirkung haben als andere, ersetzen Sie diese. Das alles werden Sie in kurzer Zeit immer besser einschätzen können.

8 **Der Weg heraus aus allen meinen Schmerzen:** Wenn dieser erste Schmerz unter Kontrolle oder ganz verschwunden ist, nehmen Sie sich den nächsten vor. Je nachdem, wie viele neue Übungen hinzukommen und wie viel Zeit Sie investieren, verteilen Sie die Übungen auf die sechs Tage der Übungswoche. Je mehr neue Schmerzbereiche Sie in Angriff nehmen, desto mehr verringern Sie die Häufigkeit der älteren Übungen. Um einen befreiten Schmerzbereich auf gleicher Spannung zu halten, benötigen Sie weniger Übungszeit, als wenn Sie die Spannung senken möchten. Auf diese Weise befreien Sie sich zunächst von allen Schmerzen. Wir wissen aus Erfahrung: Bis auf wenige Ausnahmen wird Ihnen das gelingen. Sie werden täglich Verbesserungen bemerken. Auch wenn es zwischendurch Verschlimmerungen geben kann, wird die Wohlfühlkurve immer weiter nach oben gehen.

9 **Der Abbau der Spannungsgefühle:** Wenn Sie Ihre Schmerzen endlich vollständig los sind, werden Sie ein noch nie oder sehr lange nicht mehr wahrgenommenes Wohlgefühl spüren. Auch Ihre Beweglichkeit wird schon viel besser sein, Sie können sich leichter bewegen und haben mehr Energie. Zusammengefasst fühlen Sie sich wesentlich fitter. Aber das ist erst der Anfang, denn als Nächstes nehmen Sie sich den Abbau aller störenden Muskelspannungen vor. Dabei verfahren Sie genauso wie bei der Beseitigung der Schmerzen.

⑩ **Mein Ziel der vollen Beweglichkeit:** In der letzten Stufe ist das Ziel, Ihre volle Beweglichkeit wiederzuerlangen. Falls Sie sich noch daran erinnern: Das Ziel ist, sich so zu fühlen wie als Kind, Jugendlicher oder junger Erwachsener – je nachdem, wann das Unbehagen losging. Das Tolle ist, dass Sie dieses letzte Ziel nie vollständig, also zu 100 Prozent, erreichen werden. Denn die Beweglichkeit ist immer noch steigerungsfähig, egal, wie beweglich Sie schon sind. Auch auf dieser Stufe versuchen Sie also nicht nur, das Erreichte zu halten, sondern Sie versuchen, es ein Leben lang zu steigern.

⑪ **Meine Entspannung am Abend:** Wir empfehlen Ihnen, die Faszien-Rollmassage und die Osteopressur getrennt von den morgendlichen Liebscher & Bracht Übungen® am Abend, vielleicht auch am Nachmittag, zu absolvieren. Auch bei diesen Techniken können Sie sich feste Routinen angewöhnen oder sie freier gestalten. Wir schlagen vor, diese Übungseinheiten variabler zu gestalten, abhängig von Zeit und Lust, am Abend noch etwas dieser Art zu tun. Selbstverständlich können Sie sie aber auch am Morgen durchführen, vor oder nach den Übungen.

⑫ **Volle Motivation und Genauigkeit mit unserer App:** Wir haben Ihnen noch mehr zu bieten. Zu welchem Zeitpunkt auch immer Sie unsere Liebscher & Bracht App ausprobieren möchten – wir empfehlen es Ihnen von Herzen. Nach vielen Tests gibt es nun eine optimierte Version unserer App, in die unsere jahrelange Erfahrung und das Feedback unserer Patienten eingeflossen ist. Die Vorteile für Sie? Motivation pur bei genauester Anleitung durch Roland persönlich. Zusätzlich kann Ihnen die App dabei helfen, schneller in Ihre persönliche Übungsroutine zu kommen – beispielsweise über das 7-Minuten-Training montags bis samstags oder das große Sonntagstraining. Gerade wenn Sie mehrere Schmerzbereiche haben und es Ihnen schwerfällt, sich selbstständig ein Übungsprogramm zusammenzustellen, nimmt Ihnen unsere App die Arbeit ab. Sieben Mal pro Woche üben Sie gemeinsam mit Roland in den häufigsten Engpässen von Kopf bis Fuß. Sie können sich also voll aufs Üben konzentrieren! Natürlich finden Sie auch die Übungen aus diesem Buch in der App. Und zwar für alle drei Techniken in allen 12 Schmerzbereichen. Durch die leicht verständlichen Videoanleitungen können Sie die Übungen immer besser nachvollziehen und verinnerlichen. Schritt für Schritt, in Ihrem Tempo und sooft Sie möchten. Für eine kostenfreie Probezeit von 30 Tagen können Sie die App mit all ihren Funktionen testen. So können Sie sie in aller Ruhe ausprobieren und am Ende selbst beurteilen, ob sie Ihnen dauerhaft weiterhilft.

So fühlt sich körperliches Wohlgefühl an

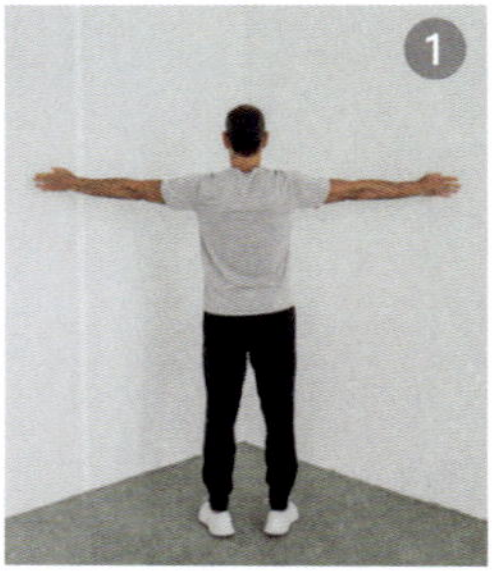

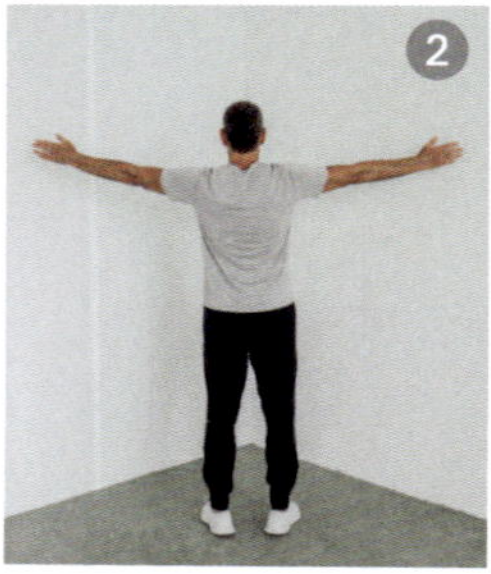

Wenn Sie spüren möchten, was körperliches Wohlgefühl ist, so machen Sie bitte folgende Selbsterfahrung: Stellen Sie sich weit genug entfernt vor eine Zimmerecke, sodass-Sie beide Arme waagerecht zur Seite halten können (1). Die Ellenbogen sind dabei gestreckt. Halten Sie nun die Hände so, dass die Daumen nach oben zeigen, und heben Sie die Hände eine Handbreit an, wobei die Ellenbogen gestreckt bleiben. Die Arme zeigen nun seitlich leicht aufwärts (2). Gehen Sie Richtung Ecke, bis die Handflächen an den Wänden anliegen. Gehen Sie mit einem Fuß einen halben Schritt zurück und mit dem anderen einen halben Schritt nach vorne. Bewegen Sie nun das obere Ende Ihres Brustbeins langsam immer weiter in die Ecke, indem Sie das vordere Knie mehr und mehr beugen (3). Bald spüren Sie die Dehnung in der Brust, den Schultern und an den Armen entlang, manchmal bis in die Finger. Steigern Sie diese Dehnung, bis Sie den Dehnungsschmerz gerade noch gut aushalten können. Wenn er nachlässt, weil Ihre Muskeln und Faszien nachgeben, steigern Sie die Dehnung immer wieder in die beschriebene Intensität, bei der Sie gut gelaunt entspannt bleiben können. Wenn Sie das befreiende Dehnungsgefühl noch steigern möchten, erhöhen Sie die Dauer hier ausnahmsweise auf 3 Minuten. Gehen Sie aus der Dehnung heraus, schütteln Sie ein wenig die Arme aus, und fühlen Sie, was Sie im Bereich der Brust, der Schultern und der Arme spüren. Das ist körperliches Wohlgefühl auf höchstem Niveau. Das Ziel ist, dass Sie sich irgendwann am und im ganzen Körper genauso fühlen – einfach nur gut und leicht wie eine Feder. Bis auf wenige Ausnahmen könnten sich alle Menschen nahezu am ganzen Körper so fühlen. Lohnt es sich nicht, dafür die kurze Dauer von 15 Minuten – oder auch mehr – einzusetzen, ganz zu schweigen von den vielen positiven Nebenwirkungen über dieses Wohlgefühl hinaus?

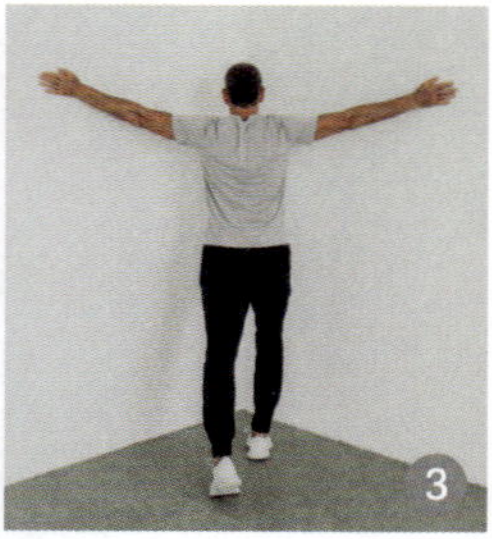

Jetzt sind Sie mit allem versorgt, was Sie für den Start in Ihr schmerzfreies Leben wissen müssen. Falls Ihnen doch noch eine Information fehlt oder wir etwas übersehen haben, dann haben wir eine große Bitte: Schreiben Sie uns eine kurze Mail mit einem entsprechenden Hinweis an service@liebscher-bracht.com. Also, los geht's, bitte beginnen Sie mit Schritt 1 (wie auf Seite 272 beschrieben), und starten Sie dann mit Ihrem persönlichen Übungsprogramm im nächsten Kapitel. Und lassen Sie sich nicht beirren, wenn nicht gleich alles hundertprozentig klappt – erfahrungsgemäß ist das nur eine Frage der Zeit und wird sehr schnell besser.

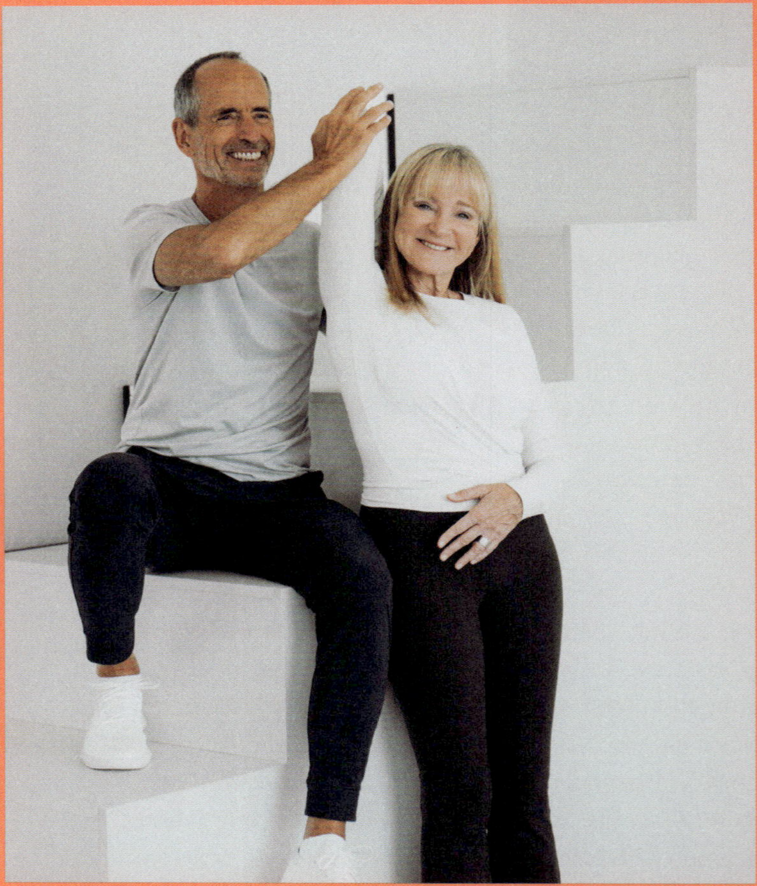

Kapitel 10

Die Übersicht: Ihr persönliches Übungsprogramm für jeden Schmerzbereich

Die richtigen Übungen für Ihren Schmerz

Damit Sie die passenden Übungen zu Ihrem Schmerz, Ihrer störenden Anspannung oder Ihrer Bewegungseinschränkung so leicht wie möglich finden, haben wir den Körper in 12 Schmerzbereiche unterteilt. Wir beschreiben Ihnen jeweils den Schmerzbereich, damit Sie ihn auf Ihren Körper übertragen und überprüfen können, ob es Ihnen dort weh tut. Sie finden sämtliche Schmerzen, bei denen Sie sich selbst helfen können, benannt nach den Stellen, wo sie auftreten (zum Beispiel Schläfenschmerzen). Da häufig Diagnosen gestellt werden, fügen wir auch diese Begriffe hinzu, damit Sie sicherer sind, im richtigen Schmerzbereich zu üben (zum Beispiel Clusterkopfschmerzen).

Bitte probieren Sie die Übungen bei allen Schmerzen aus, auch wenn Sie zunächst vielleicht denken, dass Sie sich bei einer bestimmten Diagnose nicht selbst helfen können. Wir haben häufig erlebt, dass Schmerzen, die beispielsweise mit einer Krankheit in Zusammenhang gebracht wurden, trotzdem zu lindern oder gar zu beseitigen waren, obwohl die begleitende Erkrankung natürlich noch vorhanden war. Da unsere Übungen risikoarm sind, können Sie sie immer probieren – natürlich unter genauer Beachtung der Übungsregeln.

Sie können die Zuordnungen zu den Schmerzbereichen ebenso auf störende Muskelspannungen, Muskelzucken und Krampfneigung an den entsprechenden Stellen beziehen oder auf eingeschränkte Bewegungswinkel der Gelenke und des Rumpfes.

Achtung: Wenn Sie Schmerzen haben, die durch unsere Übungen nicht beeinflussbar sind, sollten Sie unbedingt Ihren Arzt konsultieren, um alle anderen Möglichkeiten der Schmerzursache medizinisch abzuklären.

So gestalten Sie Ihr perfektes Übungsprogramm

- Verschaffen Sie sich über die Übungen Ihres Schmerzbereiches zunächst einen Überblick.
- Schauen Sie sich die Abbildungen der Liebscher & Bracht Übungen® an und fühlen Sie in sich hinein, wie schwer Ihnen die einzelnen Positionen wohl fallen werden. Dann lesen Sie den Text, und stellen Sie sich vor, wie Sie das umsetzen können.
- Schauen Sie sich die Abbildungen der Faszien-Rollmassagen an, lesen Sie den Text, und schätzen Sie ein, wie und wann Sie das am besten umsetzen können.
- Schauen Sie sich die Abbildungen der Osteopressur an, und verfahren Sie genauso.
- Entscheiden Sie, womit Sie anfangen möchten, und starten Sie zu Beginn mit nur einer der Techniken.
- Wir empfehlen Ihnen, morgens mit den Übungen zu starten (siehe Morgenroutine auf Seite 247). Sie sind die Grundlage, denn sie bauen den Körper um und können so immer mehr in die Schmerzfreiheit führen. Die Faszien-Rollmassage und die Osteopressur können ebenfalls schnell vom Schmerz befreien, bauen den Körper aber nicht grundlegend um (siehe Abendroutine auf Seite 248).
- Falls Sie merken, dass Sie die Übungen falsch eingeschätzt haben, wählen Sie einfach eine andere der drei Techniken aus.
- Führen Sie alle Übungen und Varianten Ihres Schmerzbereiches versuchsweise aus.
- Starten Sie mit der Übung oder Variante, die Sie am meisten fordert, die Sie aber zumindest im Ansatz so ausführen können, wie sie beschrieben ist.

- Suchen Sie sich einen Montag aus, an dem Sie »offiziell« mit Ihrer Routine beginnen.
  - → Sind Übungen dieser Art etwas völlig Neues für Sie, und sind Sie es nicht gewohnt, regelmäßig Sport zu treiben, dann sollten Sie nur diese eine Übung machen. Erst wenn Sie sie sechs Tage ohne Pause, also bis einschließlich Samstag, geschafft haben, dürfen Sie in der Folgewoche eine zweite Übung hinzunehmen. Haben Sie einen oder mehrere Tage Ausfall, fangen Sie am Folgemontag wieder von vorne an, bleiben also auf dem Level. So verfahren Sie weiter, bis Sie alle Übungen, die Sie für Ihre Routine auswählen, täglich machen.
  - → Sind Sie es gewohnt, regelmäßig Sport zu treiben, dann entscheiden Sie selbst, mit wie vielen Übungen Sie beginnen möchten. Haben Sie sich zu Beginn zu viel vorgenommen, dann reduzieren Sie die Anzahl der Übungen, bis Sie eine Woche von Montag bis Samstag durchhalten. Dann erweitern Sie, so wie oben beschrieben.
- Fällt Ihnen der vollständige Ablauf innerhalb einer Übung anfangs noch zu schwer, dann machen Sie erst einmal immer so weit mit, wie Sie es schaffen. Selbst wenn Sie es zunächst »nur« schaffen, 2 Minuten lang immer weiter in die Dehnung zu gehen, »bewegen sich« in Ihrem Körper doch schon Welten. Fügen Sie dann nach und nach die Anspannungen und/oder die Aktivdehnung am Ende hinzu, bis Sie die komplette Übung absolvieren können.
- Prinzipiell können Sie so lange üben, wie Sie möchten und Zeit für Ihr Wohlbefinden aufbringen wollen. Allerdings wissen wir aus langer Erfahrung, dass es den meisten Menschen schwerfällt, sich länger als 15 Minuten Zeit am Morgen zu nehmen.

→ In 15 Minuten schaffen Sie – nach einiger Zeit der Gewöhnung an die Positionen und Abläufe – sieben Übungen à 2 Minuten. Die 1 noch übrige Minute reicht dann gewöhnlich für das Einnehmen der unterschiedlichen Positionen.

→ Sieben Übungen sind normalerweise mehr als genug pro Schmerzbereich. Oft reicht es daher auch, wenn Sie nur 10 bis 15 Minuten investieren. Aber vielleicht gibt es ja noch Verspannungen oder eingeschränkte Bewegungen, die Sie gerne erweitern möchten.

- Auch wenn Sie Schmerzen in mehreren Bereichen haben, starten Sie immer mit dem Schmerzbereich, der Sie am meisten beeinträchtigt. Nur im Ausnahmefall, wenn Sie dringend die Schmerzen in zwei unterschiedlichen Bereichen loswerden müssen, können Sie gleichzeitig mit den Übungen für zwei Schmerzbereiche starten.
- Sobald Sie in zwei oder mehr Schmerzbereichen üben, verteilen Sie einfach die Übungen auf zwei Gruppen. Die erste Gruppe üben Sie montags, mittwochs und freitags, die andere dienstags, donnerstags und samstags. Wenn die Übungszeit irgendwann zu lang wird, teilen Sie die Übungen in drei Gruppen auf.
- Natürlich können Sie, Ihren Erfahrungen entsprechend, auch dazu übergehen, bestimmte Übungen täglich, andere drei Mal oder auch nur einmal wöchentlich zu machen. Machen Sie es so, wie es sich für Ihren Körper am besten anfühlt.
- Sind irgendwann die Schmerzen beseitigt, verteilen Sie die Übungen für immer mehr Schmerzbereiche auf die sechs Wochentage. 42 Übungen, also je sieben an sechs Tagen, sind eine ganze Menge. Wenn Sie alle 12 Schmerzbereiche mit jeweils drei Übungen einmal pro Woche »beüben« möchten, was 36 Übungen entspricht, bleibt Ihnen noch

Zeit für zusätzliche sechs Übungen übrig. Das könnten die Übungen sein, die Sie besonders nötig haben.

- Beim Lesen hört sich das vielleicht noch ein bisschen kompliziert an, aber wenn Sie erstmal begonnen haben, wird Ihnen das Einteilen immer leichter fallen. Sie experimentieren einfach und teilen die Übungen so ein, wie Sie sich am wohlsten fühlen.
- Sollten Sie die Routine mit einer der beiden anderen Techniken (Faszien-Rollmassage oder Osteopressur) beginnen, dann gehen Sie entsprechend vor. Trotzdem würden wir Ihnen empfehlen, soweit es Ihnen möglich ist, mehr und mehr auf die Liebscher & Bracht Übungen® am Morgen umzustellen.
- Die Faszien-Rollmassage und die Osteopressur am Abend können Sie viel einfacher gestalten: Wir empfehlen Ihnen, sie nach Lust und Laune und ganz ohne jeden Stress immer dann zu machen, wenn es für Sie passt. Aber wenn Sie möchten, können Sie am Abend auch systematisch nach Plan vorgehen. Mehr zur Abendroutine auf Seite 248.
- Alle Übungen finden Sie auch in unserer App, ganz einfach zu finden über den entsprechenden Schmerzbereich und die jeweilige Ziffer beim Namen der Übung. Dort führt Roland Schritt für Schritt in kurzen Videos durch die Übungen. Die App ist für eine Probezeit von 30 Tagen für Sie kostenlos. So gelangen Sie direkt zur App: lie-br.com/app

Übungsprogramme für alle 12 Schmerzbereiche

Bevor Sie mit dem Programm für Ihren Schmerzbereich starten, hier noch ein paar wichtige Tipps für das richtige Dehnen, Rollen und Drücken, die für alle Übungsfolgen gelten.

Kurzanweisung Liebscher & Bracht Übungen®

- Die Dehnungen, die Ihnen am schwersten fallen, sind für Sie meist die wichtigsten.
- Üben Sie immer nur so intensiv, dass Sie im oberen Bereich Ihres Wohlfühlschmerzes bleiben (siehe Seite 255).
- Bewegen Sie sich immer langsam und bewusst.
- Machen Sie immer nur so weit mit, wie es Ihnen möglich ist – aber probieren Sie eine Übung zumindest immer aus.
- Tasten Sie sich allmählich an die vollständige Technik heran – bereits das passive Dehnen ohne Gegenspannen kann große Fortschritte bewirken.
- Nehmen Sie sich vor, die korrekte Übungsposition nach und nach immer besser einnehmen zu können.
- Üben Sie lieber weniger intensiv und dafür 2 Minuten lang, als eine Übung mittendrin abzubrechen.

Kurzanweisung Faszien-Rollmassagen

- Wo das Rollen am unangenehmsten ist, bringt es oft am meisten.
- Die Intensität darf nur so hoch sein, dass der Rollschmerz gerade noch als positiv empfunden wird, also gerade noch ein Wohlfühlschmerz ist (siehe Seite 255).
- Rollen Sie sehr langsam und möglichst intensiv immer in Richtung Herz.
- Je nach Zeit und Lust können Sie eine Faszien-Rollmassage mehrmals wiederholen und dabei gerne auch die Druckrichtung etwas variieren.

Kurzanweisung Osteopressur

- Die empfindlichsten Punkte sind die wirksamsten.
- Versuchen Sie vorab, die empfindlichen Stellen mit Ihren Fingern zu finden.
- Setzen Sie den Drücker auf und warten Sie, bis der dadurch ausgelöste Wohlfühlschmerz, der gerade noch gut zu ertragen ist (siehe Seite 255), abnimmt.
- Um dann wieder bis kurz vor die Schmerzgrenze zu gehen, können Sie
  - → den Druck erhöhen,
  - → den Druckwinkel ein wenig verändern oder
  - → die Druckstelle minimal verändern.
- Bei Linien und Flächen beginnen Sie dort, wo die größte Empfindlichkeit ist.

1 Kopf – Nacken – Hals

Dieser Schmerzbereich umfasst den oberen Kopf mitsamt der Stirn, den hinteren Kopf, den Nacken bis zur Oberkante der Schulterblätter und den seitlichen Kopf mit den Schläfen bis über und hinter die Ohren sowie den Hals.

Mögliche Beschwerden: Kopfschmerzen, Migräne, Hinterkopfschmerzen, Schläfenschmerzen, Clusterkopfschmerzen, alle anderen Arten von Kopfschmerzen, Stirnschmerzen, Stirnhöhlenschmerzen, Nasennebenhöhlenschmerzen, Nackenschmerzen, Schmerzen an der Halswirbelsäule, Nackenschmerzen bei Bandscheibenvorwölbungen und -vorfällen, Spinalkanalstenose, Facettengelenksentzündungen, Facettengelenksarthrose, Nacken-Schulter-Schmerzen, Nacken-Schulter-Arm-Schmerzen, Schlüsselbeinschmerzen, Kopfdrehschmerzen, Halsschmerzen, Schluckschmerzen, Stimmstörungen

Bevor Sie mit Ihrem Übungsprogramm starten, beachten Sie bitte unsere Tipps zum Dehnen, Rollen und Drücken ab Seite 285.

Liebscher & Bracht Übungen® (Engpassdehnungen, EPD)

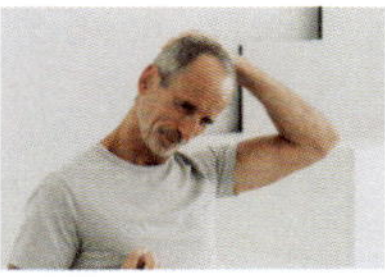

- **Nacken-Übung 45 Grad rechts** (EPD 4.1.1), **Nacken-Übung 45 Grad links** (EPD 4.1.2): befreit Kopf und Nacken mittig und halb seitlich, immer auf beiden Seite üben, Ausnahme: eine Nackenseite schmerzt deutlich mehr als die andere ➤ Seite 334

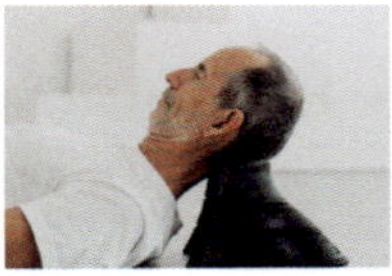

- **Nacken-Übung im Liegen mit Nackenretter, Büchern oder Polstern** (EPD 4.4): dehnt den Nacken und entspannt durch das Drücken der Osteopressurpunkte am Schädel – sehr geeignet für die Abendentspannung ➤ Seite 336

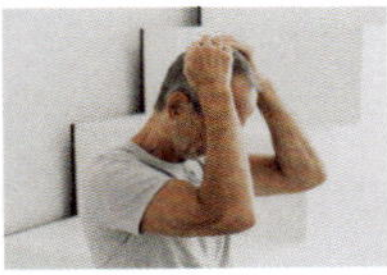

- **Halswirbelsäulen-Übung mit Beugung nach vorne** (EPD 5.1): befreit Kopf oben und hinten, dehnt vor allem die Strecker direkt an der Halswirbelsäule ➤ Seite 338

- **Halswirbelsäulen-Übung für den Atlas rechts** (EPD 5.3.1), **Halswirbelsäulen-Übung für den Atlas links** (EPD 5.3.2): befreit Kopf und Nacken sehr tief mit Wirkung auf den Atlas, immer auf beiden Seiten üben, Ausnahme: eine Nackenseite schmerzt deutlich mehr als die andere ➤ Seite 339

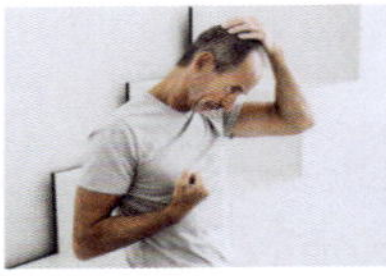

- **Halswirbelsäulen-Übung mit Überstreckung nach hinten** (EPD 5.4): befreit die Stirn, den Hals und die Halswirbelsäule von vorne, optimiert die Stimme, das Schlucken sowie die Funktion der Zunge ➤ Seite 340

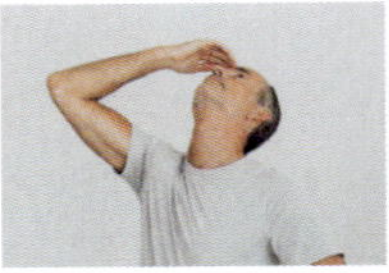

- **Kiefer-Übung** (EPD 1.1): befreit den gesamten Kiefer- und Gesichtsbereich, den Kopf seitlich und die Schläfen ➤ Seite 324

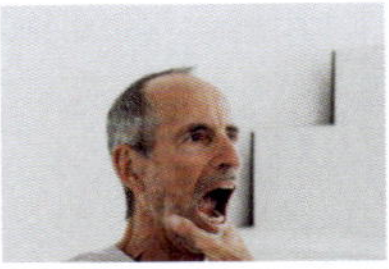

- **Nacken-Übung seitlich rechts** (EPD 4.2.1), **Nacken-Übung seitlich links** (EPD 4.2.2): befreit die gesamte jeweilige Halsseite bis zu den Ohren, dem Kiefergelenk und dem seitlichen Kopf; immer auf beiden Seiten üben ➤ Seite 335

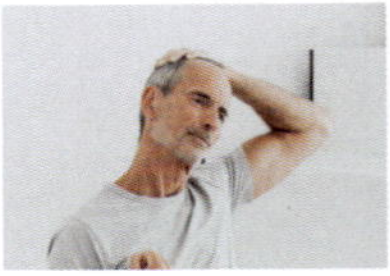

- **Brust-Übung 10 Grad mit gestreckten Ellenbogen in der Ecke** (EPD 13.9): befreit die Bereiche Brust und Brustwirbelsäule sowie den gesamten Nacken und Schultergürtel ➤ Seite 357

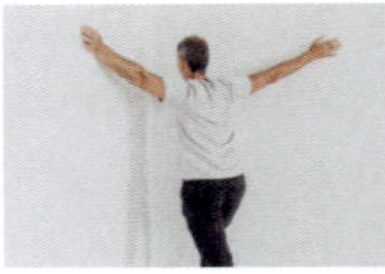

Faszien-Rollmassage (FRM)

- **Halswirbelsäule mit der Medi-Rolle** (FRM 1.1): befreit die Nackenstrecker ➤ Seite 389

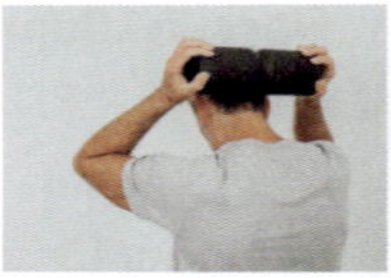

- **Halbseitlicher Nacken mit der Mini-Rolle** (FRM 1.2): befreit einen Strang halbseitlich am Nacken, wo viele Spannungskopfschmerzen ihren Anfang nehmen; bei sehr vielen ein Hotspot; immer auf beiden Seiten üben ➤ Seite 390

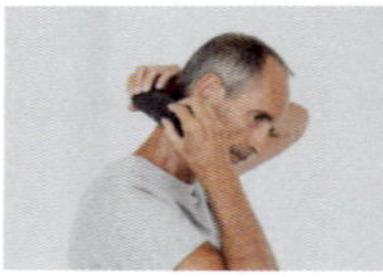

- **Schulterblattgräte mit der Mini-Kugel** (FRM 1.4): befreit die Nacken-Schulter-Region; auf beiden Seiten rollen ➤ Seite 391

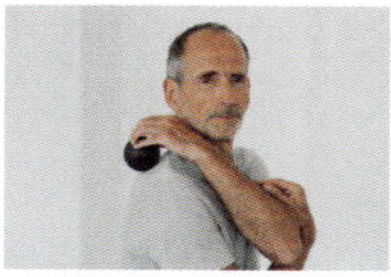

- **Schädelrand mit der Mini-Kugel** (FRM 1.6): befreit den gesamten Nacken und hinteren Kopf ➤ Seite 392

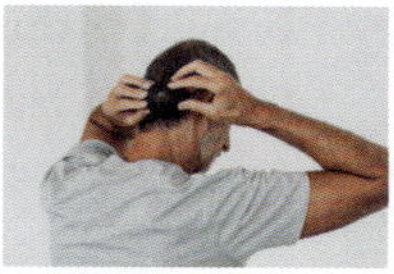

- **Schläfe mit der Mini-Kugel** (FRM 2.1): befreit die Schläfen und einen großflächigen Kaumuskel, der bei Stress zu Verspannungen neigt; immer auf beiden Seiten rollen ➤ Seite 393

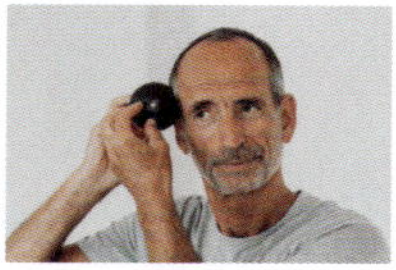

- **Kiefer mit der Mini-Kugel** (FRM 2.2): befreit die Kaumuskulatur im Bereich des Unterkiefers; immer auf beiden Seiten rollen ➤ Seite 394

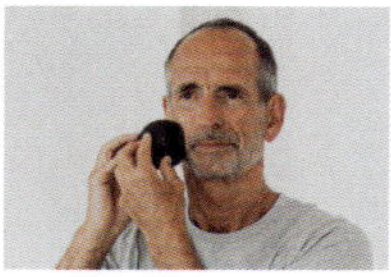

Osteopressur (Light-Osteopressur, LOP)

- **Augenumrandung mit der Rundspitze** (LOP 1.1): befreit den Augenbereich und die Augen selbst; immer beide Seiten drücken, sehr vorsichtig sein ➤ Seite 411

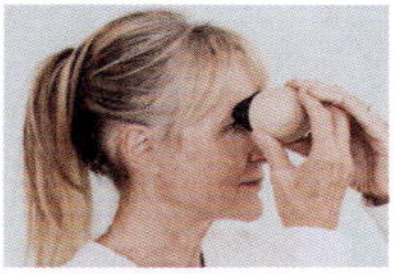

- **Unterkiefer mit der Flach- oder Rundspitze** (LOP 1.2): befreit die Kaumuskulatur; immer beide Seiten drücken ➤ Seite 412

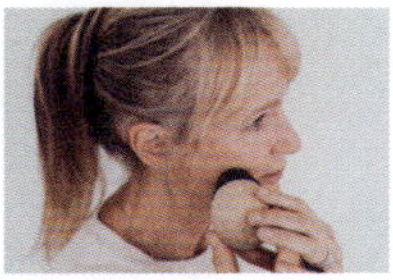

- **Schulterblattkante mit der Rundspitze** (LOP 1.3): entspannt den Schulter-Nacken-Bereich; immer beide Seiten drücken ➤ Seite 413

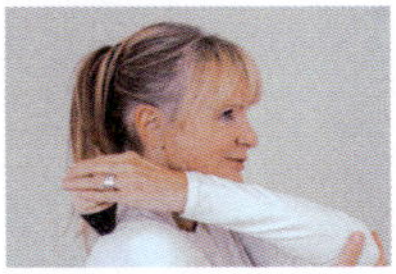

- **Hinterkopf mit der Rund- oder Flachspitze** (LOP 1.4): befreit den Nacken; immer beide Seiten drücken ➤ Seite 414

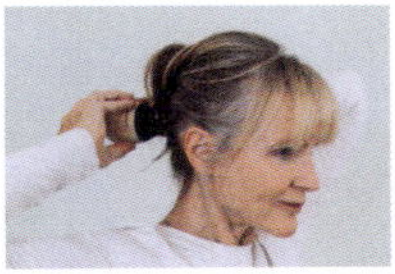

- **Schläfe mit der Flach- oder Rundspitze** (LOP 1.5): befreit die Schläfe; immer beide Seiten drücken ➤ Seite 415

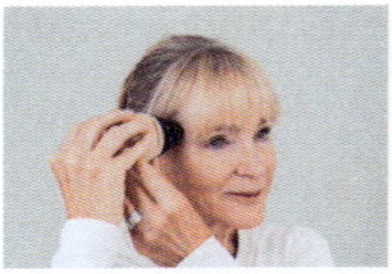

- **Halswirbelsäule mit der Spitze oder Rundspitze** (LOP 1.6): befreit die Halswirbelsäule und den Nacken; immer beide Seiten drücken ➤ Seite 416

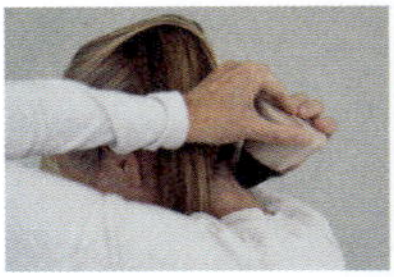

2 Kiefer

Dieser Schmerzbereich umfasst den gesamten Unter- und Oberkiefer sowie die Zähne, Ohren und Nebenhöhlen.

Mögliche Beschwerden: Kiefergelenkschmerzen, Kiefergelenksarthrose, Bruxismus (Zähneknirschen), Ohrenschmerzen, Tinnitus, Nebenhöhlenschmerzen, Oberkieferschmerzen, Unterkieferschmerzen, Kiefersperre, Kieferklemme, Zahnschmerzen unbekannter Ursache, Nebenhöhlenbeschwerden

Bevor Sie mit Ihrem Übungsprogramm starten, beachten Sie bitte unsere Tipps zum Dehnen, Rollen und Drücken ab Seite 285.

Liebscher & Bracht Übungen®

- **Kiefer-Übung** (EPD 1.1): befreit den gesamten Kiefer- und Gesichtsbereich, den Kopf seitlich und die Schläfen ➤ Seite 324

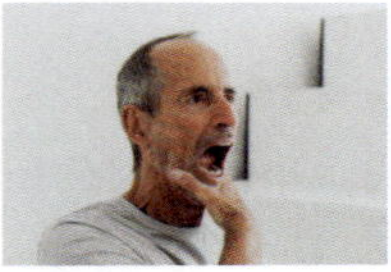

- **Kiefer-Übung mit Kieferretter oder Flaschenkorken** (EPD 1.4): befreit den gesamten Kiefer- und Gesichtsbereich, den Kopf seitlich und die Schläfen; kann am Schreibtisch, beim Autofahren, Spazierengehen oder Fernsehen geübt werden ➤ Seite 325

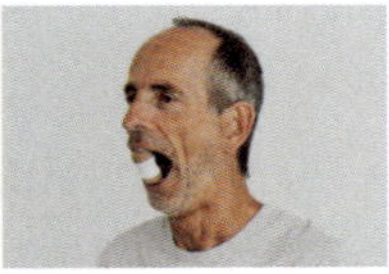

- **Kiefergelenk-Übung rechts** (EPD 2.1.1), **Kiefergelenk-Übung links** (EPD 2.1.2): befreit vor allem die jeweilige Kiefer- und Gesichtsseite bis zu den Ohren sowie das Kiefergelenk; immer auf beiden Seiten üben ➤ Seite 326

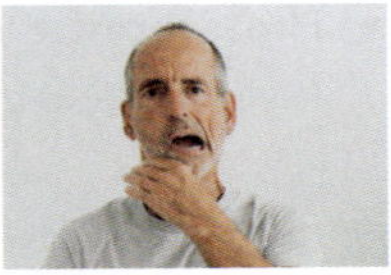

- **Kiefergelenk-Übung nach hinten** (EPD 2.5): befreit das Kiefergelenk, optimiert die Gelenkstellung ➤ Seite 327

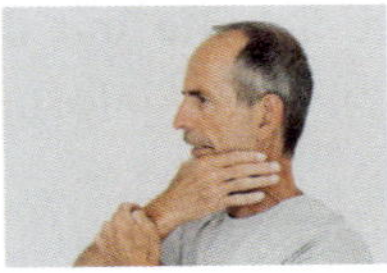

Faszien-Rollmassage

- **Schläfe mit der Mini-Kugel** (FRM 2.1): befreit die Schläfen und einen großflächigen Kaumuskel, der bei Stress zu Verspannungen neigt; immer auf beiden Seiten rollen ➤ Seite 393

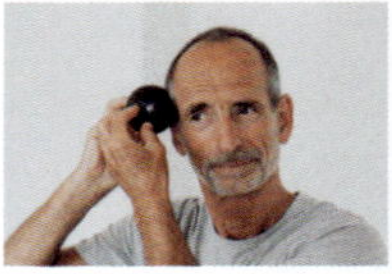

- **Kiefer mit der Mini-Kugel** (FRM 2.2): befreit die Kaumuskulatur im Bereich des Unterkiefers; immer auf beiden Seiten rollen ➤ Seite 394

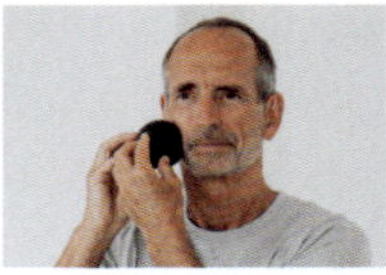

- **Halbseitlicher Nacken mit der Mini-Rolle** (FRM 1.2): befreit einen Strang halbseitlich am Nacken, wo viele Spannungskopfschmerzen ihren Anfang nehmen; bei sehr vielen ein Hotspot; immer auf beiden Seiten rollen ➤ Seite 390

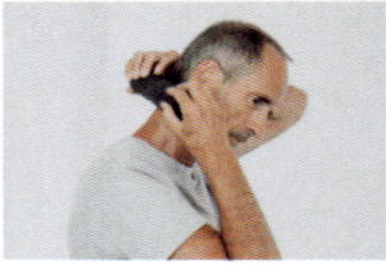

Osteopressur

- **Unterkiefer mit der Flach- oder Rundspitze** (LOP 1.2): befreit die Kaumuskulatur; immer beide Seiten drücken ➤ Seite 412

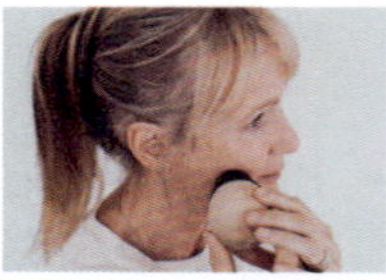

- **Schulterblattkante mit der Rundspitze** (LOP 1.3): entspannt den Schulter-Nacken-Bereich; immer beide Seiten drücken ➤ Seite 413

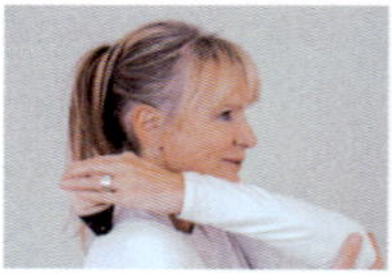

- **Hinterkopf mit der Rund- oder Flachspitze** (LOP 1.4): befreit den Nacken; immer beide Seiten drücken ➤ Seite 414

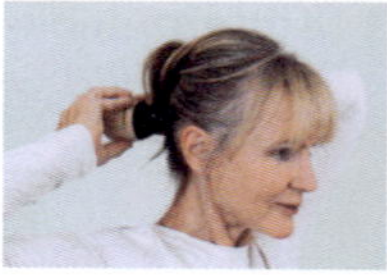

- **Schläfe mit der Flach- oder Rundspitze** (LOP 1.5): befreit die Schläfe, immer beide Seiten drücken ➤ Seite 415

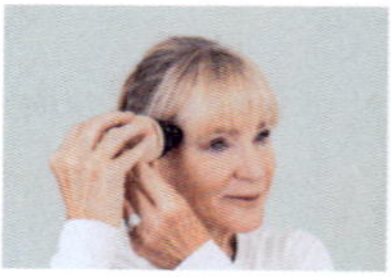

③ Augen

Dieser Schmerzbereich umfasst die Augen und deren unmittelbare Umgebung.

Mögliche Beschwerden: Augenschmerzen, müde, schwere Augen, Augendruck, Bewegungseinschränkungen der Augäpfel

Bevor Sie mit Ihrem Übungsprogramm starten, beachten Sie bitte unsere Tipps zum Dehnen, Rollen und Drücken ab Seite 285. Da die Augen naturgemäß sehr empfindlich sind, sollten Sie bei den Augenübungen besonders vorsichtig sein und gegebenenfalls Ihren Augenarzt konsultieren.

Liebscher & Bracht Übungen®

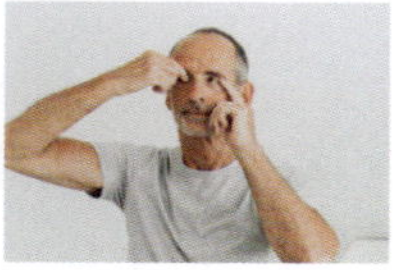

- **Augen-Übung nach oben** (EPD 3.1), **Augen-Übung nach unten** (EPD 3.2), **Augen-Übung nach links** (EPD 3.3), **Augen-Übung nach rechts** (EPD 3.4): befreit die Augen; möglichst immer alle vier Übungen machen ➤ Seite 328 bis 331

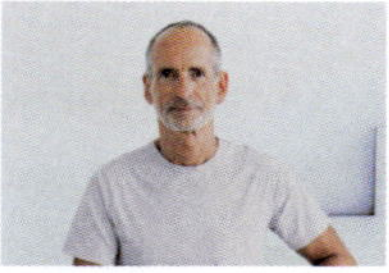

- **Augen-Übung Uhr** (EPD 3.5): befreit in 12 Richtungen und eignet sich für zwischendurch, zum Beispiel beim Lesen oder bei der Schreibtischarbeit ➤ Seite 332

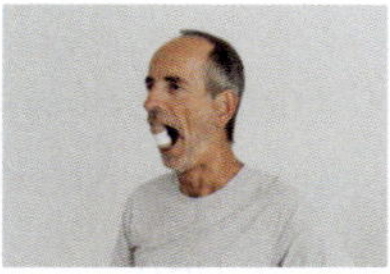

- **Kiefer-Übung mit Kieferretter oder Flaschenkorken** (EPD 1.4): befreit den gesamten Kiefer- und Gesichtsbereich, den Kopf seitlich und die Schläfen; kann am Schreibtisch, beim Autofahren, Spazierengehen oder Fernsehen geübt werden ➤ Seite 325

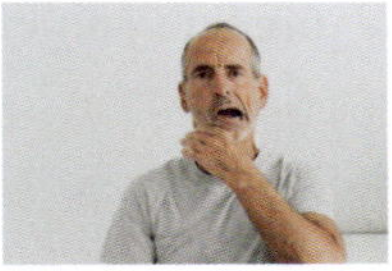

- **Kiefergelenk-Übung rechts** (EPD 2.1.1), **Kiefergelenk-Übung links** (EPD 2.1.2): befreit vor allem die jeweilige Kiefer- und Gesichtsseite; immer auf beiden Seiten üben ➤ Seite 326

Faszien-Rollmassage

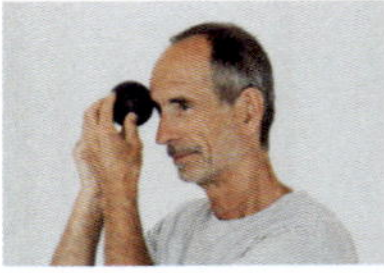

- **Augen mit der Mini-Kugel** (FRM 3.1): befreit die Augen von den Spannungszuständen, die mit ihnen verknüpft sind; immer auf beiden Seiten rollen ➤ Seite 395

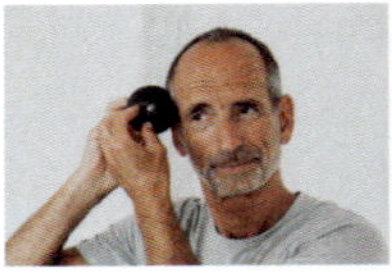

- **Schläfen mit der Mini-Kugel** (FRM 2.1): befreit die Schläfen und einen großflächigen Kaumuskel, der bei Stress zu Verspannungen neigt; immer auf beiden Seiten rollen ➤ Seite 393

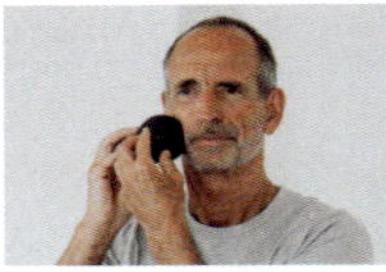

- **Kiefer mit der Mini-Kugel** (FRM 2.2): befreit die Kaumuskulatur im Bereich des Unterkiefers; immer auf beiden Seiten rollen ➤ Seite 394

Osteopressur

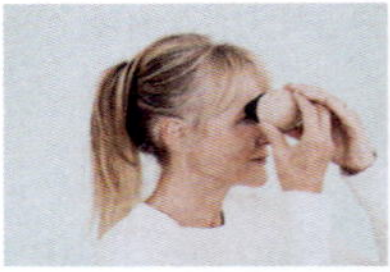

- **Augenumrandung mit der Rundspitze** (LOP 1.1): befreit den Augenbereich und die Augen selbst; immer beide Seiten drücken, sehr vorsichtig sein ➤ Seite 411

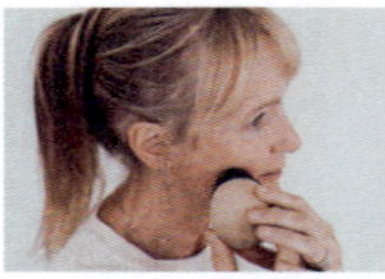

- **Unterkiefer mit der Flach- oder Rundspitze** (LOP 1.2): befreit die Kaumuskulatur; immer beide Seiten drücken ➤ Seite 412

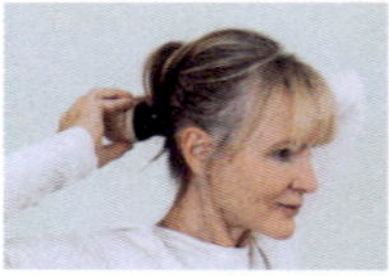

- **Hinterkopf mit der Rund- oder Flachspitze** (LOP 1.4): befreit den Nacken; immer beide Seiten drücken ➤ Seite 414

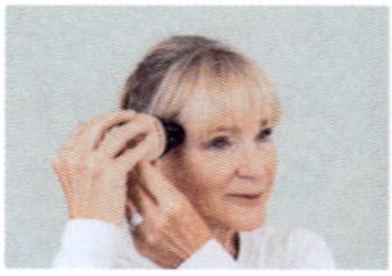

- **Schläfe mit der Flach- oder Rundspitze** (LOP 1.5): befreit die Schläfe; immer beide Seiten drücken ➤ Seite 415

4 Oberer Rücken – Brustkorb

Dieser Bereich umfasst den gesamten oberen Rücken und den Brustkorb.

Mögliche Beschwerden: Schmerzen im oberen Rücken, Brustwirbelsäulenschmerzen, Rückenschmerzen bei Bandscheibenvorwölbungen und -vorfällen, Spinalkanalstenosen, Facettengelenksentzündungen, Facettengelenksarthrose, Schmerzen zwischen den Schulterblättern, Brustschmerzen, Brustbeinschmerzen, Schwertfortsatzschmerzen, Brustkorbschmerzen, Herzschmerzen (beim Kardiologen abklären lassen), Rippenschmerzen, Enge im Brustkorb (beim Kardiologen abklären lassen)

Bevor Sie mit Ihrem Übungsprogramm starten, beachten Sie bitte unsere Tipps zum Dehnen, Rollen und Drücken ab Seite 285.

Liebscher & Bracht Übungen®

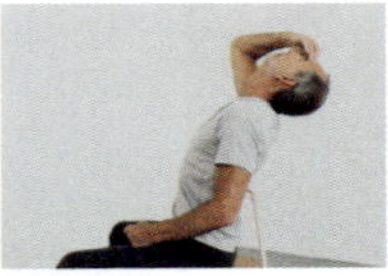

- **Halswirbelsäulen-Übung mit Überstreckung, mit Brustwirbelsäule** (EPD 5.5): befreit die Stirn, den Hals, die Halswirbelsäule und die Brustwirbelsäule von vorne; optimiert das Schlucken und die Funktion der Zunge und korrigiert den Rundrücken ➤ Seite 341

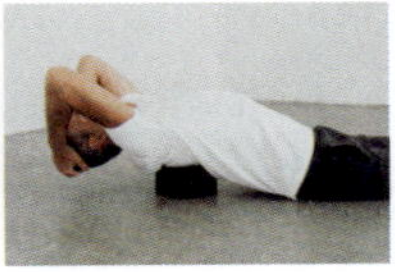

- **Brustwirbelsäulen-Übung mit Rückenretter oder Büchern** (EPD 16.9): trägt zur Begradigung des Rundrückens bei, öffnet den Brustbereich und befreit den Nacken ➤ Seite 366

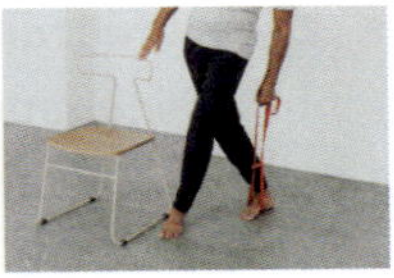

- **Äußere Bein-Rumpf-Übung im Stand mit Schlaufe oder Gürtel rechts** (EPD 22.2.1), **äußere Bein-Rumpf-Übung im Stand mit Schlaufe oder Gürtel links** (EPD 22.2.2): befreit die gesamte Körperseite; immer auf beiden Seiten üben; nur in Ausnahmefällen, wenn eine Seite deutlich mehr Spannung hat, können Sie auch einseitig üben ➤ Seite 378

- **Brust-Übung 10 Grad mit gestreckten Ellenbogen in der Ecke** (EPD 13.9): befreit die Brust, die Atmung, die Schultern, die Brustwirbelsäule, den oberen Rücken und den gesamten Nacken sowie den Schultergürtel ➤ Seite 357

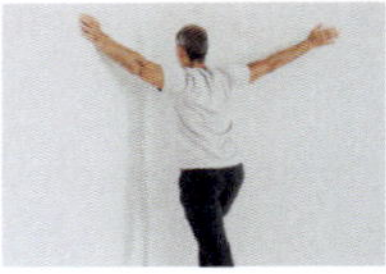

- **Rotationsübung am Boden nach rechts** (EPD 15.6.1), **Rotationsübung am Boden nach links** (EPD 15.6.2): befreit die jeweilige Schulter, den Brustkorb, die Hüfte sowie den Rumpf; bitte immer beidseitig üben; wenn eine Seite deutlich mehr Spannung hat, können Sie auch einseitig üben ➤ Seite 363

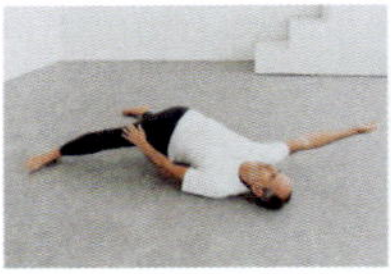

- **Bauch-Hüftbeuger-Übung auf den Unterarmen für die Brustwirbelsäule** (EPD 17.6): befreit die Brustwirbelsäule und trägt zur Begradigung des Rundrückens bei ➤ Seite 370

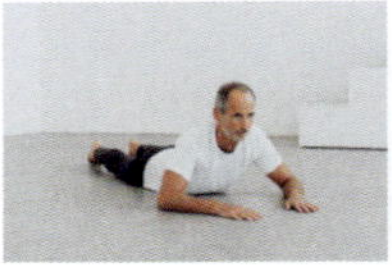

Faszien-Rollmassage

- **Rücken mit der Medi-Rolle** (FRM 4.1): befreit den gesamten Rücken ➤ Seite 396

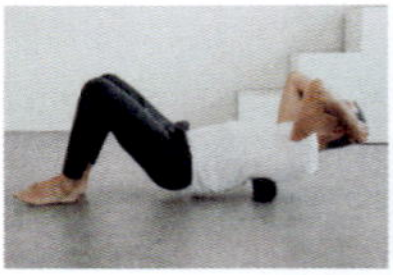

- **Brustbein rechts mit der Mini-Kugel** (FRM 4.2.1), **Brustbein links mit der Mini-Kugel** (FRM 4.2.2): befreit die Brust der entsprechenden Seite ➤ Seite 397

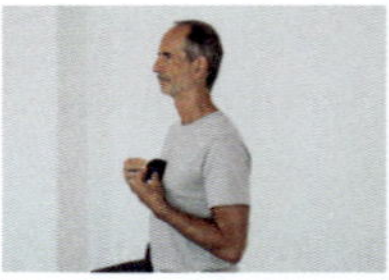

- **Halswirbelsäule mit der Medi-Rolle** (FRM 1.1): befreit die Nackenstrecker ➤ Seite 389

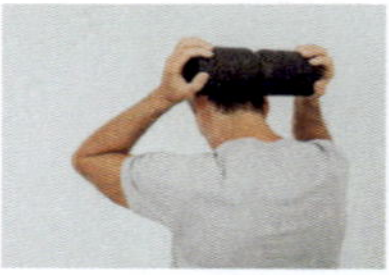

Osteopressur

- **Zwerchfell mit der Spitze** (LOP 2.1): befreit die Atmung und löst Beklemmungen im Brustkorb; immer beide Seiten drücken ➤ Seite 417

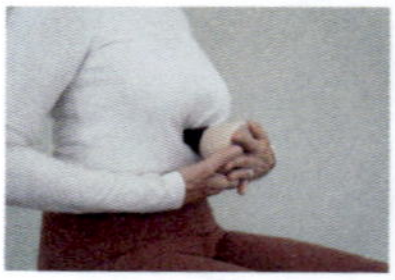

- **Brustbein mit der Spitze oder der Rundspitze** (LOP 2.2): befreit den Brustbereich, den Schultergürtel und den oberen Rücken; immer beide Seiten drücken ➤ Seite 418

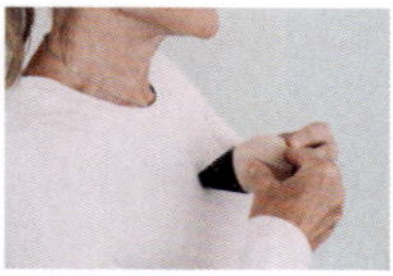

- **Schambein mit der Flachspitze** (LOP 2.3): ein sehr wirkungsvoller Punkt, der direkt die Spannungen mindern kann, die zu Rückenschmerzen führen; immer beide Seiten drücken ➤ Seite 419

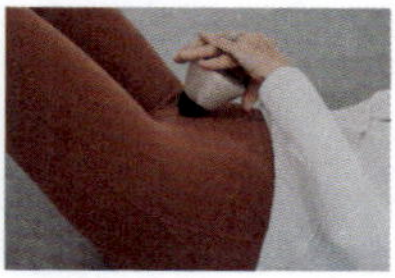

- **Brustwirbelsäule mit der Spitze** (LOP 2.4): befreit den oberen Rücken; immer beide Seiten drücken ➤ Seite 420

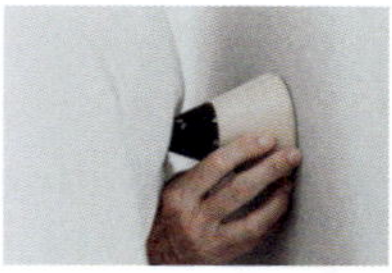

5 Zwerchfell – Atmung

Dieser Bereich umfasst das Innere des Rumpfes etwa in seiner Mitte.

Mögliche Beschwerden: Speiseröhrenschmerzen, Sodbrennen, Reflux, Brennen in der Speiseröhre, Lungenschmerzen (beim Lungenfacharzt abklären lassen), Herzschmerzen (beim Kardiologen abklären lassen), Schmerzen beim Atmen, Engegefühl im Brustkorb (beim Kardiologen abklären lassen)

Bevor Sie mit Ihrem Übungsprogramm starten, beachten Sie bitte unsere Tipps zum Dehnen, Rollen und Drücken ab Seite 285.

Liebscher & Bracht Übungen®

- **Atem-Übung dreimal** (EPD 14.1): befreit Zwerchfell und Brustkorb ➤ Seite 359

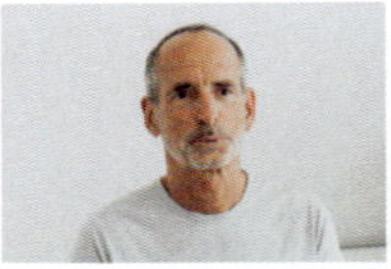

- **Atem-Übung mit Endpunkt-Anspannung** (EPD 14.3): befreit und aktiviert das Zwerchfell ➤ Seite 361

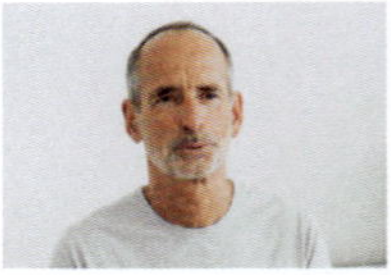

- **Brust-Übung 45 Grad mit gestreckten Armen in der Ecke oder mit dem Schulterretter** (EPD 13.2): befreit und öffnet die Brust und die Schultern ➤ Seite 353

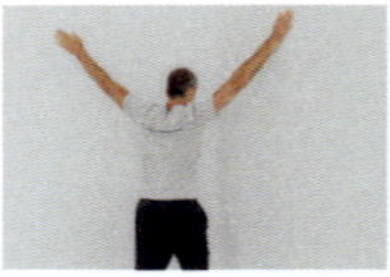

- **Brust-Übung 10 Grad mit gebeugten Armen in der Ecke** (EPD 13.8): befreit und öffnet die Brust und die Schultern, aktiviert die Atemhilfsmuskeln ➤ Seite 356

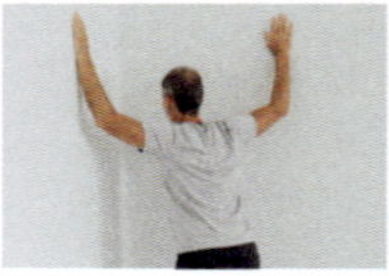

- **Brust-Übung 10 Grad mit gestreckten Ellenbogen in der Ecke** (EPD 13.9): befreit die Brust, die Atmung, die Schultern, die Brustwirbelsäule, den oberen Rücken und den gesamten Nacken und Schultergürtel ➤ Seite 357

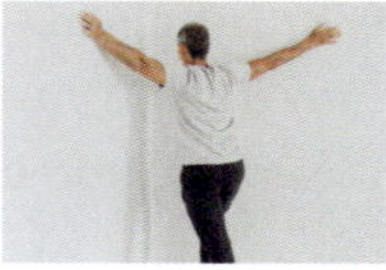

- **Rotationsübung am Boden nach rechts** (EPD 15.6.1), **Rotationsübung am Boden nach links** (EPD 15.6.2): befreit die jeweilige Schulter, den Brustkorb, die Hüfte und den Rumpf; bitte immer beidseitig üben; wenn eine Seite deutlich mehr Spannung hat, können Sie auch einseitig üben ➤ Seite 363

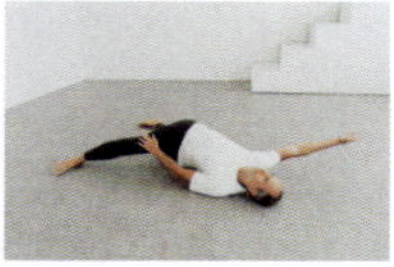

Faszien-Rollmassage

- **Brustbein rechts mit der Mini-Kugel** (FRM 4.2.1), **Brustbein links mit der Mini-Kugel** (FRM 4.2.2): befreit die Brust der entsprechenden Seite; immer auf beiden Seiten rollen ➤ Seite 397

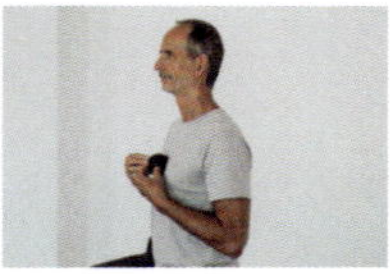

- **Rippenbögen mit der Mini-Kugel** (FRM 4.3): befreit das Zwerchfell; immer auf beiden Seiten rollen ➤ Seite 398

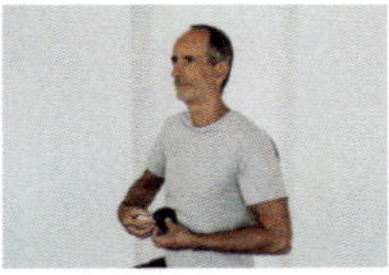

- **Rücken mit der Medi-Rolle** (FRM 4.1): befreit den gesamten Rücken ➤ Seite 396

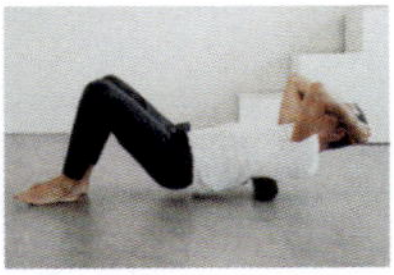

Osteopressur

- **Zwerchfell mit der Spitze** (LOP 2.1): befreit die Atmung und löst Beklemmungen im Brustkorb; immer beide Seiten drücken ➤ Seite 417

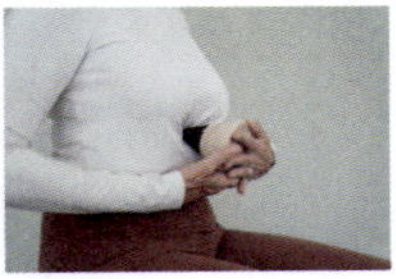

- **Brustbein mit der Spitze oder der Rundspitze** (LOP 2.2): befreit den Brustbereich, den Schultergürtel und den oberen Rücken; immer beide Seiten drücken ➤ Seite 418

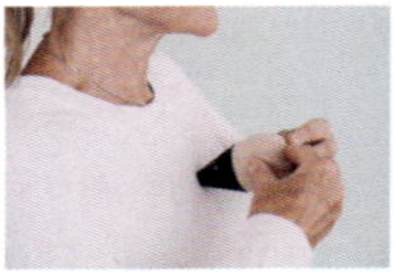

- **Brustwirbelsäule mit der Spitze** (LOP 2.4): befreit den oberen Rücken; immer beide Seiten drücken ➤ Seite 420

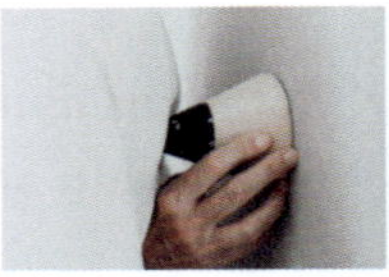

- **Rechter Oberschenkel innen mit der Spitze** (LOP 2.7.1), **linker Oberschenkel innen mit der Spitze** (LOP 2.7.2): befreit das Zwerchfell, den unteren Rücken und das Hüftgelenk; immer beide Seiten drücken ➤ Seite 423

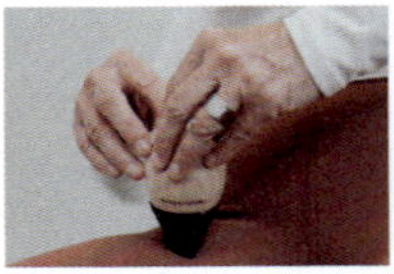

6 Unterer Rücken - Bauch

Dieser Bereich umfasst den gesamten unteren Rücken bis zum Gesäß und seitlich die Taille, den Bauch ab dem Brustkorbende bis zum Becken und dem Schambein.

Mögliche Beschwerden: Rückenschmerzen im Bereich der Lendenwirbelsäule, ins Gesäß ziehende Rückenschmerzen, ins Gesäß und in die Beine ziehende Rückenschmerzen, Rückenschmerzen bei Bandscheibenvorwölbungen und -vorfällen, Spinalkanalstenosen, Facettengelenksentzündungen, Facettengelenksarthrose, Lendenschmerzen, Nieren-, Bauch-, Magen- und Unterleibsschmerzen (beim Arzt abklären lassen), Schambeinentzündungen

Bevor Sie mit Ihrem Übungsprogramm starten, beachten Sie bitte unsere Tipps zum Dehnen, Rollen und Drücken ab Seite 285.

Liebscher & Bracht Übungen®

- **Wirbelsäulen-Übung** (EPD 16.1): befreit den unteren Rücken, das Kreuzbein und Gesäßanteile ➤ Seite 364

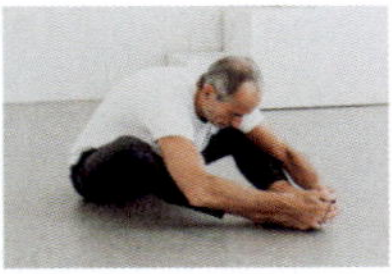

- **Wirbelsäulen-Übung auf dem Boden** (EPD 16.7): befreit die Wirbelsäule von Fehlhaltungen, dehnt zu kurze, angespannte Bänder sowie Muskeln und kräftigt zu schwache, eine gute Haltung unterstützende Muskeln ➤ Seite 365

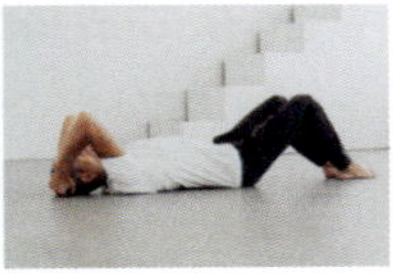

- **Bauch-Hüftbeuger-Übung mit Rückenretter oder passenden Büchern** (EPD 17.1): dehnt die Hüftbeuger und befreit den unteren Rücken; wunderbar geeignet für die Rückenbefreiung am Abend beim Lesen, Fernsehen usw. ➤ Seite 367

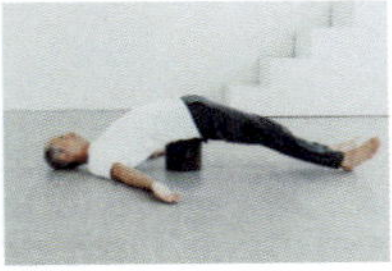

- **Bauch-Hüftbeuger-Übung am Boden** (EPD 17.3.1): klassische Übung zum Aufdehnen der Hüftbeuger und Bauchmuskeln; befreit den unteren Rücken und kräftigt die Arme und Schultern ➤ Seite 368

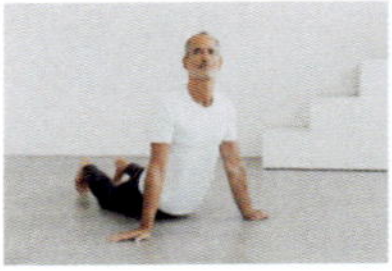

- **Vordere Oberschenkel-Übung mit Schlaufe, Medi-Rolle oder Alltagsgegenständen rechts** (EPD 21.4.1), **vordere Oberschenkel-Übung mit Schlaufe, Medi-Rolle oder Alltagsgegenständen links** (EPD 21.4.2): befreit Knie, Hüfte und unteren Rücken; ist eine der effizientesten Übungen gegen Schmerzen im unteren Rücken; bei Rückenschmerzen immer auf beiden Seiten üben ➤ Seite 377

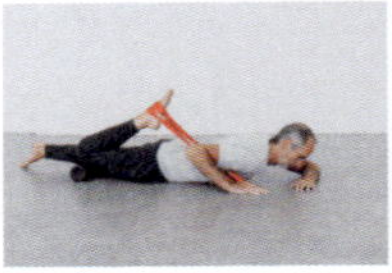

- **Rotationsübung auf dem Stuhl nach rechts** (EPD 15.4.1), **Rotationsübung auf dem Stuhl nach links** (EPD 15.4.2): befreit von Anspannungen im Rücken, rund um das Becken und im gesamten Rumpf; unterstützt die Ernährung der Bandscheiben; immer auf beiden Seiten üben; sind die Spannungen zur einen Drehrichtung deutlich höher, kann auf dieser Seite auch einzeln geübt werden ➤ Seite 362

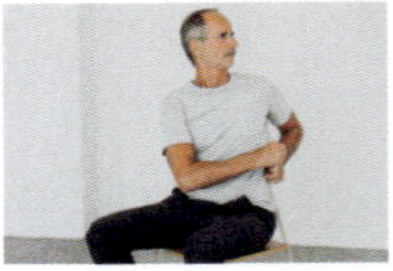

- **Gesäß-Übung am Boden rechts** (EPD 20.1.1), **Gesäß-Übung am Boden links** (EPD 20.1.2): befreit die Hüfte, das Gesäß, den Beckenboden und den unteren Rücken; ist eine sehr effiziente Übung, da sie gleichzeitig das Gesäß auf der einen Seite und den Hüftbeuger auf der anderen dehnt; bei Rückenschmerzen immer auf beiden Seiten üben ➤ Seite 375

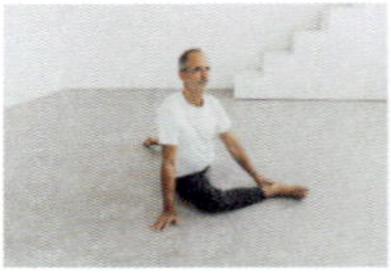

Faszien-Rollmassage

- **Rücken mit der Medi-Rolle** (FRM 4.1): befreit den gesamten Rücken ➤ Seite 396

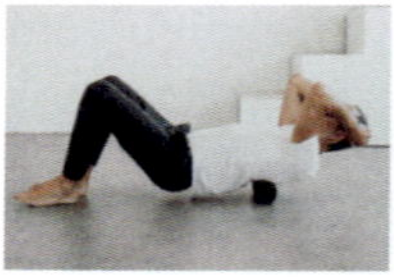

- **Rechter Rumpf mit der Medi-Rolle** (FRM 6.3.1), **linker Rumpf mit der Medi-Rolle** (FRM 6.3.2): befreit die Taille und den seitlichen Rumpf; wenn die Rückenschmerzen stark einseitig sind, genügt es, nur auf dieser Seite zu üben ➤ Seite 400

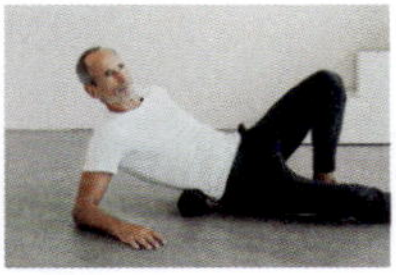

- **Rechter Oberschenkel innen mit der Mini-Kugel** (FRM 6.6.1), **linker Oberschenkel innen mit der Mini-Kugel** (FRM 6.6.2): befreit den unteren Rücken und die Hüfte; wenn die Rückenschmerzen stark einseitig sind, genügt es, nur auf dieser Seite zu üben ➤ Seite 401

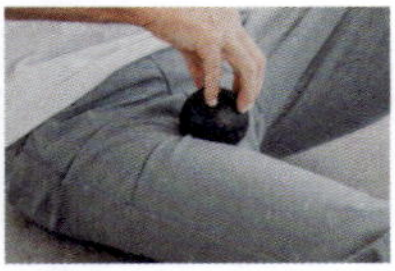

Osteopressur

- **Schambein mit der Flachspitze** (LOP 2.3): ein sehr wirkungsvoller Punkt, der direkt die Spannungen mindern kann, die zu Rückenschmerzen führen; immer beide Seiten drücken ➤ Seite 419

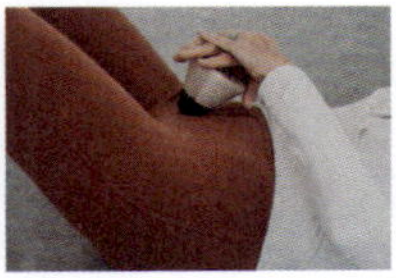

- **Brustwirbelsäule mit der Spitze** (LOP 2.4): befreit den oberen Rücken; immer beide Seiten drücken ➤ Seite 420

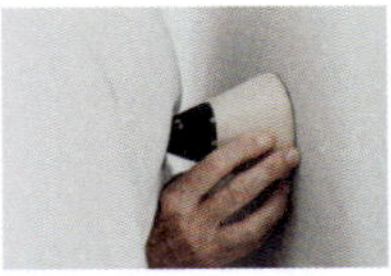

- **Lendenwirbelsäule mit der Spitze** (LOP 2.5): befreit den unteren Rücken direkt und entspannt auch den oberen indirekt; immer beide Seiten drücken ➤ Seite 421

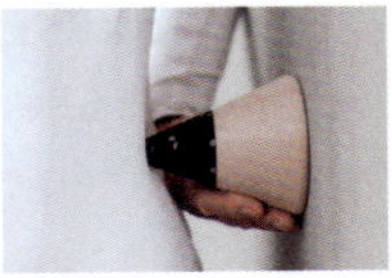

- **Kreuzbein mit der Rundspitze** (LOP 2.6): befreit den untersten Rücken und lockert auch den oberen; immer beide Seiten drücken ➤ Seite 422

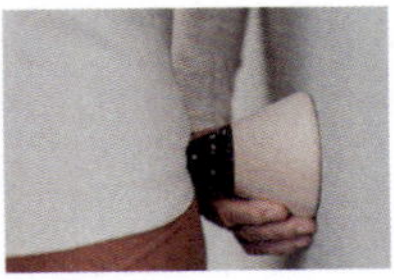

- **Rechter Oberschenkel innen mit der Spitze** (LOP 2.7.1), **linker Oberschenkel innen mit der Spitze** (LOP 2.7.2): befreit das Zwerchfell, den unteren Rücken und das Hüftgelenk; immer beide Seiten drücken ➤ Seite 423

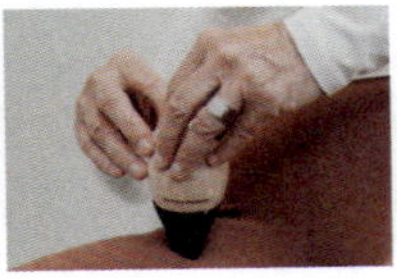

7 Schultern

Dieser Bereich umfasst die Schultern von allen Richtungen bis zu den Oberarmen, zur Brust, zum Nacken und zu den Schulterblättern.

Mögliche Beschwerden: Schulterschmerzen, Schultergelenkschmerzen, Schleimbeutelentzündung in der Schulter (starke Schmerzen und Schwellung erst abklingen lassen), Frozen Shoulder, Impingement-Syndrom, Kalkschulter, Schulterblattschmerzen, Schulter-Arm-Schmerzen, Schulter-Arm-Syndrom, Schultergelenksarthrose

Bevor Sie mit Ihrem Übungsprogramm starten, beachten Sie bitte unsere Tipps zum Dehnen, Rollen und Drücken ab Seite 285.

Liebscher & Bracht Übungen®

- **Brust-Übung 45 Grad an der Wand rechts** (EPD 13.4.1), **Brust-Übung 45 Grad an der Wand links** (EPD 13.4.2): befreit die Brust und die vordere Schulter, wirkt auch befreiend auf die Schultergelenkkapsel; auf der betroffenen Seite üben ➤ Seite 354

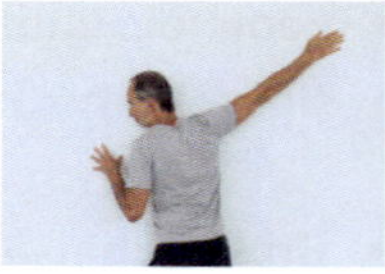

- **Brust-Übung 10 Grad mit gebeugtem Ellenbogen am Boden rechts** (EPD 13.12.1), **Brust-Übung 10 Grad mit gebeugtem Ellenbogen am Boden links** (EPD 13.12.2): befreit die Schulter, die Brust und den oberen Rücken; auf der betroffenen Seite üben ➤ Seite 358

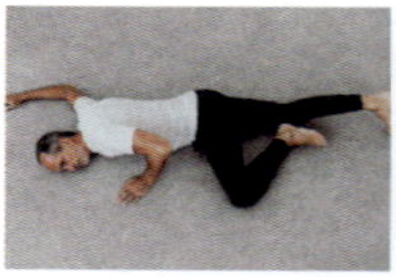

- **Schulter-Arm-Übung mit Schlaufe, Gürtel oder Handtuch** (EPD 6.1): befreit die Schulter vor allem vorne ➤ Seite 342

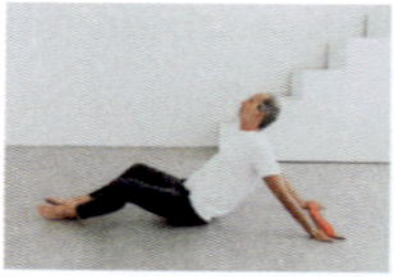

- **Schulter-Rücken-Übung mit Schlaufe oder Gürtel** (EPD 7.1): befreit die gesamte Schulter, trägt zur Begradigung des Rundrückens bei ➤ Seite 343

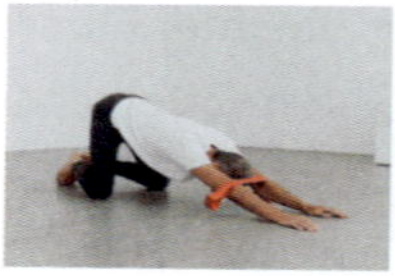

- **Schulter-Rotatoren-Übung in der Ecke oder im Türrahmen** (EPD 8.1): befreit die Schultern, dehnt dabei die Innenrotatoren ➤ Seite 344

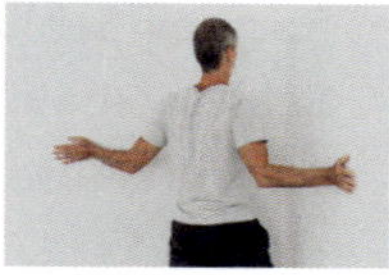

- **Hintere Schulter-Übung an der Wand rechts** (EPD 9.3.1), **hintere Schulter-Übung an der Wand links** (EPD 9.3.2): befreit die hintere Schulter; auf der betroffenen Seite üben ➤ Seite 345

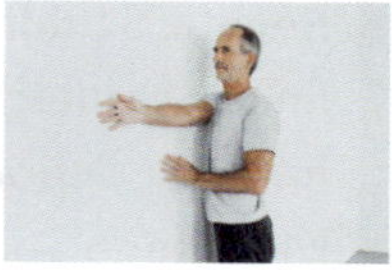

- **Armstrecker-Übung an der Wand rechts** (EPD 10.2.1), **Armstrecker-Übung an der Wand links** (EPD 10.2.2): befreit den rückwärtigen Oberarm und die Schulter; auf der betroffenen Seite üben ➤ Seite 347

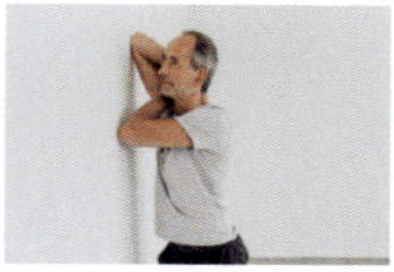

Faszien-Rollmassage

- **Schulterblätter mit der Mini-Kugel** (FRM 1.4): befreit die Nacken-Schulter-Region auf beiden Seiten; auf der betroffenen Seite rollen ➤ Seite 391

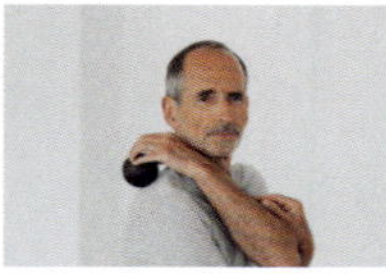

- **Rechter Oberarm außen mit der Medi-Rolle** (FRM 7.4.1), **linker Oberarm außen mit der Medi-Rolle** (FRM 7.4.2): befreit Schulter und Ellenbogenstrecker; auf der betroffenen Seite rollen ➤ Seite 402

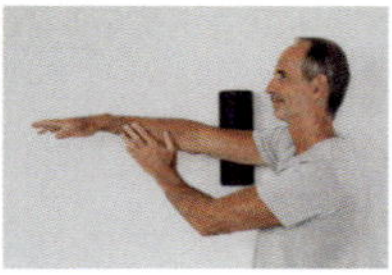

- **Rechter Oberarm innen mit der Medi-Rolle** (FRM 7.5.1), **linker Oberarm innen mit der Medi-Rolle** (FRM 7.5.2): befreit Schulter und Ellenbogenbeuger; auf der betroffenen Seite rollen ➤ Seite 403

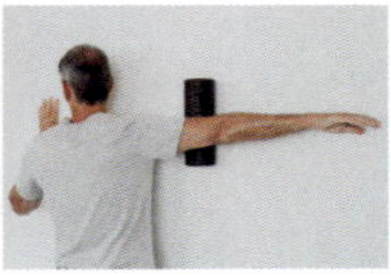

Osteopressur

- **Rechtes Schulterblatt mit der Flachspitze** (LOP 3.1.1), **linkes Schulterblatt mit der Flachspitze** (LOP 3.1.2): befreit die Schulter; die betroffene Seite drücken ➤ Seite 424

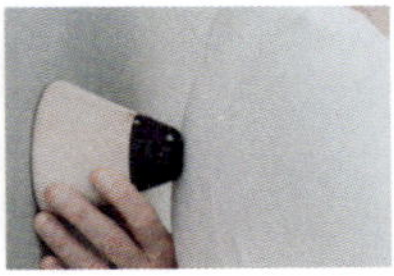

- **Rechtes Schlüsselbein mit der Spitze** (LOP 3.2.1), **linkes Schlüsselbein mit der Spitze** (LOP 3.2.2): befreit die Schulter und die Brust; die betroffene Seite drücken ➤ Seite 425

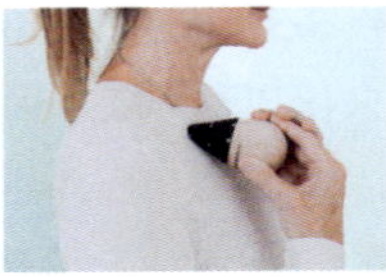

- **Rechte Schulterblattseite mit der Flachspitze** (LOP 3.3.1), **linke Schulterblattseite mit der Flachspitze** (LOP 3.3.2): befreit die Schulter, den Oberarm und den Ellenbogen; die betroffene Seite drücken ➤ Seite 426

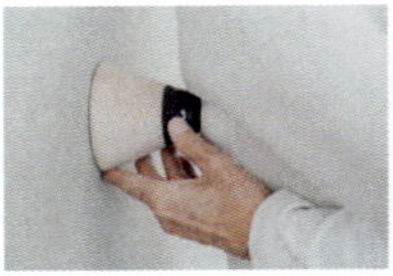

8 Oberarm – Ellenbogen

Dieser Bereich umfasst die Oberarme und die Ellenbogen von vorne, hinten, außen und innen.

Mögliche Beschwerden: Oberarmschmerzen, Ellenbogenschmerzen außen, Ellenbogenschmerzen innen, Schmerzen in der Ellenbeuge, Tennisellenbogen, Golfellenbogen, Ellenbogengelenkschmerzen, Ellenbogenarthrose, Schleimbeutelentzündung im Ellenbogen (starke Schmerzen und Schwellung erst abklingen lassen), Schmerzen im Bizeps, Schmerzen im Trizeps

Bevor Sie mit Ihrem Übungsprogramm starten, beachten Sie bitte unsere Tipps zum Dehnen, Rollen und Drücken ab Seite 285.

Liebscher & Bracht Übungen®

- **Brust-Übung 45 Grad am Boden rechts** (EPD 13.16.1), **Brust-Übung 45 Grad am Boden links** (EPD 13.16.2): befreit die Schulter, den vorderen Oberarm und den Ellenbogen; auf der betroffenen Seite üben ➤ Seite 355

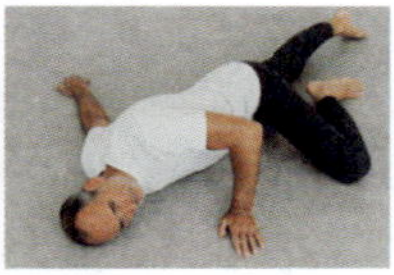

- **Schulter-Arm-Übung mit Schlaufe, Gürtel oder Handtuch** (EPD 6.1): befreit die Schulter vor allem vorne; auf der betroffenen Seite üben ➤ Seite 342

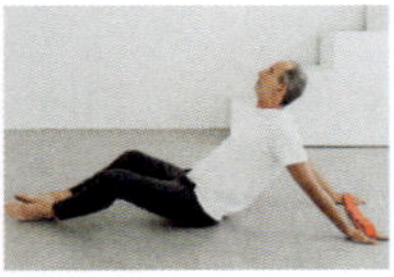

- **Armstrecker-Übung an der Wand rechts** (EPD 10.2.1), **Armstrecker-Übung an der Wand links** (EPD 10.2.2): befreit die Schulter, den hinteren Oberarm und den Ellenbogen; auf der betroffenen Seite üben ➤ Seite 347

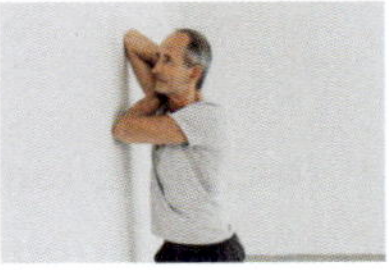

- **Handbeuger-Übung rechts** (EPD 11.2.1), **Handbeuger-Übung links** (EPD 11.2.2): befreit den Ellenbogen, den Unterarm und das Handgelenk; auf der betroffenen Seite üben ➤ Seite 348

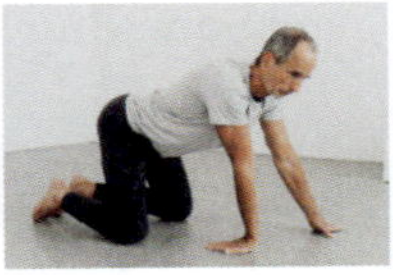

- **Handstrecker-Übung rechts** (EPD 12.1.1), **Handstrecker-Übung links** (EPD 12.1.2): befreit den Ellenbogen, den Unterarm und das Handgelenk; auf der betroffenen Seite üben ➤ Seite 352

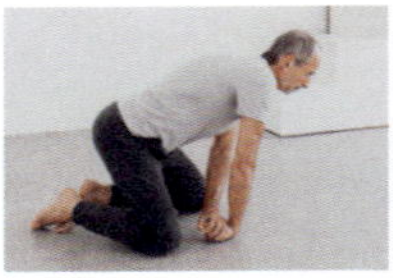

Faszien-Rollmassage

- **Rechter Oberarm außen mit der Medi-Rolle** (FRM 7.4.1), **linker Oberarm außen mit der Medi-Rolle** (FRM 7.4.2): befreit Schulter und Ellenbogenstrecker; auf der betroffenen Seite rollen ➤ Seite 402

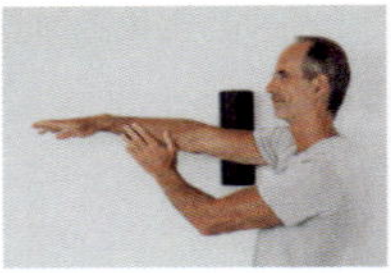

- **Rechter Oberarm innen mit der Medi-Rolle** (FRM 7.5.1), **linker Oberarm innen mit der Medi-Rolle** (FRM 7.5.2): befreit Schulter und Ellenbogenbeuger; auf der betroffenen Seite rollen ➤ Seite 403

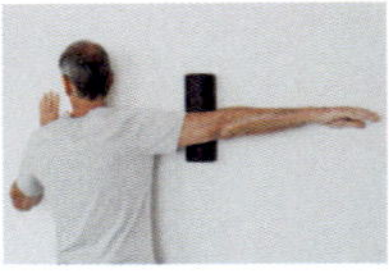

Osteopressur

- **Rechtes Schulterblatt mit der Flachspitze** (LOP 3.1.1), **linkes Schulterblatt mit der Flachspitze** (LOP 3.1.2): befreit die Schulter, den Oberarm und den Ellenbogen; die betroffene Seite drücken ➤ Seite 424

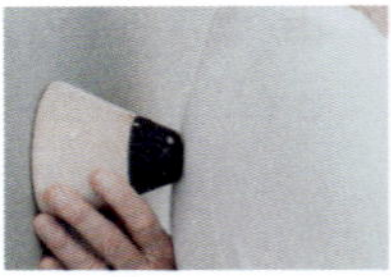

- **Rechter Ellenbogen innen mit der Flachspitze** (LOP 3.4.1), **linker Ellenbogen innen mit der Flachspitze** (LOP 3.4.2): befreit den Ellenbogen, den Unterarm und die Hand; die betroffene Seite drücken ➤ Seite 427

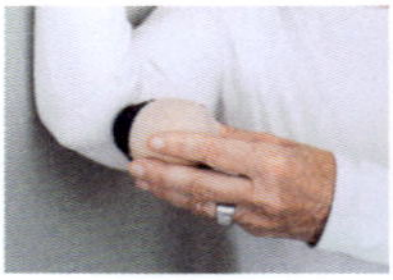

- **Rechter Ellenbogen außen mit der Spitze** (LOP 3.5.1), **linker Ellenbogen außen mit der Spitze** (LOP 3.5.2): befreit den Ellenbogen, den Unterarm und die Hand; die betroffene Seite drücken ➤ Seite 428

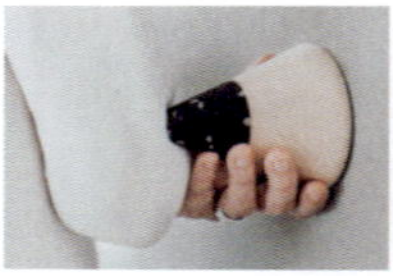

9 Unterarm – Handgelenk – Hand

Dieser Bereich umfasst die Unterarme unterhalb des Ellenbogens, die Handgelenke sowie die Hände und Finger.

Mögliche Beschwerden: Unterarmschmerzen, Handgelenkschmerzen, Handgelenksarthrose, Sehnenscheidenentzündung, Karpaltunnelsyndrom, Überbeinschmerzen, Handschmerzen, Fingerschmerzen, Fingergelenkschmerzen, Schnappfinger, Fingergelenksarthrose, Daumenschmerzen, Daumengelenkschmerzen, Daumengelenksarthrose

Bevor Sie mit Ihrem Übungsprogramm starten, beachten Sie bitte unsere Tipps zum Dehnen, Rollen und Drücken ab Seite 285.

Liebscher & Bracht Übungen®

- **Handbeuger-Übung rechts** (EPD 11.2.1), **Handbeuger-Übung links** (EPD 11.2.2): befreit den Ellenbogen, den Unterarm und das Handgelenk; auf der betroffenen Seite üben ➤ Seite 348

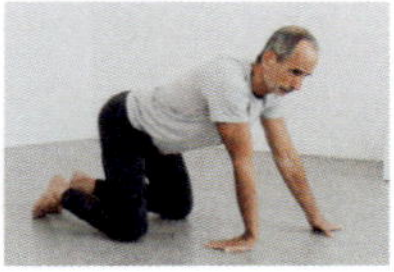

- **Handbeuger-Finger-Übung rechts** (11.3.1), **Handbeuger-Finger-Übung links** (11.3.2): befreit den Ellenbogen, den Unterarm, das Handgelenk und die Fingergelenke; auf der betroffenen Seite üben ➤ Seite 349

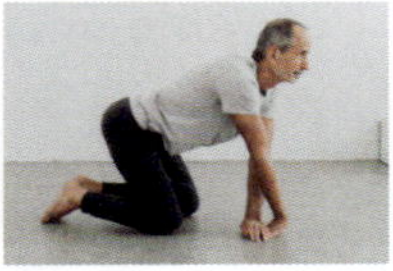

- **Handbeuger-Daumen-Übung rechts** (EPD 11.6.1), **Handbeuger-Daumen-Übung links** (EPD 11.6.2): befreit den Ellenbogen, den Unterarm, das Handgelenk und den Daumen; auf der betroffenen Seite üben ➤ Seite 350

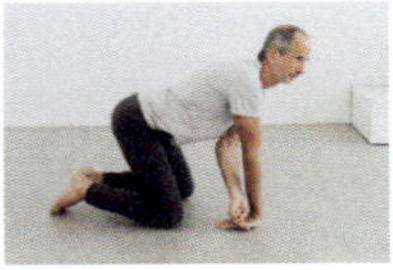

- **Handbeuger-Übung Ellenbogen gebeugt rechts** (EPD 11.7.1), **Handbeuger-Übung Ellenbogen gebeugt links** (EPD 11.7.2): befreit den Ellenbogen, den Unterarm und das Handgelenk; auf der betroffenen Seite üben ➤ Seite 351

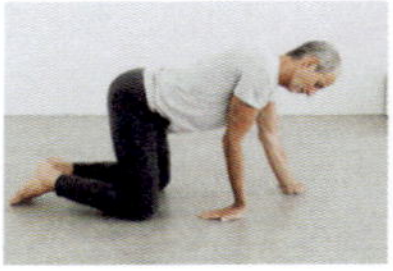

- **Handstrecker-Übung rechts** (EPD 12.1.1), **Handstrecker-Übung links** (EPD 12.1.2): befreit den Ellenbogen, den Unterarm und das Handgelenk; auf der betroffenen Seite üben ➤ Seite 352

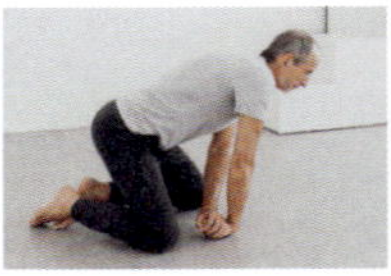

Faszien-Rollmassage

- **Rechter Unterarm innen mit der Mini-Rolle** (FRM 8.3.1), **linker Unterarm innen mit der Mini-Rolle** (FRM 8.3.2): befreit die Unterarme, Handgelenke und Hände; auf der betroffenen Seite rollen ➤ Seite 404

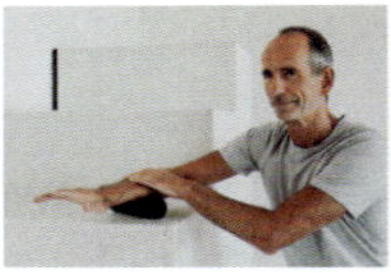

Osteopressur

- **Rechter Ellenbogen innen mit der Flachspitze** (LOP 3.4.1), **linker Ellenbogen innen mit der Flachspitze** (LOP 3.4.2): befreit den Ellenbogen, den Unterarm und die Hand; die betroffene Seite drücken ➤ Seite 427

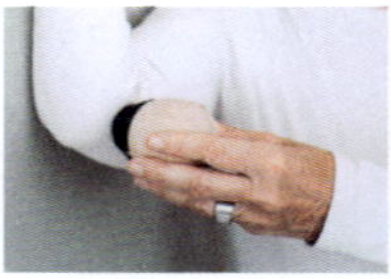

- **Rechter Ellenbogen außen mit der Spitze** (LOP 3.5.1), **linker Ellenbogen außen mit der Spitze** (LOP 3.5.2): befreit den Ellenbogen, den Unterarm und die Hand; die betroffene Seite drücken ➤ Seite 428

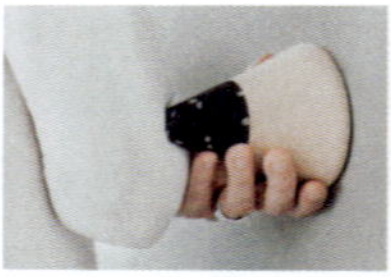

- **Rechter Unterarm mit der Spitze** (LOP 3.6.1), **linker Unterarm mit der Spitze** (LOP 3.6.2): befreit den Unterarm, das Handgelenk und die Hand; die betroffene Seite drücken ➤ Seite 429

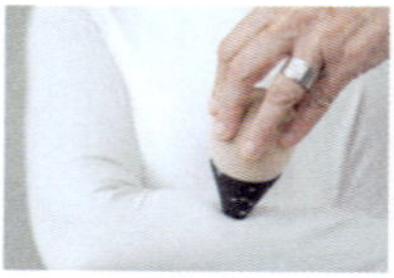

10 Becken – Gesäß – Hüfte

Dieser Bereich umfasst das hintere Becken ab dessen oberen Rand bis zum Beginn der Oberschenkel, seitlich ebenso bis zu den Oberschenkeln, vorne die Leiste bis zu den Oberschenkeln.

Mögliche Beschwerden: Hüftschmerzen, Hüftgelenkschmerzen, Hüftgelenksarthrose, Impingement-Syndrom, Schleimbeutelentzündung in der Hüfte (starke Schmerzen und Schwellung erst abklingen lassen), Gesäßschmerzen, Piriformis-Syndrom, ISG-Schmerzen, Leistenschmerzen, Ischiasschmerzen im Gesäß, Gesäß-Kreuzbein-Schmerzen, Sitzbeinschmerzen, Steißbeinschmerzen

Bevor Sie mit Ihrem Übungsprogramm starten, beachten Sie bitte unsere Tipps zum Dehnen, Rollen und Drücken ab Seite 285.

Liebscher & Bracht Übungen®

- **Bauch-Hüftbeuger-Übung mit Rückenretter oder passenden Büchern** (EPD 17.1): dehnt die Hüftbeuger und befreit den unteren Rücken; wunderbar geeignet für die Rückenbefreiung am Abend beim Lesen, Fernsehen ö. Ä. ➤ Seite 367

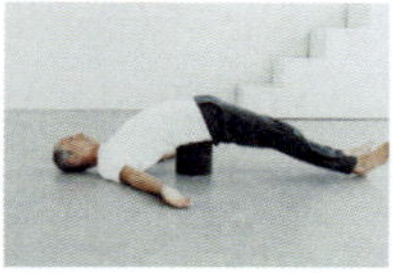

- **Bauch-Hüftbeuger-Übung rechte Seite** (EPD 17.4.1.1), **Bauch-Hüftbeuger-Übung linke Seite** (EPD 17.4.1.2): dehnt den Hüftbeuger und die Bauchmuskeln, befreit den unteren Rücken, befreit die Hüfte dieser Seite und kräftigt die Arme und Schultern; bei Rückenschmerzen auf beiden Seiten üben ➤ Seite 369

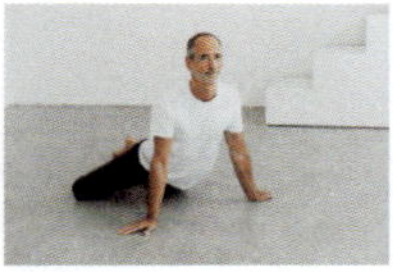

- **Hüftbeuger-Übung im Kniestand rechts** (EPD 17.8.1), **Hüftbeuger-Übung im Kniestand links** (EPD 17.8.2): befreit die Hüfte der entsprechenden Seite und den unteren Rücken; bei Rückenschmerzen auf beiden Seiten üben ➤ Seite 371

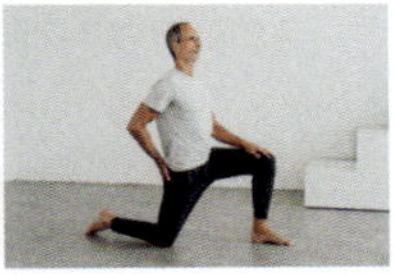

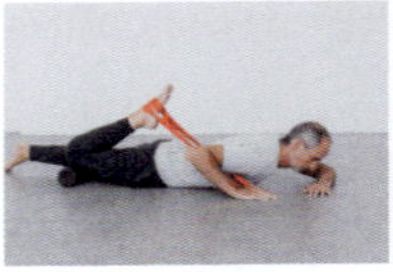

- **Vordere Oberschenkel-Übung mit Schlaufe, Medi-Rolle oder Alltagsgegenständen rechts** (EPD 21.4.1), **vordere Oberschenkel-Übung mit Schlaufe, Medi-Rolle oder Alltagsgegenständen links** (EPD 21.4.2): befreit Knie, Hüfte und unteren Rücken; ist eine der effizientesten Übungen gegen Schmerzen im unteren Rücken; bei Rückenschmerzen auf beiden Seiten üben ➤ Seite 377

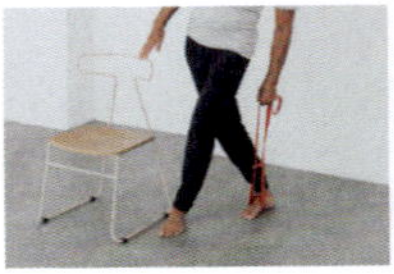

- **Äußere Bein-Rumpf-Übung im Stand mit Schlaufe oder Gürtel rechts** (EPD 22.2.1), **äußere Bein-Rumpf-Übung im Stand mit Schlaufe oder Gürtel links** (EPD 22.2.2): befreit die Außenseite des Oberschenkels und des Beckens; bei Rückenschmerzen auf beiden Seiten üben ➤ Seite 378

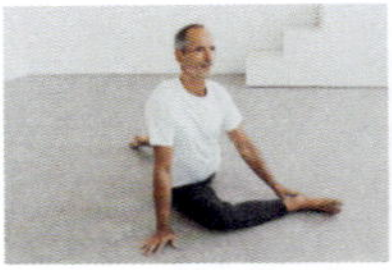

- **Gesäß-Übung am Boden rechts** (EPD 20.1.1), **Gesäß-Übung am Boden links** (EPD 20.1.2): befreit die Hüften, das Gesäß, den Beckenboden und den unteren Rücken; ist eine sehr effiziente Übung, da sie gleichzeitig das Gesäß auf der einen Seite und den Hüftbeuger auf der anderen dehnt; bei Rückenschmerzen auf beiden Seiten üben ➤ Seite 375

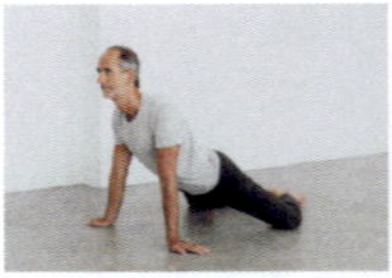

- **Innere Oberschenkel-Übung am Boden** (EPD 18.1): befreit die Innenseite der oberen Oberschenkel und die Hüften ➤ Seite 372

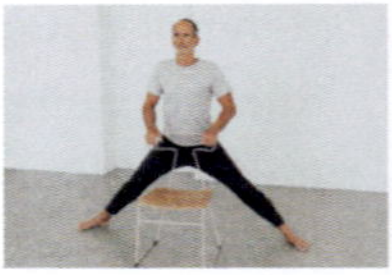

- **Innere Oberschenkel-Übung im Stand am Stuhl** (EPD 18.2): befreit die gesamte Innenseite der Oberschenkel und die Hüften ➤ Seite 373

Faszien-Rollmassage

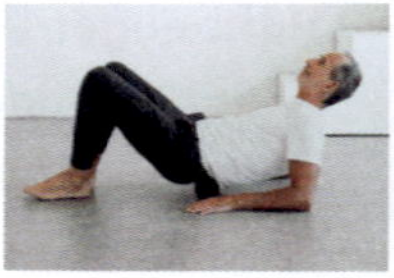

- **Lendenwirbelsäule mit der Medi-Rolle** (FRM 6.1): befreit die Gesäßbereiche, das Kreuzbein und den unteren Rücken ➤ Seite 399

- **Rechter Oberschenkel innen mit der Mini-Kugel** (FRM 6.6.1), **linker Oberschenkel innen mit der Mini-Kugel** (FRM 6.6.2): befreit den unteren Rücken und die Hüfte; bei Rückenschmerzen auf beiden Seiten rollen ➤ Seite 401

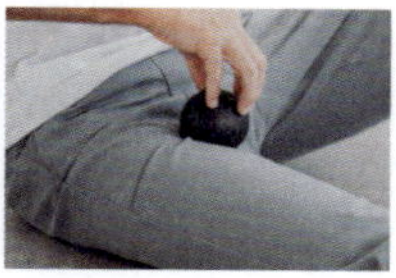

- **Rechter Rumpf mit der Medi-Rolle** (FRM 6.3.1), **linker Rumpf mit der Medi-Rolle** (FRM 6.3.2): befreit die Taille und den seitlichen Rumpf; bei Rückenschmerzen auf beiden Seiten rollen ➤ Seite 400

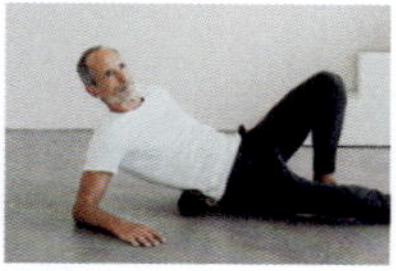

- **Rücken mit der Medi-Rolle** (FRM 4.1): befreit den gesamten Rücken ➤ Seite 396

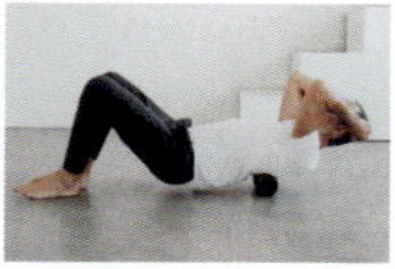

- **Rechtes Becken vorne mit der Mini-Kugel** (FRM 10.4.1), **linkes Becken vorne mit der Mini-Kugel** (FRM 10.4.2): befreit die Hüfte der entsprechenden Seite; bei Rückenschmerzen auf beiden Seiten rollen ➤ Seite 405

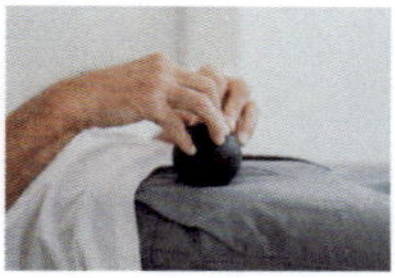

Osteopressur

- **Rechte Gesäßhälfte mit der Flachspitze** (LOP 4.1.1), **linke Gesäßhälfte mit der Flachspitze** (LOP 4.1.2): befreit das Gesäß; bei Rückenschmerzen beide Seiten drücken ➤ Seite 430

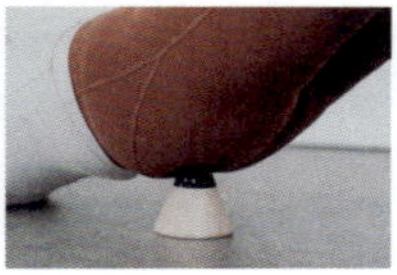

- **Rechter Oberschenkel innen mit der Spitze** (LOP 2.7.1), **linker Oberschenkel innen mit der Spitze** (LOP 2.7.2): befreit das Zwerchfell, den unteren Rücken und das Hüftgelenk; bei Rückenschmerzen beide Seiten drücken ➤ Seite 423

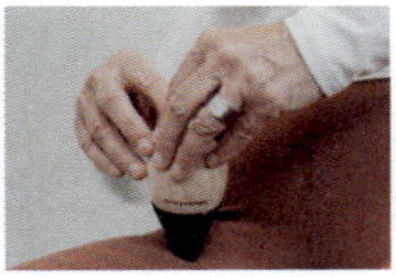

- **Rechte Hüfte vorne mit der Rund- oder Flachspitze** (LOP 4.2.1), **linke Hüfte vorne mit der Rund- oder Flachspitze** (LOP 4.2.2): befreit das Knie, den Oberschenkel und die Hüfte; bei Rückenschmerzen beide Seiten drücken ➤ Seite 431

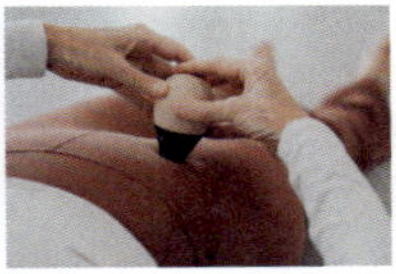

- **Rechte Hüfte außen mit der Rundspitze** (LOP 4.3.1), **linke Hüfte außen mit der Rundspitze** (LOP 4.3.2): befreit den äußeren Oberschenkel und die Hüfte; die betroffene Seite drücken ➤ Seite 432

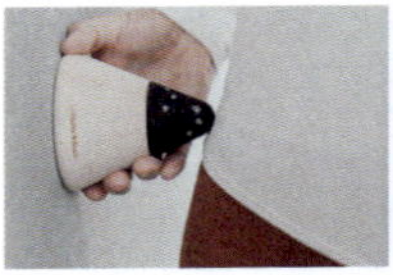

⑪ Oberschenkel - Knie

Dieser Bereich umfasst die Oberschenkel und die Knie.

Mögliche Beschwerden: Oberschenkelschmerzen, Knieschmerzen, Kniegelenkschmerzen, Kniegelenksarthrose, Kniegelenksentzündung, Innenbandschmerzen, Außenbandschmerzen, Innenmeniskusschmerzen, Außenmeniskusschmerzen, Meniskuseinrisse, Kreuzbandverletzungen, Kniekehlenschmerzen, Bakerzyste, Schleimbeutelentzündung im Knie (starke Schmerzen und Schwellung erst abklingen lassen)

Bevor Sie mit Ihrem Übungsprogramm starten, beachten Sie bitte unsere Tipps zum Dehnen, Rollen und Drücken ab Seite 285.

Liebscher & Bracht Übungen®

- **Vordere Oberschenkel-Übung im einbeinigen Fersensitz rechts** (EPD 21.1.1), **vordere Oberschenkel-Übung im einseitigen Fersensitz links** (EPD 21.1.2): befreit Knie, Oberschenkel, Hüftgelenk und den unteren Rücken ➤ Seite 376

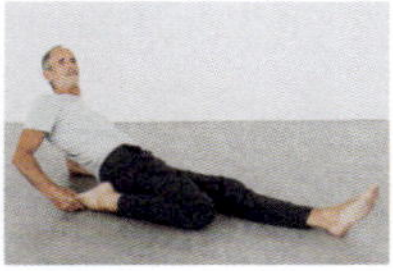

- **Vordere Oberschenkel-Übung mit Schlaufe, Medi-Rolle oder Alltagsgegenständen recht**s (EPD 21.4.1), **vordere Oberschenkel-Übung mit Schlaufe, Medi-Rolle oder Alltagsgegenständen links** (EPD 21.4.2): befreit Knie, Hüfte und unteren Rücken, eine der effizientesten Übungen gegen Schmerzen im unteren Rücken; bei Rückenschmerzen auf beiden Seiten üben ➤ Seite 377

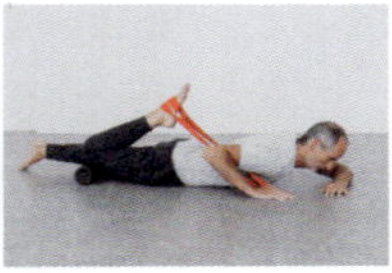

- **Hintere Bein-Übung am Boden mit Schlaufe, Knieretter oder Alltagsgegenständen rechts** (EPD 23.2.1), **hintere Bein-Übung am Boden mit Schlaufe, Knieretter oder Alltagsgegenständen links** (EPD 23.2.2): befreit Wade, Oberschenkelrückseite, Hüfte und unteren Rücken; bei Rückenschmerzen auf beiden Seiten üben ➤ Seite 380

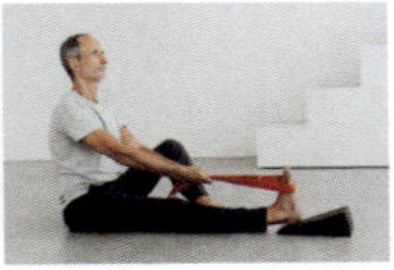

- **Innere Oberschenkel-Übung am Boden** (EPD 18.1): befreit die Innenseite der oberen Oberschenkel und die Hüften ➤ Seite 372

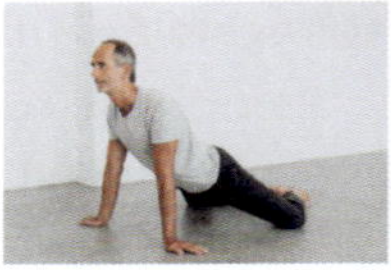

- **Innere Oberschenkel-Übung im Stand am Stuhl** (EPD 18.2): befreit die Innenseite der Oberschenkel und die Hüften ➤ Seite 373

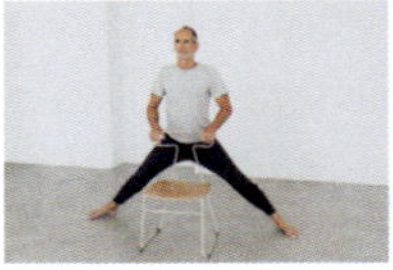

- **Hüft-Knie-Rotation rechts** (EPD 19.3.1), **Hüft-Knie-Rotation links** (EPD 19.3.2): befreit die Hüfte und dehnt die Außenrotatoren; auf der betroffenen Seite üben ➤ Seite 374

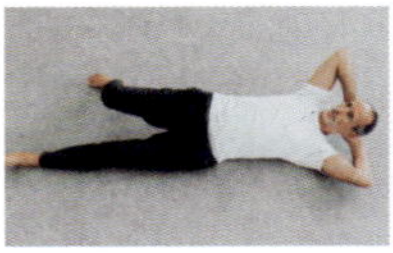

- **Waden-Übung mit Knieretter oder Büchern rechts** (EPD 24.1.1), **Waden-Übung mit Knieretter oder Büchern links** (EPD 24.1.2): befreit die gesamte Wade und das Fußgelenk und entspannt die Achillessehne; auf der betroffenen Seite üben ➤ Seite 382

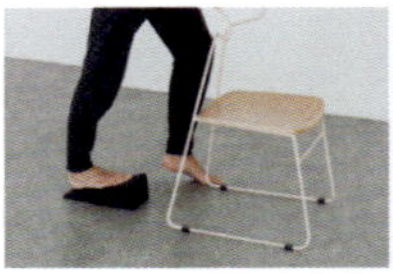

Faszien-Rollmassage

- **Rechter Oberschenkel innen mit der Mini-Kugel** (FRM 6.6.1), **linker Oberschenkel innen mit der Mini-Kugel** (FRM 6.6.2): befreit den unteren Rücken und die Hüfte; bei Rückenschmerzen auf beiden Seiten rollen ➤ Seite 401

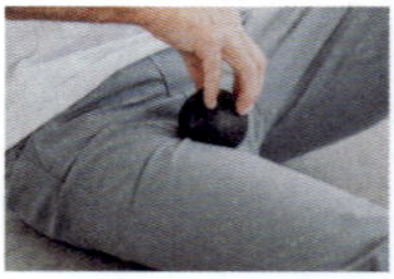

- **Rechter Oberschenkel außen mit der Medi-Rolle** (FRM 10.6.1), **linker Oberschenkel außen mit der Medi-Rolle** (FRM 10.6.2): befreit die Hüfte, den Oberschenkel und das Becken; auf der betroffenen Seite rollen ➤ Seite 406

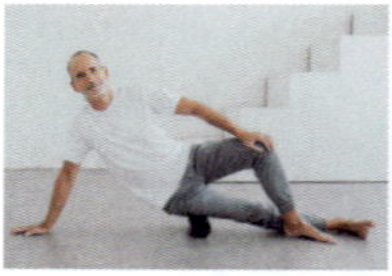

- **Rechter Oberschenkel vorne mit der Medi-Rolle** (FRM 10.7.1), **linker Oberschenkel vorne mit der Medi-Rolle** (FRM 10.7.2): befreit das Bein und die Hüfte ➤ Seite 407

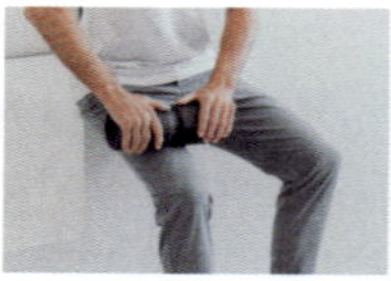

- **Rechte Beinrückseite mit der Medi-Rolle** (FRM 11.4.1), **linke Beinrückseite mit der Medi-Rolle** (FRM 11.4.2): befreit das Bein, das Fußgelenk und den Fuß; auf der betroffenen Seite rollen, nicht über die Bakerzyste rollen ➤ Seite 408

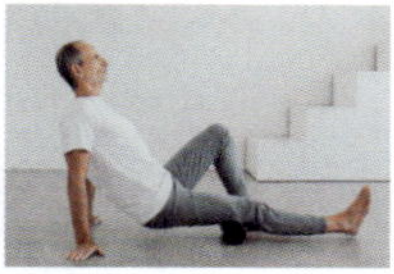

Osteopressur

- **Rechte Gesäßhälfte mit der Flachspitze** (LOP 4.1.1), **linke Gesäßhälfte mit der Flachspitze** (LOP 4.1.2): befreit das Gesäß; die betroffene Seite drücken ➤ Seite 430

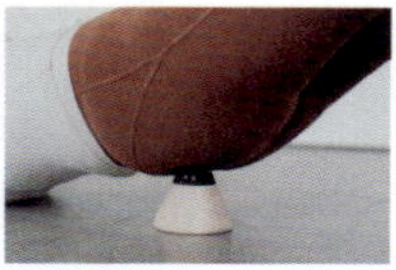

- **Rechte Hüfte vorne mit der Rund- oder Flachspitze** (LOP 4.2.1), **linke Hüfte vorne mit der Rund- oder Flachspitze** (LOP 4.2.2): befreit das Knie, den Oberschenkel und die Hüfte; die betroffene Seite drücken ➤ Seite 431

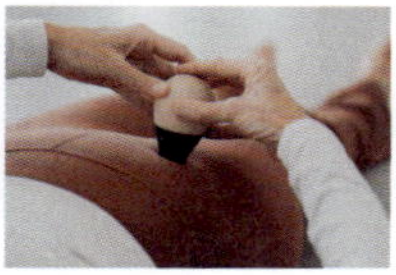

- **Rechte Hüfte außen mit der Rundspitze** (LOP 4.3.1), **linke Hüfte außen mit der Rundspitze** (LOP 4.3.2): befreit den äußeren Oberschenkel und die Hüfte; die betroffene Seite drücken ➤ Seite 432

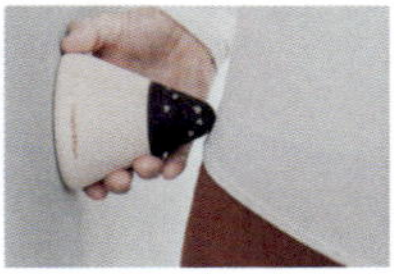

- **Rechter Oberschenkel außen mit der Rundspitze** (LOP 4.4.1), **linker Oberschenkel außen mit der Rundspitze** (LOP 4.4.2): befreit den Oberschenkel und das Knie; die betroffene Seite drücken ➤ Seite 433

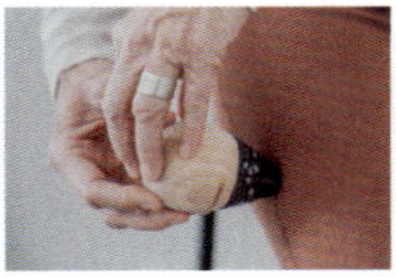

- **Rechtes Knie innen mit der Flachspitze** (LOP 4.5.1), **linkes Knie innen mit der Flachspitze** (LOP 4.5.2): befreit das Knie, den Unterschenkel, das Fußgelenk; die betroffene Seite drücken, nicht in der Nähe der Bakerzyste drücken ➤ Seite 434

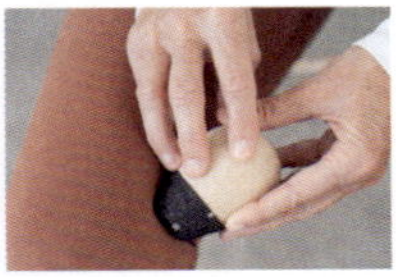

- **Rechtes Knie außen mit der Flachspitze** (LOP 4.6.1), **linkes Knie außen mit der Flachspitze** (LOP 4.6.2): befreit das Knie, den Unterschenkel, das Fußgelenk; die betroffene Seite drücken, nicht in der Nähe der Bakerzyste ➤ Seite 435

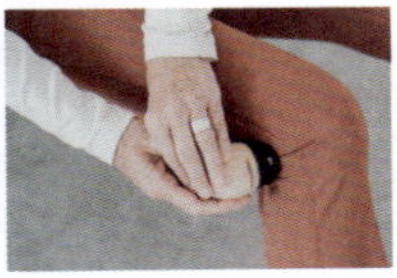

- **Rechtes Knie innen mit der Rundspitze** (LOP 4.7.1), **linkes Knie innen mit der Rundspitze** (LOP 4.7.2): befreit das Knie, den Unterschenkel, das Fußgelenk; die betroffene Seite drücken, nicht in der Nähe der Bakerzyste drücken ➤ Seite 436

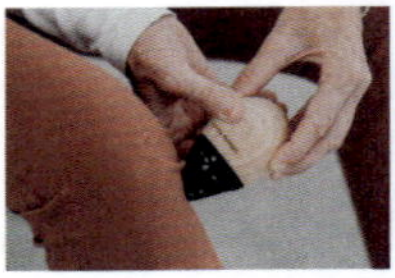

⑫ Unterschenkel – Fußgelenk – Fuß

Dieser Bereich umfasst die Unterschenkel, die Fußgelenke und die Füße.

Mögliche Beschwerden: Wadenschmerzen, Schienbeinschmerzen, Joggerschienbein, Wadenkrämpfe, Fußschmerzen, Fußgelenkschmerzen, Knöchelschmerzen, Achillessehnenschmerzen, Achillessehnenentzündungen, Fersenschmerzen, Fersenspornschmerzen, Hallux-valgus-Schmerzen, Fußgewölbeschmerzen, Fußrückenschmerzen, Zehenschmerzen, Zehengelenkschmerzen, Zehengelenksarthrose

Bevor Sie mit Ihrem Übungsprogramm starten, beachten Sie bitte unsere Tipps zum Dehnen, Rollen und Drücken ab Seite 285.

Liebscher & Bracht Übungen®

- **Waden-Übung mit Knieretter oder Büchern rechts** (EPD 24.1.1), **Waden-Übung mit Knieretter oder Büchern links** (EPD 24.1.2): befreit die gesamte Wade und entspannt die Achillessehne; auf der betroffenen Seite üben ➤ Seite 382

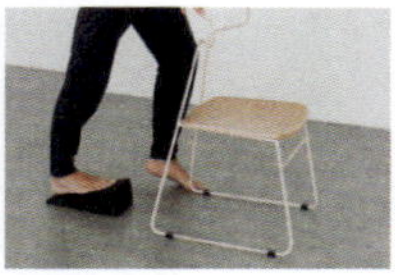

- **Tiefe Waden-Übung auf Knieretter oder Büchern rechts** (EPD 25.1.1), **tiefe Waden-Übung auf Knieretter oder Büchern links** (EPD 25.1.2): befreit die Wade in der Tiefe und entspannt die Achillessehne; auf der betroffenen Seite üben ➤ Seite 384

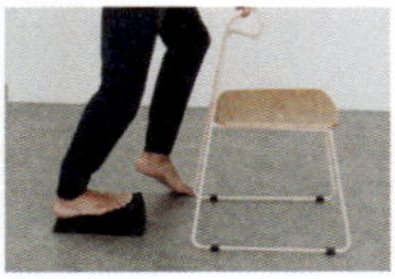

- **Zehenstrecker-Fußheber-Übung rechts** (EPD 26.1.1), **Zehenstrecker-Fußheber-Übung links** (EPD 26.1.2): befreit das Schienbein, den Fußrücken und die Zehen; auf der betroffenen Seite üben ➤ Seite 386

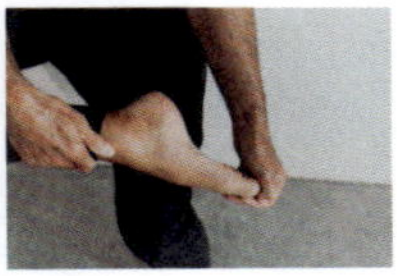

- **Zehenbeuger-Übung rechts** (EPD 27.1.1), **Zehenbeuger-Übung links** (EPD 27.1.2): befreit die Wade, das Fußgelenk und die Zehen; auf der betroffenen Seite üben ➤ Seite 387

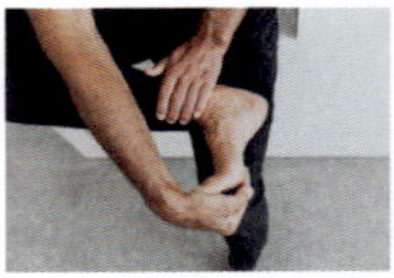

- **Zehenbeuger-Übung im Kniestand rechts** (EPD 27.2.1), **Zehenbeuger-Übung im Kniestand links** (EPD 27.2.2): befreit das Fußgelenk, den Fuß und die Zehen; auf der betroffenen Seite üben ➤ Seite 388

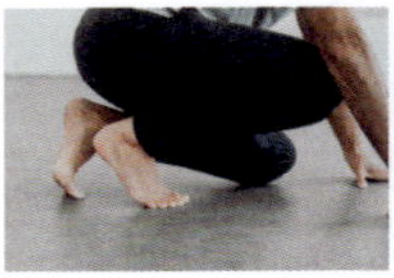

Faszien-Rollmassage

- **Rechte Beinrückseite mit der Medi-Rolle** (FRM 11.4.1), **linke Beinrückseite mit der Medi-Rolle** (FRM 11.4.2): befreit das gesamte Bein, das Fußgelenk und den Fuß; auf der betroffenen Seite rollen ➤ Seite 408

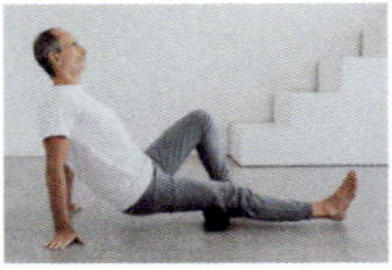

- **Rechtes Schienbein mit der Medi-Rolle** (FRM 12.2.1), **linkes Schienbein mit der Medi-Rolle** (FRM 12.2.2): befreit das Schienbein und den Fußrücken; auf der betroffenen Seite rollen ➤ Seite 409

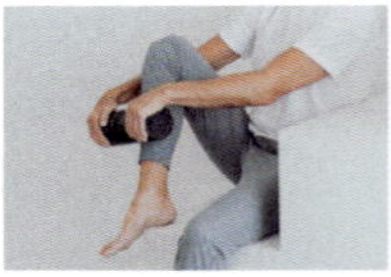

- **Rechte Fußsohle mit der Mini-Rolle** (FRM 12.4.1), **linke Fußsohle mit der Mini-Rolle** (FRM 12.4.2): befreit direkt den Fuß und indirekt die Beinrückseite; auf der betroffenen Seite rollen ➤ Seite 410

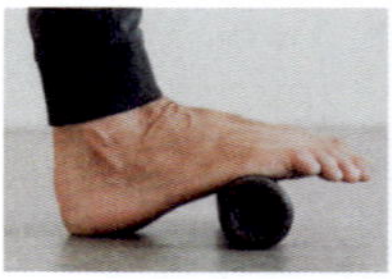

Osteopressur

- **Rechtes Knie innen mit der Flachspitze** (LOP 4.5.1), **linkes Knie innen mit der Flachspitze** (LOP 4.5.2): befreit das Knie, den Unterschenkel und das Fußgelenk; die betroffene Seite drücken ➤ Seite 434

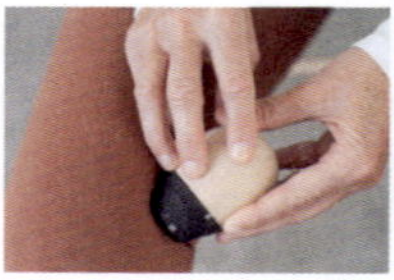

- **Rechtes Knie außen mit der Flachspitze** (LOP 4.6.1), **linkes Knie außen mit der Flachspitze** (LOP 4.6.2): befreit das Knie, den Unterschenkel und das Fußgelenk; die betroffene Seite drücken ➤ Seite 435

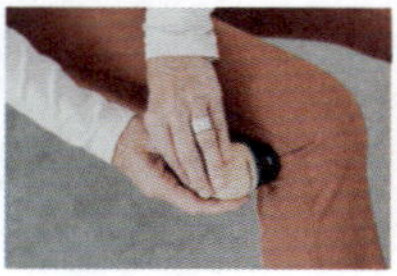

- **Rechtes Knie innen mit der Rundspitze** (LOP 4.7.1), **linkes Knie innen mit der Rundspitze** (LOP 4.7.2): befreit das Knie, den Unterschenkel und das Fußgelenk; die betroffene Seite drücken ➤ Seite 436

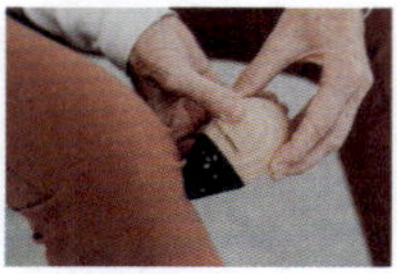

- **Rechte Fußsohle mit der Spitze oder Rundspitze** (LOP 4.8.1), **linke Fußsohle mit der Spitze oder Rundspitze** (LOP 4.8.2): befreit den Fuß; die betroffene Seite drücken ➤ Seite 437

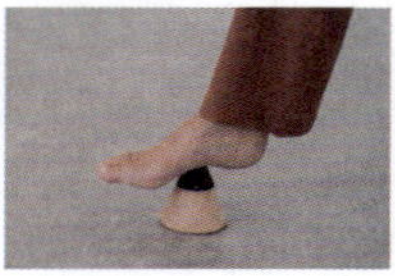

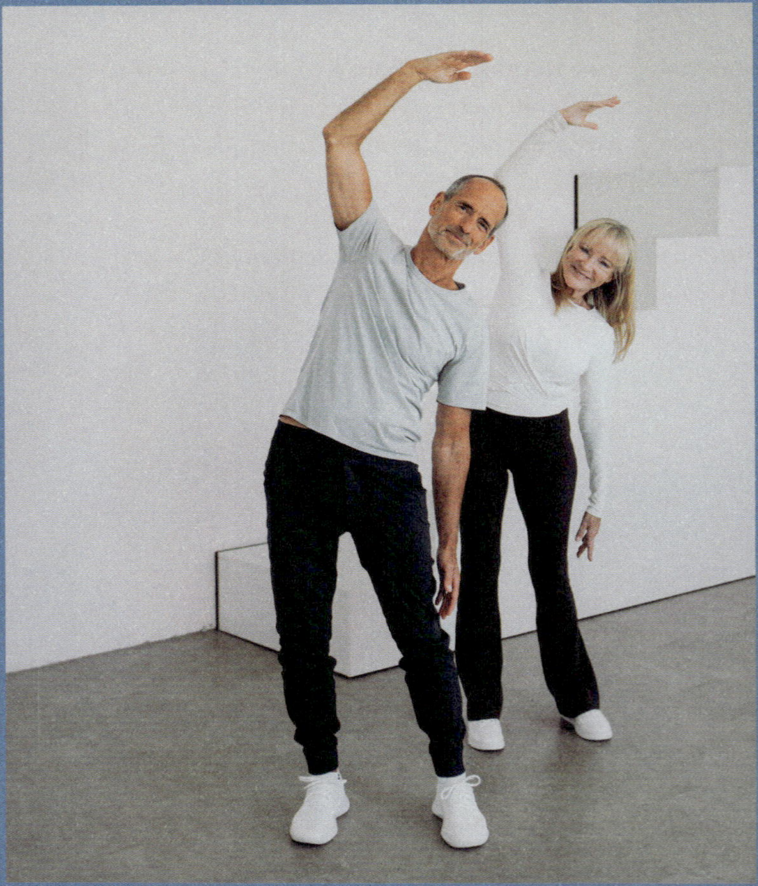

Kapitel 11

Schritt für Schritt: Alle Übungsanleitungen für den ganzen Körper

Die Anleitungen zu den Liebscher & Bracht Übungen®

Kiefer-Übung EPD 1.1

Position Schritte 1 und 2: Öffnen Sie Ihren Mund so weit wie möglich und legen Sie den Daumenwinkel (Winkel zwischen Daumen und Zeigefinger) über Ihr Kinn.

Schritt 1: Ziehen Sie mit Ihrer Hand den Mund immer weiter auf. Die Dehnung spüren Sie meist im gesamten Unterkiefer, vielleicht sogar als kurzen Zahnschmerz.

Schritt 2: Spannen Sie intensiv gegen, als wollten Sie Ihren Mund schließen, lassen Sie locker, und ziehen Sie Ihren Unterkiefer ein Stückchen weiter nach unten.

Position Schritt 3: Lösen Sie Ihre Hand vom Kinn, und halten Sie Ihren Mund dabei so weit wie möglich geöffnet.

Schritt 3: Öffnen Sie allein durch die Kraft Ihres Kiefers Ihren Mund so weit wie möglich.

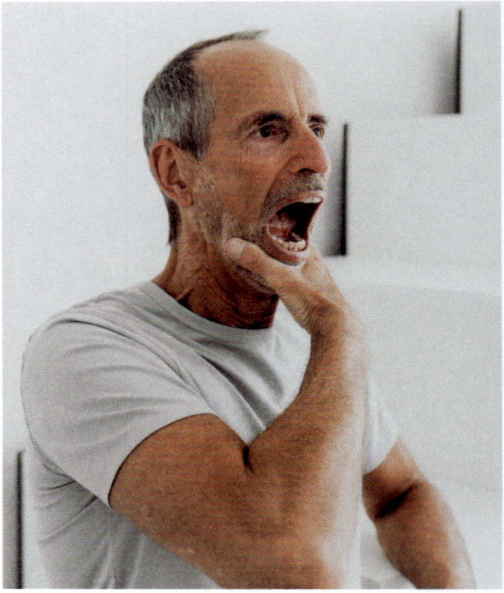

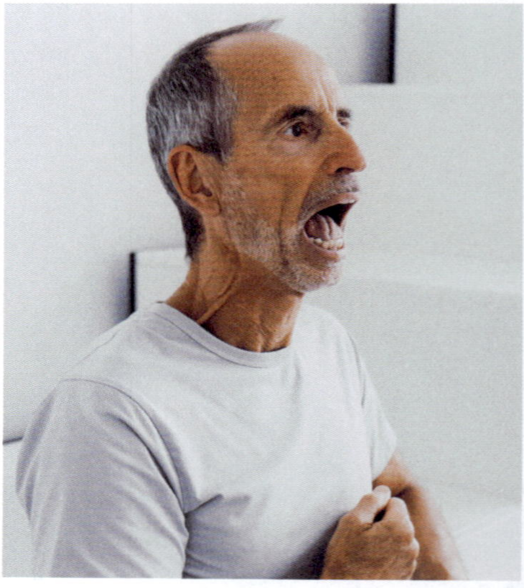

Kiefer-Übung mit Kieferretter oder Flaschenkorken EPD 1.4

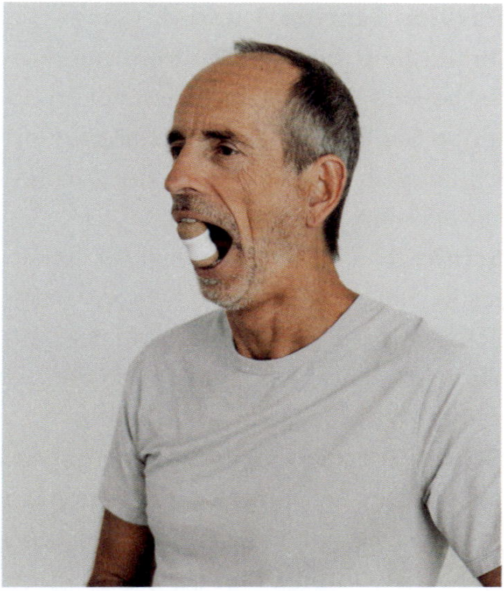

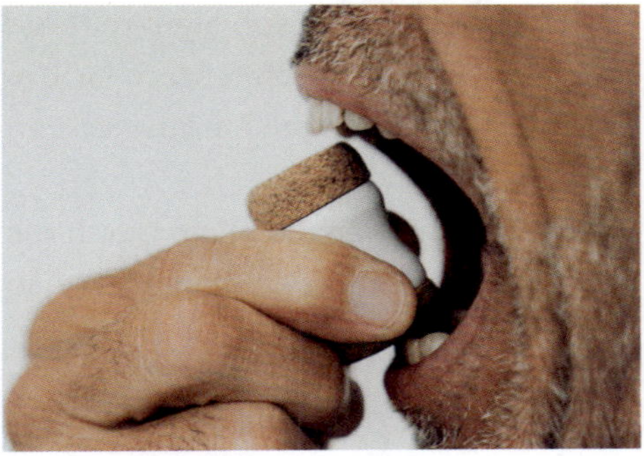

Position Schritte 1 und 2: Öffnen Sie Ihren Mund so weit wie möglich, und stellen Sie den Kieferretter bzw. den Weinkorken in der passenden Größeneinstellung (so, dass Sie ihn gerade noch hineinbekommen) zwischen Ihre Vorderzähne. Halten Sie ihn dabei fest.

Schritt 1: Lassen Sie Ihren Muskeln Zeit, um nachzugeben. Die Dehnung spüren Sie meist im gesamten Unterkiefer, vielleicht sogar als kurzen Zahnschmerz.

Schritt 2: Spannen Sie vorsichtig gegen den Kieferretter (als wollten Sie Ihren Mund schließen), lassen Sie locker, und versuchen Sie Ihren Mund so zu öffnen, dass Ihre Zähne vom Kieferretter bzw. Korken abheben. Falls möglich, verlängern Sie den Kieferretter um 2 mm.

Position Schritt 3: Nehmen Sie den Kieferretter heraus, und halten Sie Ihren Mund dabei so weit wie möglich geöffnet.

Schritt 3: Öffnen Sie allein durch die Kraft Ihres Kiefers Ihren Mund so weit wie möglich.

Kiefergelenk-Übung rechts EPD 2.1.1

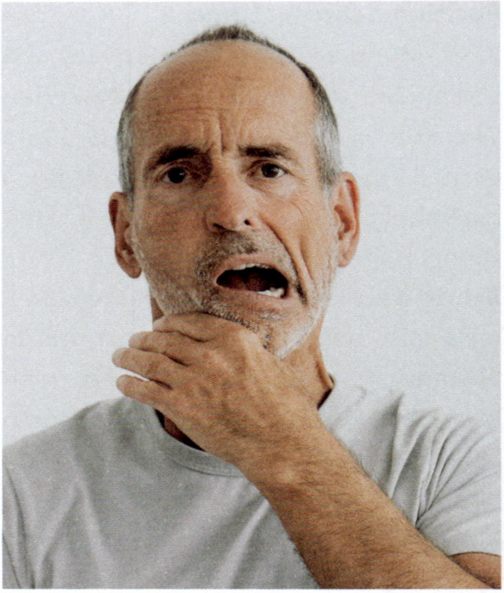

Position Schritte 1 und 2: Öffnen Sie Ihren Mund, ziehen Sie Ihren Unterkiefer so weit wie möglich nach links, und legen Sie Ihren linken Zeigefinger und Daumen an die Unterkante des rechten Unterkiefers.
Schritt 1: Ziehen Sie mit Ihrer linken Hand den Unterkiefer so weit wie möglich nach links. Meist spüren Sie die Dehnung im rechten Unterkiefer und der gesamten rechten Gesichtshälfte.
Schritt 2: Spannen Sie intensiv gegen, als wollten Sie Ihren Unterkiefer nach rechts schieben. Lassen Sie locker, und ziehen Sie Ihren Unterkiefer ein Stückchen weiter nach links.
Position Schritt 3: Lösen Sie Ihre Hand vom Kinn, möglichst ohne dass Ihr Unterkiefer dabei die erreichte Position verlässt.
Schritt 3: Schieben Sie allein durch die Kraft Ihres Kiefers Ihren Unterkiefer so weit wie möglich nach links.

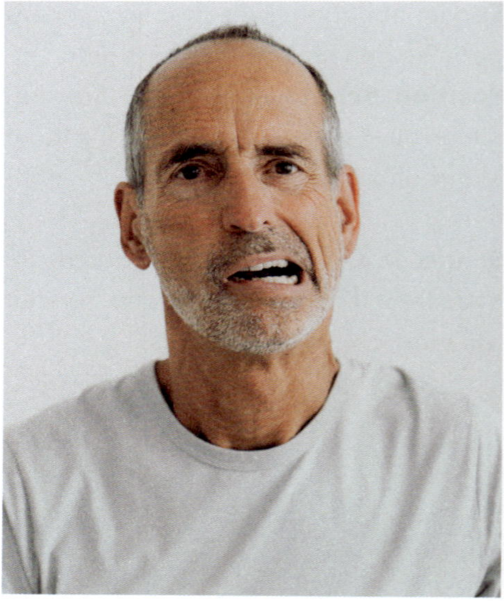

Kiefergelenk-Übung links

EPD 2.1.2

Wie oben beschrieben, nur mit der anderen Seite.

Kiefergelenk-Übung nach hinten EPD 2.5

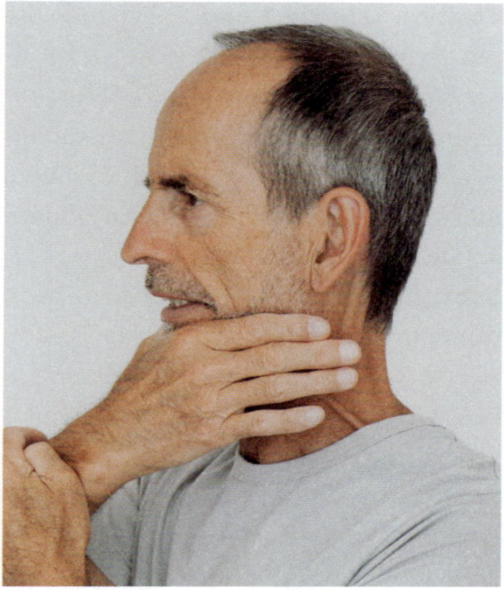

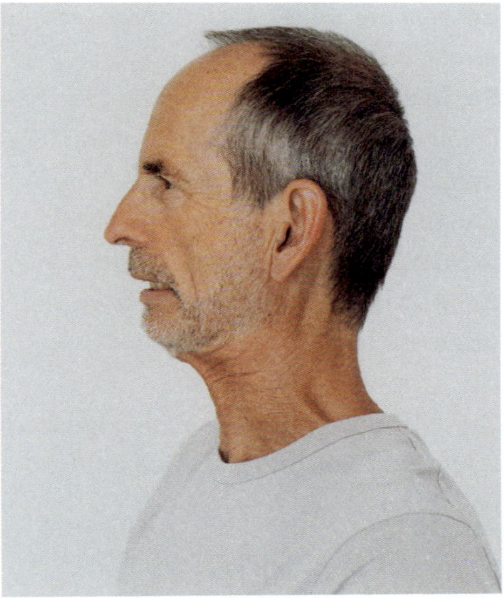

Position Schritte 1 und 2: Öffnen Sie Ihren Mund leicht, ziehen Sie Ihren Unterkiefer so weit wie möglich Richtung Hals, und legen Sie den Daumenwinkel von vorne gegen Ihr Kinn.

Schritt 1: Drücken Sie mit Ihrer Hand den Unterkiefer immer weiter nach hinten. Sie spüren die Dehnung meist im gesamten Unterkiefer.

Schritt 2: Spannen Sie intensiv gegen, als wollten Sie Ihren Unterkiefer nach vorne schieben. Lassen Sie locker, und drücken Sie Ihren Unterkiefer ein Stückchen weiter nach hinten.

Position Schritt 3: Lösen Sie Ihre Hand vom Kinn, möglichst ohne dass Ihr Unterkiefer dabei die erreichte Position verlässt.

Schritt 3: Ziehen Sie allein durch die Kraft Ihres Kiefers Ihren Mund so weit wie möglich nach hinten.

Augen-Übung nach oben EPD 3.1

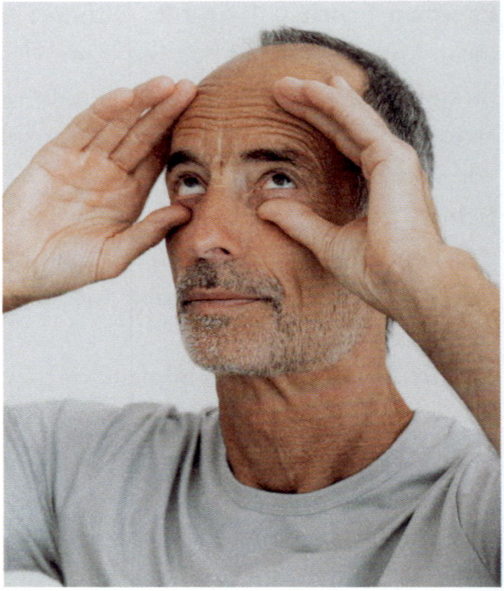

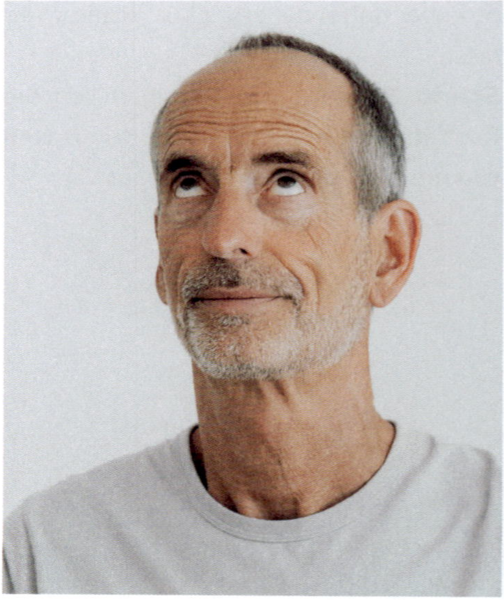

Position Schritte 1 und 2: Schauen Sie mit Ihren Augen so weit wie möglich nach oben, und legen Sie Ihre Daumenbeeren vorsichtig in den unteren Augenspalt zwischen Augapfel und Knochen. Stützen Sie sich mit den anderen Fingern an Stirn und Schläfe ab (Bild 1).

Schritt 1: Schauen Sie intensiver nach oben, und unterstützen Sie das Drehen der Augen ganz sanft mit Ihren Daumenbeeren. Meist spüren Sie die Dehnung unterhalb der Augäpfel.

Schritt 2: Spannen Sie vorsichtig an, als wollten Sie mit Ihren Augen nach unten schauen. Lassen Sie locker, und unterstützen Sie Ihre Augen mit den Daumenbeeren, um weiter nach oben zu schauen.

Position Schritt 3: Nehmen Sie Ihre Daumenbeeren aus dem unteren Augenspalt, möglichst ohne dass Ihre Augen die erreichte Position verlassen.

Schritt 3: Ziehen Sie Ihre Augen aus eigener Kraft so weit wie möglich nach oben (Bild 2).

Diese Übung finden Sie auch unter dem folgenden Link und über den QR-Code: lie-br.com/3

Augen-Übung nach unten EPD 3.2

Position Schritte 1 und 2: Schauen Sie mit Ihren Augen so weit wie möglich nach unten, und legen Sie Ihre Zeigefingerbeeren vorsichtig in den oberen Augenspalt zwischen Augapfel und Knochen (Bild 1). Stützen Sie sich dabei mit den Daumen an den Wangenknochen ab.

Schritt 1: Schauen Sie so weit wie möglich nach unten, und unterstützen Sie das Drehen der Augen nach unten ganz sanft mit Ihren Zeigefingerbeeren. Meist spüren Sie die Dehnung oberhalb der Augäpfel.

Schritt 2: Spannen Sie vorsichtig an, als wollten Sie Ihre Augen nach oben drehen. Lassen Sie locker, und unterstützen Sie Ihre Augen mit den Zeigefingerbeeren, um weiter nach unten zu schauen.

Position Schritt 3: Nehmen Sie Ihre Zeigefingerbeeren aus dem oberen Augenspalt, möglichst ohne dass Ihre Augen die erreichte Position verlassen.

Schritt 3: Ziehen Sie Ihre Augen aus eigener Kraft so weit wie möglich nach unten (Bild 2).

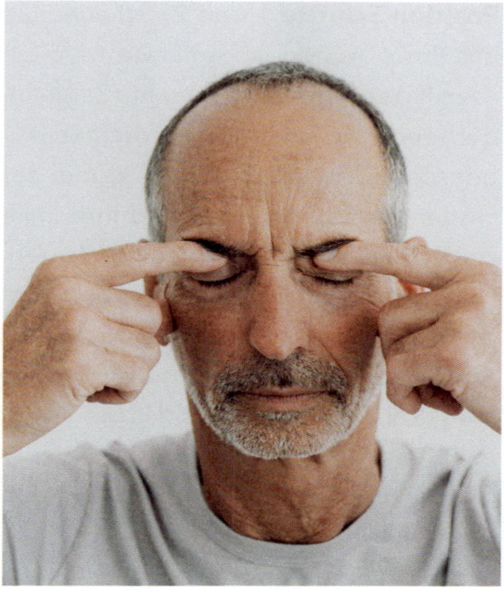

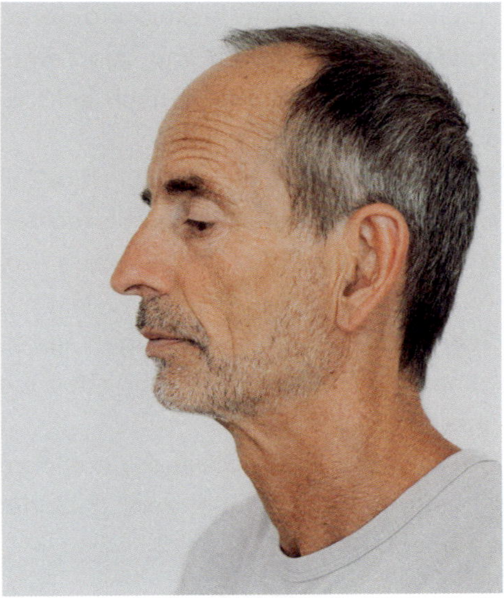

Diese Übung finden Sie auch unter dem folgenden Link und über den QR-Code: lie-br.com/3

Augen-Übung nach links EPD 3.3

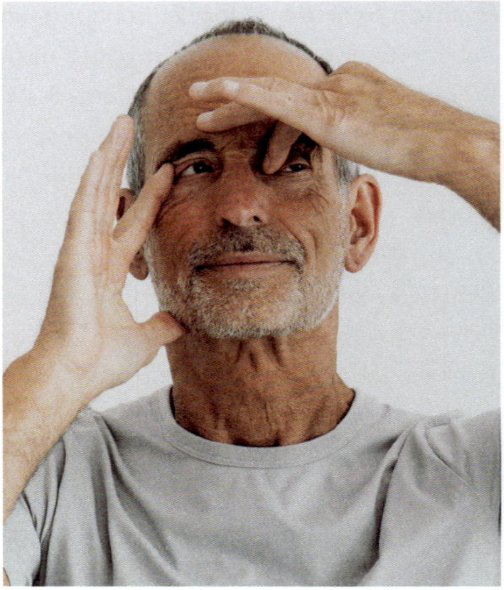

Position Schritte 1 und 2: Schauen Sie mit Ihren Augen so weit wie möglich nach links, legen Sie Ihre rechte Zeigefingerbeere vorsichtig in den rechten Augenspalt des rechten Auges, wobei der Finger nach oben zeigt, und Ihre linke Zeigefingerbeere in den rechten Augenspalt des linken Auges. Ihr Finger zeigt dabei nach unten (Bild 1).

Schritt 1: Schauen Sie intensiver nach links und unterstützen Sie das ganz sanft mit Ihren Zeigefingerbeeren. Meist spüren Sie die Dehnung rechts von den Augäpfeln.

Schritt 2: Spannen Sie vorsichtig an, als wollten Sie mit Ihren Augen nach rechts schauen. Lassen Sie locker, und unterstützen Sie Ihre Augen mit den Zeigefingerbeeren, um weiter nach links zu schauen.

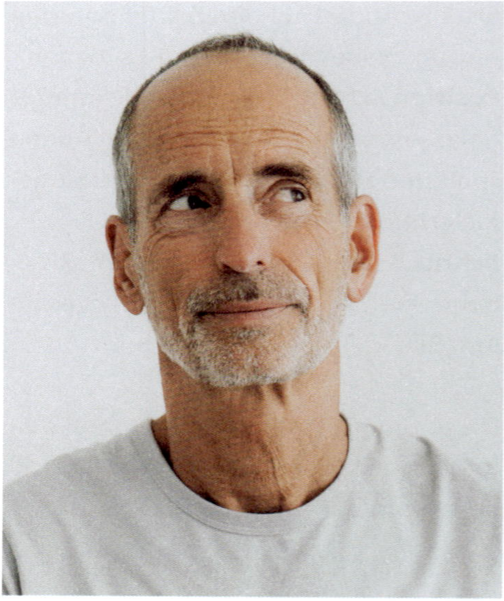

Position Schritt 3: Nehmen Sie Ihre Zeigefingerbeeren aus dem jeweils rechten Augenspalt, möglichst ohne dass Ihre Augen die erreichte Position verlassen.

Schritt 3: Ziehen Sie Ihre Augen aus eigener Kraft so weit wie möglich nach links (Bild 2).

Diese Übung finden Sie auch unter dem folgenden Link und über den QR-Code: lie-br.com/3

Augen-Übung nach rechts EPD 3.4

Position Schritte 1 und 2: Schauen Sie mit Ihren Augen so weit wie möglich nach rechts, legen Sie Ihre linke Zeigefingerbeere vorsichtig in den linken Augenspalt des linken Auges, wobei der Finger nach oben zeigt, und Ihre rechte Zeigefingerbeere in den linken Augenspalt des rechten Auges. Ihr Finger zeigt dabei nach unten (Bild 1).

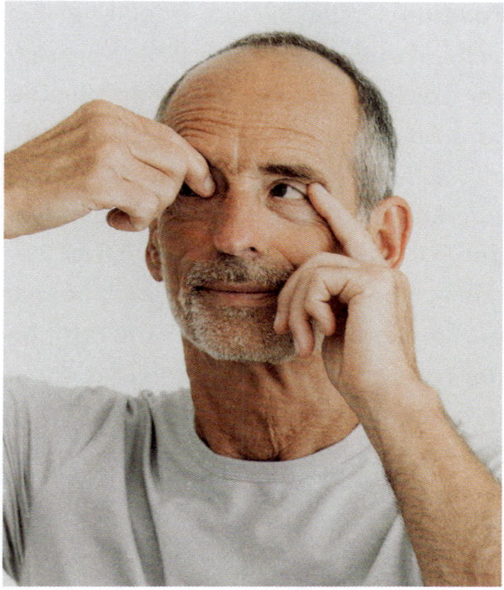

Schritt 1: Schauen Sie intensiver nach rechts, und unterstützen Sie das ganz sanft mit Ihren Zeigefingerbeeren. Meist spüren Sie die Dehnung links von den Augäpfeln.

Schritt 2: Spannen Sie vorsichtig an, als wollten Sie mit Ihren Augen nach links schauen. Lassen Sie locker, und unterstützen Sie Ihre Augen mit den Zeigefingerbeeren, um weiter nach rechts zu schauen.

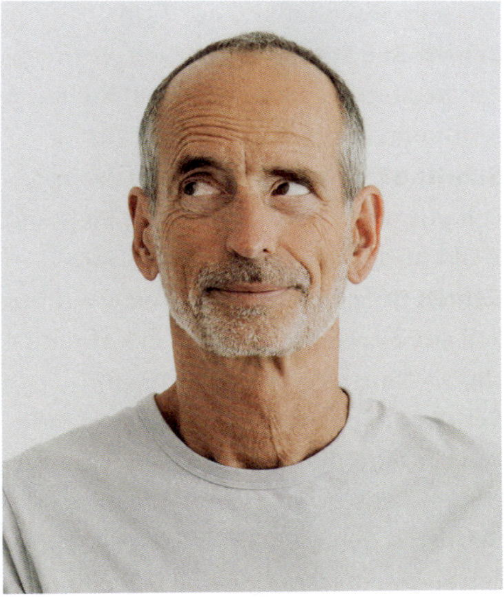

Position Schritt 3: Nehmen Sie Ihre Zeigefingerbeeren aus dem jeweils linken Augenspalt, möglichst ohne dass Ihre Augen die erreichte Position verlassen.

Schritt 3: Ziehen Sie Ihre Augen aus eigener Kraft so weit wie möglich nach rechts (Bild 2).

Diese Übung finden Sie auch unter dem folgenden Link und über den QR-Code: lie-br.com/3

Augen-Übung Uhr EPD 3.5

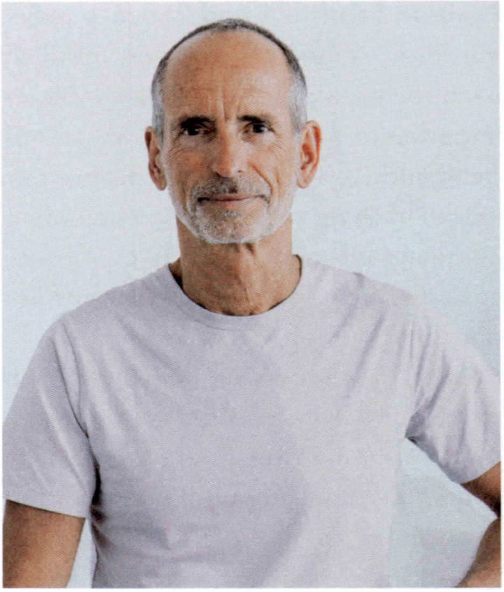

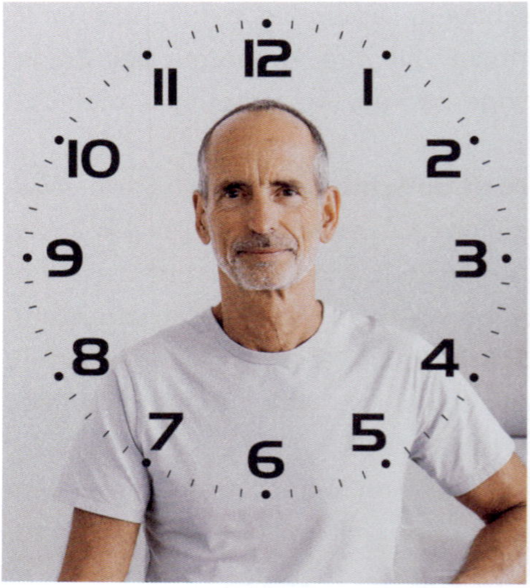

Position: Setzen Sie sich, oder legen Sie sich auf den Rücken und stellen Sie sich vor, vor Ihren Augen wäre eine Uhr, die so groß im Durchmesser ist, dass es Ihnen schwerfällt, ringsherum die Zahlen zu erkennen, ohne Ihren Kopf zu bewegen. Um die Richtung gut nachvollziehen zu können, können Sie mithilfe des großen Fotos auf Seite 333 die Position der angegebenen Uhrzeiten und damit Ihre Augeneinstellung prüfen.

Schritt 1: Schauen Sie so weit wie möglich aus eigener Augenkraft in Richtung 12 Uhr und anschließend auf 6 Uhr.

Schritt 2: Schauen Sie so weit wie möglich aus eigener Augenkraft in Richtung 1 Uhr und anschließend auf 7 Uhr.

Schritt 3: Schauen Sie so weit wie möglich aus eigener Augenkraft in Richtung 2 Uhr und anschließend auf 8 Uhr.

Schritt 4: Schauen Sie so weit wie möglich aus eigener Augenkraft in Richtung 3 Uhr und anschließend auf 9 Uhr.

Schritt 5: Schauen Sie so weit wie möglich aus eigener Augenkraft in Richtung 4 Uhr und anschließend auf 10 Uhr.

Schritt 6: Schauen Sie so weit wie möglich aus eigener Augenkraft in Richtung 5 Uhr und anschließend auf 11 Uhr.

Schritt 7: Schauen Sie so weit wie möglich aus eigener Augenkraft in Richtung 6 Uhr und anschließend auf 12 Uhr.

Schritt 8: Schauen Sie so weit wie möglich aus eigener Augenkraft in Richtung 7 Uhr und anschließend auf 1 Uhr.

Schritt 9: Schauen Sie so weit wie möglich aus eigener Augenkraft in Richtung 8 Uhr und anschließend auf 2 Uhr.

Schritt 10: Schauen Sie so weit wie möglich aus eigener Augenkraft in Richtung 9 Uhr und anschließend auf 3 Uhr.

Schritt 11: Schauen Sie so weit wie möglich aus eigener Augenkraft in Richtung 10 Uhr und anschließend auf 4 Uhr.

Schritt 12: Schauen Sie so weit wie möglich aus eigener Augenkraft in Richtung 11 Uhr und anschließend auf 5 Uhr.

Diese Übung finden Sie auch unter dem folgenden Link und über den QR-Code: lie-br.com/3-5

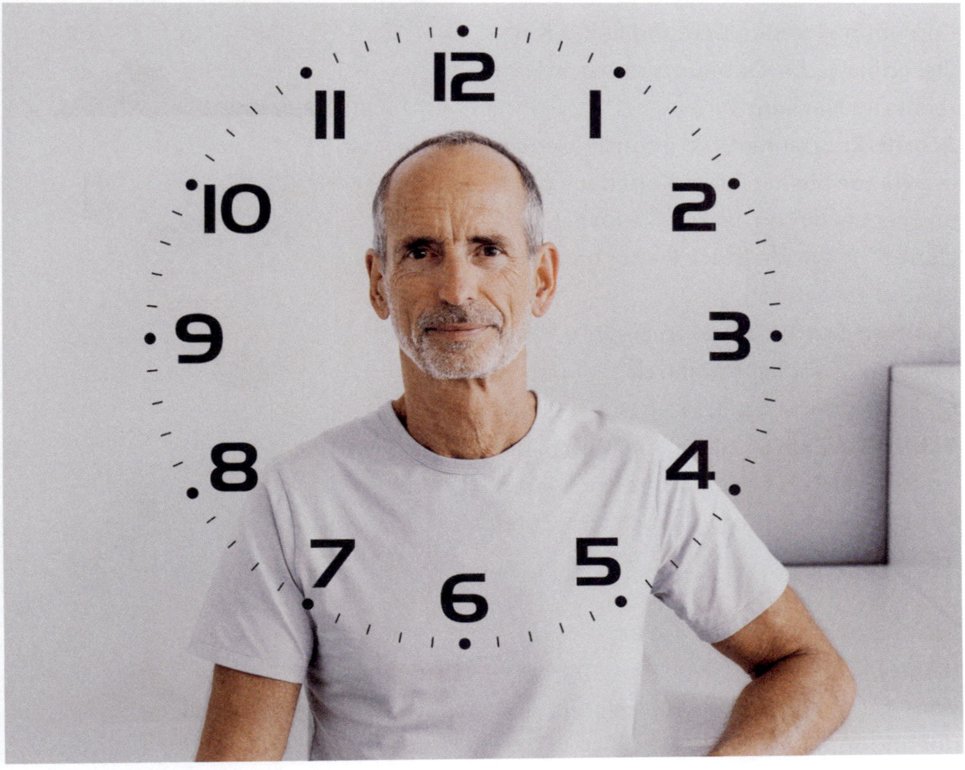

Nacken-Übung 45 Grad rechts EPD 4.1.1

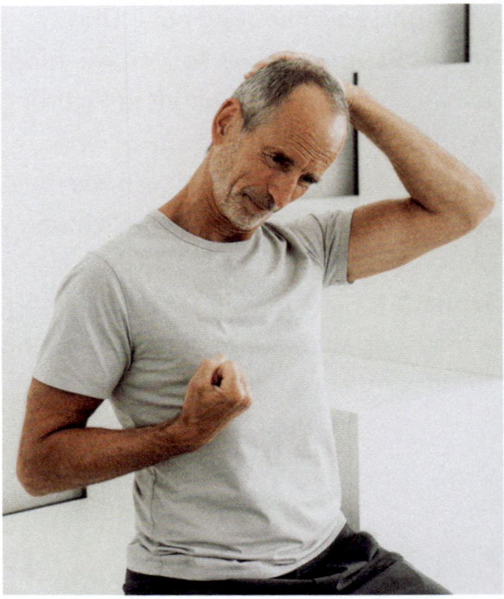

Position Schritte 1 und 2: Setzen Sie sich gerade hin. Beugen Sie Ihren rechten Arm, und ziehen Sie Ihren Ellenbogen mit der rechten Schulter so weit wie möglich herunter. Drehen Sie Ihren Kopf um 45 Grad nach rechts, und ziehen Sie Ihr Kinn möglichst weit zum Kehlkopf. Legen Sie Ihre linke Hand halbschräg auf Ihren Hinterkopf, und ziehen Sie Ihren Kopf halbschräg nach vorne und links unten in Richtung Ihres linken Knies.

Schritt 1: Ziehen Sie mit Ihrer Hand den Kopf immer weiter Richtung linkes Knie. Sie spüren die Dehnung meist hinten rechts im Nacken.

Schritt 2: Spannen Sie intensiv gegen, als wollten Sie mit Ihrem Kopf nach oben und rechts hinten, lassen Sie locker, und ziehen Sie ihn ein Stück weiter nach vorne und links unten.

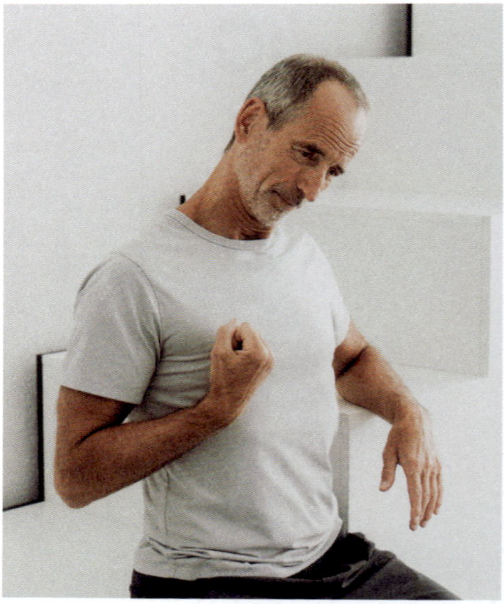

Position Schritt 3: Lösen Sie Ihre Hand vom Kopf, möglichst ohne dass er die erreichte Position verlässt.

Schritt 3: Ziehen Sie allein durch die Kraft Ihres Hals-Nacken-Bereiches Ihren Kopf so weit wie möglich nach vorne und links unten.

Nacken-Übung 45 Grad links EPD 4.1.2

Wie oben beschrieben, nur mit der anderen Seite.

Nacken-Übung seitlich rechts EPD 4.2.1

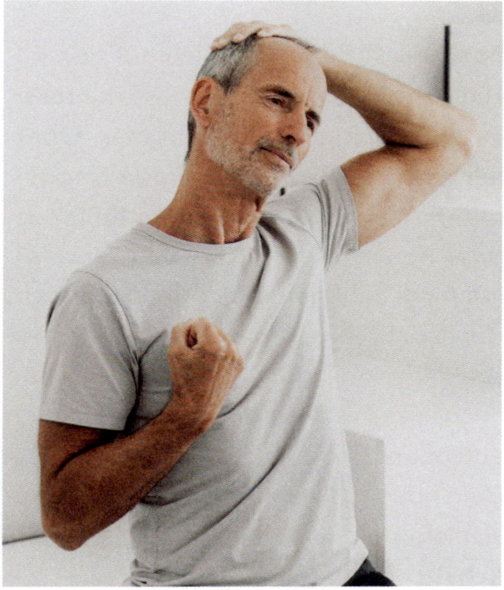

Position Schritte 1 und 2: Setzen Sie sich gerade hin, indem Sie Ihr Brustbein anheben. Beugen Sie Ihren rechten Arm, und ziehen Sie Ihren Ellenbogen und damit die rechte Schulter so weit wie möglich herunter. Ziehen Sie Ihr Kinn möglichst weit zum Kehlkopf. Legen Sie Ihre linke Hand auf Ihren Kopf, und ziehen Sie Ihren Kopf nach links in Richtung Ihrer linken Schulter.

Schritt 1: Ziehen Sie mit Ihrer Hand den Kopf immer weiter Richtung linke Schulter. Sie spüren die Dehnung meist rechts tief im Hals.

Schritt 2: Spannen Sie intensiv gegen, als wollten Sie mit Ihrem Kopf nach rechts, lassen Sie locker, und ziehen Sie ihn ein Stück weiter nach unten links.

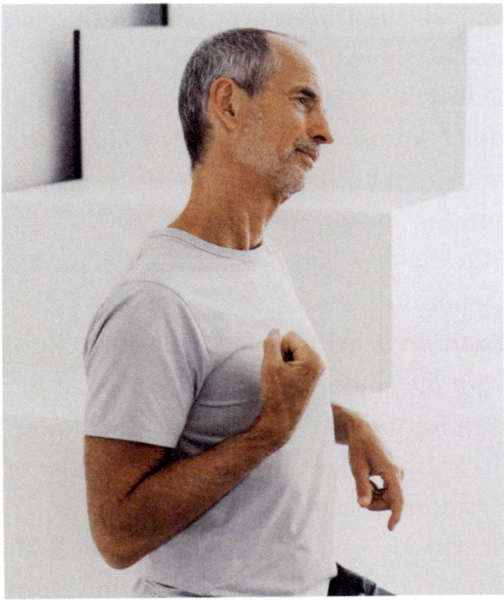

Position Schritt 3: Lösen Sie Ihre Hand vom Kopf, möglichst ohne dass er die erreichte Position verlässt.

Schritt 3: Ziehen Sie allein durch die Kraft Ihres Hals-Nacken-Bereiches Ihren Kopf so weit wie möglich nach unten links.

Nacken-Übung seitlich links EPD 4.2.2

Wie oben beschrieben, nur mit der anderen Seite.

Nacken-Übung im Liegen mit Nackenretter, Büchern oder Polstern EPD 4.4

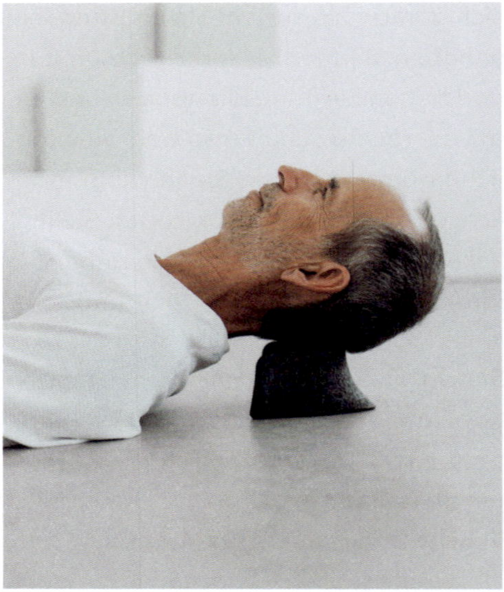

Position 1: Legen Sie sich auf den Rücken und den Kopf mit der hinteren unteren Schädelkante auf das Oberteil des insgesamt dreiteiligen Nackenretters. Positionieren Sie den Retter so, dass er auf die empfindlichsten Stellen Ihres Schädelrandes drückt. Sobald der Druckschmerz nachlässt, drehen Sie sehr langsam Ihren Kopf nach rechts und nach links, bis alle empfindlichen Stellen entspannt sind. Um die Dehnung im Nacken noch zu verstärken, wenden Sie anschließend die folgenden 3 Schritte an.

Schritt 1: Lassen Sie sich von der Schwerkraft in die Dehnung ziehen. Sie spüren die Dehnung meist im Bereich des Nackens.

Schritt 2: Spannen Sie intensiv gegen den Nackenretter, als wollten Sie sie ihn mit Ihrem Kopf nach unten drücken, lassen Sie locker, und lassen Sie sich ein Stück weiter von der Schwerkraft in die Dehnung ziehen.

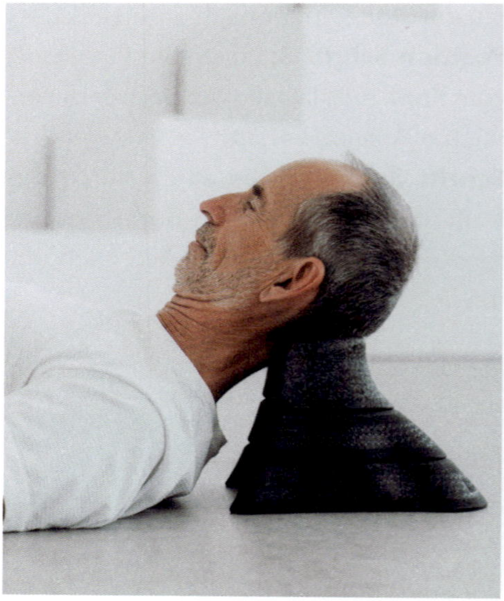

Position Schritt 3: Heben Sie Ihren Kopf vom Nackenretter ab, oder ziehen Sie den Retter unter dem Kopf weg, möglichst ohne dass der Kopf die erreichte Position verlässt.

Schritt 3: Ziehen Sie allein durch die Kraft Ihres Hals-Nacken-Bereiches den Kopf möglichst weit nach vorne und oben.

Position 2: Legen Sie nun das Mittelteil des Nackenretters unter das Oberteil und den Kopf anschließend wieder mit der hinteren unteren Schädelkante auf das Oberteil des Nackenretters. Positionieren Sie den Retter so, dass er auf die empfindlichsten Stellen Ihres Schädelrandes drückt. Verfahren Sie dann ebenso wie in Position 1.

Position 3: Legen Sie nun die Basis des Nackenretters unter das Mittelteil und den Kopf anschließend wieder mit der hinteren unteren Schädelkante auf das Oberteil des Nackenretters. Positionieren Sie den Retter so, dass er auf die empfindlichsten Stellen Ihres Schädelrandes drückt. Verfahren Sie dann ebenso wie in Position 1.

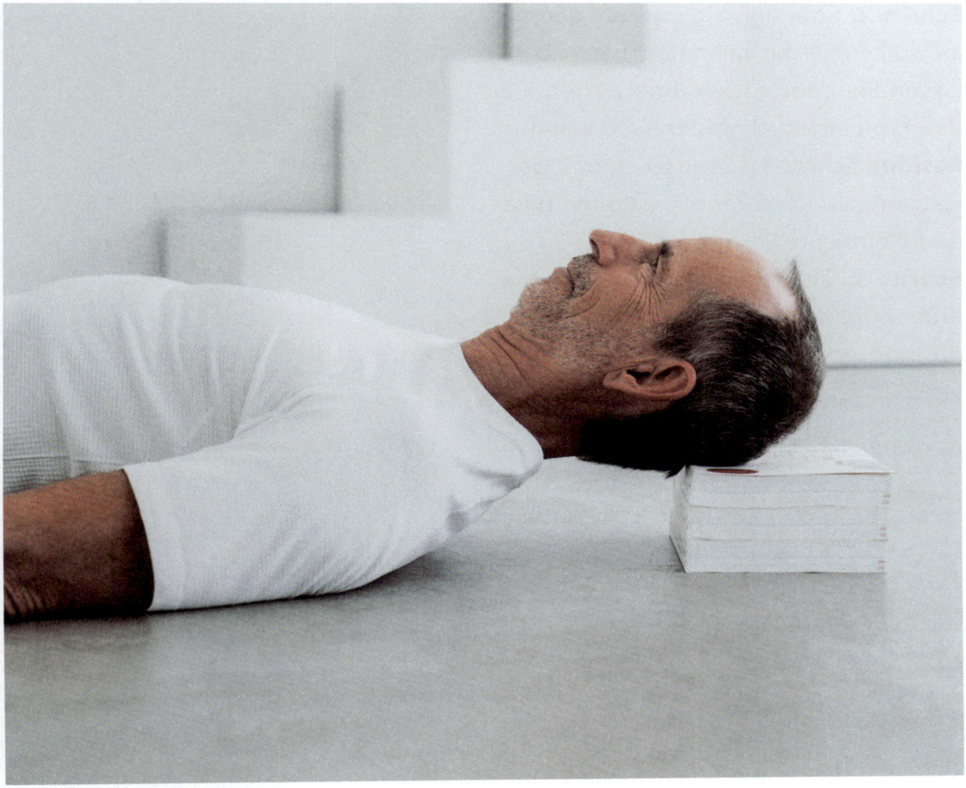

Halswirbelsäulen-Übung mit Beugung nach vorne EPD 5.1

Position Schritte 1 und 2: Setzen Sie sich aufrecht, indem Sie Ihr Brustbein anheben. Ziehen Sie Ihr Kinn möglichst weit zum Kehlkopf. Legen Sie die Fingerspitzen beider Hände auf Ihren oberen Hinterkopf, und ziehen Sie Ihren Kopf nach vorne und unten (Bild 1).

Schritt 1: Ziehen Sie mit Ihren Fingern den Kopf immer weiter nach vorne und unten. Sie spüren die Dehnung meist ganz dicht entlang der Halswirbelsäule.

Schritt 2: Spannen Sie intensiv gegen, als wollten Sie mit Ihrem Kopf nach oben, lassen Sie dann locker, und ziehen Sie den Kopf ein Stück weiter nach unten.

Position Schritt 3: Lösen Sie Ihre Fingerspitzen vom Kopf, möglichst ohne dass er die erreichte Position verlässt.

Schritt 3: Ziehen Sie allein durch die Kraft Ihres Hals-Nacken-Bereiches Ihren Kopf so weit wie möglich nach unten (Bild 2).

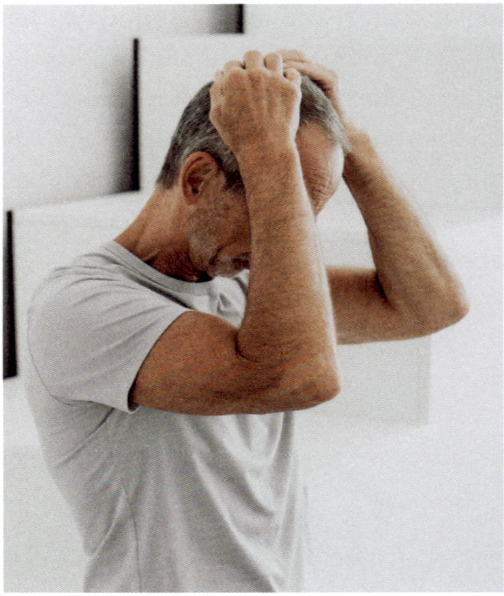

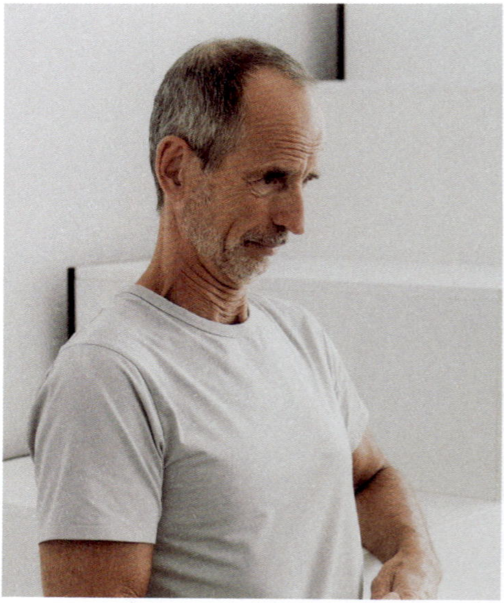

Halswirbelsäulen-Übung für den Atlas rechts EPD 5.3.1

Position Schritte 1 und 2: Setzen Sie sich aufrecht. Ziehen Sie Ihr Kinn möglichst weit zum Kehlkopf. Legen Sie die Fingerspitzen beider Hände auf Ihren oberen Hinterkopf, und ziehen Sie ihn so weit wie möglich nach unten. Rutschen Sie mit den Fingerspitzen beider Hände nach rechts, bis die Finger der linken Hand Ihren seitlichen Kopf greifen können, und lösen Sie dann die rechten Fingerspitzen vom Kopf. Beugen Sie Ihren rechten Arm und ziehen Sie Ihren Ellenbogen und damit die rechte Schulter so weit wie möglich herunter (Bild 1).

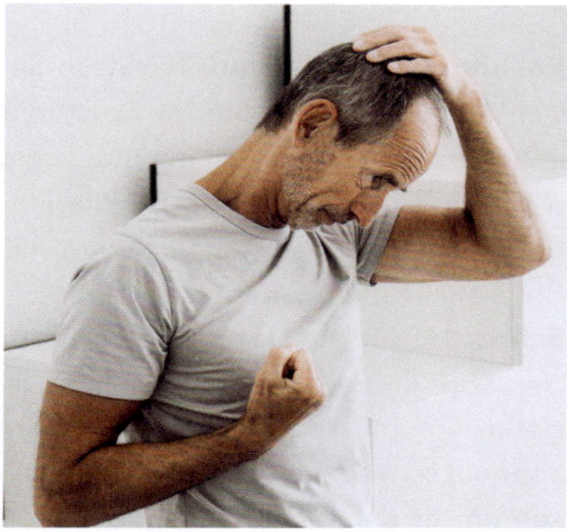

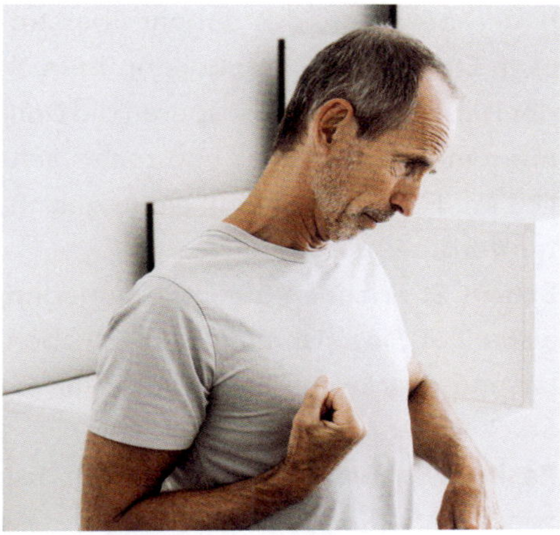

Schritt 1: Ziehen Sie mit Ihrer linken Hand den Kopf immer weiter nach links unten. Sie spüren die Dehnung meist seitlich rechts im Nacken und nah an der Halswirbelsäule.

Schritt 2: Spannen Sie intensiv gegen, als wollten Sie mit Ihrem Kopf nach rechts oben, lassen Sie locker, und ziehen Sie ihn ein Stück weiter nach links unten.

Position Schritt 3: Lösen Sie Ihre Hand vom Kopf, möglichst ohne dass er die erreichte Position verlässt.

Schritt 3: Ziehen Sie nur durch die Kraft Ihres Hals-Nacken-Bereiches Ihren Kopf so weit wie möglich nach links unten.

Halswirbelsäulen-Übung für den Atlas links EPD 5.3.2

Wie oben beschrieben, nur mit der anderen Seite.

Halswirbelsäulen-Übung mit Überstreckung nach hinten EPD 5.4

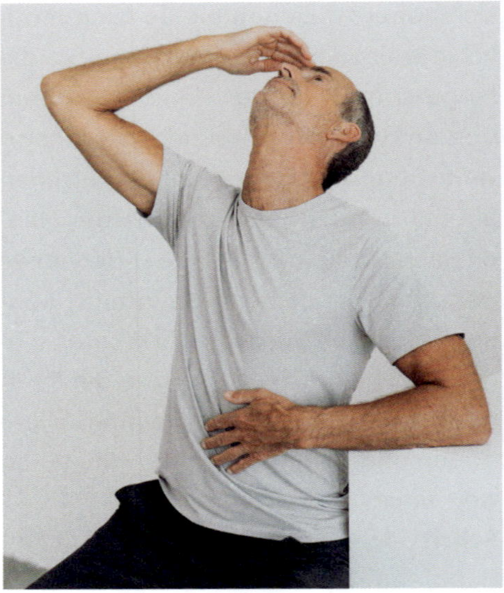

Position Schritte 1 und 2: Setzen Sie sich aufrecht, indem Sie Ihr Brustbein anheben. Ziehen Sie Ihr Kinn möglichst weit zum Kehlkopf. Legen Sie die Fingerspitzen einer Hand auf Ihre Stirn, und drücken Sie Ihren Kopf nach hinten.

Schritt 1: Drücken Sie mit Ihren Fingern den Kopf immer weiter nach hinten. Irgendwann müssen Sie Ihr Kinn heben, aber nur so weit, wie Sie unbedingt müssen, um mit dem Kopf weiter nach hinten zu kommen. Je weiter Sie den Kopf nach hinten bewegen, desto mehr überstrecken Sie ihn auch im obersten Bereich der Halswirbelsäule. Sie spüren die Dehnung meist vorne links und rechts seitlich am Hals und schließlich im gesamten vorderen Halsbereich.

Schritt 2: Spannen Sie intensiv gegen, als wollten Sie mit Ihrem Kopf nach oben, lassen Sie locker, und drücken Sie ihn ein Stück weiter nach hinten und unten.

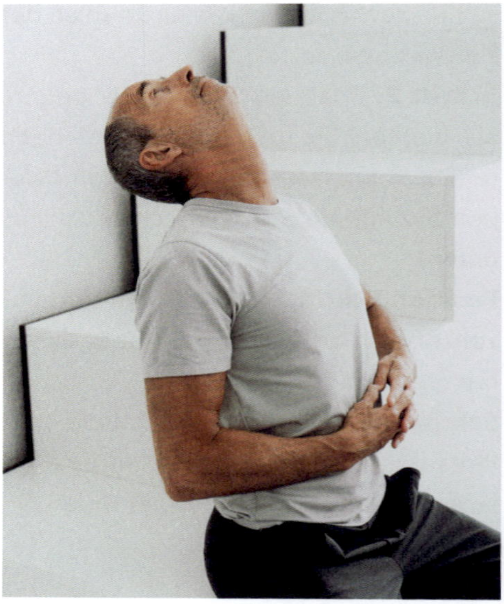

Position Schritt 3: Lösen Sie Ihre Fingerspitzen vom Kopf, möglichst ohne dass er die erreichte Position verlässt.

Schritt 3: Ziehen Sie allein durch die Kraft Ihres Hals-Nacken-Bereiches Ihren Kopf so weit wie möglich nach hinten und unten.

Halswirbelsäulen-Übung mit Überstreckung, mit Brustwirbelsäule EPD 5.5

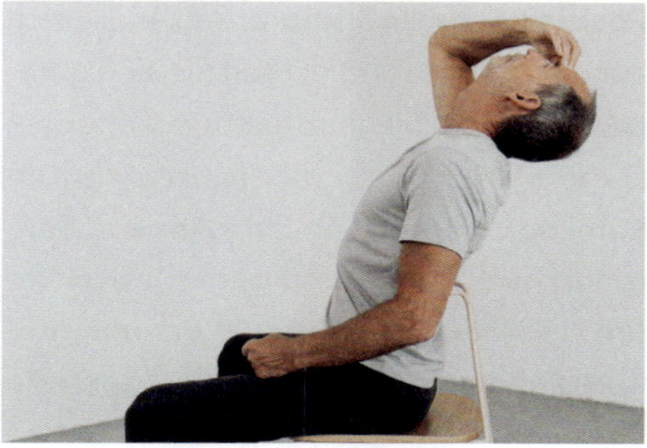

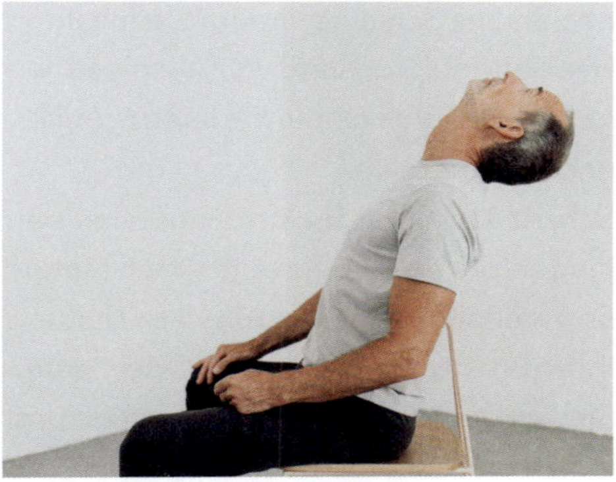

Position Schritte 1 und 2: Setzen Sie sich auf einen Stuhl mit einer möglichst körperfreundlich geformten, nicht zu hohen Lehne. Setzen Sie sich aufrecht, indem Sie Ihr Brustbein anheben. Ziehen Sie Ihr Kinn möglichst weit zum Kehlkopf. Legen Sie die Fingerspitzen einer Hand auf Ihre Stirn, und drücken Sie Ihren Kopf nach hinten.

Schritt 1: Drücken Sie mit Ihren Fingern den Kopf immer weiter nach hinten. Drücken Sie gleichzeitig auch die obere Brustwirbelsäule nach hinten, indem Sie diese so weit wie möglich über der Kante der Stuhllehne überstrecken. Irgendwann müssen Sie Ihr Kinn heben. Je weiter Sie nach hinten kommen, desto mehr überstrecken Sie den Kopf und damit auch den obersten Bereich der Halswirbelsäule. Sie spüren die Dehnung meist vorne links und rechts seitlich am Hals und schließlich im gesamten vorderen Hals- und Brustbereich.

Schritt 2: Spannen Sie intensiv gegen, als wollten Sie mit Ihrem Kopf nach oben und mit dem oberen Ende der Brustwirbelsäule nach vorne. Lassen Sie locker und drücken Sie Ihren Kopf mit Ihren Fingern ein Stück weiter nach hinten und unten sowie die Brustwirbelsäule in die Überstreckung.

Position Schritt 3: Lösen Sie Ihre Fingerspitzen vom Kopf, möglichst ohne dass er und die Brustwirbelsäule die erreichte Position verlassen.

Schritt 3: Ziehen Sie allein durch die Kraft Ihres Hals-Nacken-Bereiches und Ihrer Rückenmuskeln Ihren Kopf so weit wie möglich nach hinten und unten und dadurch gleichzeitig das obere Ende des Brustbeins nach hinten.

Schulter-Arm-Übung mit Schlaufe, Gürtel oder Handtuch EPD 6.1

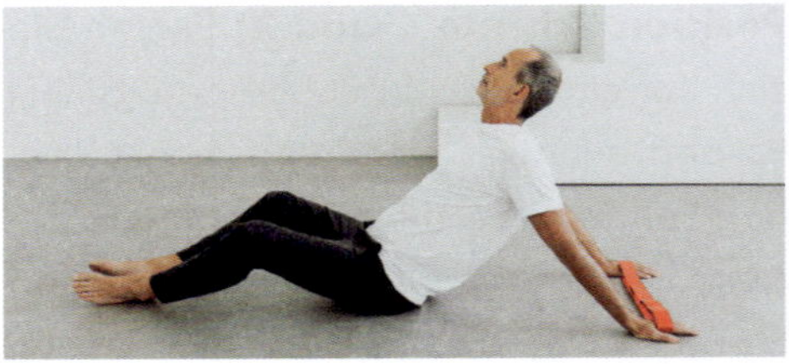

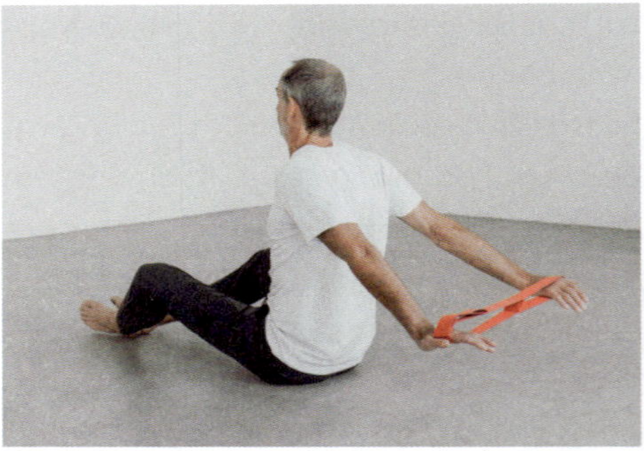

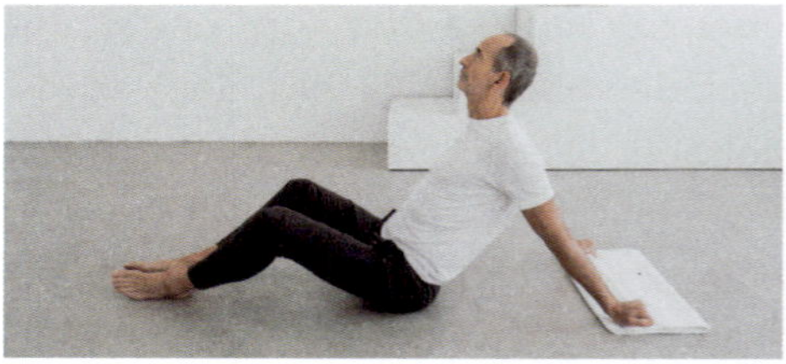

Position Schritte 1 und 2: Setzen Sie sich auf den Boden, und richten Sie sich gerade auf, indem Sie Ihr Brustbein anheben. Ziehen Sie Ihr Kinn möglichst weit zum Kehlkopf. Nehmen Sie Ihre Arme außenrotiert nach hinten, und gehen Sie mit Ihren Handflächen in das mittlere und größere äußere Feld der Schlaufe. Legen Sie Ihre Handflächen auf den Boden, sodass die Finger nach hinten zeigen, und spannen Sie die Schlaufe, indem Sie mit Ihren Händen entsprechend weit auseinandergehen. Dadurch öffnen Sie Ihren Schulter- und Brustbereich.

Schritt 1: Ziehen Sie Ihre Hände mit den Fingerspitzen immer weiter nach hinten, und behalten Sie die aufrechte Haltung Ihrer Brustwirbelsäule bei. Oder laufen Sie abwechselnd mit der rechten und linken Gesäßhälfte nach vorne. Sie spüren die Dehnung meist in den Schultern, aber auch in der Brust, den Armen und sogar in den Fingern.

Schritt 2: Drücken Sie intensiv mit gestreckten Armen Ihre Handflächen gegen den Boden. Lassen Sie locker, und ziehen Sie Ihre Hände mit den Fingerspitzen weiter zurück, oder laufen Sie mit dem Gesäß weiter nach vorne.

Position Schritt 3: Richten Sie Ihren Rumpf gerade auf, und lösen Sie Ihre Hände bei gestreckten Ellenbogen vom Boden, möglichst ohne dass Ihre Dehnung in den Schultern nachlässt. Halten Sie dabei die Schlaufe locker gespannt.

Schritt 3: Ziehen Sie allein durch die Kraft Ihrer Schultern Ihre Arme so weit wie möglich nach hinten und oben.

Schulter-Rücken-Übung mit Schlaufe oder Gürtel EPD 7.1

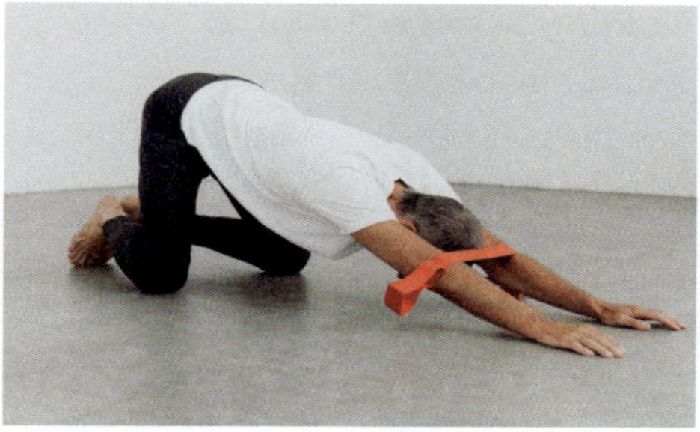

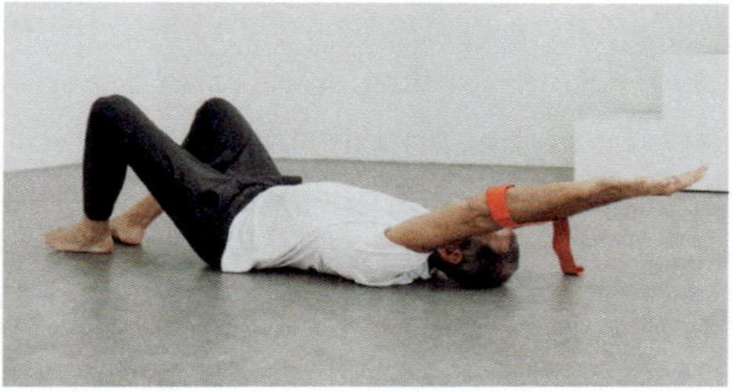

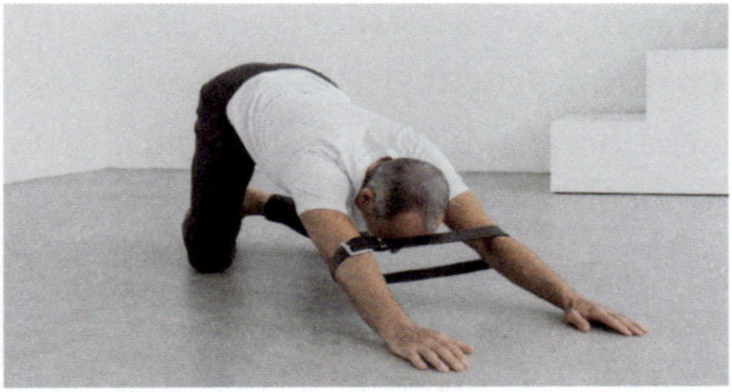

Position Schritte 1 und 2: Gehen Sie auf Ihre Knie, und legen Sie die Schlaufe so um Ihre Ellenbogen, dass Ihre gestreckten Arme etwa parallel nach vorne zeigen. Legen Sie Ihre Hände auf den Boden, und gehen Sie mit Ihren Knien so weit zurück, dass Sie sich bei senkrecht stehenden Oberschenkeln mit dem Brustbein Richtung Boden sinken lassen können.

Schritt 1: Ziehen Sie Ihr Brustbein Richtung Knie und nach unten. Sie spüren die Dehnung meist in den Schultergelenken, aber auch in der Brust, den Armen und sogar in den Fingern.

Schritt 2: Drücken Sie intensiv mit gestreckten Armen Ihre Handflächen gegen den Boden. Lassen Sie locker, und ziehen Sie Ihr Brustbein weiter Richtung Knie.

Position Schritt 3: Legen Sie sich auf den Rücken, bringen Sie Ihr Kinn möglichst weit zum Kehlkopf und den Bauchnabel möglichst dicht zum Boden, und halten Sie Ihre Arme mit gestreckten Ellenbogen senkrecht nach oben.

Schritt 3: Ziehen Sie allein durch die Kraft Ihrer Schultern Ihre Arme so weit wie möglich zum Boden, ohne die vorher eingenommene gerade Ausrichtung der Wirbelsäule aufzugeben.

Schulter-Rotatoren-Übung in der Ecke oder im Türrahmen EPD 8.1

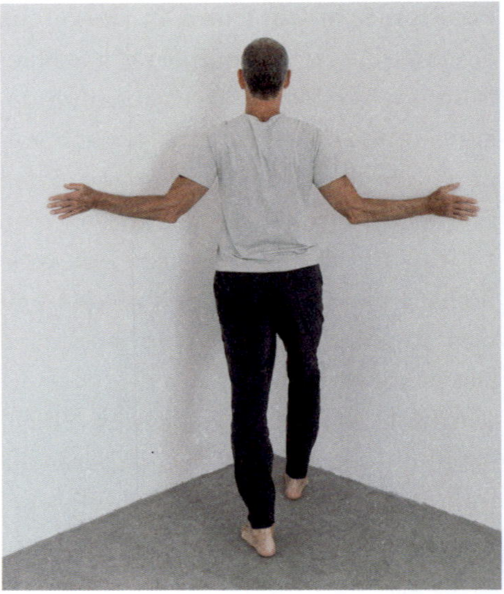

Position Schritte 1 und 2: Stellen Sie sich vor eine Ecke. Lassen Sie Ihre Arme hängen, und beugen Sie Ihre Ellenbogen um 90 Grad. Gehen Sie so weit in die Ecke, bis Ihre Handflächen die Wände berühren.

Schritt 1: Gehen Sie mit dem oberen Ende Ihres Brustbeins immer weiter in die Ecke, sodass Ihre Oberarme in die Außendrehung gedrückt und Ihre Arme nach hinten geschoben werden. Sie spüren die Dehnung meist ganz spitz vorne in den Schultergelenken, aber auch in den Armen.

Schritt 2: Drücken Sie Ihre Handflächen intensiv gegen die Wände. Lassen Sie locker, und schieben Sie das obere Ende Ihres Brustbeins weiter in die Ecke.

Position Schritt 3: Gehen Sie aus der Ecke heraus, und halten Sie Ihre Arme möglichst in der vorher erreichten Position.

Schritt 3: Drehen Sie Ihre Arme allein durch die Kraft Ihrer Schultern so weit wie möglich nach außen (= Außenrotation) und hinten.

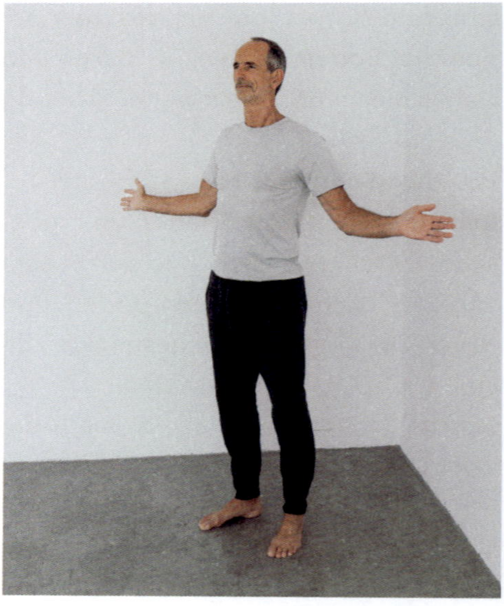

Hintere-Schulter-Übung an der Wand rechts EPD 9.3.1

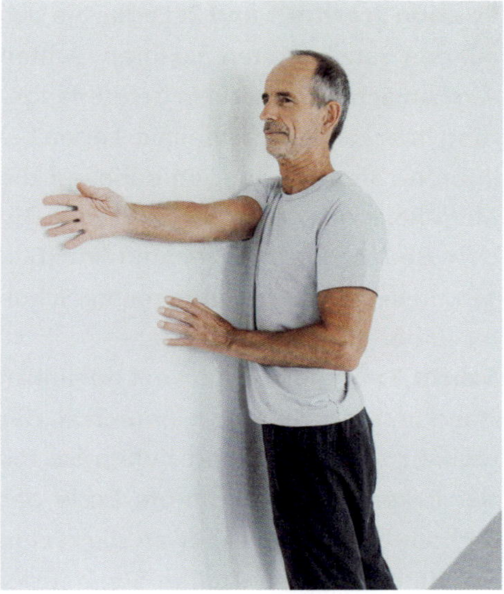

Position Schritte 1 und 2: Stellen Sie sich vor eine Wand. Halten Sie Ihren rechten Arm, den Daumen nach oben zeigend, gestreckt vor sich. Ziehen Sie ihn auf Schulterhöhe so weit wie möglich vor Ihren Körper.

Schritt 1: Gehen Sie in dieser Position näher an die Wand, sodass Ihr Arm ganz aufliegt. Drehen Sie nun zunehmend Ihren Körper nach rechts, damit Ihr Arm immer näher an Ihre Brust gedrückt wird. Sie spüren die Dehnung meist in den Schultergelenken und in der rechten Brust.

Schritt 2: Drücken Sie Ihren Arm intensiv gegen die Wand. Lassen Sie locker, und drehen Sie sich weiter nach rechts.

Position Schritt 3: Gehen Sie weg von der Wand, und halten Sie Ihren Arm möglichst in der vorher erreichten Position.

Schritt 3: Ziehen Sie allein durch die Kraft Ihrer Schultern Ihren Arm so weit wie möglich hin zu Ihrer Brust, wobei Sie den Ellenbogen gestreckt halten.

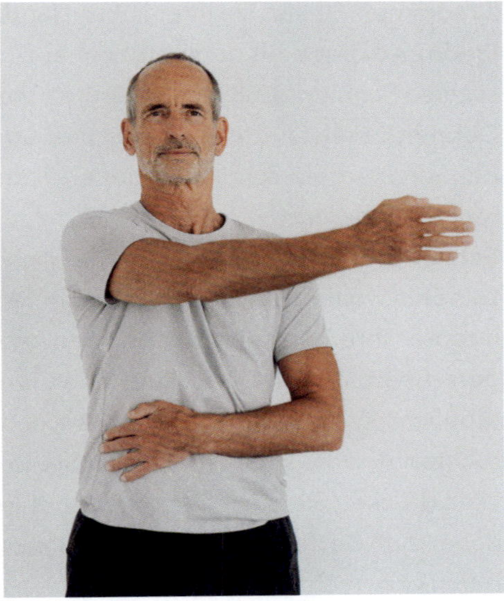

Hintere-Schulter-Übung an der Wand links EPD 9.3.2

Wie oben beschrieben, nur mit der anderen Seite.

Armstrecker-Übung rechts mit Medi-Rolle oder Büchern EPD 10.1.1

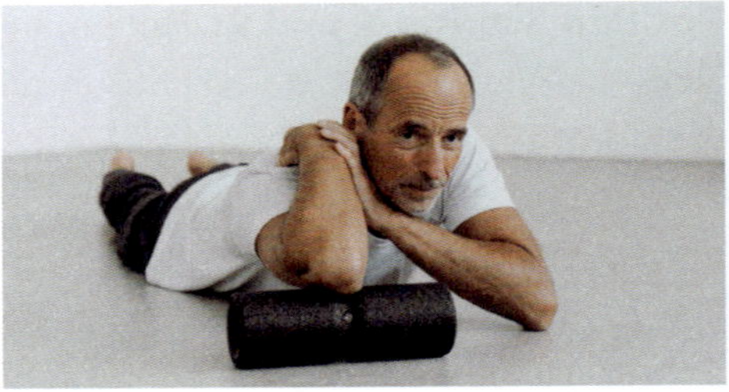

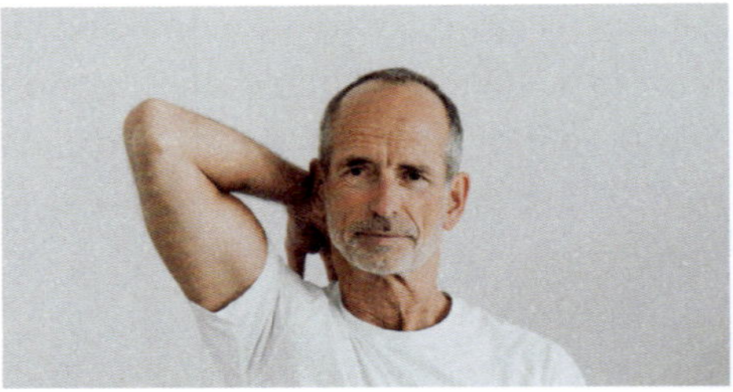

Position Schritte 1 und 2: Legen Sie sich auf den Bauch. Halten Sie Ihren rechten Arm zunächst gestreckt in der Verlängerung Ihrer rechten Seitenlinie. Legen Sie Ihren rechten Ellenbogen dann auf die Medi-Rolle oder entsprechend viele Bücher. Beugen Sie Ihren rechten Arm (Bild 1), und versuchen Sie, Ihre rechte Schulter zu berühren.

Schritt 1: Greifen Sie nun mit der linken Hand unter Ihrem Kopf hindurch an das rechte Handgelenk, und ziehen Sie mit der linken Hand das untere Ende des rechten Unterarms näher an die rechte Schulter. Dabei versuchen Sie, mit der rechten Achselhöhle näher zum Boden zu kommen. Helfen Sie Ihrer linken Hand, indem Sie diese mit dem Kopf näher zur rechten Schulter drücken. Sie spüren die Dehnung meist in der Schulter und um das Schultergelenk herum, aber auch im rechten Oberarm.

Schritt 2: Drücken Sie Ihre rechte Achselhöhle weiter zum Boden, drücken Sie intensiv Ihren rechten Ellenbogen gegen die Medi-Rolle, und versuchen Sie möglichst gleichzeitig mit aller Kraft, den rechten Arm zu strecken. Lassen Sie locker, drücken Sie die rechte Achselhöhle näher zum Boden und das rechte Handgelenk zur rechten Schulter.

Position Schritt 3: Gehen Sie in den Kniestand und halten Sie Ihren rechten Arm möglichst in der vorher erreichten Position (Bild 2).

Schritt 3: Ziehen Sie allein durch die Kraft Ihrer Schultern Ihren rechten Oberarm so weit wie möglich in die Senkrechte und das rechte Handgelenk so nah wie möglich an die rechte Schulter.

Armstrecker-Übung links mit Medi-Rolle oder Büchern

EPD 10.1.2

Wie oben beschrieben, nur mit der anderen Seite.

Armstrecker-Übung an der Wand rechts EPD 10.2.1

Position Schritte 1 und 2: Halten Sie den rechten Arm gestreckt in der Verlängerung Ihrer rechten Seitenlinie nach oben an die Wand. Beugen Sie den rechten Arm und versuchen Sie, Ihre rechte Schulter zu berühren.

Schritt 1: Greifen Sie mit der linken Hand unter Ihrem Kopf hindurch ans rechte Handgelenk und ziehen Sie mit der linken Hand den rechten Unterarm näher an die rechte Schulter (Bild 1). Versuchen Sie, mit der rechten Achsel zur Wand zu kommen. Helfen Sie Ihrer linken Hand, indem Sie diese mit dem Kopf und dem Hals näher zur rechten Schulter drücken. Sie spüren die Dehnung meist in der Schulter und um das Schultergelenk herum, aber auch im rechten Oberarm.

Schritt 2: Schieben Sie Ihre rechte Achselhöhle weiter zur Wand, spannen Sie intensiv Ihren rechten Ellenbogen gegen die Wand, und versuchen Sie gleichzeitig mit aller Kraft, den rechten Arm zu strecken. Lassen Sie locker, schieben Sie die rechte Achselhöhle näher zur Wand und das rechte Handgelenk zur rechten Schulter.

Position Schritt 3: Gehen Sie weg von der Wand, lösen Sie die linke Hand vom rechten Arm und halten Sie diesen möglichst in der vorher erreichten Position.

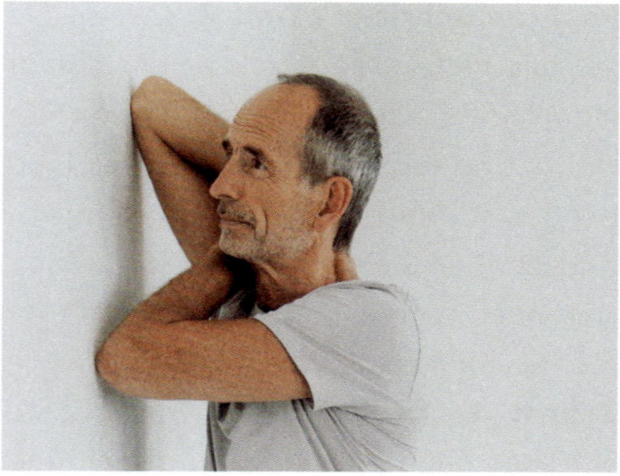

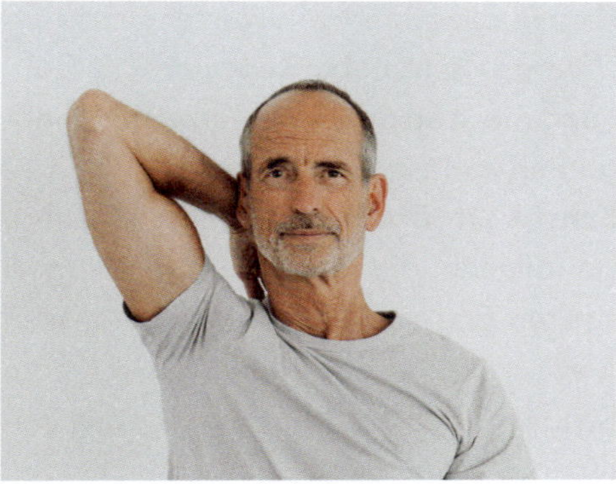

Schritt 3: Ziehen Sie allein durch die Kraft Ihrer Schultern Ihren rechten Oberarm so weit wie möglich in die Senkrechte und das rechte Handgelenk so nah wie möglich an die rechte Schulter.

Armstrecker-Übung an der Wand links EPD 10.2.2

Wie oben beschrieben, nur mit der anderen Seite.

Handbeuger-Übung rechts EPD 11.2.1

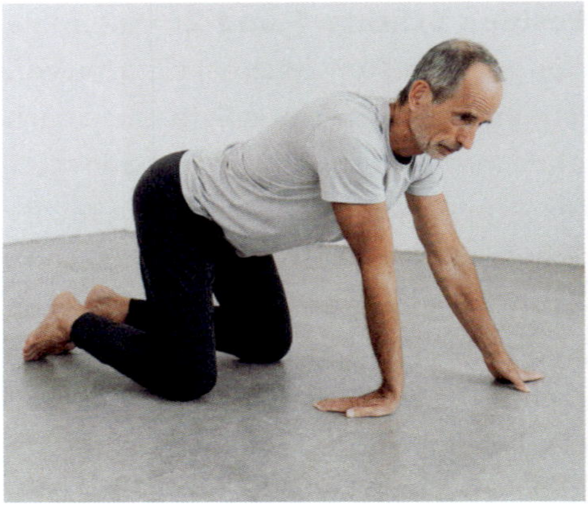

Position Schritte 1 und 2: Gehen Sie auf alle viere, oder stellen Sie sich vor einen Stuhl oder Tisch von geeigneter Höhe, und legen Sie Ihre rechte Hand bei vollständig gestrecktem Arm vor sich. Drehen Sie die Hand im Uhrzeigersinn nach rechts, bis alle Finger auf Ihr rechtes Knie zeigen.

Schritt 1: Bewegen Sie Ihre rechte Schulter nach hinten in Zeigerichtung der rechten Finger. Achten Sie dabei darauf, dass Ihre Handwurzel nicht vom Untergrund abhebt. Sie spüren die Dehnung meist an der Handwurzel, im Handgelenk und ein Stück den Arm hinauf.

Schritt 2: Drücken Sie intensiv Ihre Handfläche, die Finger und die Fingerspitzen gegen den Untergrund. Lassen Sie locker, und bewegen Sie die rechte Schulter noch ein Stück weiter nach hinten in Zeigerichtung der rechten Finger.

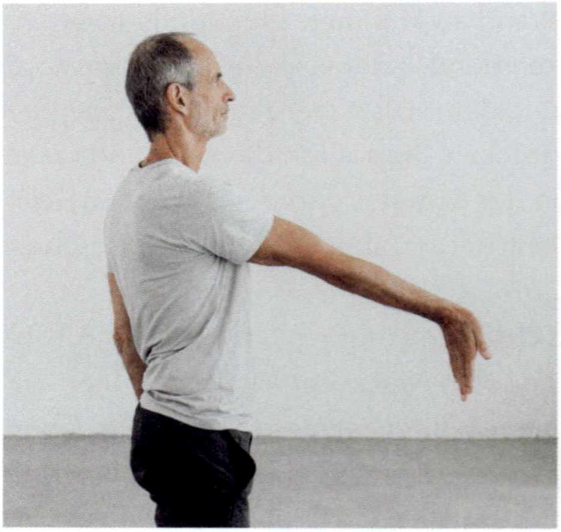

Position Schritt 3: Heben Sie Ihre rechte Hand vom Untergrund ab, und halten Sie sie möglichst in der vorher erreichten Position.

Schritt 3: Ziehen Sie allein durch die Kraft Ihres rechten Unterarms Ihren Handrücken und Ihre Fingerspitzen so nah wie möglich an Ihren rechten Unterarm.

Handbeuger-Übung links EPD 11.2.2

Wie oben beschrieben, nur mit der anderen Seite.

Handbeuger-Finger-Übung rechts EPD 11.3.1

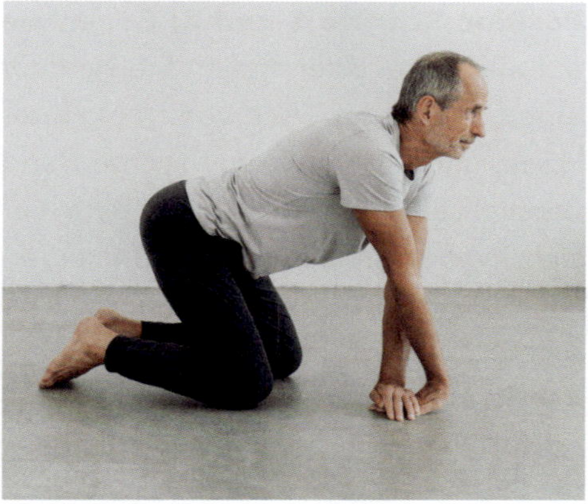

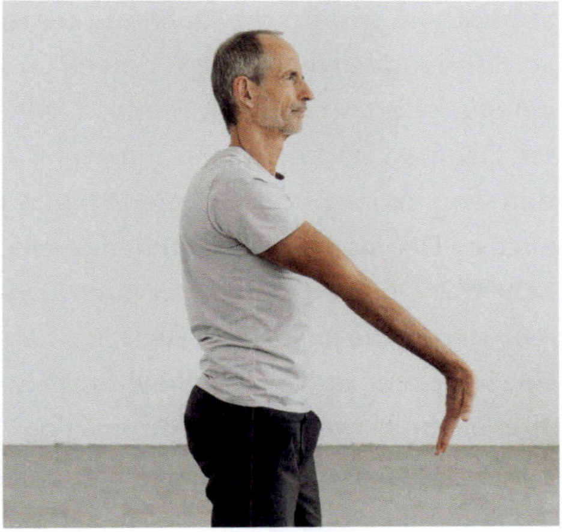

Position Schritte 1 und 2: Gehen Sie auf alle viere oder stellen Sie sich vor einen Stuhl oder Tisch von geeigneter Höhe, und legen Sie Ihre rechte Hand bei vollständig gestrecktem Arm vor sich. Drehen Sie die Hand im Uhrzeigersinn nach rechts, bis alle Finger auf Ihr rechtes Knie zeigen.

Schritt 1: Bewegen Sie Ihre rechte Schulter nach hinten in Zeigerichtung der rechten Finger. Gehen Sie so weit in die Dehnung, bis Ihre Handwurzel abheben muss, aber Ihre Fingergrundgelenke gerade noch auf dem Untergrund aufliegen. Unterstützen Sie den Kontakt, indem Sie die Finger der rechten Hand mit der linken Hand gegen den Untergrund drücken. Sie spüren die Dehnung meist in den Fingern, an der Handwurzel, im Handgelenk und ein Stück den Arm hinauf.

Schritt 2: Drücken Sie intensiv Ihre Finger und die Fingerspitzen gegen den Untergrund. Lassen Sie locker, und bewegen Sie die rechte Schulter noch ein Stück weiter nach hinten in Zeigerichtung der rechten Finger.

Position Schritt 3: Heben Sie Ihre rechte Hand vom Untergrund ab, und halten Sie sie möglichst in der vorher erreichten Position.

Schritt 3: Ziehen Sie allein durch die Kraft Ihres rechten Unterarms Ihre Fingerspitzen so nah wie möglich an Ihren rechten Unterarm.

Handbeuger-Finger-Übung links EPD 11.3.2

Wie oben beschrieben, nur mit der anderen Seite.

Handbeuger-Daumen-Übung rechts EPD 11.6.1

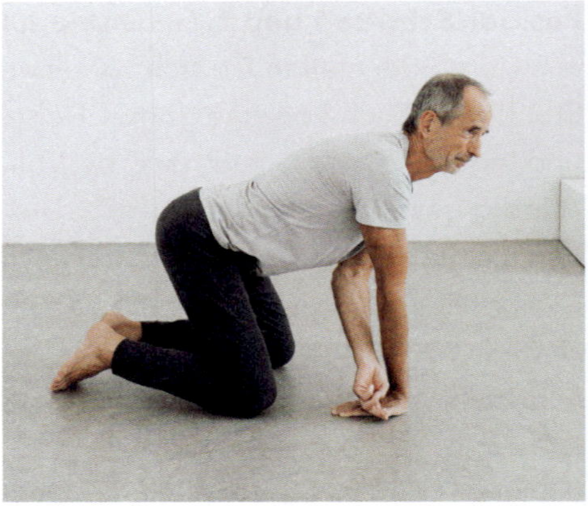

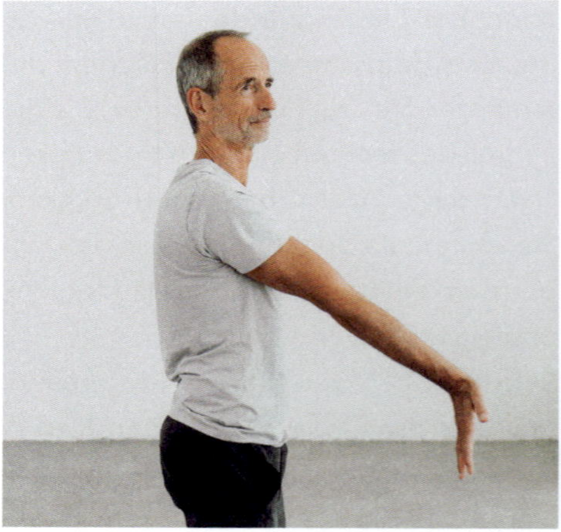

Position Schritte 1 und 2: Gehen Sie auf alle viere, oder stellen Sie sich vor einen Stuhl oder Tisch von geeigneter Höhe, und legen Sie Ihre rechte Hand bei vollständig gestrecktem Arm vor sich. Drehen Sie die Hand im Uhrzeigersinn nach rechts, bis alle Finger auf Ihr rechtes Knie zeigen.
Schritt 1: Bewegen Sie Ihre rechte Schulter nach hinten in Zeigerichtung der rechten Finger. Achten Sie dabei darauf, dass Ihre Handwurzel nicht vom Untergrund abhebt. Sie spüren die Dehnung meist an der Handwurzel, im Handgelenk und ein Stück den Arm hinauf. Greifen Sie Ihren Daumen, und ziehen Sie ihn vom Boden weg. Nun spüren Sie die Dehnung auch im Daumen und im Daumengelenk.
Schritt 2: Drücken Sie intensiv Ihren Daumen gegen die haltende linke Hand. Lassen Sie locker, und ziehen Sie Ihren Daumen ein Stück weiter vom Boden weg.
Position Schritt 3: Heben Sie Ihre rechte Hand vom Untergrund ab, lassen Sie Ihren Daumen los, und halten Sie Hand und Daumen möglichst in der vorher erreichten Position.
Schritt 3: Ziehen Sie allein durch die Kraft Ihres rechten Unterarms und Ihres Daumens alle Fingerspitzen, auch die des Daumens, so nah wie möglich an Ihren rechten Unterarm.

Handbeuger-Daumen-Übung links EPD 11.6.2

Wie oben beschrieben, nur mit der anderen Seite.

Handbeuger-Übung Ellenbogen gebeugt rechts EPD 11.7.1

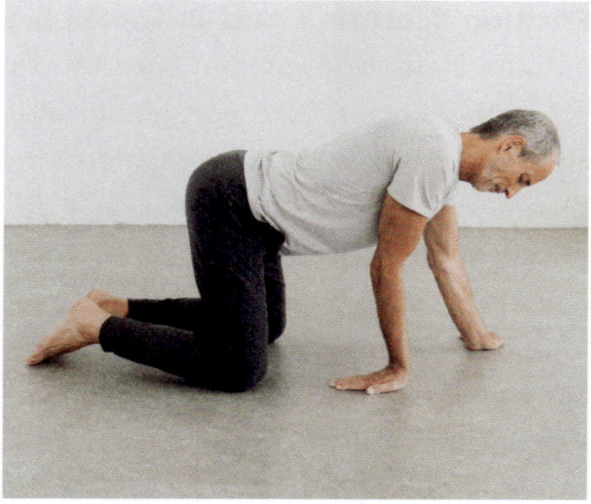

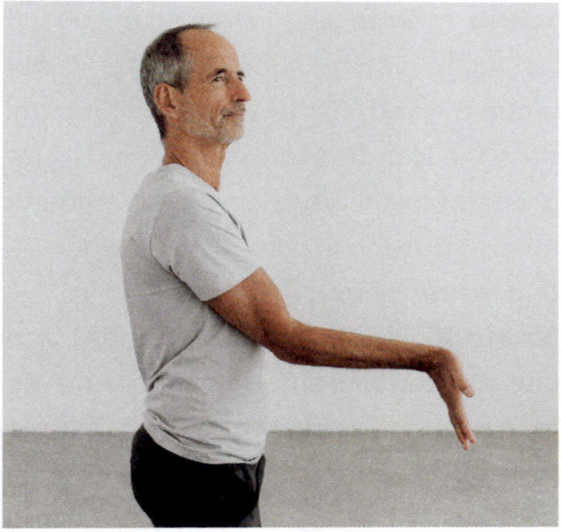

Position Schritte 1 und 2: Gehen Sie auf alle viere, oder stellen Sie sich vor einen Stuhl oder Tisch von geeigneter Höhe und legen Sie Ihre rechte Hand bei vollständig gestrecktem Arm vor sich. Drehen Sie die Hand im Uhrzeigersinn nach rechts, bis alle Finger auf Ihr rechtes Knie zeigen. Beugen Sie nun den Arm etwas im Ellenbogen.

Schritt 1: Bewegen Sie Ihre rechte Schulter nach hinten in Zeigerichtung der rechten Finger. Achten Sie dabei darauf, dass Ihre Handwurzel nicht vom Untergrund abhebt. Sie spüren die Dehnung meist an der Handwurzel, im Handgelenk und ein Stück den Arm hinauf.

Schritt 2: Drücken Sie intensiv Ihre Handfläche, die Finger und die Fingerspitzen gegen den Untergrund. Lassen Sie locker, und bewegen Sie die rechte Schulter noch ein Stück weiter nach hinten in Zeigerichtung der rechten Finger.

Position Schritt 3: Heben Sie Ihre rechte Hand vom Untergrund ab, und halten Sie sie möglichst in der vorher erreichten Position, der Ellenbogen ist wie zuvor leicht gebeugt.

Schritt 3: Ziehen Sie allein durch die Kraft Ihres rechten Unterarms Ihren Handrücken und Ihre Fingerspitzen so nah wie möglich an Ihren rechten Unterarm.

Handbeuger-Übung Ellenbogen gebeugt links EPD 11.7.2

Wie oben beschrieben, nur mit der anderen Seite.

Handstrecker-Übung rechts EPD 12.1.1

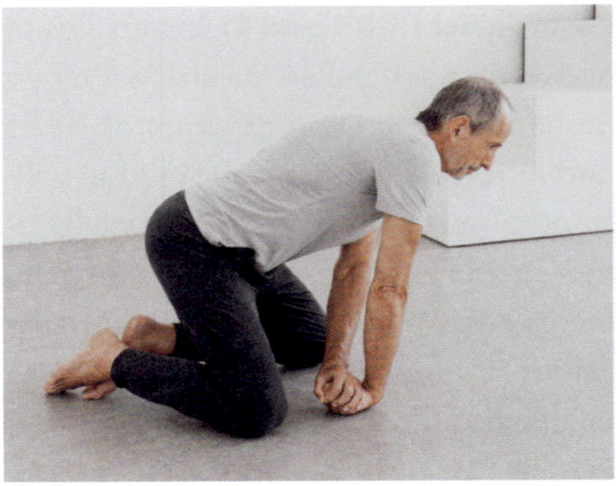

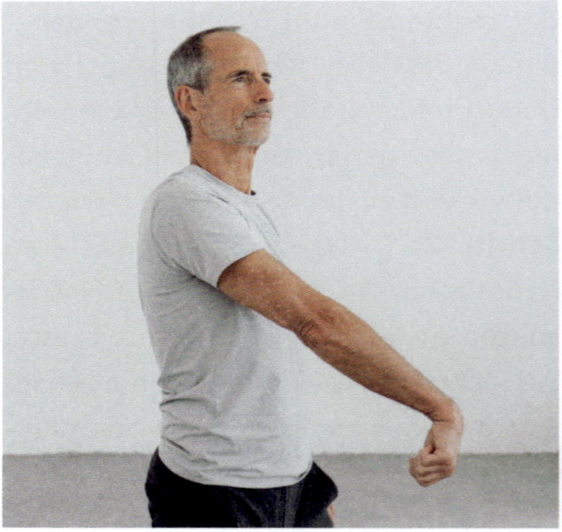

Position Schritte 1 und 2: Gehen Sie auf alle viere, oder stellen Sie sich vor einen Stuhl oder Tisch von geeigneter Höhe, und halten Sie Ihren rechten Arm gestreckt vor sich. Legen Sie Ihren Daumen in die Handfläche, schließen Sie Ihre Finger zur Faust, beugen Sie Ihr Handgelenk, und drehen Sie Ihren Unterarm mit Faust so weit wie möglich nach innen. Legen Sie Ihren Handrücken auf den Untergrund, und umgreifen Sie Ihre Faust mit der linken Hand.

Schritt 1: Bewegen Sie Ihre rechte Schulter nach hinten in Zeigerichtung der rechten Hand. Achten Sie dabei darauf, dass Ihr Handrücken nicht vom Untergrund abhebt. Sie spüren die Dehnung meist im Handrücken, im Handgelenk und ein Stück den Arm hinauf.

Schritt 2: Drücken Sie den Handrücken intensiv gegen den Untergrund und die Finger und Fingerspitzen so gegen die haltende linke Hand an, als wollten Sie die Faust öffnen. Lassen Sie locker, und bewegen Sie die rechte Schulter ein Stück weiter nach hinten in Zeigerichtung der rechten Finger. Achten Sie darauf, dass Ihr Handrücken weiter aufliegt.

Position Schritt 3: Heben Sie Ihre rechte Hand vom Untergrund ab, und halten Sie sie möglichst in der vorher erreichten Position.

Schritt 3: Ziehen Sie allein durch die Kraft Ihres rechten Unterarms Ihre Faust immer weiter in die Beugung.

Handstrecker-Übung links EPD 12.1.2

Wie oben beschrieben, nur mit der anderen Seite.

Brust-Übung 45 Grad mit gestreckten Armen in der Ecke oder mit dem Schulterretter EPD 13.2

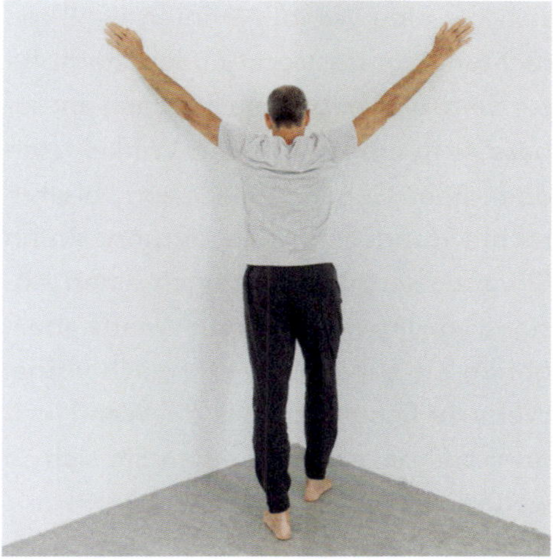

Position Schritte 1 und 2: Stellen Sie sich vor eine Ecke. Nehmen Sie Ihre Arme gestreckt in Schulterhöhe zur Seite und heben Sie sie an, sodass sie in einem 45-Grad-Winkel nach oben zeigen. Schieben Sie das obere Ende Ihres Brustbeins so weit in die Ecke, bis Ihre Handflächen die Wände berühren.

Schritt 1: Schieben Sie das obere Ende Ihres Brustbeins immer weiter in die Ecke, sodass Ihre Arme nach hinten gedrückt werden. Sie spüren die Dehnung meist im Bereich der Brust, in den Schultergelenken, aber auch in den Armen, eventuell sogar bis in die Finger.

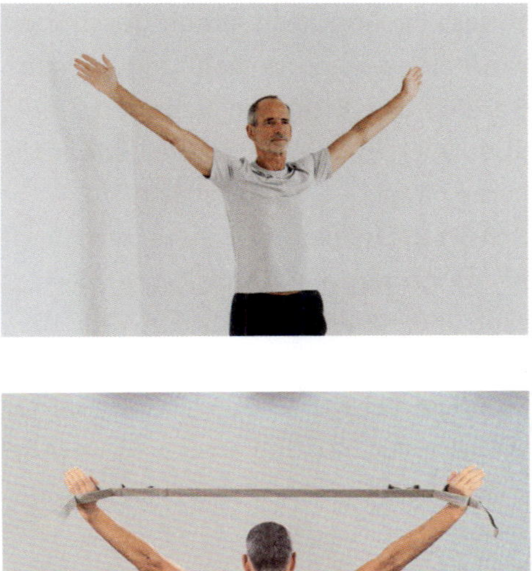

Schritt 2: Drücken Sie intensiv Ihre Handflächen gegen die Wände. Lassen Sie locker, und schieben Sie das obere Ende Ihres Brustbeins weiter in die Ecke.

Position Schritt 3: Gehen Sie aus der Ecke heraus, und halten Sie Ihre Arme möglichst in der vorher erreichten Position.

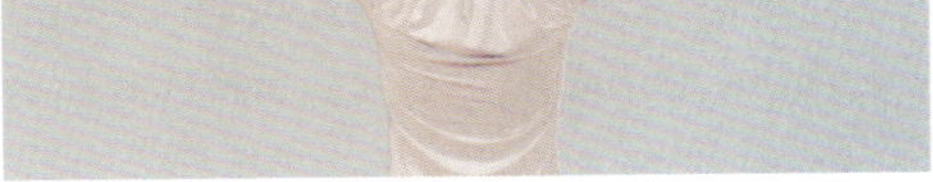

Schritt 3: Ziehen Sie allein durch die Kraft Ihrer Schultern Ihre Arme so weit wie möglich nach hinten, wobei Sie den 45-Grad-Winkel beibehalten.

Mit dem Schulterretter

Führen Sie - die Hände im geeigneten minimalen Abstand eingestellt - Ihre Arme von vorne nach hinten.

Brust-Übung 45 Grad an der Wand rechts EPD 13.4.1

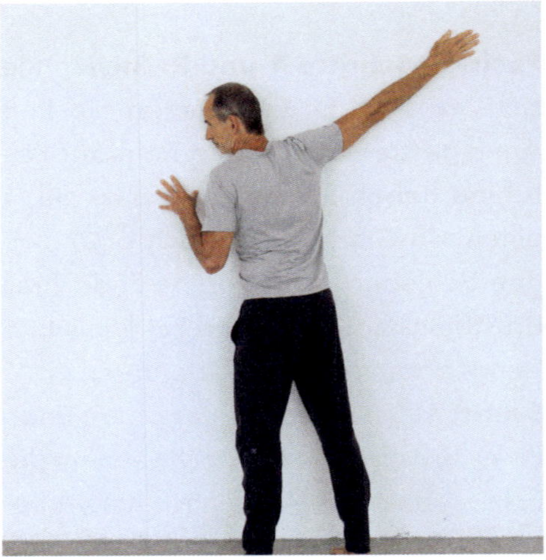

Position Schritte 1 und 2: Stellen Sie sich vor eine Wand. Nehmen Sie Ihren rechten Arm gestreckt in Schulterhöhe zur Seite und heben Sie ihn dann an, sodass er in einem 45-Grad-Winkel nach oben steht. Gehen Sie nach vorn, bis Ihre rechte Hand die Wand berührt. Wenn Sie in diesem Moment noch einen Abstand von Ihrem Körper zur Wand haben, gehen Sie zunächst weiter nach vorne. Wenn Ihr Schultergelenk die Wand jetzt oder später berührt, drehen Sie sich so weit wie möglich nach links.

Schritt 1: Gehen Sie immer weiter nach vorne bzw. drehen Sie sich nach links, sodass Ihr Arm nach hinten geschoben wird. Sie spüren die Dehnung meist im Bereich der Brust, im Schultergelenk, aber auch im Arm, eventuell sogar bis in die Finger.

Schritt 2: Drücken Sie Ihre rechte Handfläche gegen die Wand. Lassen Sie locker, und gehen Sie näher zur Wand bzw. drehen Sie sich mehr nach links.

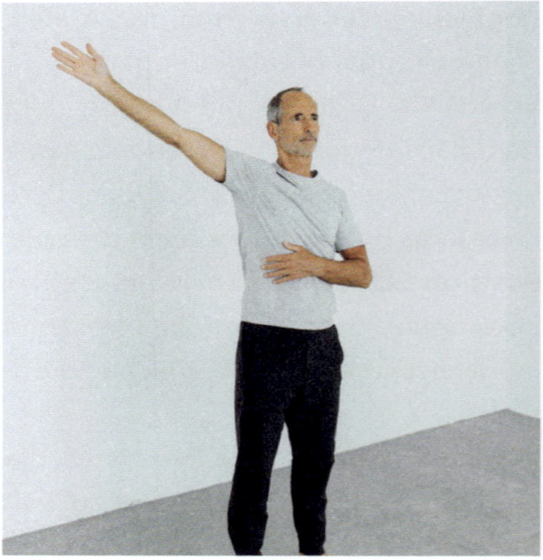

Position Schritt 3: Gehen Sie von der Wand weg, und halten Sie Ihren Arm möglichst in der vorher erreichten Position.

Schritt 3: Ziehen Sie allein durch die Kraft Ihrer Schultern Ihren Arm so weit wie möglich nach hinten, wobei Sie den 45-Grad-Winkel beibehalten.

Brust-Übung 45 Grad an der Wand links EPD 13.4.2

Wie oben beschrieben, nur mit der anderen Seite.

Brust-Übung 45 Grad am Boden rechts EPD 13.16.1

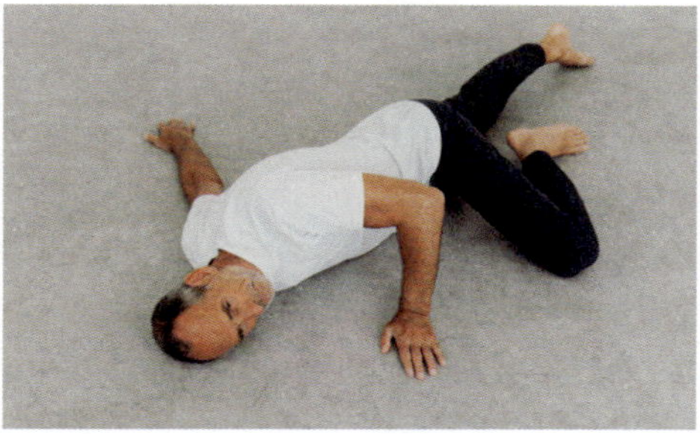

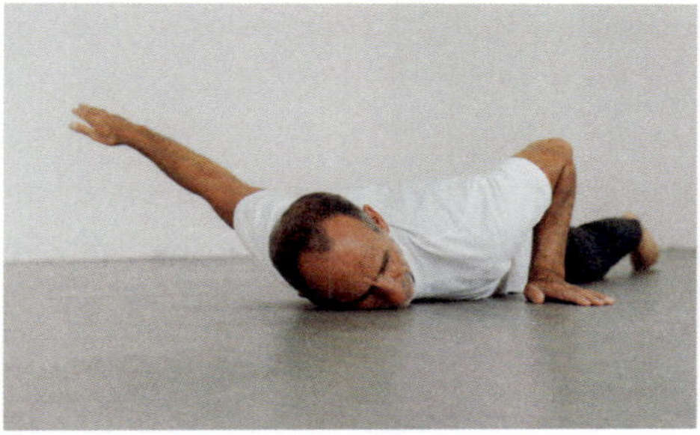

Position Schritte 1 und 2: Legen Sie sich mit dem Bauch auf den Boden. Nehmen Sie Ihren rechten Arm gestreckt in Schulterhöhe zur Seite und legen Sie ihn dann so, dass er in einem 45-Grad-Winkel nach unten zeigt. Anschließend legen Sie Ihr linkes Bein etwa 30 Zentimeter nach links, und beugen Sie es leicht. Dann legen Sie das rechte an das linke Bein. Stellen Sie Ihren linken Arm nun so auf, dass die Hand auf den Boden drückt. Drehen Sie Ihren Körper so weit wie möglich nach links.

Schritt 1: Drehen Sie sich nach links, sodass Ihr Arm nach hinten gedrückt wird. Sie spüren die Dehnung meist im Bereich der Brust, im Schultergelenk, aber auch im Arm, eventuell sogar bis in die Finger.

Schritt 2: Drücken Sie intensiv Ihre rechte Handfläche gegen den Boden. Lassen Sie locker, und gehen Sie mit der Schulter näher zum Boden bzw. drehen Sie sich mehr nach links.

Position Schritt 3: Gehen Sie zurück in die Bauchlage, und halten Sie Ihren Arm möglichst in der vorher erreichten Position.

Schritt 3: Ziehen Sie allein durch die Kraft Ihrer Schultern Ihren Arm so weit wie möglich nach hinten, wobei Sie den 45-Grad-Winkel beibehalten.

Brust-Übung 45 Grad am Boden links

EPD 13.16.2

Wie oben beschrieben, nur jetzt mit der anderen Seite.

Brust-Übung 10 Grad mit gebeugten Armen in der Ecke EPD 13.8

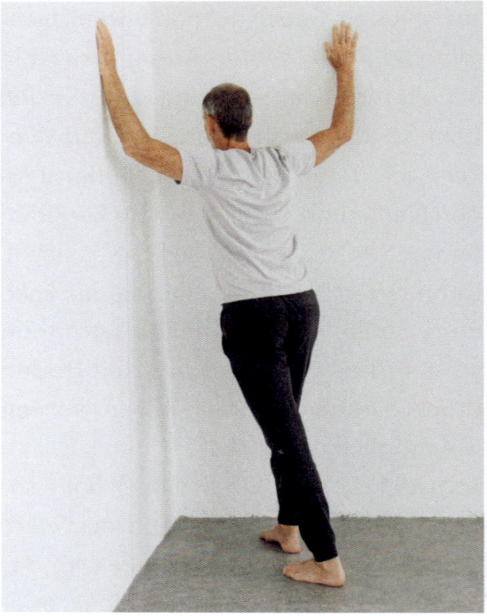

Position Schritte 1 und 2: Stellen Sie sich vor eine Ecke. Nehmen Sie Ihre Arme gestreckt in Schulterhöhe zur Seite. Heben Sie sie so an, bis sie in einem Winkel von etwa 10 Grad über Schulterhöhe leicht nach oben zeigen. Beugen Sie beide Ellenbogen, bis die Unterarme senkrecht sind. Schieben Sie das obere Ende Ihres Brustbeins so weit in die Ecke, bis Ihre Handflächen die Wände berühren.

Schritt 1: Schieben Sie das obere Ende Ihres Brustbeins immer weiter in die Ecke, sodass Ihre Arme nach hinten und Ihre Oberarme in die Außenrotation geschoben werden. Sie spüren die Dehnung meist im Bereich der Brust und vorne spitz in den Schultergelenken.

Schritt 2: Drücken Sie intensiv Ihre Handflächen gegen die Wände. Lassen Sie locker, und schieben Sie das obere Ende Ihres Brustbeins weiter in die Ecke.

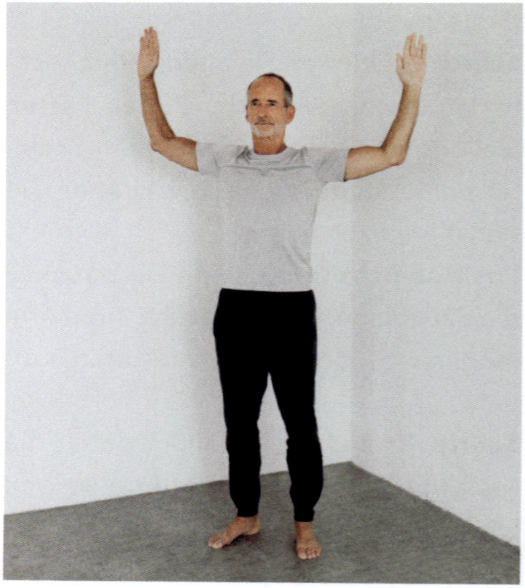

Position Schritt 3: Gehen Sie aus der Ecke heraus, und halten Sie Ihre Arme möglichst in der vorher erreichten Position.

Schritt 3: Ziehen Sie allein durch die Kraft Ihrer Schultern Ihre Arme so weit wie möglich nach hinten, wobei Sie den 10-Grad-Winkel beibehalten.

Brust-Übung 10 Grad mit gestreckten Ellenbogen in der Ecke EPD 13.9

Position Schritte 1 und 2: Stellen Sie sich vor eine Ecke. Nehmen Sie Ihre Arme gestreckt in Schulterhöhe zur Seite und heben Sie sie so an, dass sie in einem kleinen Winkel von 10 Grad über Schulterhöhe nach oben zeigen. Gehen Sie mit dem oberen Ende Ihres Brustbeins so weit in die Ecke, bis Ihre Handflächen die Wände berühren.

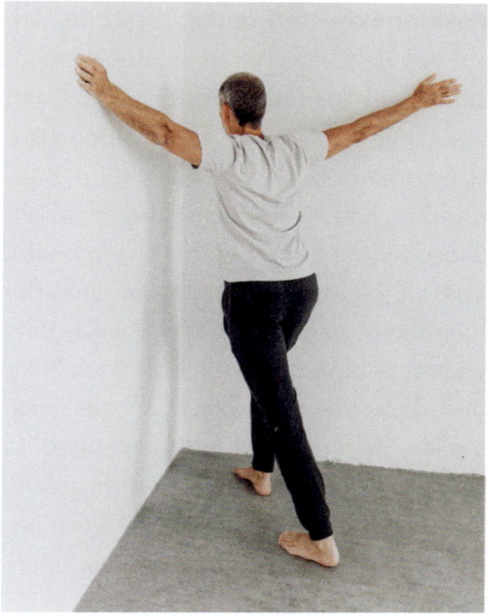

Schritt 1: Gehen Sie mit dem oberen Ende Ihres Brustbeins immer weiter in die Ecke, sodass Ihre Arme nach hinten geschoben werden. Sie spüren die Dehnung meist im Bereich der Brust, in den Schultergelenken, aber auch in den Armen, eventuell sogar bis in die Finger.

Schritt 2: Drücken Sie intensiv Ihre Handflächen gegen die Wände. Lassen Sie locker, und schieben Sie das obere Ende Ihres Brustbeins weiter in die Ecke.

Position Schritt 3: Gehen Sie aus der Ecke heraus, und halten Sie Ihre Arme möglichst in der vorher erreichten Position.

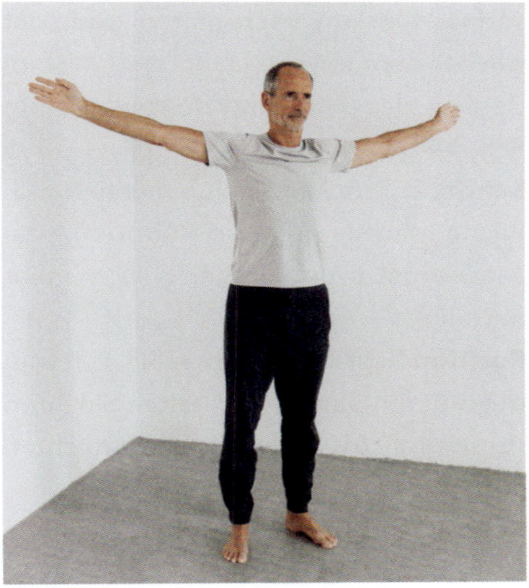

Schritt 3: Ziehen Sie allein durch die Kraft Ihrer Schultern Ihre Arme so weit wie möglich nach hinten, wobei Sie den 10-Grad-Winkel beibehalten.

Brust-Übung 10 Grad mit gebeugtem Ellenbogen am Boden rechts EPD 13.12.1

Position Schritte 1 und 2: Legen Sie sich auf den Bauch und Ihren rechten Arm gestreckt auf Schulterhöhe zur Seite. Dann legen Sie Ihre rechte Hand noch eine Handbreit höher als Schulterhöhe. Beugen Sie Ihren Ellenbogen um etwa 100 Grad, sodass der Oberarm liegen bleibt, aber der Unterarm parallel zur Linie der Rumpfmitte liegt. Legen Sie Ihr linkes Bein gestreckt etwa 30 Zentimeter nach links, und dann das rechte Bein an das linke. Stellen Sie Ihren linken Arm so auf, dass die Handfläche auf den Boden drückt. Drehen Sie Ihren Körper so weit wie möglich nach links, und legen Sie dabei Ihr linkes Knie gebeugt heraus.

Schritt 1: Drehen Sie sich nach links, sodass Ihr Arm nach hinten gedrückt wird. Sie spüren die Dehnung meist im Bereich der Brust und ganz »spitz« im Schultergelenk.

Schritt 2: Drücken Sie Ihre rechte Handfläche intensiv gegen den Boden. Lassen Sie locker, und drehen Sie sich mehr nach links.

Position Schritt 3: Drehen Sie sich wieder auf den Bauch, und halten Sie Ihren Arm möglichst in der vorher erreichten Position.

Schritt 3: Ziehen Sie allein durch die Kraft Ihrer Schultern Ihren Arm so weit

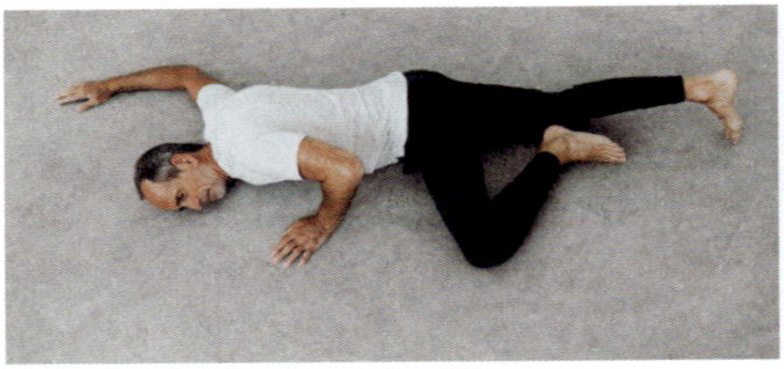

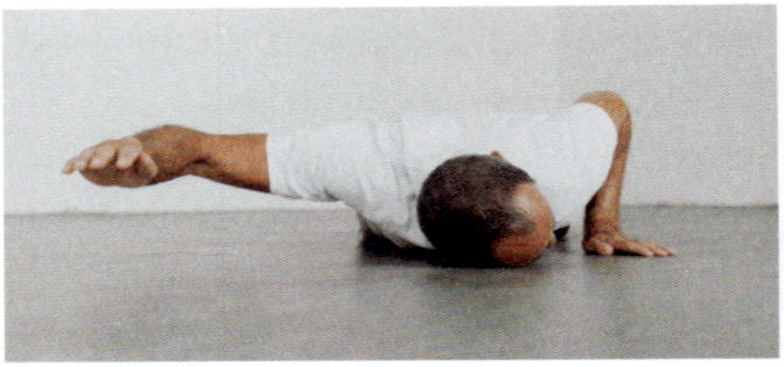

wie möglich nach hinten, also eigentlich nach oben Richtung Decke, wobei Sie den 10-Grad-Winkel beibehalten.

Diese Übung finden Sie auch unter dem folgenden Link und über den QR-Code: lie-br.com/13-12

Brust-Übung 10 Grad mit gebeugtem Ellenbogen am Boden links EPD 13.12.2

Wie oben beschrieben, nur mit der anderen Seite.

Atem-Übung dreimal EPD 14.1

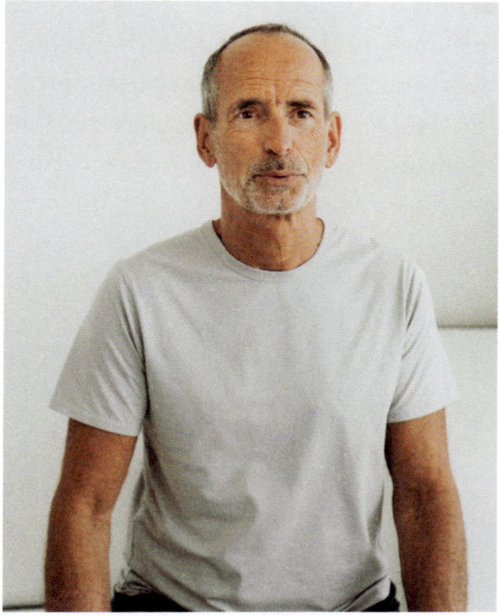

Position Schritte 1 und 2: Setzen Sie sich auf einen Stuhl. Atmen Sie einige Male durch die Nase möglichst tief in den Bauch hinein und dann durch die Nase wieder aus.

Schritt 1: Atmen Sie noch einmal so tief wie möglich ein, und dann pusten Sie die Luft mit zugespitzten Lippen aus, als wollten Sie eine Kerze ausblasen. Geben Sie sich wirklich Mühe, sämtliche Luft auszuatmen. Wenn Sie, gerade sitzend, nicht weiter ausatmen können, lassen Sie Ihren Rumpf nach vorne möglichst tief zwischen die Knie sinken, und versuchen Sie dabei, einen letzten Rest auszuatmen.

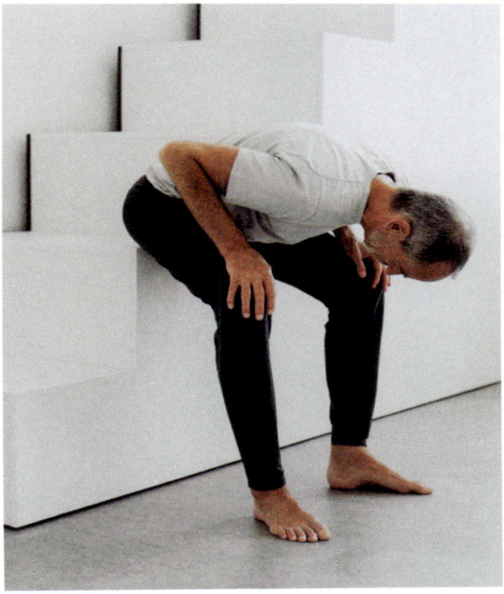

Schritt 2: Kommen Sie wieder nach oben, schließen Sie Ihren Mund, halten Sie sich die Nase zu, und versuchen Sie, gegen die zugehaltene Nase einzuatmen (Bild auf Seite 360). Beginnen Sie locker, und steigern Sie dann diese Einatmungskraft vorsichtig immer mehr. Sie können das auch in Wellen machen und den Rumpf dabei etwas bewegen. Machen Sie das, so lange Sie genug Sauerstoff haben. Lassen Sie schließlich locker, und atmen Sie jetzt noch einmal direkt so viel Luft wie möglich aus. Atmen Sie zwei Mal tief ein und aus, und wiederholen Sie die Schritte 1 und 2 noch zweimal.

Position Schritt 3: Sitzen Sie entspannt aufrecht.

Schritt 3: Atmen Sie so tief wie möglich in Bauch und Brust ein und anschließend aus. Ziehen Sie beim Ausatmen Ihren Bauch so weit wie möglich ein. Ihre Atemzüge sollten dabei möglichst immer tiefer werden.

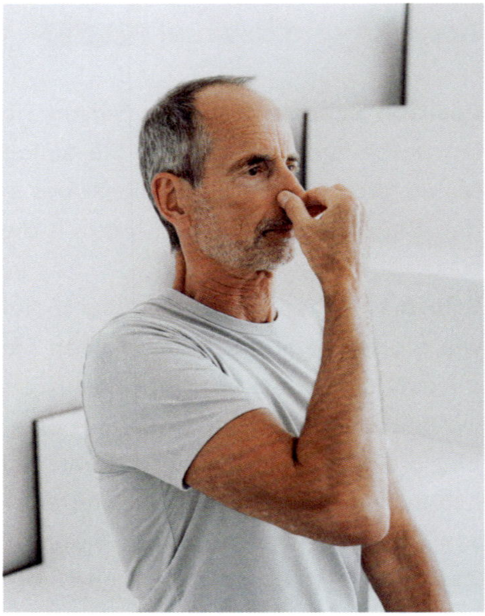

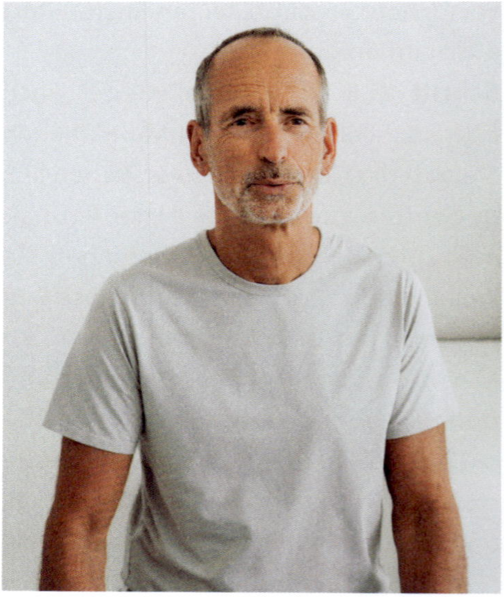

Atem-Übung mit Endpunkt-Anspannung EPD 14.3

Position Schritte 1 und 2: Setzen Sie sich auf einen Stuhl.

Schritt 1: Atmen Sie durch die Nase ein, wenn möglich tief in den Bauch. Atmen Sie dann durch die Nase aus, und ziehen Sie dabei Ihren Bauch ein. Wiederholen Sie das.

Schritt 2: Atmen Sie noch einmal so tief wie möglich ein, und atmen Sie dann alle Luft aus. Geben Sie sich wirklich Mühe, sämtliche Luft auszuatmen. Halten Sie sich nun die Nase zu, und versuchen Sie vorsichtig, gegen die zugehaltene Nase einzuatmen. Lassen Sie die Nase wieder los, und atmen Sie so tief wie möglich ein. Halten Sie die Nase zu, und versuchen Sie vorsichtig, gegen die zugehaltene Nase auszuatmen. Diesen Ablauf üben Sie weiter. Beginnen Sie locker, und steigern Sie dann die Einatmungskraft und die Ausatmungskraft vorsichtig immer mehr.

Position Schritt 3: Sitzen Sie entspannt aufrecht.

Schritt 3: Atmen Sie so tief wie möglich in Bauch und Brust ein und anschließend aus. Ziehen Sie beim Ausatmen Ihren Bauch so weit wie möglich ein. Ihre Atemzüge sollten dabei möglichst immer tiefer werden.

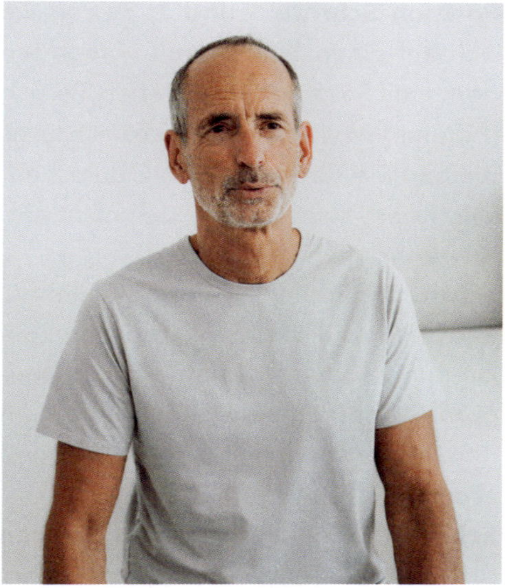

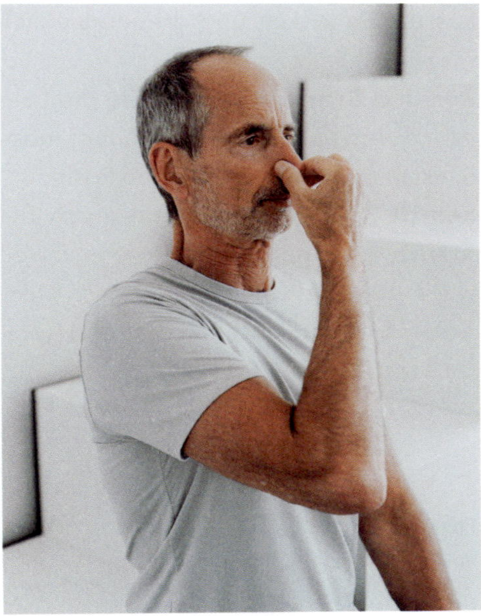

Rotationsübung auf dem Stuhl nach links EPD 15.4.2

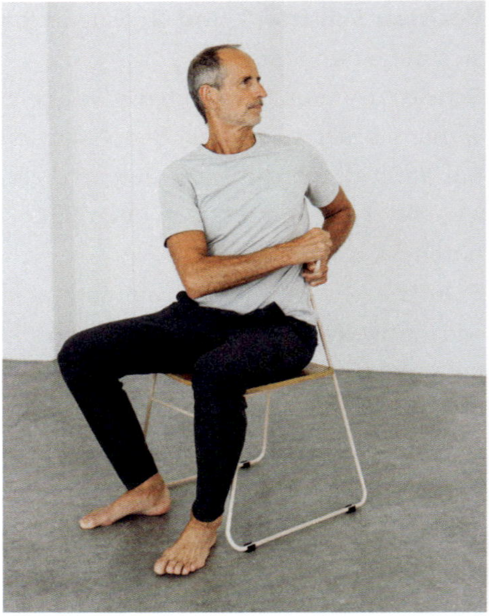

Position Schritte 1 und 2: Setzen Sie sich auf einen Stuhl, wenn vorhanden gerne mit Seitenlehnen. Drehen Sie sich im Rumpf so weit wie möglich nach links. Bleiben Sie dabei mit den Oberschenkeln fixiert, sodass diese sich nicht mitdrehen können.

Schritt 1: Greifen Sie die Stuhllehne, und helfen Sie mit Ihren Händen mit die Drehung so weit wie möglich zu steigern. Sie spüren die Dehnung meist im Bereich der Lenden und des unteren Rückens.

Schritt 2: Spannen Sie intensiv gegen die Kraft Ihrer haltenden Hände so an, als wollten Sie sich nach rechts drehen. Lassen Sie locker, und drehen Sie sich mehr nach links.

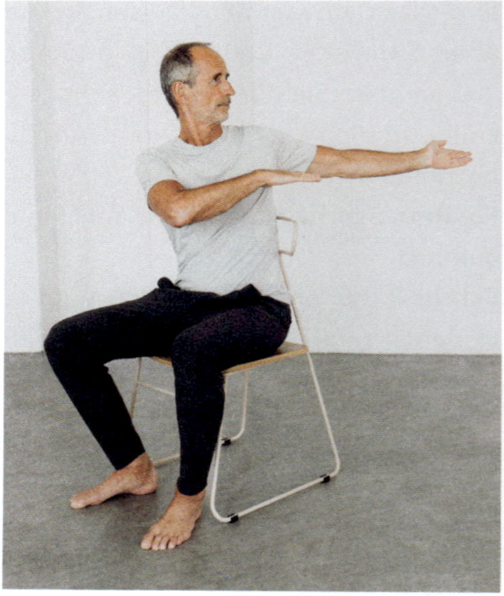

Position Schritt 3: Lassen Sie die Lehne los, und halten Sie Ihren Rumpf möglichst in der vorher erreichten Position.

Schritt 3: Ziehen Sie allein durch die Kraft Ihres Rumpfes Ihren Körper so weit wie möglich in die Drehung nach links, wobei Sie möglichst aufrecht und gerade sitzen sollten.

Rotationsübung auf dem Stuhl nach rechts EPD 15.4.1

Wie oben beschrieben, nur mit der anderen Seite.

Rotationsübung am Boden nach rechts EPD 15.6.1

Position Schritte 1 und 2: Legen Sie sich auf Ihre linke Seite. Bringen Sie Ihr rechtes Bein ausgestreckt in einen Winkel von 45 Grad, der Fuß liegt auf dem Boden ab. Drehen Sie sich im Rumpf so weit wie möglich nach rechts, wobei der rechte Fuß auf dem Boden bleiben muss. Legen Sie Ihren rechten Arm gestreckt möglichst weit rechts oben ab. Falls Sie mit der rechten Hand mühelos zum Boden kommen, legen Sie Ihr rechtes Bein mehr zur Seite heraus. Ist der Winkel des Beines von 45 Grad zu extrem für Sie, dann verkleinern Sie den Winkel und legen Sie das rechte Bein näher an Ihr linkes. Legen Sie Ihre linke Hand auf Ihren rechten Oberschenkel.

Schritt 1: Ziehen Sie Ihren rechten Arm so weit wie möglich in Richtung Boden, und verhindern Sie mit der linken Hand, dass das rechte Bein sich vom Boden abhebt. Sie spüren die Dehnung meist im Bereich der Lenden, des rechten Gesäßes und äußeren Oberschenkels und des unteren Rückens.

Schritt 2: Drücken Sie intensiv Ihr rechtes Bein so gegen die linke Hand, als wollten Sie es vom Boden abheben. Lassen Sie locker, und senken Sie Ihren rechten Arm mehr zum Boden ab.

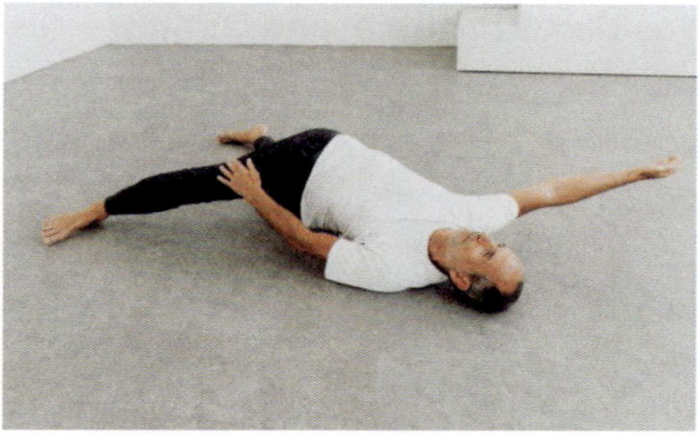

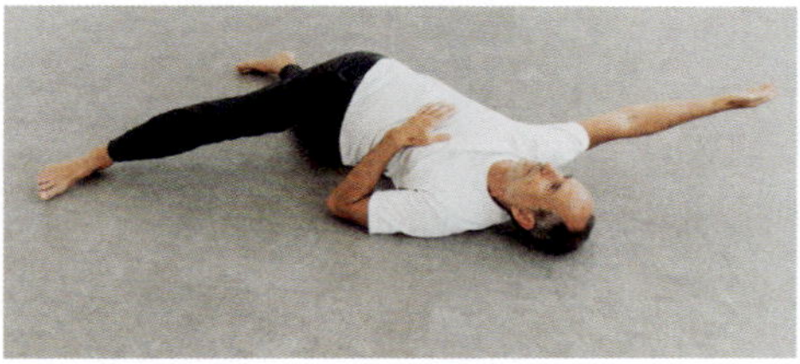

Position Schritt 3: Lösen Sie Ihre linke Hand vom rechten Bein, und drehen Sie sich so, dass Ihr rechter Fuß und Ihre rechte Hand in der Luft sind.

Schritt 3: Ziehen Sie allein durch die Kraft Ihres Rumpfes, des Beines und des Armes den rechten Fuß und die rechte Hand so nah wie möglich zum Boden.

Rotationsübung am Boden nach links EPD 15.6.2

Wie oben beschrieben, nur mit der anderen Seite.

Wirbelsäulen-Übung EPD 16.1

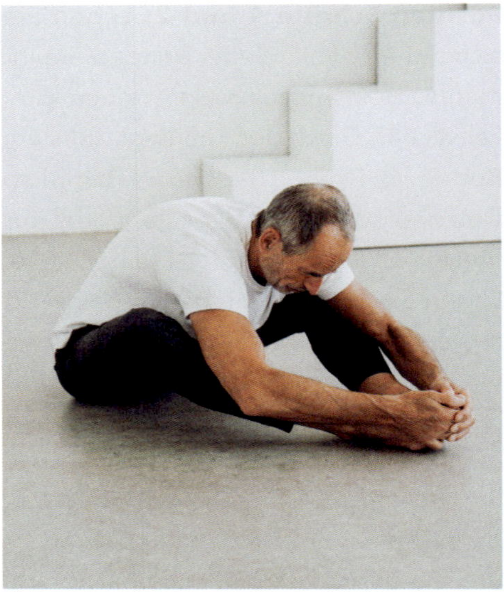

Position Schritte 1 und 2: Setzen Sie sich auf den Boden, die Beine nach vorne und in den Knien um 90 Grad gebeugt. Nehmen Sie Ihre Füße zusammen, und lassen Sie Ihre Knie auseinanderfallen. Ziehen Sie sich an den Beinen möglichst weit nach vorne, bis Sie bestenfalls Ihre Fußspitzen greifen können. Wenn Sie ohne Mühe an Ihre Füße kommen, »gehen« Sie auf Ihren Gesäßseiten etwas zurück, damit Ihre Knie etwas gestreckter sind.

Schritt 1: Ziehen Sie sich immer weiter nach vorne. Sie spüren die Dehnung meist in den Leisten, den Hüften, den Außenseiten der Oberschenkel bis ins Gesäß und im unteren Rücken.

Schritt 2: Spannen Sie intensiv gegen die Kraft Ihrer haltenden Hände an, als wollten Sie den Rumpf aufrichten. Lassen Sie locker, und ziehen Sie sich weiter nach vorne.

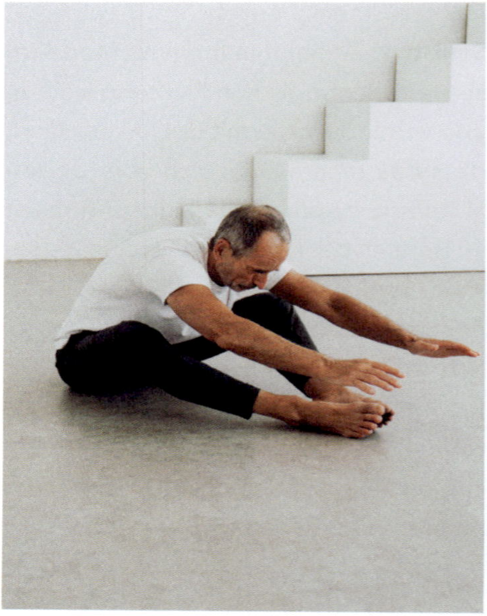

Position Schritt 3: Lassen Sie die Füße los, strecken Sie die Arme nach vorne, und halten Sie Ihren Rumpf möglichst in der vorher erreichten Position.

Schritt 3: Ziehen Sie allein durch die Kraft Ihres Rumpfes Ihren Körper so weit wie möglich nach vorne, wobei Sie möglichst im unteren Rücken nachgeben sollten.

Wirbelsäulen-Übung auf dem Boden EPD 16.7

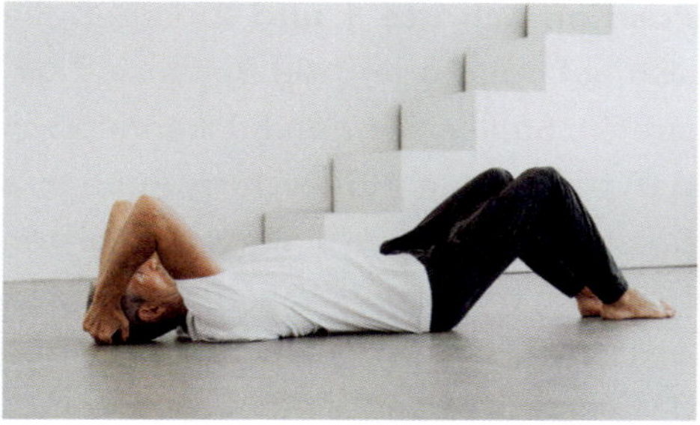

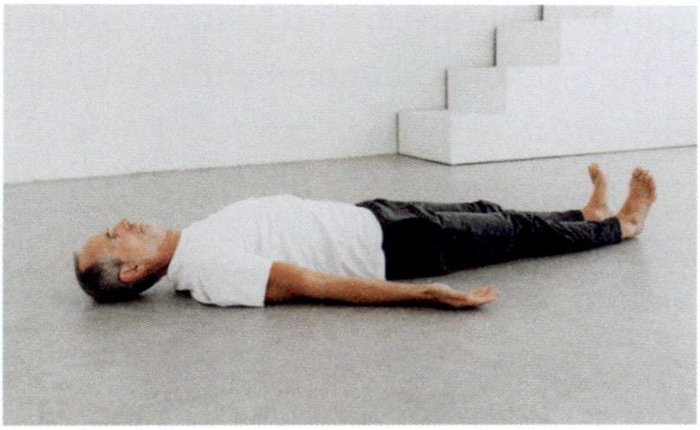

Position Schritte 1 und 2: Legen Sie sich auf den Boden, die Beine sind aufgestellt.

Schritt 1: Greifen Sie mit den Fingerspitzen an Ihren oberen Hinterkopf, der trotzdem mittig den Boden berührt. Ziehen Sie aktiv das Kinn zum Kehlkopf, um die Halswirbelsäule so dicht wie möglich an den Boden zu bringen. Unterstützen Sie die dazu nötige Neigung des Kopfes nach vorne mit Ihren Fingern, und halten Sie die erreichte Position. Ziehen Sie jetzt Ihren Bauchnabel Richtung Boden, und kippen Sie das Becken so, dass Sie Ihr Hohlkreuz minimieren und Ihre Lendenwirbelsäule sich so weit wie möglich dem Boden annähert. Stoppen Sie diese Bewegung aber in dem Moment, in dem Sie bemerken, dass sich das Kinn vom Kehlkopf entfernen möchte. Halten Sie die erreichte Position. Senken Sie jetzt Ihre Knie zunehmend Richtung Boden. Stoppen Sie die Bewegung aber in dem Moment, in dem Sie bemerken, dass Sie Ihre Beckenposition verändern müssten. Ziehen Sie Ihre Beine nun so weit wie möglich aus dem Becken heraus und Ihren Hals möglichst lang. Zum Schluss legen Sie die Arme mit den Handflächen nach oben neben Ihren Körper und ziehen die Schultern so dicht wie möglich zum Boden. Sie spüren die Dehnung meist im Bereich der Halswirbelsäule, der Lendenwirbelsäule, in den Leisten, den Hüftgelenken und den Schultern.

Schritt 2: Drücken Sie intensiv mit dem Hinterkopf und den Fersen gegen den Boden. Lassen Sie locker, und ziehen Sie Ihr Kinn weiter zum Kehlkopf, den Bauchnabel und die Kniekehlen weiter zum Boden, die Beine weiter aus den Hüften, den Kopf weiter von den Schultern weg und die Schultern tiefer zum Boden. Wiederholen Sie diesen Schritt noch zweimal.

Brustwirbelsäulen-Übung mit Rückenretter oder Büchern EPD 16.9

Position Schritte 1 und 2: Legen Sie sich auf den Boden, die Beine sind gestreckt. Stellen Sie den Rückenretter in der passenden Höhe dort unter Ihre Brustwirbelsäule, wo Sie am meisten Dehnung verspüren. Wählen Sie aus den beiden Aufsätzen denjenigen, der Ihnen das bessere Auflagegefühl vermittelt.

Schritt 1: Greifen Sie mit den Fingerspitzen an Ihren oberen Hinterkopf, und richten Sie die Daumen Richtung Boden. Ziehen Sie aktiv das Kinn zum Kehlkopf, um die Halswirbelsäule so dicht wie möglich an den Boden, um den Kopf in eine möglichst gerade Position zu bringen. Unterstützen Sie die dazu nötige Neigung des Kopfes nach vorne mit Ihren Fingern, und halten Sie die erreichte Position. Versuchen Sie, mit Ihren Daumen den Boden zu berühren, um Ihren Kopf in die beste Position zu bringen. Sie spüren die Dehnung meist im Bereich der Halswirbelsäule, der Brustwirbelsäule und im gesamten Brustkorb.

Schritt 2: Drücken Sie intensiv mit dem Hinterkopf gegen die haltenden Hände. Lassen Sie locker, und ziehen Sie Ihr Kinn weiter zum Kehlkopf und den Kopf weiter Richtung Brustbein. Wiederholen Sie diesen Schritt noch zweimal.

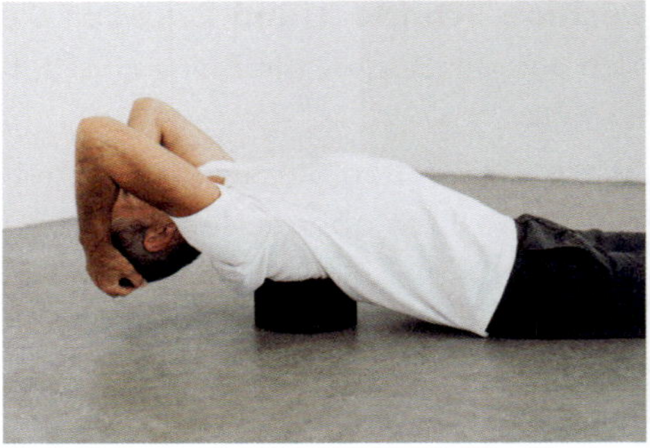

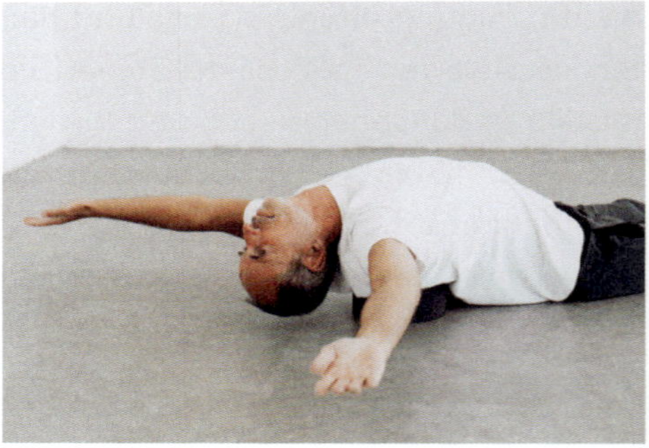

Position Schritt 3: Lösen Sie die Hände vom Kopf und nehmen Sie die Arme gestreckt nach hinten. Versuchen Sie, die zuvor erreichte Position der Brustwirbelsäule möglichst beizubehalten. Bringen Sie auch Ihren Kopf in die Überstreckung.

Schritt 3: Ziehen Sie allein durch die Kraft Ihres Oberkörpers die Arme so weit wie möglich nach hinten.

Bauch-Hüftbeuger-Übung mit Rückenretter oder passenden Büchern EPD 17.1

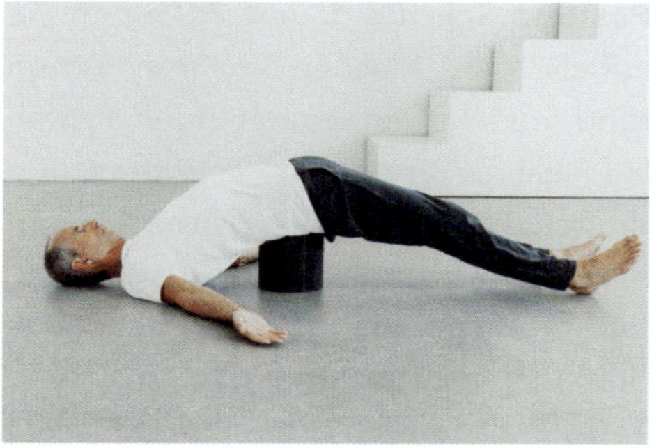

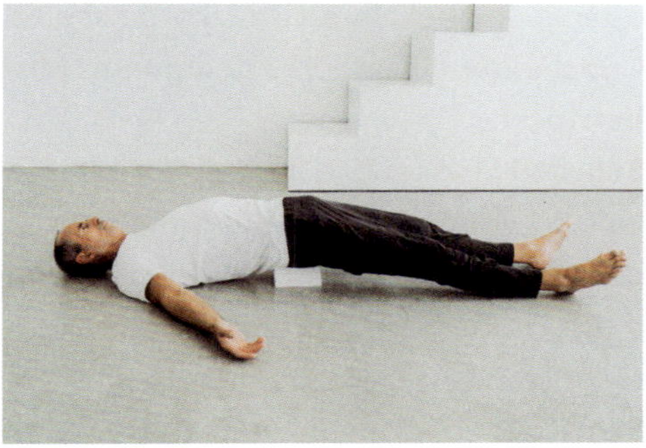

Position Schritte 1 und 2: Legen Sie sich auf den Rücken. Nehmen Sie Ihren Rückenretter in der passenden Höhe, und stellen Sie ihn unter Ihr Kreuzbein. Die passende Höhe ist erreicht, wenn Sie bei gestreckten Beinen die Intensität der Dehnung gerade noch gut ertragen können. Erhöhen Sie den Rückenretter immer entsprechend.

Schritt 1: Gehen Sie mit den Füßen immer weiter auseinander. Sie spüren die Dehnung meist im Bereich der Leisten, der Hüftgelenke oder im unteren Rücken.

Schritt 2: Spannen Sie Ihre gesamte Körperfront an, indem Sie versuchen, die Füße und den oberen Rücken vom Boden abzuheben. Lassen Sie locker, und schieben Sie Ihre Füße weiter auseinander.

Position Schritt 3: Bleiben Sie in dieser Position, nehmen Sie Ihre Hände neben die Schultern, und positionieren Sie Ihre Füße so, dass Sie Ihr Kreuzbein vom Rückenretter abheben können. Alternativ gehen Sie vom Rückenretter herunter, drehen sich auf den Bauch, und versuchen Sie, Ihren Oberkörper und die Beine vom Boden abzuheben.

Schritt 3: Drücken Sie sich so weit wie möglich in die »Brücke«. Alternativ ziehen Sie Ihren Oberkörper und die Beine aus der Bauchlage heraus so hoch wie möglich.

Bauch-Hüftbeuger-Übung am Boden EPD 17.3.1

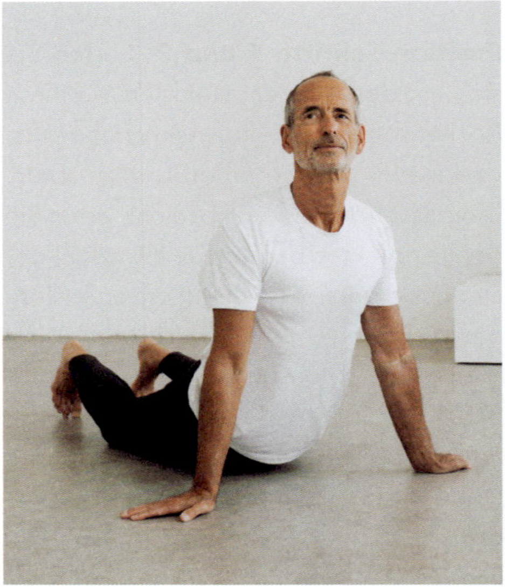

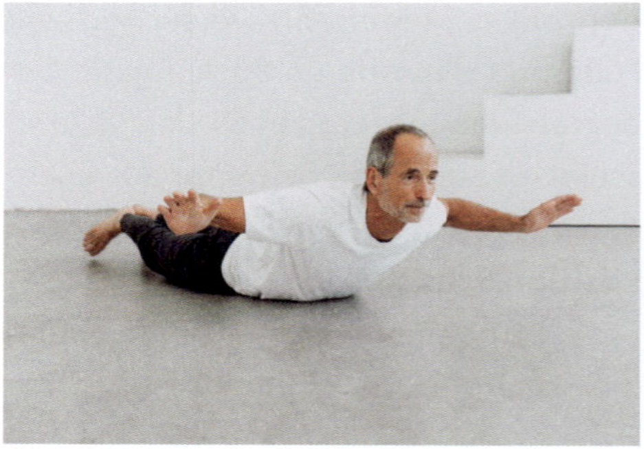

Position Schritte 1 und 2: Gehen Sie auf alle viere. Machen Sie Ihren Rücken rund, vor allem im unteren Bereich. Stellen Sie Ihre Arme etwas nach vorne, und drehen Sie Ihre Hände um etwa 45 Grad nach außen. Lassen Sie sich mit den Leisten voran durchhängen, und gehen Sie dabei so wenig wie möglich ins Hohlkreuz. Falls Sie sich mit den Armen nicht halten können, legen Sie Ihre Unterarme oder auch direkt Ihren Brustkorb auf eine Couch oder ein anderes geeignetes Möbelstück.

Schritt 1: Lassen Sie Ihr Becken mit den Leisten voran immer weiter nach unten durchhängen. Sie spüren die Dehnung meist im Bereich der Leisten, der Hüftgelenke oder direkt im unteren Rücken.

Schritt 2: Drücken Sie intensiv Ihre Knie gegen den Boden, Ihr Becken darf sich dadurch aber nicht bewegen. Lassen Sie locker und sich weiter durchhängen.

Position Schritt 3: Lassen Sie sich langsam herunter, indem Sie Ihre Arme beugen, bis Sie Ihren oberen Rumpf aus eigener Kraft ohne sich abstützen zu müssen halten können (Bild 2).

Schritt 3: Halten Sie die Position, und versuchen Sie, sich immer weiter hochzuziehen.

Bauch-Hüftbeuger-Übung linke Seite EPD 17.4.1.2

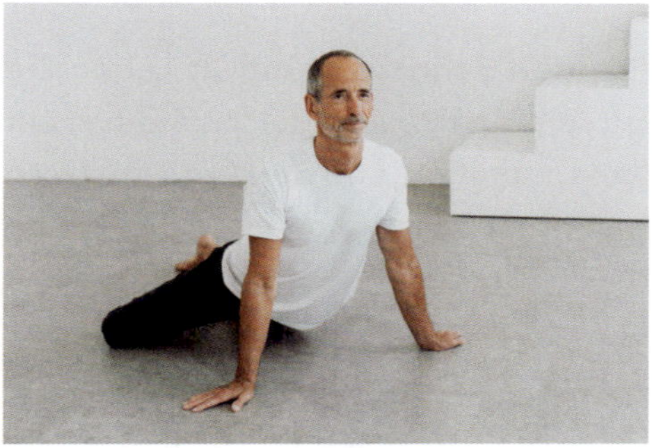

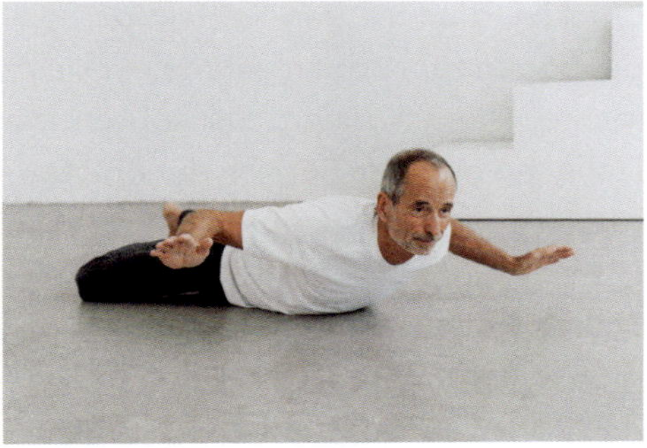

Position Schritte 1 und 2: Gehen Sie auf alle viere. Runden Sie Ihren Rücken, vor allem im unteren Bereich. Stellen Sie Ihre Arme etwas nach vorne und drehen Sie Ihre Hände um etwa 45 Grad nach außen. Legen Sie Ihr rechtes Knie heraus und den rechten Fuß an die Innenseite des linken Knies. Lassen Sie sich mit den Leisten voran durchhängen, und gehen Sie so wenig wie möglich ins Hohlkreuz. Falls Sie sich mit den Armen nicht halten können, legen Sie die Unterarme oder den Brustkorb auf eine Couch oder ein anderes geeignetes Möbelstück.

Schritt 1: Lassen Sie Ihr Becken mit den Leisten voran immer weiter nach unten durchhängen. Sie spüren die Dehnung links meist im Bereich der Leiste, des Hüftgelenks oder direkt im unteren Rücken und auf der rechten Seite an der Innenseite der Oberschenkel.

Schritt 2: Drücken Sie intensiv Ihre Knie gegen den Boden, Ihr Becken darf sich dadurch aber nicht bewegen. Lassen Sie locker und sich weiter durchhängen.

Position Schritt 3: Lassen Sie sich langsam herunter, indem Sie Ihre Arme beugen, bis Sie Ihren oberen Rumpf aus eigener Kraft halten können.

Schritt 3: Halten Sie die Position, und versuchen Sie, Ihren Rumpf immer weiter hochzuziehen.

Bauch-Hüftbeuger-Übung rechte Seite EPD 17.4.1.1

Wie oben beschrieben, nur mit der anderen Seite.

Bauch-Hüftbeuger-Übung auf den Unterarmen für die Brustwirbelsäule EPD 17.6

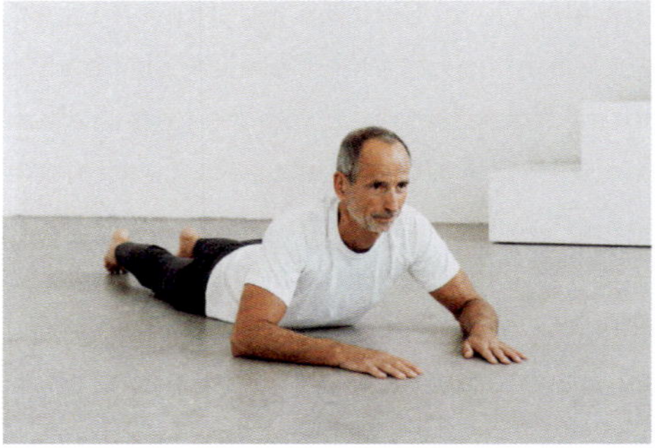

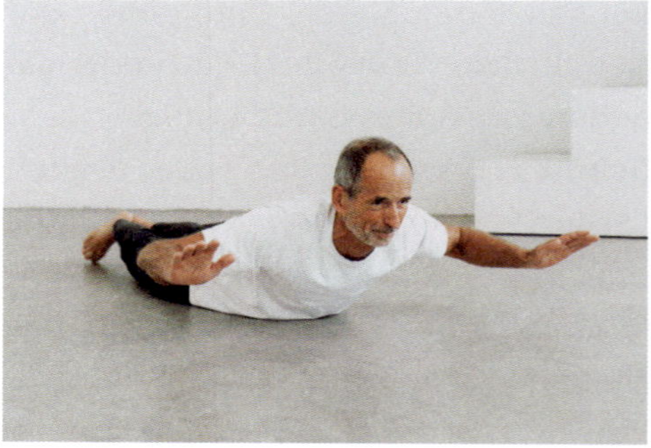

Position Schritte 1 und 2: Legen Sie sich auf den Bauch. Stützen Sie sich auf Ihre Unterarme, und drücken Sie sich so weit hoch, dass Sie gerade noch mit Ihren Rippenbögen Kontakt zum Boden halten können.

Schritt 1: Drücken Sie Ihren oberen Rumpf immer höher, aber achten Sie darauf, sich immer nur so viel höher zu drücken, dass Sie den Kontakt der Rippenbögen zum Boden gerade noch aufrechterhalten können. Sie spüren die Dehnung meist im Bereich der Brustwirbelsäule, des Brustkorbes und des Nackens.

Schritt 2: Drücken Sie intensiv mit der Kraft Ihres Rumpfes die Unterarme in den Boden, Ihr Körper darf sich dadurch aber nicht bewegen. Lassen Sie locker, und drücken Sie Ihren oberen Rumpf weiter nach oben, ohne den Kontakt der Rippenbögen zum Boden zu verlieren.

Position Schritt 3: Nehmen Sie Ihre Arme zur Seite, wenn möglich ohne die Position Ihres Rumpfes zu verändern.

Schritt 3: Halten Sie diese Position und versuchen Sie, sich immer weiter hochzuziehen.

Hüftbeuger-Übung im Kniestand rechts EPD 17.8.1

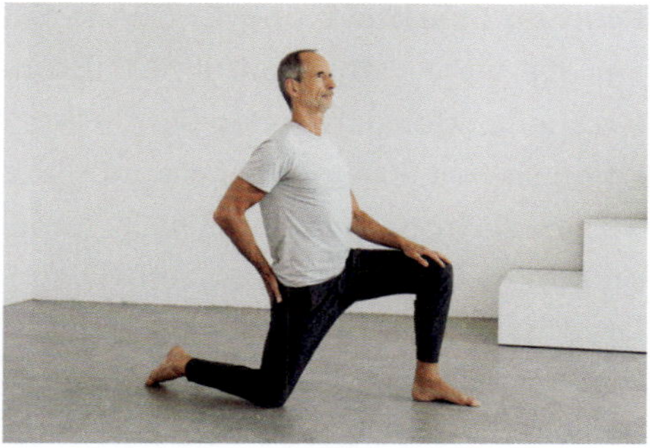

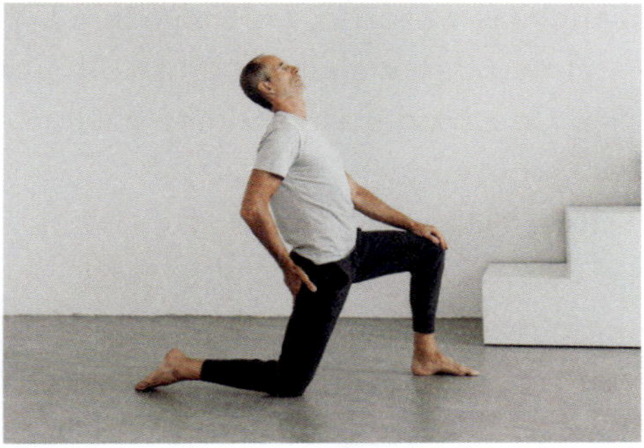

Position Schritte 1 und 2: Gehen Sie in den schulterbreiten Kniestand. Stellen Sie Ihr linkes Bein so nach vorne, dass Knie und Oberschenkel einen Winkel von etwas über 90 Grad bilden. Stellen Sie Ihr Becken gerade, indem Sie den Bauchnabel nach hinten ziehen, um das Hohlkreuz zu minimieren.

Schritt 1: Schieben Sie Ihre rechte Leiste mit der rechten Hand immer weiter nach vorne. Sie spüren die Dehnung meist im Bereich der Leiste, im rechten Hüftgelenk oder direkt im unteren Rücken.

Schritt 2: Drücken Sie intensiv Ihr rechtes Knie gegen den Boden, als wollten Sie es nach vorne ziehen. Lassen Sie locker, und schieben Sie Ihr Becken weiter nach vorne, ohne ins Hohlkreuz zu gehen.

Position Schritt 3: Entspannen Sie Ihre Arme, und versuchen Sie trotzdem, das Gleichgewicht zu halten.

Schritt 3: Ohne dass Ihre Hände helfen, überstrecken Sie immer weiter Ihr Hüftgelenk, indem Ihr Rumpf möglichst als feste Einheit immer weiter nach hinten zieht.

Hüftbeuger-Übung im Kniestand links EPD 17.8.2

Wie oben beschrieben, nur mit der anderen Seite.

Innere Oberschenkel-Übung am Boden EPD 18.1

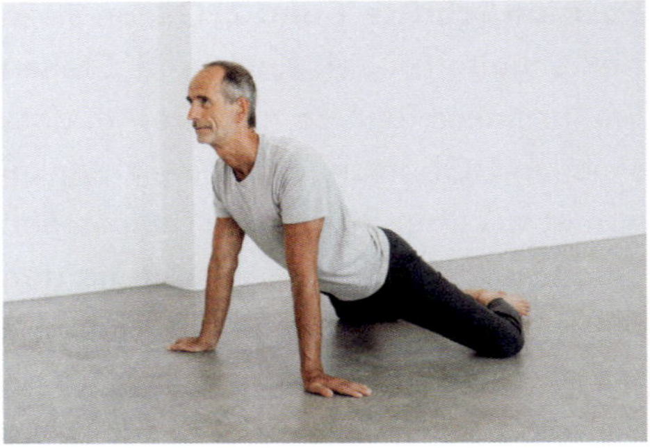

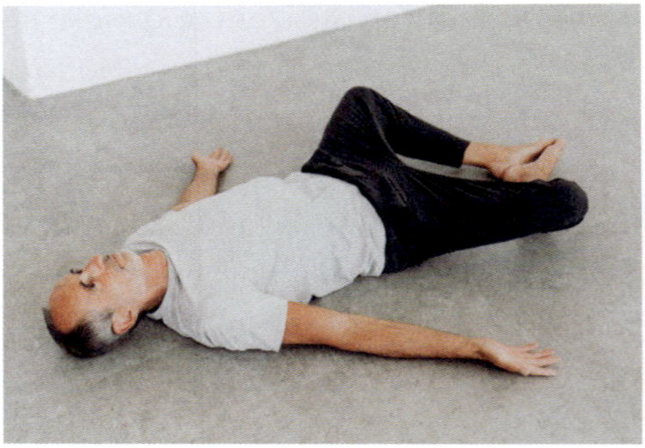

Position Schritte 1 und 2: Gehen Sie auf alle viere. Legen Sie Ihre Fußsohlen aneinander, und gehen Sie mit Ihren Knien so weit auseinander wie möglich. Stellen Sie Ihre Arme etwas nach vorne, und drehen Sie Ihre Hände um etwa 45 Grad nach außen. Lassen Sie sich mit den Leisten voran durchhängen, und gehen Sie dabei so wenig wie möglich ins Hohlkreuz. Falls Sie sich mit den Armen nicht halten können, legen Sie Ihre Unterarme oder auch Ihren Brustkorb auf eine Couch oder ein anderes geeignetes Möbelstück.

Schritt 1: Lassen Sie Ihr Becken mit den Leisten voran immer weiter nach unten durchhängen. Sie spüren die Dehnung meist oben im Bereich der inneren Oberschenkel oder im unteren Rücken.

Schritt 2: Drücken Sie intensiv Ihre Knie gegen den Boden, Ihr Becken darf sich dadurch aber nicht bewegen. Lassen Sie locker und sich weiter durchhängen.

Position Schritt 3: Legen Sie sich auf den Rücken und stellen Sie Ihre Knie auf, sodass sie einen Winkel von 90 Grad bilden.

Schritt 3: Lassen Sie die Knie nach außen sinken, stellen Sie dabei die Fußsohlen gegeneinander und ziehen Sie die Knie dann immer weiter zum Boden.

Innere Oberschenkel-Übung im Stand am Stuhl EPD 18.2

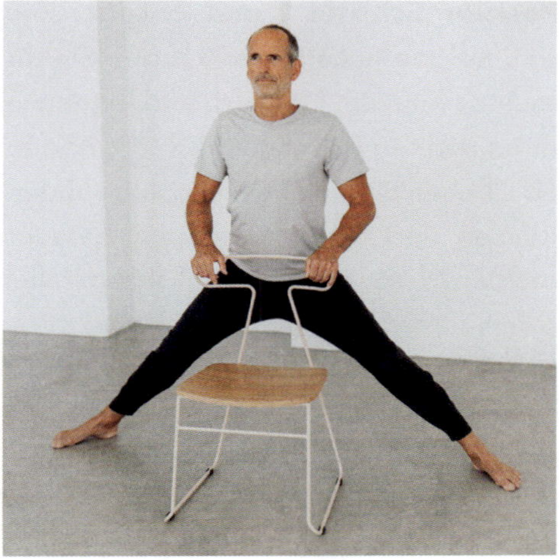

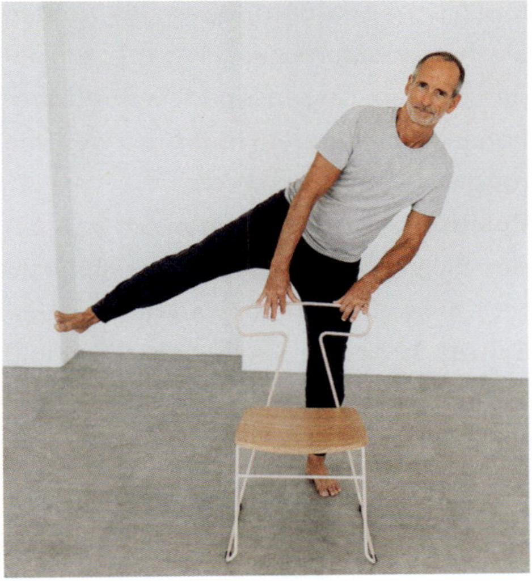

Position Schritte 1 und 2: Stellen Sie sich hinter einen Stuhl. Nehmen Sie Ihre Füße bei gestreckten Knien so weit auseinander, wie es bei gerade aufgestelltem Becken mit minimiertem Hohlkreuz gerade noch möglich ist.
Schritt 1: Bringen Sie Ihr Gewicht auf die Fußspitzen, und setzen Sie die Fersen ein Stück weiter nach außen. Bringen Sie Ihr Gewicht dann auf die Fersen, und gehen Sie mit den Fußspitzen weiter auseinander. Sie spüren die Dehnung meist im Bereich der oberen inneren Oberschenkel und an der Innenseite der Beine herunter bis über das Knie hinaus.
Schritt 2: Drücken Sie Ihre Füße intensiv nach innen gegen den Boden, als wollten Sie sie zusammenziehen. Ihr Becken darf sich dadurch aber nicht bewegen, und vor allem dürfen Sie nicht ins Hohlkreuz gehen. Lassen Sie locker, und gehen Sie mit Ihren Füßen weiter auseinander.
Position Schritt 3: Halten Sie sich an der Lehne fest, und bleiben Sie mit Ihrem Becken gerade.
Schritt 3: Verlagern Sie Ihr Gewicht auf das linke Bein, und machen Sie mit Ihrem Rumpf eine Seitbeuge so weit wie möglich nach links, wobei Sie Ihr rechtes Bein so weit wie möglich anheben. Dann machen Sie mit Ihrem Rumpf eine Seitbeuge nach rechts und heben Ihr linkes Bein an – immer abwechselnd.

Hüft-Knie-Rotation rechts EPD 19.3.1

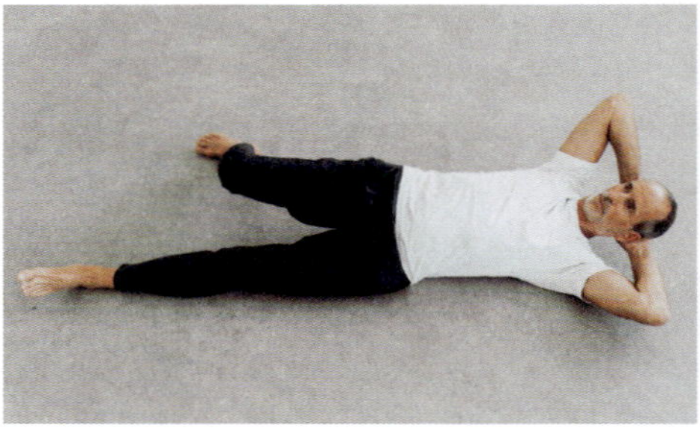

Position Schritte 1 und 2: Legen Sie sich auf die linke Seite. Beugen Sie Ihr rechtes Knie um 90 Grad, und legen Sie Ihren rechten Fuß hinter sich am Boden ab. Drehen Sie sich nun langsam auf den Rücken, und achten Sie darauf, dass Ihr rechter Oberschenkel möglichst parallel zum linken positioniert ist.

Schritt 1: Drehen Sie sich vorsichtig so weit wie möglich nach rechts. Sie spüren die Dehnung meist in der rechten Hüfte, dem rechten Oberschenkel und der Innenseite des rechten Knies.

Schritt 2: Drücken Sie Ihren rechten Fuß intensiv gegen den Boden, als wollten Sie Ihren rechten Oberschenkel nach außen drehen. Lassen Sie locker und drehen Sie sich mit dem Rumpf so weit wie möglich weiter nach rechts.

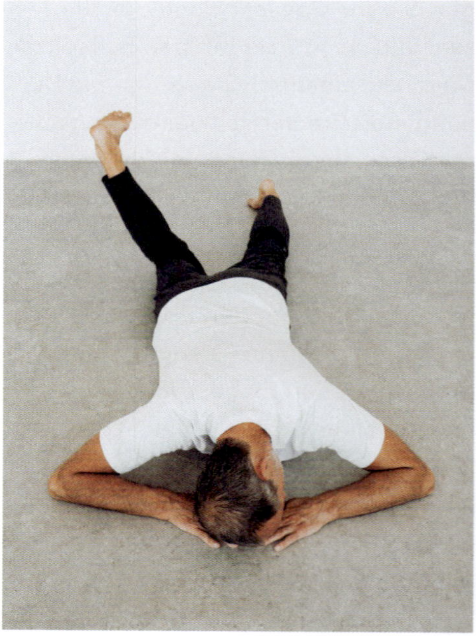

Position Schritt 3: Drehen Sie sich auf den Bauch, und halten Sie dabei Ihr rechtes Knie weiter um 90 Grad gebeugt.

Schritt 3: Ziehen Sie Ihren rechten Fuß so weit wie möglich nach außen Richtung Boden.

Hüft-Knie-Rotation links EPD 19.3.2

Wie oben beschrieben, nur mit der anderen Seite.

Gesäß-Übung am Boden rechts EPD 20.1.1

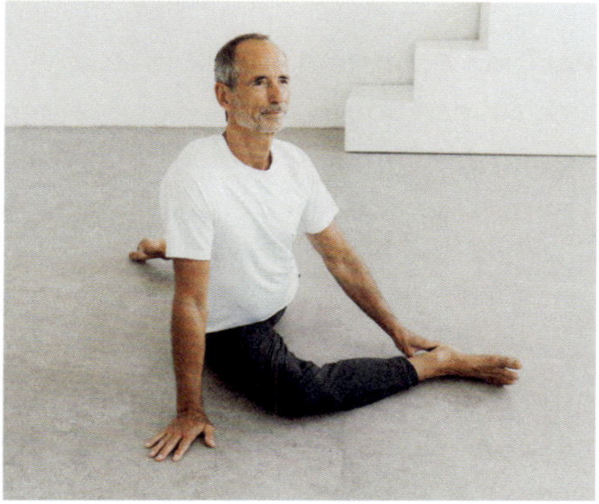

Position Schritte 1 und 2: Setzen Sie sich auf den Boden, die Beine zeigen nach vorne. Legen Sie Ihren rechten Unterschenkel etwa mittig quer unter das linke Knie. Schwenken Sie Ihr linkes Bein nach außen und möglichst weit nach hinten. Versuchen Sie, Ihren linken Fußrücken am Boden abzulegen. Lehnen Sie sich dabei so weit wie nötig nach rechts, um die Position der Beine so gut wie möglich einnehmen zu können.
Schritt 1: Drücken Sie sich mit dem rechten Arm so nach links und nach hinten, dass Ihr Rumpf möglichst senkrecht ist. Versuchen Sie, Ihre linke vordere Beckenspitze so weit wie möglich Richtung rechte Ferse zu bringen. Sie spüren die Dehnung meist im Bereich der rechten Hüfte, außen am rechten Oberschenkel, der rechten Gesäßhälfte und der linken Leiste, vielleicht auch im unteren Rücken.
Schritt 2: Drücken Sie Ihren rechten Fuß und Ihr linkes Knie intensiv gegen den Boden. Lassen Sie locker, drücken Sie sich mit dem rechten Arm mehr in Richtung senkrechte Rumpfposition, und versuchen Sie, Ihren linken Hüftstachel näher zur rechten Ferse zu bringen.
Position Schritt 3: Drehen Sie sich auf den Rücken, heben Sie Ihr rechtes Bein, und halten Sie dabei Ihr rechtes Knie weiter um 90 Grad gebeugt.

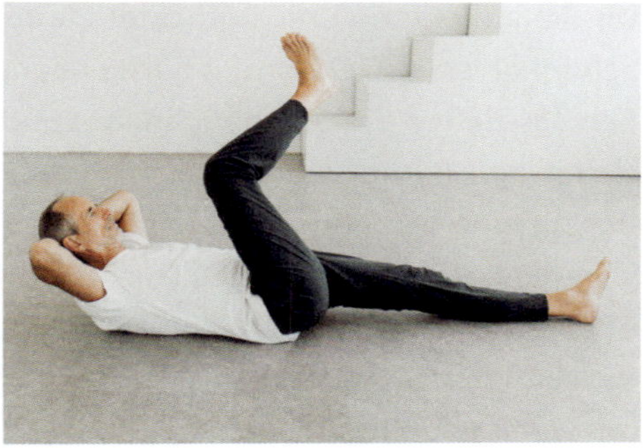

Schritt 3: Ziehen Sie Ihren rechten Fuß so weit wie möglich Richtung linke Schulter und Ihr rechtes Knie Richtung rechte Schulter.

Gesäß-Übung am Boden links EPD 20.1.2

Wie oben beschrieben, nur mit der anderen Seite.

Vordere Oberschenkel-Übung im einbeinigen Fersensitz rechts EPD 21.1.1

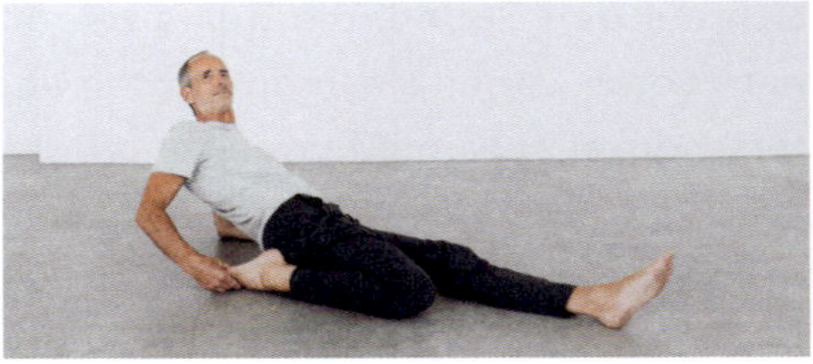

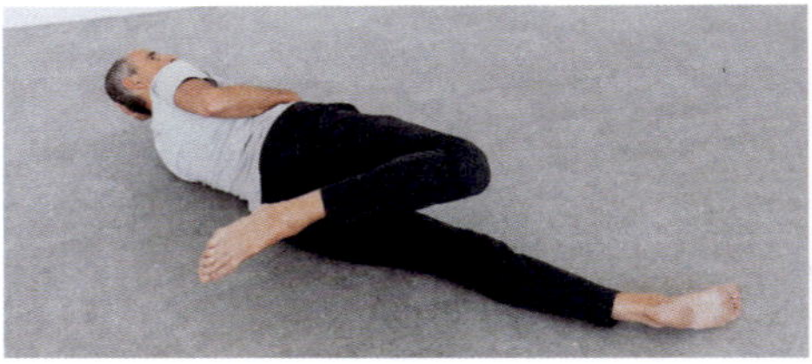

Position Schritte 1 und 2: Setzen Sie sich auf den Boden, beide Beine zeigen nach vorne. Beugen Sie Ihr rechtes Knie, beugen Sie sich mit dem Körper nach links und legen Sie den rechten Unterschenkel neben Ihr rechtes Gesäß. Versuchen Sie, Ihren Fußrücken so weit wie möglich aufzulegen, bis Sie im Fußgelenk eine Dehnung spüren. Dann schieben Sie sich mit dem rechten Gesäß so nah wie möglich Richtung rechte Ferse, bis Sie im rechten Knie und/oder Oberschenkel eine Dehnung spüren. Zum Schluss ziehen Sie den Bauchnabel und damit den Rumpf so weit nach hinten, bis Sie eine Dehnung im rechten Oberschenkel eventuell bis in die Leiste hoch oder sogar im Rücken spüren. Dadurch, dass Sie mit dem Bauchnabel nach hinten gehen, nehmen Sie das Becken mit und minimieren so die Hohlkreuzbildung. Halten Sie diese Position und stützen Sie sich auf Ihren Händen oder Unterarmen ab.

Schritt 1: Intensivieren Sie die Dehnung und gehen Sie, so weit es möglich ist, immer weiter nach hinten. Sie spüren die Dehnung jetzt intensiv im gesamten vorderen Oberschenkel.

Schritt 2: Spannen Sie Ihren rechten Fuß intensiv gegen den Boden, als wollten Sie Ihr Knie strecken. Lassen Sie locker. Ziehen Sie Ihren Bauchnabel und damit das gesamte Becken weiter nach hinten.

Position Schritt 3: Legen Sie sich auf Ihre linke Seite.

Schritt 3: Ziehen Sie Ihr rechtes Bein nach hinten und beugen Sie es dabei so weit wie möglich im Kniegelenk, damit die Ferse möglichst nah ans Gesäß kommt.

Vordere Oberschenkel-Übung im einbeinigen Fersensitz links EPD 21.1.2

Wie oben beschrieben, nur mit der anderen Seite.

Vordere Oberschenkel-Übung mit Schlaufe, Medi-Rolle oder Alltagsgegenständen rechts EPD 21.4.1

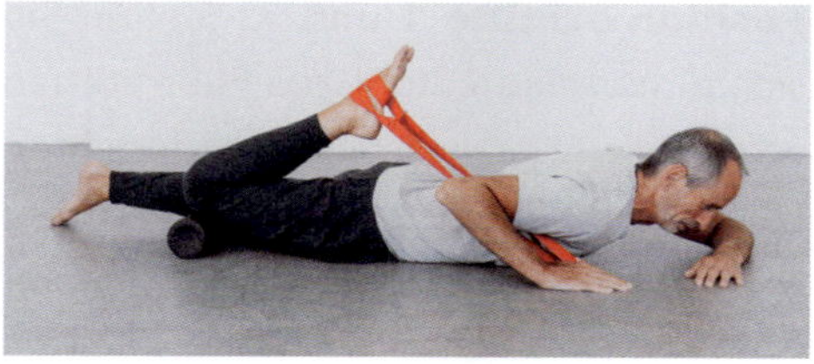

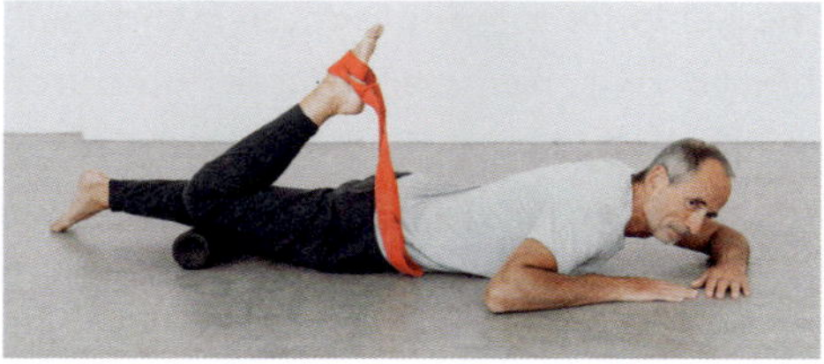

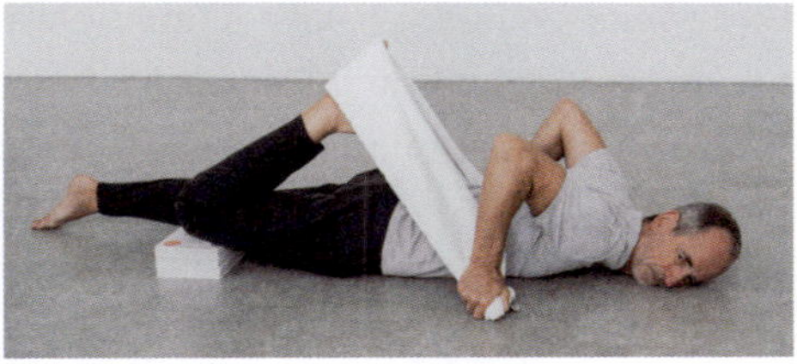

Position Schritte 1 und 2: Setzen Sie sich auf den Boden, legen Sie die Medi-Rolle dorthin, wo Ihr rechtes Knie gleich aufliegen wird, und nehmen Sie Ihren rechten Fuß in die Schlaufe. Legen Sie sich auf die linke Seite und greifen Sie die Schlaufe mit der rechten Hand. Drehen Sie sich auf den Bauch, legen Sie Ihr rechtes Knie auf die Medi-Rolle, senken Sie Ihre rechte Leiste so nah wie möglich zum Boden, und rutschen Sie mit der rechten Hand so weit nach vorne, bis Sie eine leichte Dehnung spüren.

Schritt 1: Intensivieren Sie diese Dehnung, indem Sie immer weiter mit der rechten Hand nach vorne rutschen und dadurch den Fuß weiter Richtung Gesäß ziehen. Sie spüren die Dehnung meist im vorderen Oberschenkel, der Leiste und im Rücken.

Schritt 2: Drücken Sie intensiv Ihre rechte Leiste und das rechte Knie gegen den Boden und dann Ihren rechten Fuß gegen die Schlaufe, als wollten Sie das Knie strecken. Lassen Sie locker, und ziehen Sie Ihren rechten Fuß näher ans Gesäß.

Position Schritt 3: Lassen Sie die Schlaufe los, und versuchen Sie, die erreichte Position zu halten.

Schritt 3: Drücken Sie weiter die rechte Leiste gegen den Boden, und ziehen Sie mit der Kraft des Beines Ihren rechten Fuß so weit wie möglich Richtung Gesäß.

Vordere Oberschenkel-Übung mit Schlaufe, Medi-Rolle oder Alltagsgegenständen links EPD 21.4.2

Wie oben beschrieben, nur mit der anderen Seite.

Äußere Bein-Rumpf-Übung im Stand mit Schlaufe oder Gürtel rechts EPD 22.2.1

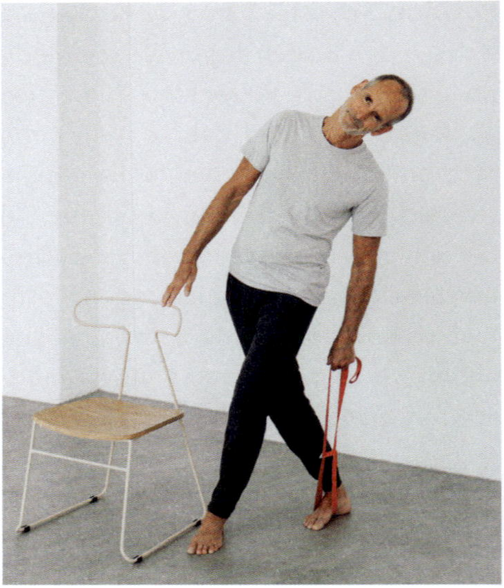

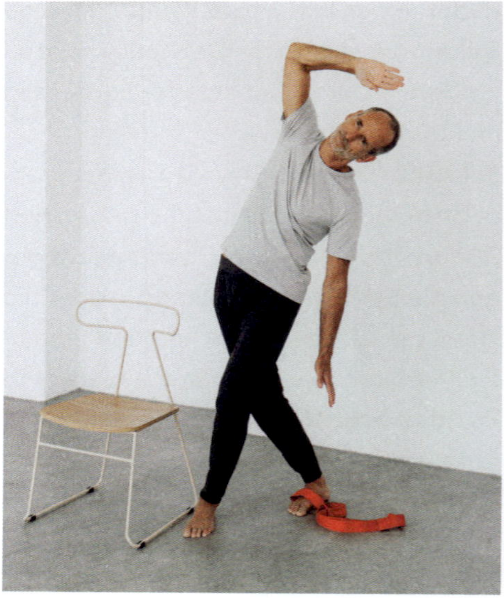

Position Schritte 1 und 2: Stellen Sie sich hinter einen Stuhl, die Füße stehen schulterbreit. Halten Sie mit der rechten Hand die Schlaufe so, dass das größere äußere Fach am Boden aufliegt, sodass Ihr Fuß hineinpasst. Stellen Sie sich mit dem rechten Fuß hinein. Reichen Sie die Schlaufe mit der rechten Hand nach hinten zwischen den Beinen hindurch in die linke Hand. Setzen Sie Ihr rechtes Bein hinter dem linken so weit wie möglich nach links. Verlagern Sie Ihr Gewicht auf den rechten Fuß. Richten Sie Ihr Becken so aus, dass es gerade steht, und schieben Sie es nach rechts. Ziehen Sie Ihren oberen Rumpf mit der Schlaufe nach links unten, bis Sie eine leichte Dehnung spüren.

Schritt 1: Intensivieren Sie diese Dehnung, indem Sie das Becken weiter nach rechts schieben und durch leichtes Drehen in beide Richtungen die Position suchen, in der die Dehnung am größten ist und indem Sie sich an der Schlaufe nach links zur Seite ziehen. Sie spüren die Dehnung meist im äußeren Oberschenkel, rechts außen am Becken und in der rechten Taille.

Schritt 2: Spannen Sie intensiv Ihre rechte Seite an, als wollten Sie sich aufrichten. Da Sie sich aber an der Schlaufe un-

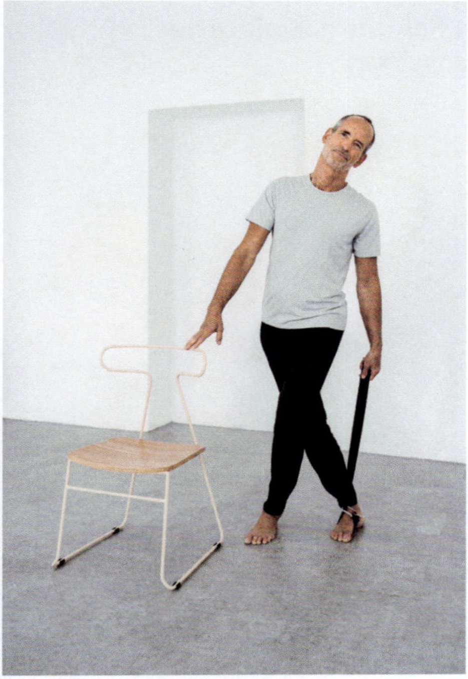

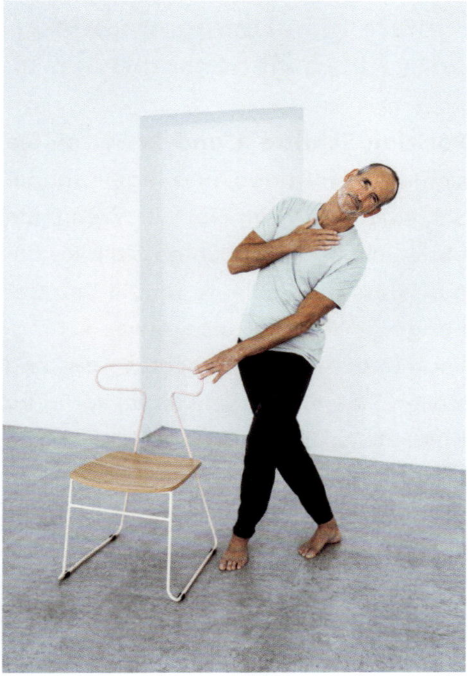

ten halten, bleibt Ihr Körper so wie zuvor. Lassen Sie locker, und ziehen Sie sich weiter nach links unten.

Position Schritt 3: Lassen Sie die Schlaufe los, und versuchen Sie, die erreichte Position zu halten.

Schritt 3: Nehmen Sie Ihren rechten Arm seitlich nach oben, und ziehen Sie Ihren Unterarm nach links.

Diese Übung finden Sie auch unter dem folgenden Link und über den QR-Code: lie-br.com/22-2

Äußere Bein-Rumpf-Übung im Stand mit Schlaufe oder Gürtel links EPD 22.2.2

Wie oben beschrieben, nur mit der anderen Seite.

Hintere Bein-Übung am Boden mit Schlaufe, Knieretter oder Alltagsgegenständen rechts EPD 23.2.1

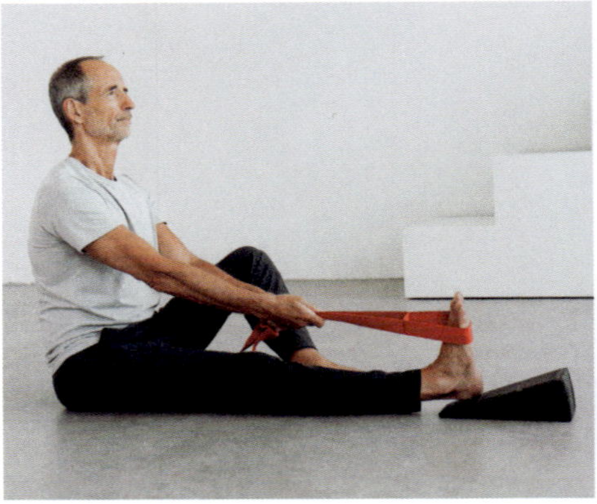

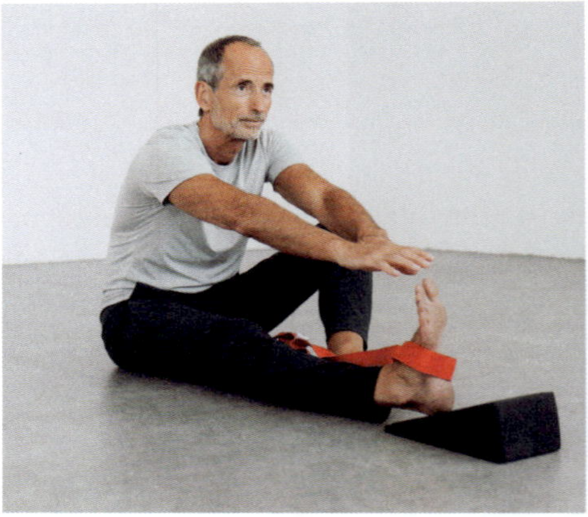

Position Schritte 1 und 2: Setzen Sie sich auf den Boden, und legen Sie die Schlaufe um Ihren Vorfuß. Wenn Sie ohne Schuhe üben, achten Sie bitte darauf, dass die Schlaufe um all Ihre Zehengrundgelenke, also etwas schräg, liegt. Strecken Sie Ihr rechtes Knie, und stellen Sie den Fuß senkrecht. Wenn Ihr Knie etwas überstreckt, schieben Sie einen Keil des Knieretters so weit unter Ihre Ferse, dass diese und Ihre Kniekehle bei völlig gestrecktem Knie gleich fest aufliegen. Gehen Sie maximal ins Hohlkreuz, und ziehen Sie sich an der Schlaufe mit dem Bauchnabel voran nach vorne, bis Sie eine leichte Dehnung spüren.

Schritt 1: Intensivieren Sie diese Dehnung, indem Sie Ihren rechten Vorfuß Richtung Knie ziehen, bis Sie die Dehnung in der oberen Wade direkt unterhalb des Knies spüren. Ziehen Sie sich dann weiter mit dem Bauchnabel nach vorne, bis die Dehnung auch in der Kniekehle und der Rückseite Ihres rechten Oberschenkels zu spüren ist, vielleicht auch bis zum Sitzbein hinauf.

Schritt 2: Drücken Sie Ihren Vorfuß intensiv nach vorne, als wollten Sie Ihre Fußspitzen nach vorne strecken, und spannen Sie Ihren Rücken an, als wollten Sie Ihren Rumpf nach hinten überstrecken. Da Sie die Schlaufe aber gespannt halten, bewegen sich weder Ihr Fuß noch Ihr Rumpf. Lassen Sie locker, und ziehen Sie Ihren Vorfuß und Ihren Rumpf weiter aufeinander zu, ohne den Rücken zu beugen.

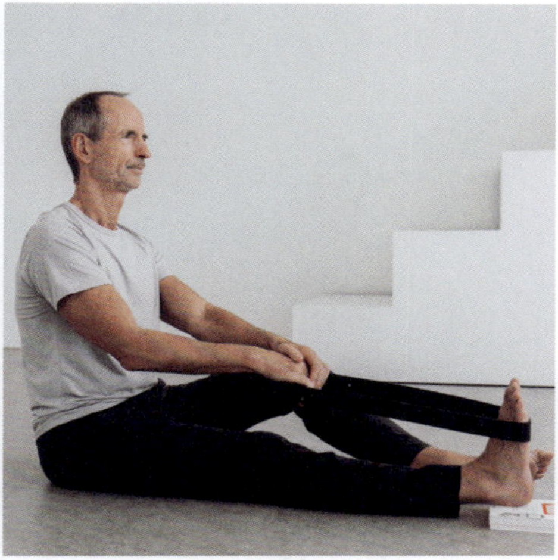

Position Schritt 3: Lassen Sie die Schlaufe los, und versuchen Sie, die erreichte Position zu halten.

Schritt 3: Ziehen Sie jetzt den Fuß und den Rumpf, ohne ihn zu beugen, so weit wie möglich aus eigener Kraft aufeinander zu.

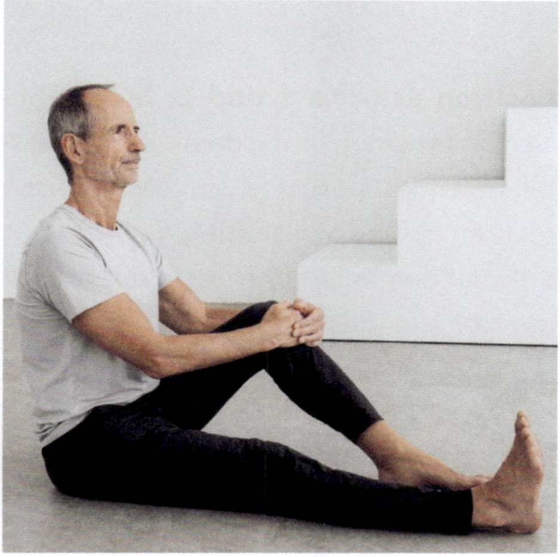

Üben ohne Hilfsmittel: Ziehen Sie sich am linken aufgestellten Bein nach vorne und ziehen Sie den rechten Vorfuß aktiv so weit wie möglich Richtung Knie, während Sie sich zunehmend dehnen. Sobald Sie Ihren rechten Vorfuß mit den Händen greifen können, ist es möglich mit dem Gegenspannen zu beginnen.

Hintere Bein-Übung am Boden mit Schlaufe, Knieretter oder Alltagsgegenständen links

EPD 23.2.2

Wie oben beschrieben, nur mit der anderen Seite.

Waden-Übung mit Knieretter oder Büchern rechts EPD 24.1.1

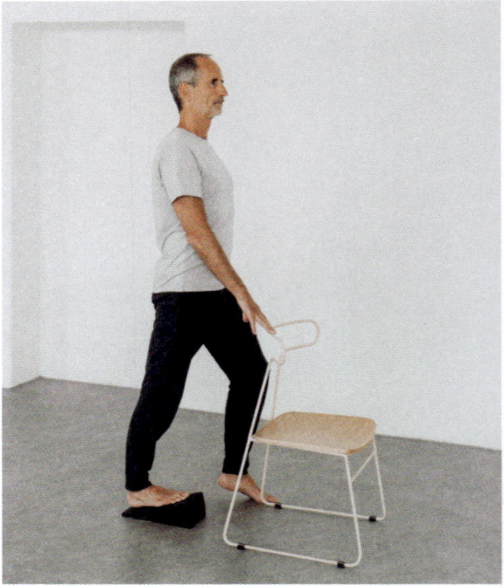

Position Schritte 1 und 2: Stellen Sie sich hinter einen Stuhl, damit Sie sich stabilisieren können, und stellen Sie Ihren rechten Fuß bei vollständig gestrecktem Knie auf den Knieretter, der in der korrekten Höhe eingestellt ist. Der Winkel sollte so gewählt werden, dass Ihre Wade knapp unterhalb der Kniekehle schon deutlich spürbar gedehnt wird, wenn Sie sich daraufgestellt haben und Ihr Becken sich über dem Knieretter befindet.

Schritt 1: Intensivieren Sie diese Dehnung, indem Sie Ihr Becken nach vorne schieben. Sie spüren die Dehnung meist am deutlichsten knapp unter der Kniekehle oder auch die Wade weiter herunter.

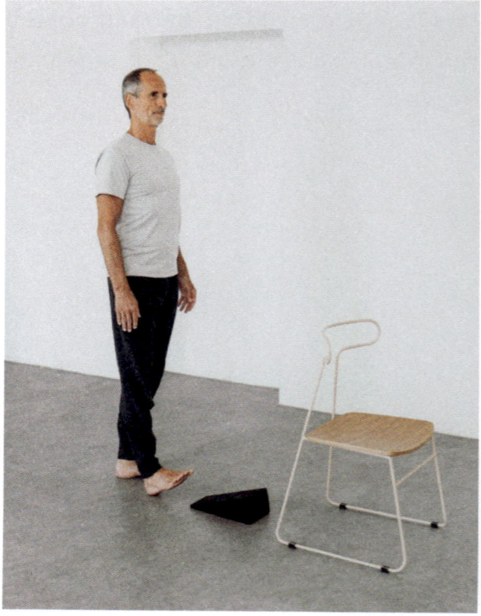

Schritt 2: Drücken Sie Ihren Vorfuß intensiv gegen den Knieretter, als wollten Sie sich auf die Fußspitzen stellen. Da Sie aber Ihr gesamtes Körpergewicht auf Ihren rechten Fuß verlagert haben, ist Ihre Wade zu schwach, um Sie auf die Fußspitze heben zu können. Falls das doch passiert, stellen Sie den Knieretter vor eine Wand, und nehmen Sie die Hände über Kopfhöhe an die Wand. Dadurch können Sie den notwendigen Gegendruck aufbauen, damit Ihre Ferse beim Gegenspannen nicht abhebt. Lassen Sie locker, und schieben Sie Ihr Becken weiter nach vorne.

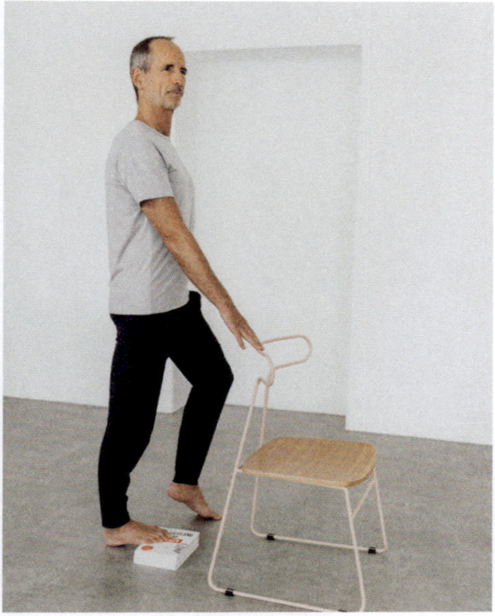

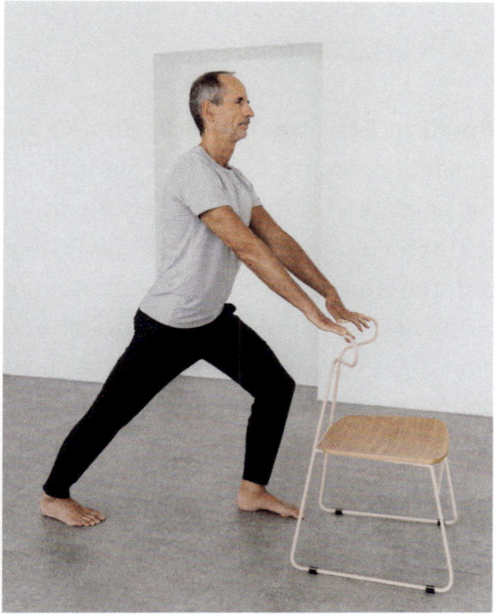

Position Schritt 3: Gehen Sie vom Knieretter herunter, und stellen Sie Ihr gestrecktes rechtes Bein, aufgesetzt auf der Ferse, etwas vor sich.

Schritt 3: Ziehen Sie jetzt den rechten Vorfuß aus eigener Kraft so weit wie möglich Richtung Knie.

Üben ohne Hilfsmittel: Weil der rechte Fuß jetzt deutlich weiter zurückgesetzt sein muss, achten Sie bitte besonders darauf, dass das Knie vollständig gestreckt ist und die Ferse nicht vom Boden abhebt. Um noch mehr Druck auf die Ferse zu erzeugen, können Sie sich auch gegen eine Wand abstützen.

Waden-Übung mit Knieretter oder Büchern links EPD 24.1.2

Wie oben beschrieben, nur mit der anderen Seite.

Tiefe Waden-Übung auf Knieretter oder Büchern rechts EPD 25.1.1

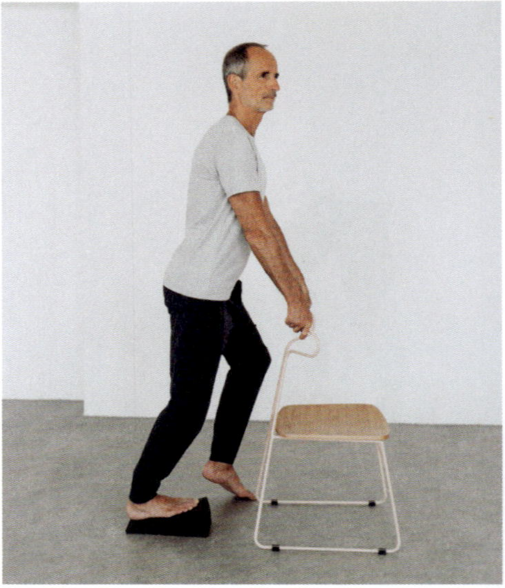

Position Schritte 1 und 2: Stellen Sie sich hinter einen Stuhl, damit Sie sich stabilisieren können, und stellen Sie Ihren rechten Fuß mit leicht gebeugtem Knie auf den Knieretter, der in der korrekten Höhe eingestellt ist. Der Winkel sollte so sein, dass Sie bereits einen Dehnungsschmerz spüren, wenn Sie sich daraufgestellt haben und Sie Ihr Knie noch weiter beugen.

Schritt 1: Intensivieren Sie diese Dehnung, indem Sie Ihr Knie nach vorne schieben. Sie spüren die Dehnung meist direkt im Fußgelenk, in der Achillessehne und etwas die Wade hinauf.

Schritt 2: Drücken Sie Ihren Vorfuß intensiv gegen den Knieretter, als wollten Sie sich auf die Fußspitzen stellen. Da Sie aber Ihr gesamtes Körpergewicht auf Ihren rechten Fuß verlagert haben, ist Ihre Wade zu schwach, um Sie auf die Fußspitze heben zu können. Falls das doch passiert, stellen Sie den Knieretter vor eine Wand, und nehmen Sie die Hände über Kopfhöhe an die Wand. Dadurch können Sie den notwendigen Gegendruck aufbauen, damit Ihre Ferse beim Gegenspannen nicht abhebt. Lassen Sie locker, und schieben Sie Ihr Knie weiter nach vorne.

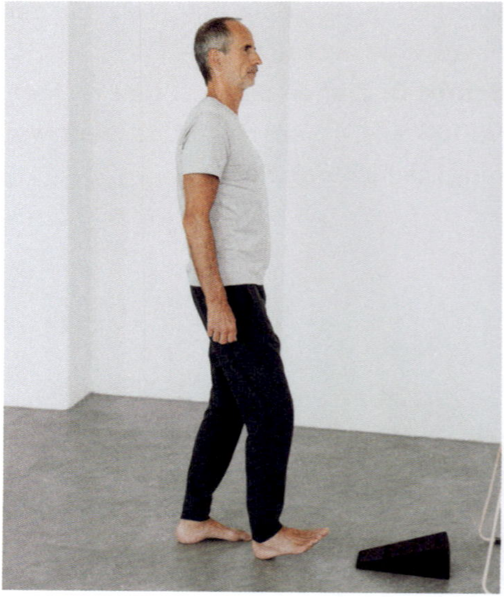

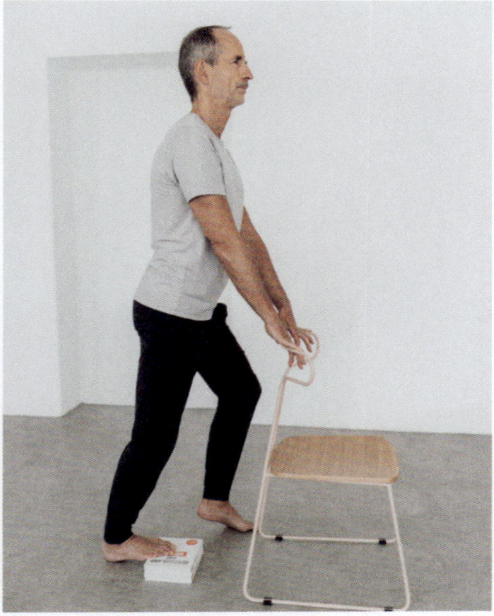

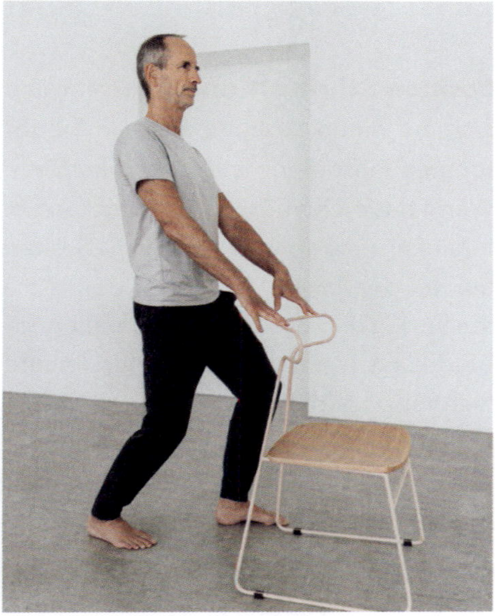

Position Schritt 3: Gehen Sie vom Knieretter herunter, und stellen Sie Ihr rechtes Bein, etwas gebeugt und auf der Ferse aufgesetzt, vor sich.
Schritt 3: Ziehen Sie jetzt den rechten Vorfuß aus eigener Kraft so weit wie möglich Richtung Knie.

Tiefe Waden-Übung auf Knieretter oder Büchern links EPD 25.1.2

Wie oben beschrieben, nur mit der anderen Seite.

Zehenstrecker-Fußheber-Übung rechts EPD 26.1.1

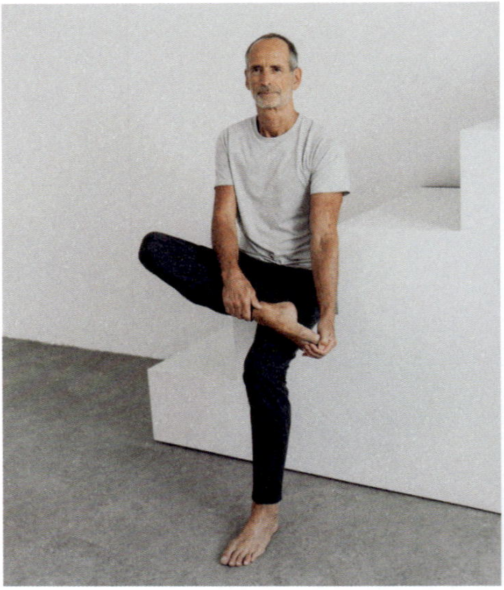

Position Schritte 1 und 2: Setzen Sie sich auf einen Stuhl, und legen Sie Ihr rechtes Fußgelenk auf das linke Bein. Wenn das nicht möglich ist, strecken Sie Ihr linkes Bein so weit wie nötig. Greifen Sie mit der linken Hand über den rechten Vorfuß und die Zehen, und ziehen Sie beides nach unten, bis Sie eine leichte Dehnung spüren.

Schritt 1: Intensivieren Sie diese Dehnung, indem Sie Ihren Fuß und die Zehen immer weiter nach unten ziehen. Sie spüren die Dehnung meist im Fußrücken, im Fußgelenk und in den Zehen.

Schritt 2: Drücken Sie intensiv Ihre Zehen und Ihren Fuß gegen die Hand, als wollten Sie den Fuß heben und die Zehen überstrecken. Lassen Sie locker, und ziehen Sie Ihren Fuß und die Zehen weiter nach unten.

Position Schritt 3: Lassen Sie Ihren Fuß los.

Schritt 3: Ziehen Sie jetzt Ihren rechten Vorfuß und die Zehen aus eigener Kraft so weit wie möglich nach unten.

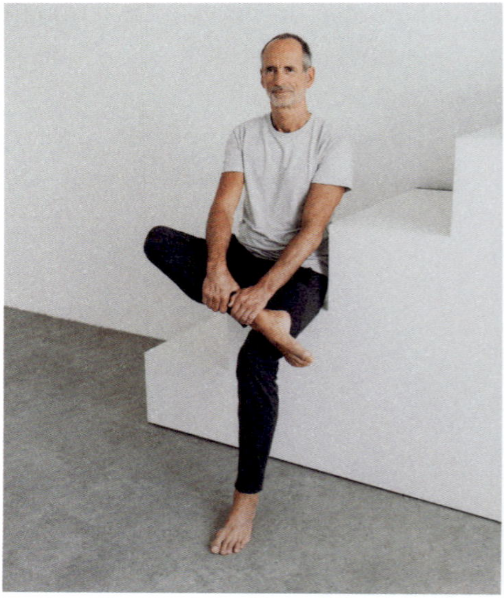

Zehenstrecker-Fußheber-Übung links EPD 26.1.2

Wie oben beschrieben, nur mit der anderen Seite.

Zehenbeuger-Übung rechts EPD 27.1.1

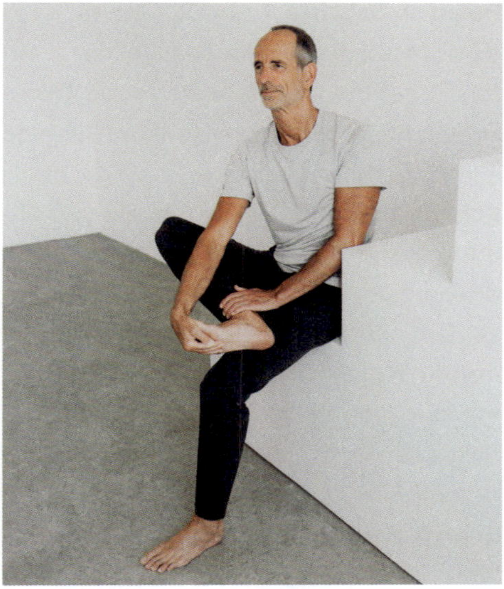

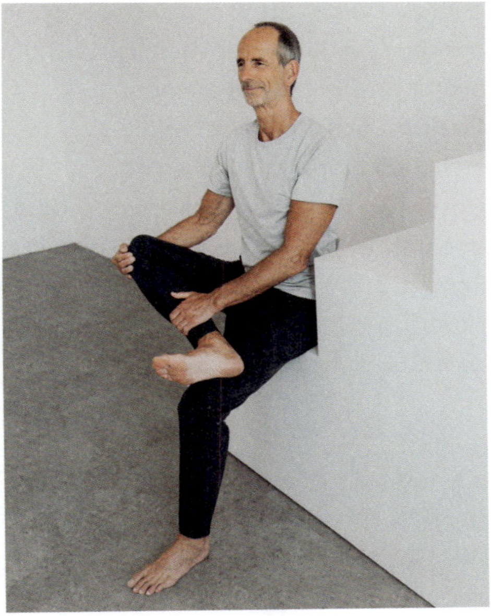

Position Schritte 1 und 2: Setzen Sie sich auf einen Stuhl, und legen Sie Ihr rechtes Fußgelenk auf das linke Bein. Wenn das nicht möglich ist, strecken Sie Ihr linkes Bein so weit wie nötig. Greifen Sie mit den Fingern der rechten Hand unter die Zehen und Ihren Vorfuß, und ziehen Sie beides nach oben in Richtung Knie, bis Sie eine leichte Dehnung spüren.
Schritt 1: Intensivieren Sie diese Dehnung, indem Sie Ihren Fuß und die Zehen immer weiter nach oben ziehen. Sie spüren die Dehnung meist in den Zehengelenken, an der Sohle und im Fußgelenk.
Schritt 2: Drücken Sie Ihre Zehen und Ihren Fuß intensiv gegen die Hand, als wollten Sie den Fuß nach unten ziehen und die Zehen beugen. Lassen Sie locker, und ziehen Sie Ihren Fuß und die Zehen weiter nach oben Richtung Knie.
Position Schritt 3: Lassen Sie Ihren Fuß los.
Schritt 3: Ziehen Sie jetzt Ihren rechten Vorfuß und die Zehen aus eigener Kraft so weit wie möglich nach oben.

Zehenbeuger-Übung links EPD 27.1.2

Wie oben beschrieben, nur mit der anderen Seite.

Zehenbeuger-Übung im Kniestand rechts EPD 27.2.1

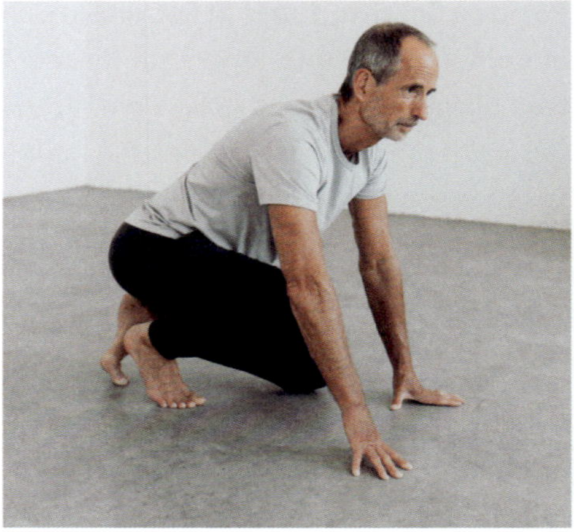

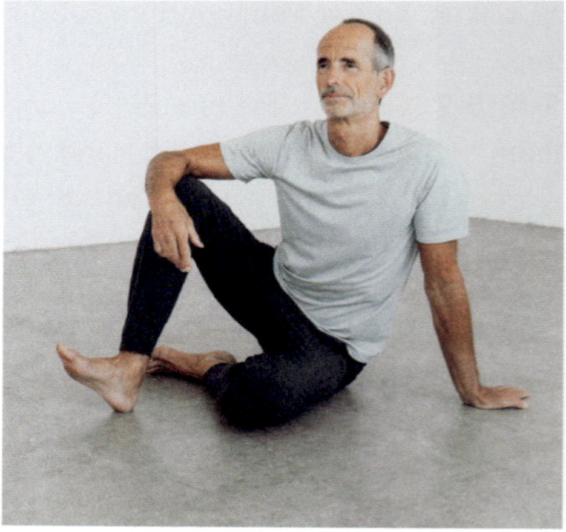

Position Schritte 1 und 2: Gehen Sie in den Kniestand, und stellen Sie Ihre rechten Zehen so auf, dass sie in die Überstreckung gedrückt werden und Sie eine leichte Dehnung spüren.

Schritt 1: Intensivieren Sie diese Dehnung, indem Sie Ihre Ferse nach hinten drücken und das Knie in Richtung Boden senken. Stützen Sie sich dabei vorne mit den Armen ab. Sie spüren die Dehnung meist in den Zehengelenken, vor allem im großen Zeh, an der Sohle und im Fußgelenk.

Schritt 2: Drücken Sie Ihre Zehen und Ihren Fuß intensiv gegen den Boden, als wollten Sie sich nach vorne und oben abstoßen. Lassen Sie locker, schieben Sie die Ferse weiter nach hinten, und senken Sie Ihr Knie ein bisschen mehr.

Position Schritt 3: Setzen Sie sich, und stellen Sie Ihr rechtes Bein vor sich auf. Heben Sie die Zehen des rechten Fußes und den Vorfuß vom Boden ab.

Schritt 3: Ziehen Sie jetzt den rechten Vorfuß und Ihre Zehen aus eigener Kraft so weit wie möglich Richtung Knie.

Zehenbeuger-Übung im Kniestand links EPD 27.2.2

Wie oben beschrieben, nur mit der anderen Seite.

Die Anleitungen zur Faszien-Rollmassage

Halswirbelsäule mit der Medi-Rolle FRM 1.1

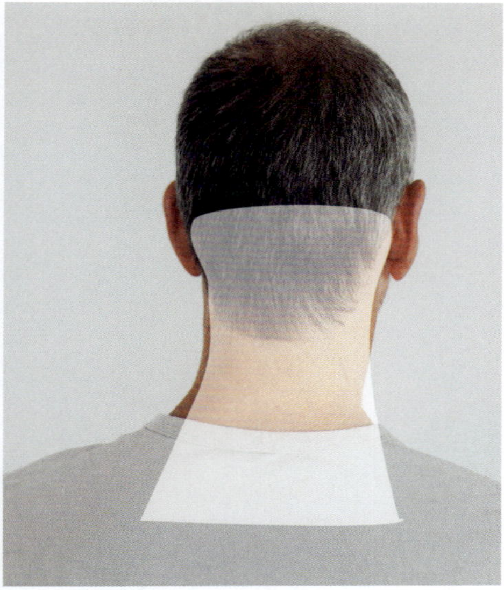

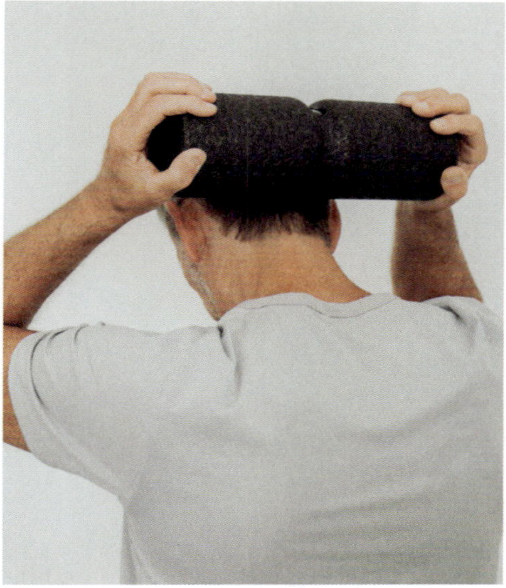

Rollbereich: Der Übergang vom Schädel zur Halswirbelsäule, die Halswirbelsäule selbst und der Übergang zur Brustwirbelsäule.

Rolltechnik: Setzen Sie sich auf einen Stuhl, nehmen Sie die Medi-Rolle in beide Hände, und setzen Sie sie horizontal in der Mitte des Hinterkopfes auf. Ziehen Sie durch den ausgeübten Druck den Kopf nach vorne und nach unten, und rollen Sie so weit in Richtung des oberen Rückens, wie es Ihnen möglich ist.

Halbseitlicher Nacken mit der Mini-Rolle FRM 1.2

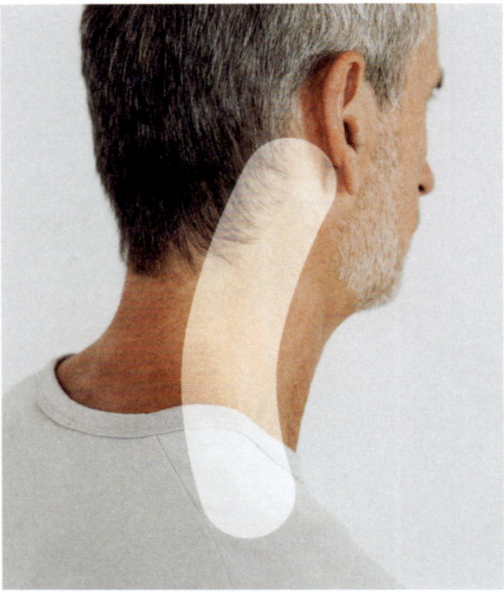

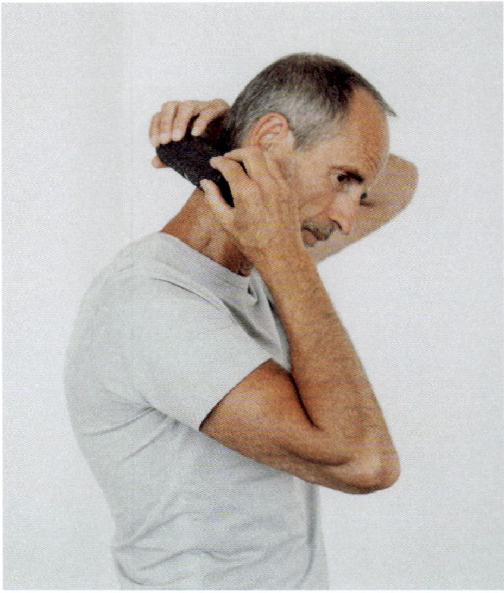

Rollbereich: Von der Schädelkante hinter dem rechten Ohr halbschräg hinunter zur Oberkante des Schulterblattes.

Rolltechnik: Beugen Sie Ihren Kopf nach vorne, und drehen Sie ihn leicht nach rechts. Nehmen Sie die Mini-Rolle in beide Hände, setzen Sie sie diagonal unter dem rechten Ohr an, und rollen Sie so weit in Richtung Schulterblatt wie möglich.

Schulterblattgräte mit der Mini-Kugel FRM 1.4

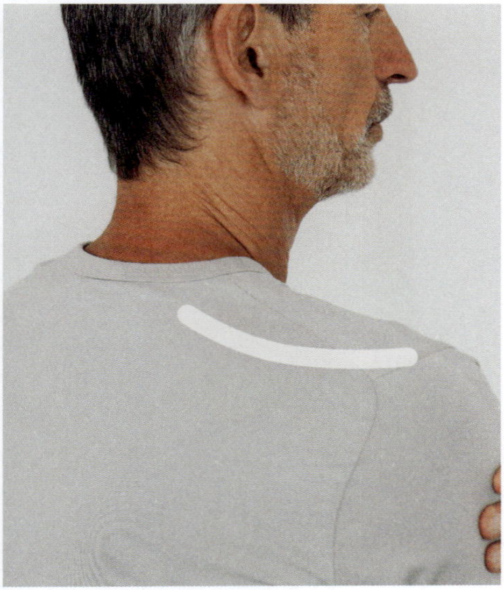

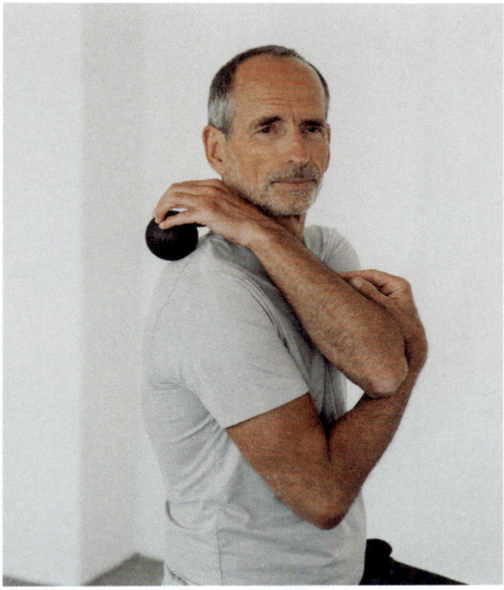

Rollbereich: Die Oberkante des rechten Schulterblattes.

Rolltechnik: Nehmen Sie die Mini-Kugel in die linke Hand, umgreifen Sie Ihren linken Ellenbogen mit der rechten Hand, und ziehen Sie ihn so weit nach rechts oben, dass Sie mit der Mini-Kugel die Oberkante des rechten Schulterblattes gut erreichen können. Beginnen Sie außen, und rollen Sie mit kleinen Spiralen bis ans innere Ende der Kante.

Schädelrand mit der Mini-Kugel FRM 1.6

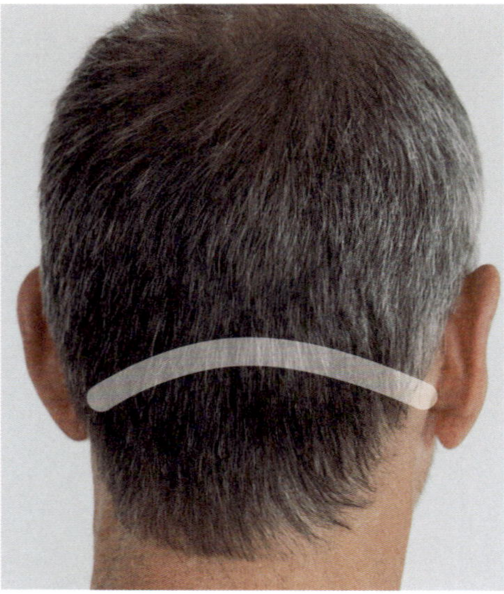

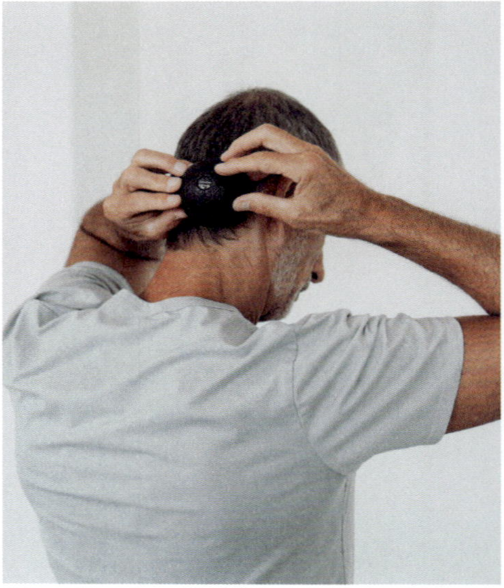

Rollbereich: Die hintere Schädelkante zwischen den Ohren.

Rolltechnik: Nehmen Sie die Mini-Kugel in beide Hände, beugen Sie sich mit dem Kopf leicht nach vorne, und rollen Sie von der Kopfmitte in kleinen Spiralen nach rechts und dann wieder, von der Mitte ausgehend, nach links.

Schläfen mit der Mini-Kugel FRM 2.1

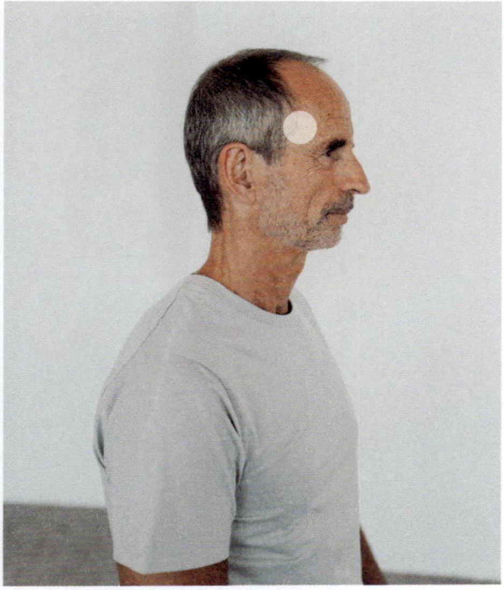

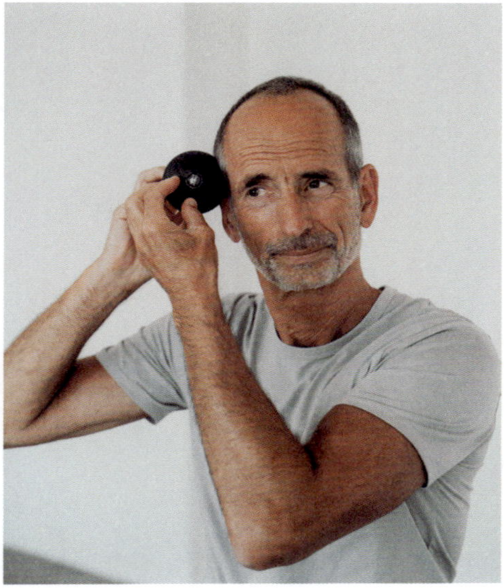

Rollbereich: Von der Schläfe neben den Augen die Fläche Richtung oberes Ohr und seitlicher Schädel bis seitlich oben.

Rolltechnik: Nehmen Sie die Mini-Kugel in beide Hände, und rollen Sie in kleinen Spiralen die gesamte Fläche ab.

Kiefer mit der Mini-Kugel FRM 2.2

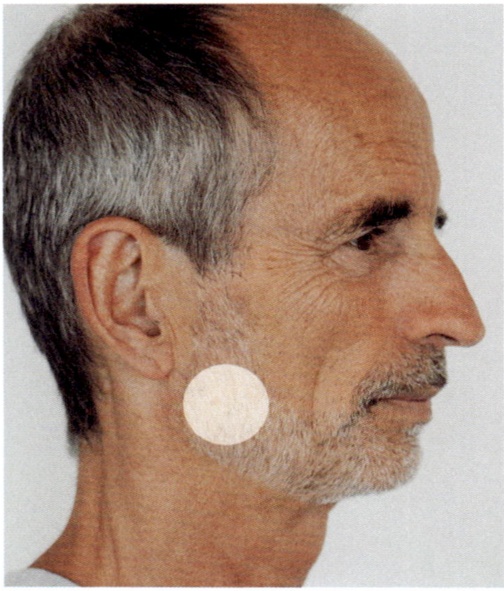

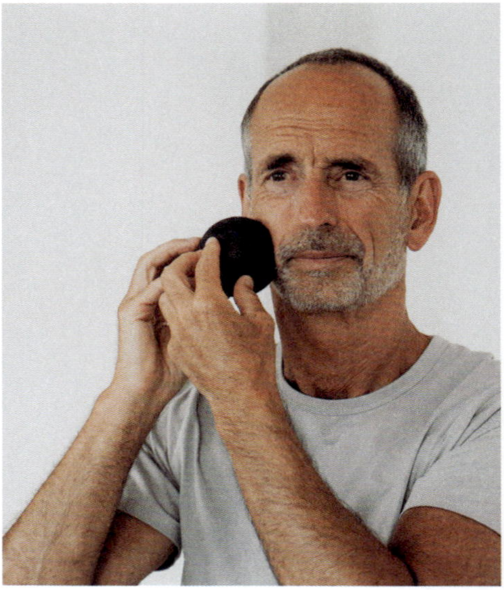

Rollbereich: Die Fläche des seitlichen Unterkiefers ab den Zähnen Richtung Ohr unter dem Wangenknochen.

Rolltechnik: Nehmen Sie die Mini-Kugel in beide Hände, und rollen Sie den ganzen Bereich ab.

Augen mit der Mini-Kugel FRM 3.1

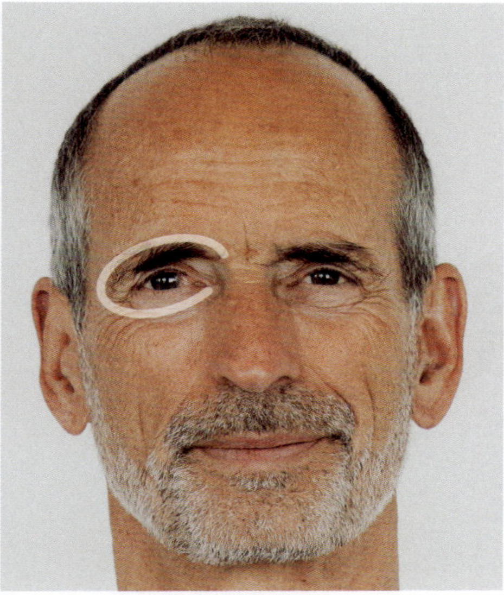

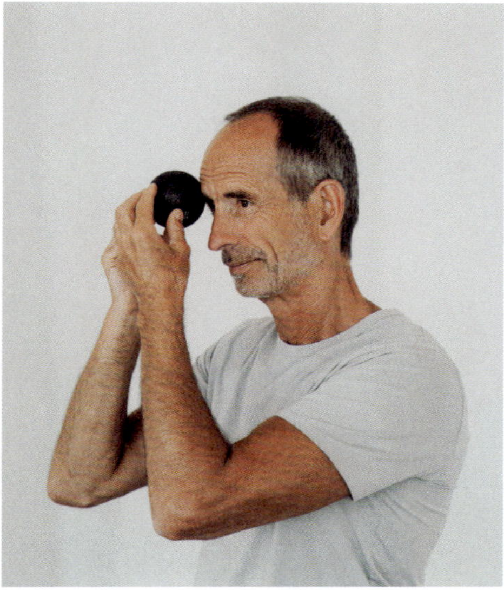

Rollbereich: Die Knochenränder des Kiefers und der Stirn um die Augen herum.

Rolltechnik: Nehmen Sie die Mini-Kugel in beide Hände, und rollen Sie, von der Nasenwurzel ausgehend, die Kante unter den Augenbrauen und dann die Oberkante des Wangenknochens bis zur Nase in kleinen Spiralen ab. Achten Sie darauf, mit der Mini-Kugel nicht das Auge selbst zu berühren. Für beide Augen wie beschrieben durchführen.

Rücken mit der Medi-Rolle FRM 4.1

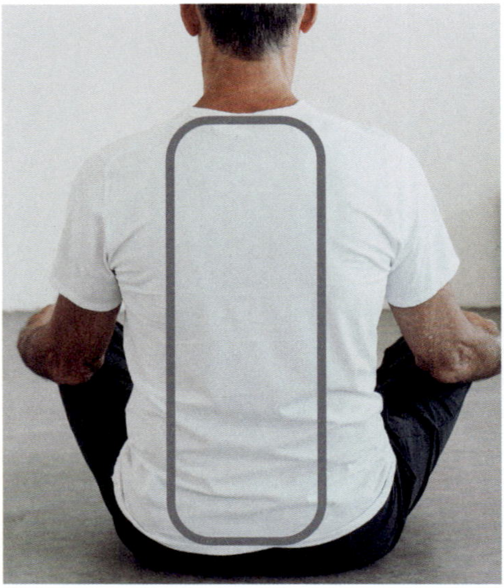

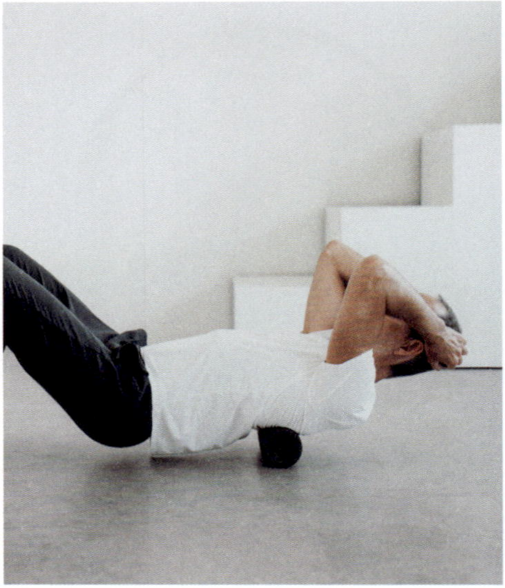

Rollbereich: Vom Sitzbein bis zur Halswirbelsäule.

Rolltechnik: Setzen Sie sich auf die Medi-Rolle, sodass das Steißbein direkt über der umlaufenden Vertiefung der Rolle liegt. Stützen Sie sich mit Ihren Armen zunächst seitlich, dann zunehmend hinten ab, und lassen Sie sich so weit herunter, dass Sie ab dem oberen Kreuzbeinbereich horizontal auf der Medi-Rolle liegen. Wenn der Druckschmerz zu hoch wird, können Sie das Gesäß auf den Boden absenken.

Brustbein rechts mit der Mini-Kugel FRM 4.2.1

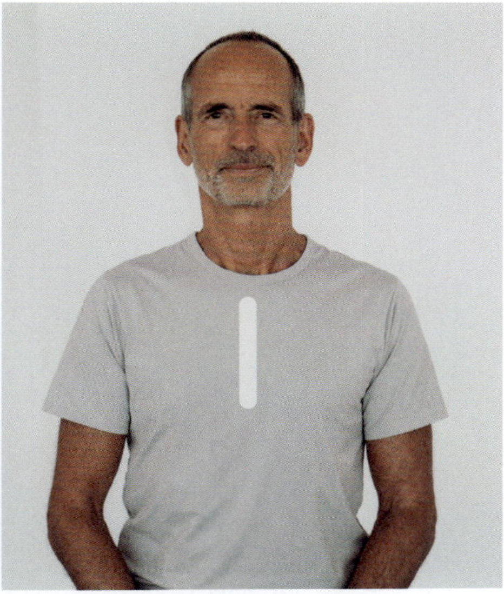

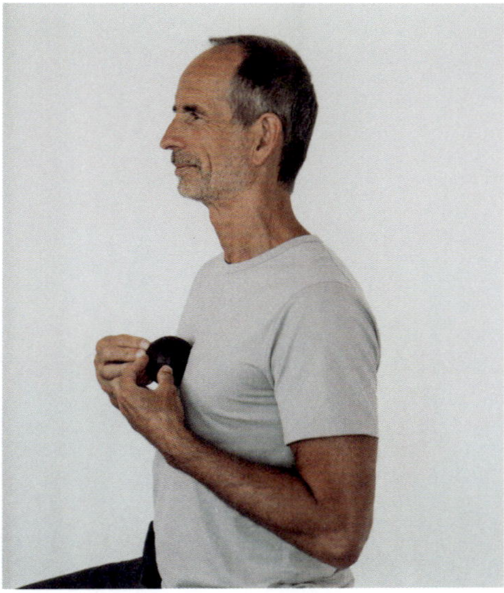

Rollbereich: Die Brustbeinkante vom Schwertfortsatz bis zum Schlüsselbein.

Rolltechnik: Nehmen Sie die Mini-Kugel in beide Hände, und setzen Sie sie am unteren Ende des rechten Brustbeinrandes auf. Rollen Sie in kleinen Spiralen die Kante entlang nach oben.

Brustbein links mit der Mini-Kugel FRM 4.2.2

Wie oben beschrieben, nur auf der anderen Seite.

Rippenbögen mit der Mini-Kugel FRM 4.3

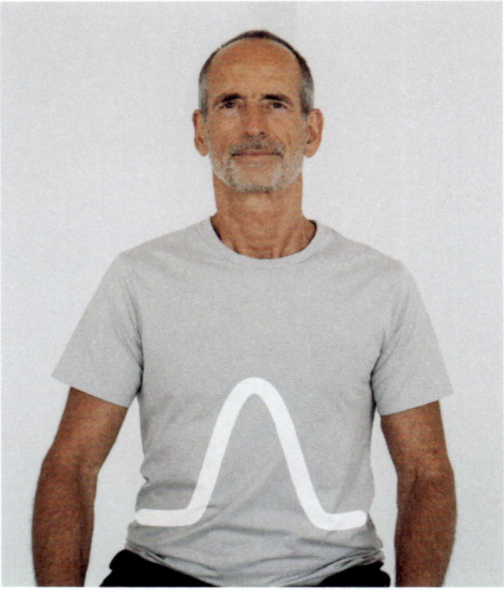

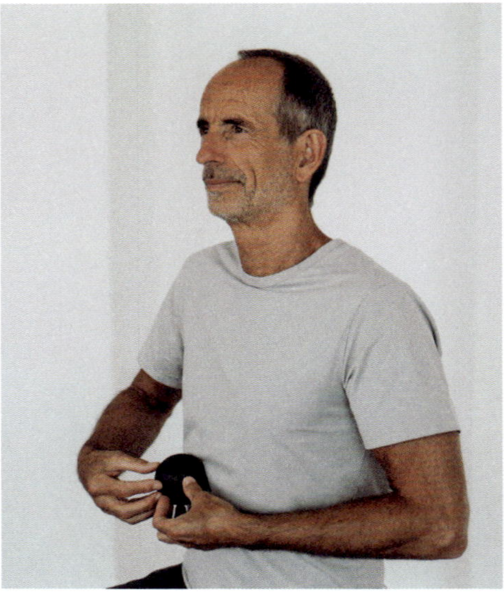

Rollbereich: Die Kante des Rippenbogens rechts vom tiefsten Punkt an der rechten Rumpfseite bis zum Schwertfortsatz. Die Kante des Rippenbogens links vom Schwertfortsatz bis zum tiefsten Punkt an der linken Rumpfseite.

Rolltechnik: Rollen Sie mit kleinen Spiralen an der Unter- bzw. Vorderkante Ihrer Rippenbögen entlang.

Lendenwirbelsäule mit der Medi-Rolle FRM 6.1

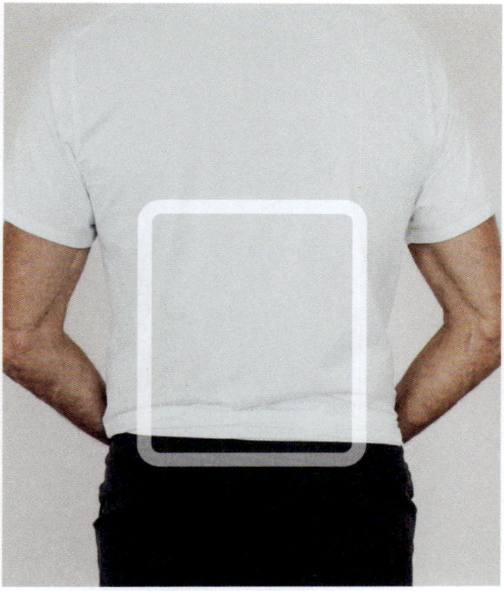

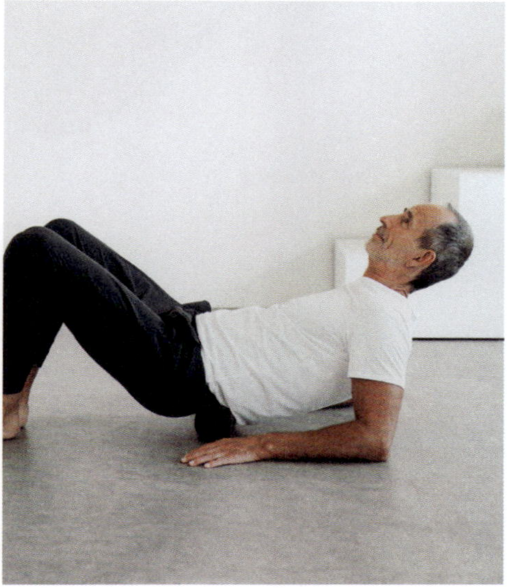

Rollbereich: Vom Steißbein bis zur Mitte des Brustbeins.

Rolltechnik: Setzen Sie sich auf die Medi-Rolle, sodass das Steißbein direkt über der umlaufenden Vertiefung der Rolle liegt. Stützen Sie sich mit Ihren Armen zunächst seitlich, dann zunehmend hinten ab, und lassen Sie sich so weit herunter, dass Sie ab dem oberen Kreuzbeinbereich horizontal auf der Medi-Rolle liegen. Wenn der Druckschmerz zu hoch wird, können Sie das Gesäß auf den Boden absenken.

Rechter Rumpf mit der Medi-Rolle FRM 6.3.1

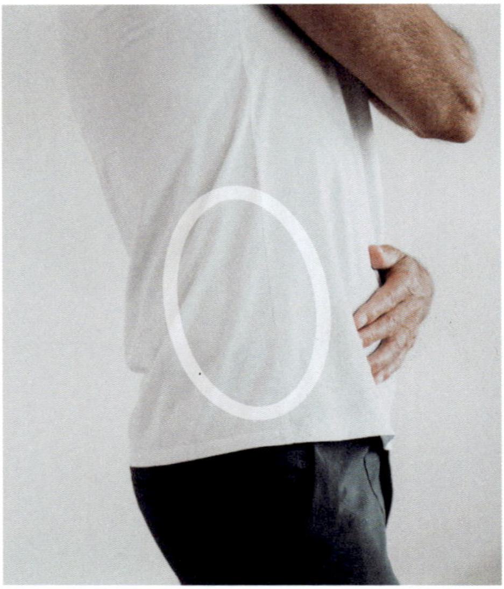

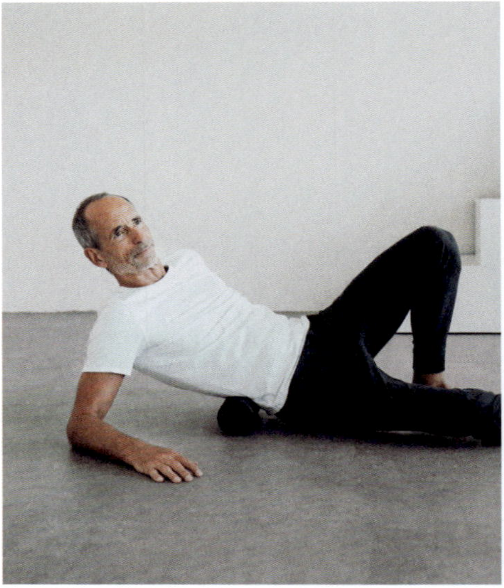

Rollbereich: Der seitliche Bereich, die Taille zwischen dem Rippenbogen und der Beckenkante.

Rolltechnik: Legen Sie sich halbseitlich auf den Boden, und setzen Sie die Rolle am Darmbeinrand an. Rollen Sie dann in die Mulde und wieder heraus bis zum Rippenbogen. Ändern Sie bei wiederholtem Rollen den Drehwinkel des Rumpfes und des Beckens.

Linker Rumpf mit der Medi-Rolle FRM 6.3.2

Wie oben beschrieben, nur auf der anderen Seite.

Rechter Oberschenkel innen mit der Mini-Kugel FRM 6.6.1

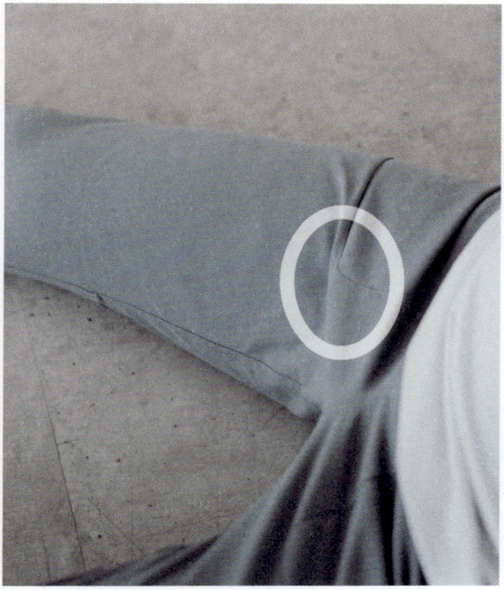

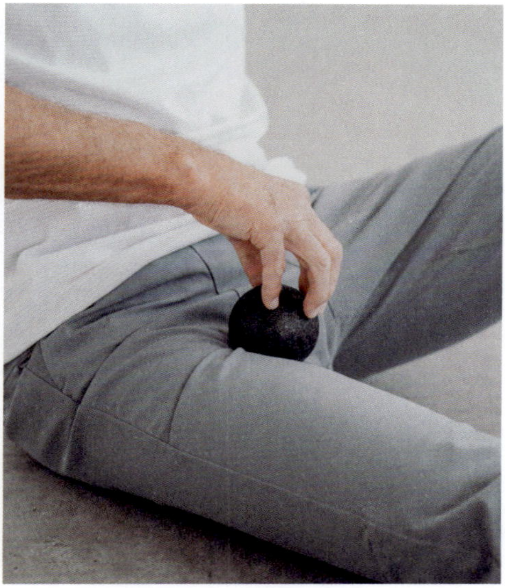

Rollbereich: Eine kleine Fläche halbschräg zwischen der Vorderseite und der Innenseite Ihres Oberschenkels in Höhe Ihres Schrittes.

Diese Übung finden Sie auch unter dem folgenden Link und über den QR-Code: lie-br.com/6-6

Linker Oberschenkel innen mit der Mini-Kugel FRM 6.6.2

Wie oben beschrieben, nur auf der anderen Seite.

Rolltechnik: Setzen Sie sich auf einen Stuhl, und gehen Sie von Ihrem Schritt mit dem rechten Daumen nach rechts an den inneren Oberschenkel. Legen Sie die linke Hand gegen die rechte Knieinnenseite. Halten Sie dagegen, wenn Sie jetzt das rechte Knie nach links ziehen wollen. Spüren Sie mit dem rechten Daumen, wie sich ein dicker Muskel in Ihrer Oberschenkelinnenseite anspannt. Genau am Rand dieses Muskels tasten Sie nach rechts und etwas nach unten, bis Sie einen druckempfindlichen Bereich fühlen. Dort setzen Sie die Mini-Kugel an und rollen in engen Spiralen.

Rechter Oberarm außen mit der Medi-Rolle FRM 7.4.1

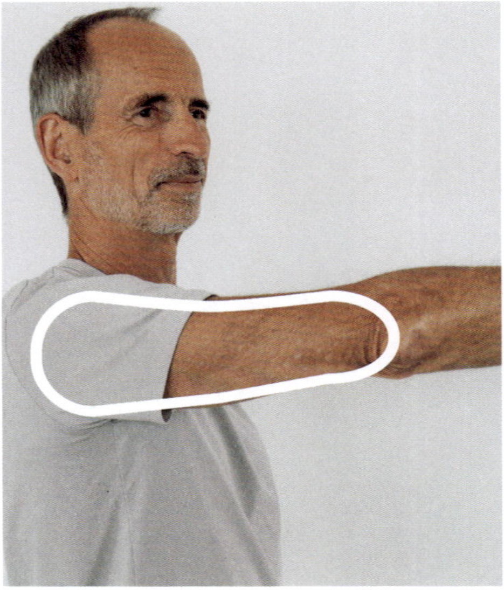

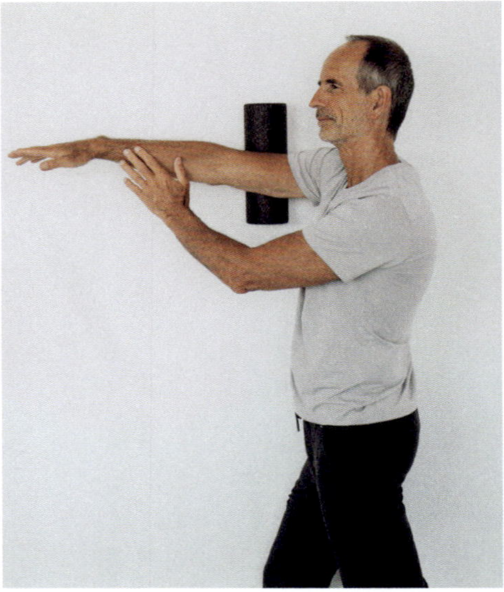

Rollbereich: Die Außenseite des Oberarms vom Ellenbogen bis zur Schulter.

Rolltechnik: Richten Sie die Rolle möglichst senkrecht an der Wand aus, und drücken Sie mit dem waagerecht stehenden gestreckten Arm Ihren rechten Ellenbogen dagegen. Schieben Sie Ihre Schulter dann immer weiter vor, und laufen Sie entsprechend mit, bis die Medi-Rolle an Ihrer Schulter angekommen ist.

Linker Oberarm außen mit der Medi-Rolle FRM 7.4.2

Wie oben beschrieben, nur auf der anderen Seite.

Rechter Oberarm innen mit der Medi-Rolle FRM 7.5.1

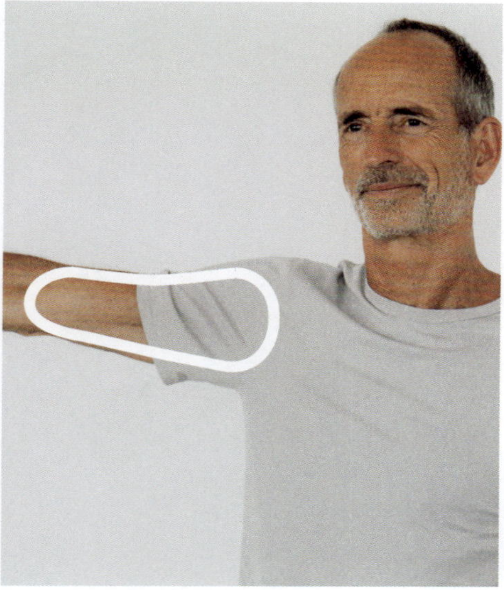

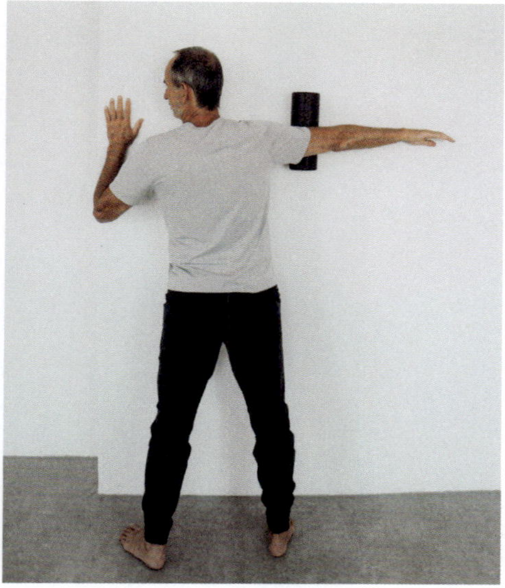

Rollbereich: Die Innenseite des Oberarms vom Ellenbogen bis zur Schulter.

Rolltechnik: Richten Sie die Rolle möglichst senkrecht an der Wand aus, stellen Sie sich bäuchlings vor sie, und drücken Sie Ihre rechte Ellenbogenbeuge dagegen. Schieben Sie Ihre Schulter dann immer weiter nach rechts, und laufen Sie entsprechend mit, bis die Medi-Rolle an Ihrer Schulter angekommen ist.

Linker Oberarm innen mit der Medi-Rolle FRM 7.5.2

Wie oben beschrieben, nur auf der anderen Seite.

Rechter Unterarm innen mit der Mini-Rolle FRM 8.3.1

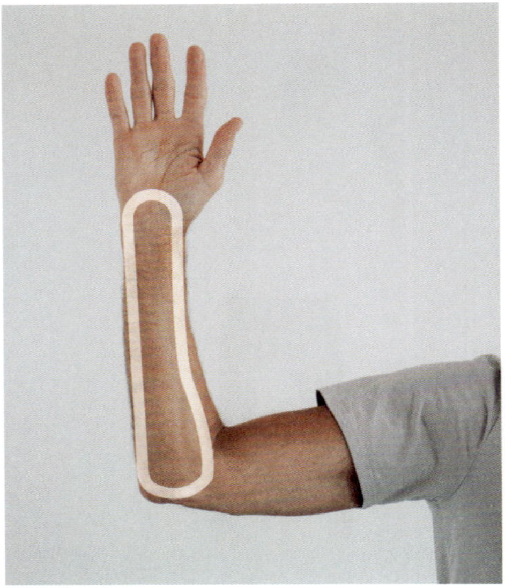

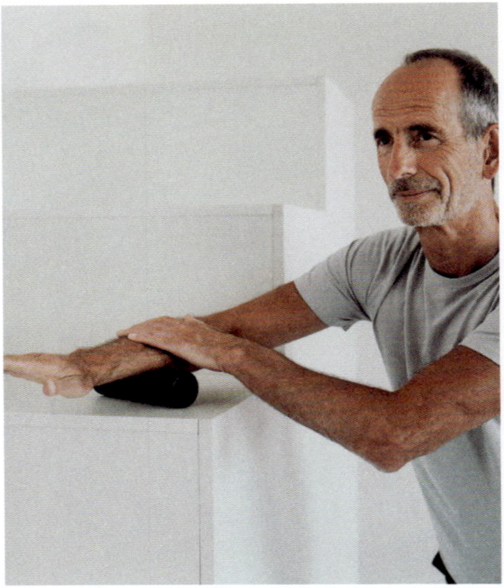

Rollbereich: Die Innenseite des Unterarms vom Handgelenk bis zum Ellenbogen.

Rolltechnik: Legen Sie die Mini-Rolle auf einen Tisch. Legen Sie Ihr rechtes Handgelenk auf die Mini-Rolle und Ihre linke Hand auf den rechten Unterarm. Rollen Sie nun bis an die Innenseite Ihres rechten Ellenbogens.

Linker Unterarm innen mit der Mini-Rolle FRM 8.3.2

Wie oben beschrieben, nur auf der anderen Seite.

Rechtes Becken vorne mit der Mini-Kugel FRM 10.4.1

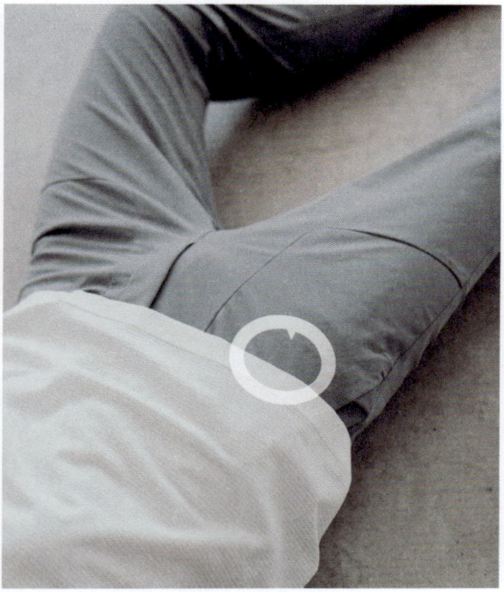

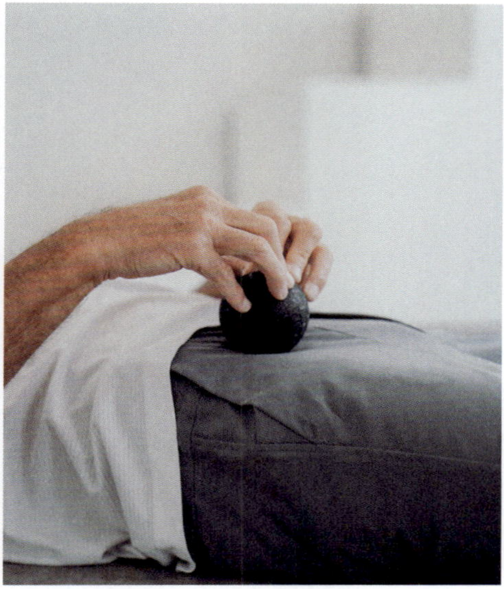

Rollbereich: Etwa in der Mitte zwischen Hüftstachel und Leiste befindet sich eine kleine empfindliche Fläche. Meist liegt sie nicht senkrecht unter dem Hüftstachel, sondern etwas nach innen Richtung Schritt.

Rolltechnik: Nehmen Sie die Mini-Kugel in beide Hände, und rollen Sie zunächst suchend in Spiralen diese Fläche ab. Wenn Sie den empfindlichen Bereich fühlen, konzentrieren Sie Ihre Spiralen immer mehr an dieser Stelle.

Linkes Becken vorne mit der Mini-Kugel FRM 10.4.2

Wie oben beschrieben, nur auf der anderen Seite.

Rechter Oberschenkel außen mit der Medi-Rolle FRM 10.6.1

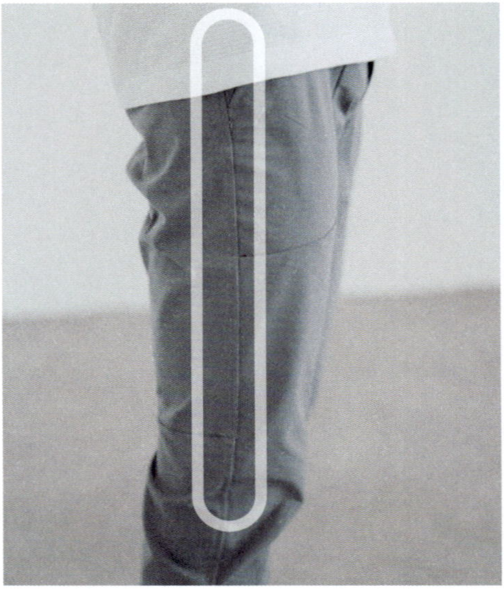

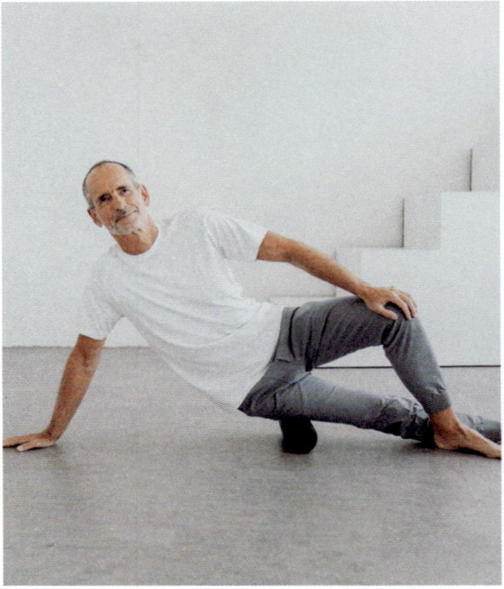

Rollbereich: Der äußere Oberschenkel von den Knien bis zum oberen Beckenrand.

Rolltechnik: Setzen Sie sich seitlich hin, stützen Sie sich ab, und legen Sie die Medi-Rolle unter Ihr rechtes Knie. Stabilisieren Sie sich mit dem linken Fuß, und rollen Sie Stück für Stück hinauf bis vor den oberen Rand des Beckens.

Linker Oberschenkel außen mit der Medi-Rolle FRM 10.6.2

Wie oben beschrieben, nur auf der anderen Seite.

Rechter Oberschenkel vorne mit der Medi-Rolle FRM 10.7.1

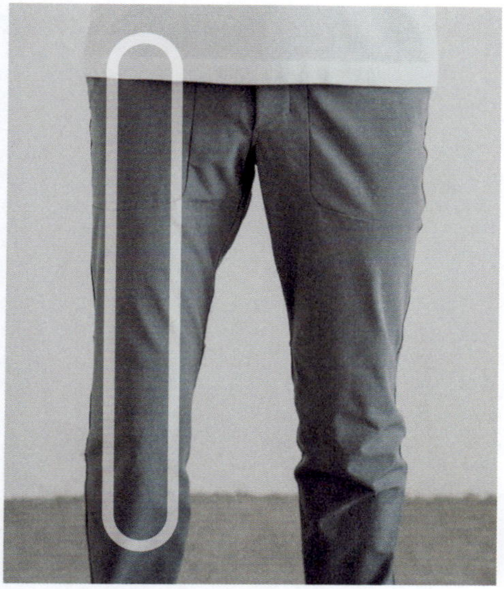

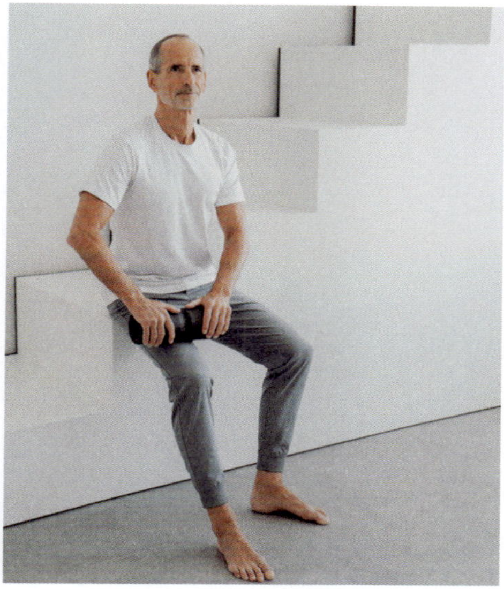

Rollbereich: Der vordere Oberschenkel von den Knien bis hinauf zum Hüftstachel.

Rolltechnik: Setzen Sie sich auf den Boden oder auf ein Möbelstück, auf dem Sie Ihren Rumpf zurücklehnen können. Beginnen Sie knapp unter der Kniescheibe, rollen Sie über sie hinweg und dann den Oberschenkel hinauf, über die Leiste hinweg bis zum vorderen Hüftstachel.

Linker Oberschenkel vorne mit der Medi-Rolle FRM 10.7.2

Wie oben beschrieben, nur auf der anderen Seite.

Beinrückseite rechts mit der Medi-Rolle FRM 11.4.1

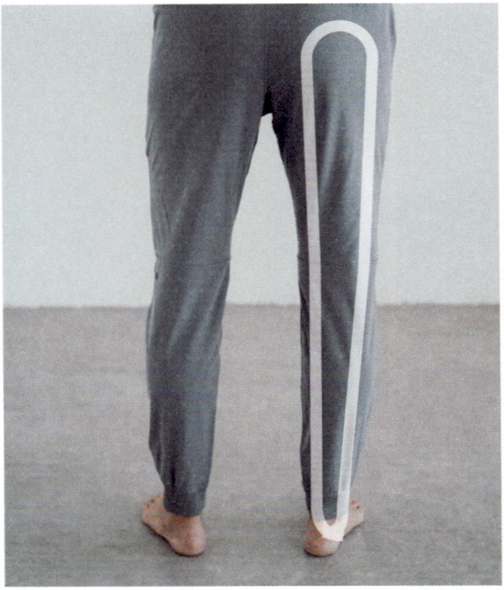

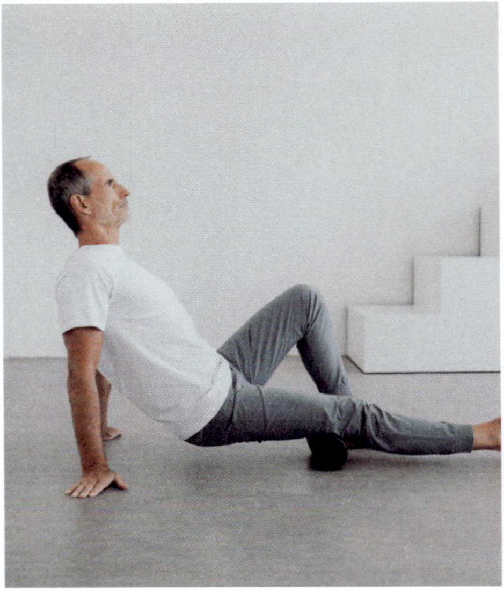

Rollbereich: Von den Fersen bis hoch zum Sitzbein.

Rolltechnik: Setzen Sie sich auf den Boden, legen Sie Ihre rechte Ferse auf die Medi-Rolle, und rollen Sie damit über die Achillessehne, die in der umlaufenden Vertiefung der Rolle liegen sollte, bis über die Kniekehle. Lassen Sie die Kniekehle aus, falls Sie eine Bakerzyste haben, und rollen Sie den hinteren Oberschenkel hinauf, bis Sie die Rolle am Sitzbein spüren.

Beinrückseite links mit der Medi-Rolle FRM 11.4.2

Wie oben beschrieben, nur auf der anderen Seite.

Rechtes Schienbein mit der Medi-Rolle FRM 12.2.1

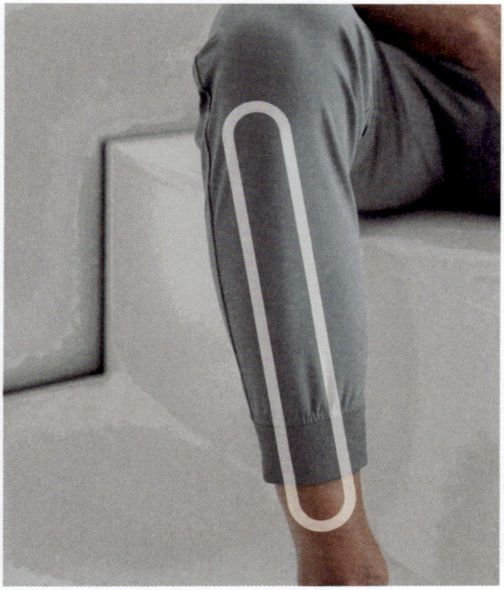

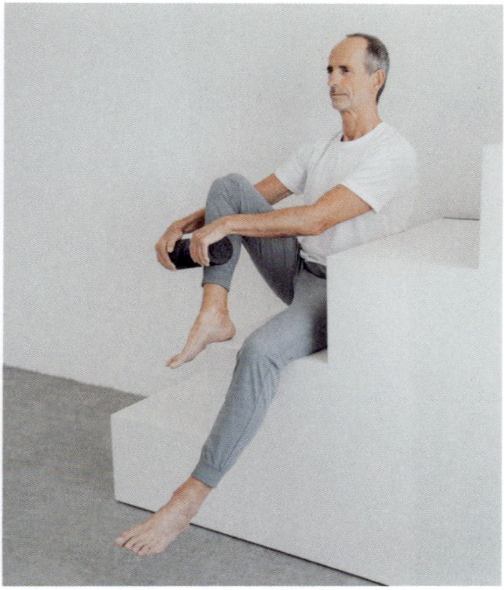

Rollbereich: Der Fußrücken bis zur Kniescheibe.

Rolltechnik: Rollen Sie mit der Medi-Rolle über Ihren Fußrücken, das Fußgelenk und das Schienbein hinauf. Achten Sie dabei darauf, dass Ihr Schienbein in der umlaufenden Vertiefung der Rolle liegt.

Linkes Schienbein mit der Medi-Rolle FRM 12.2.2

Wie oben beschrieben, nur auf der anderen Seite.

Rechte Fußsohle mit der Mini-Rolle FRM 12.4.1

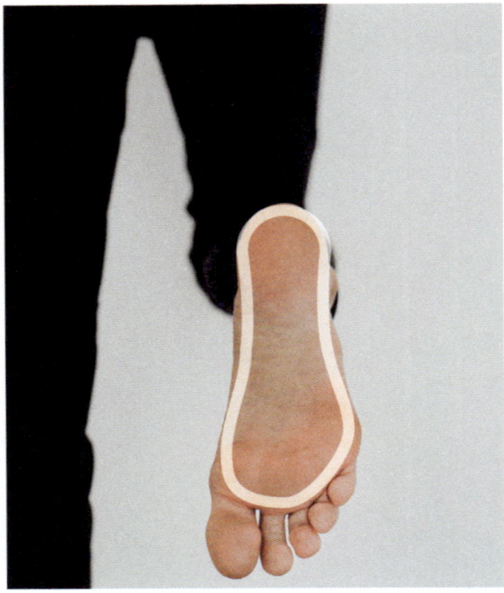

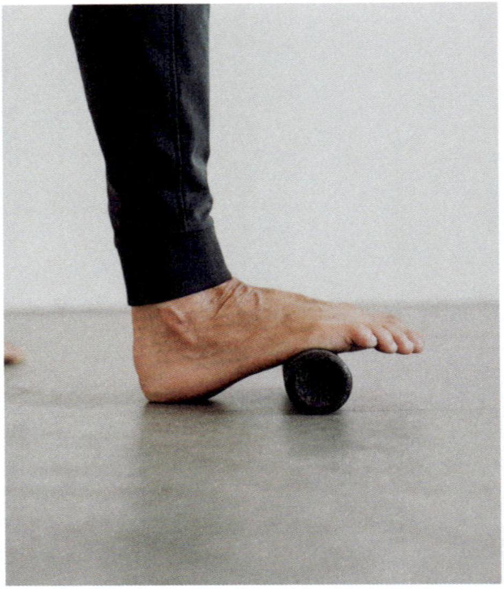

Rollbereich: Von den Zehen bis zur Ferse.

Rolltechnik: Stellen Sie sich mit den Zehen auf die Mini-Rolle. Machen Sie beugende Zehenbewegungen, und »ziehen« Sie sich dadurch Millimeter für Millimeter weiter nach vorne. Wenn Sie im Bereich des Mittelfußes sind, nehmen Sie Ihr rechtes Knie so weit nach innen, bis Sie merken, dass der Innen- und der Außenrand des Fußgewölbes gleich stark belastet werden. Weiter hinten heben Sie – ohne den Druck auf die Mini-Rolle zu senken – Ihre Ferse und senken gleichzeitig die Zehen auf den Boden. Nun ziehen Sie sich wieder millimeterweise weiter, bis zum Schluss die Rolle von der letzten Fersenkante wegrollt.

Linke Fußsohle mit der Mini-Rolle FRM 12.4.2

Wie oben beschrieben, nur auf der anderen Seite.

Die Anleitungen zur Osteopressur

Augenumrandung mit der Rundspitze LOP 1.1

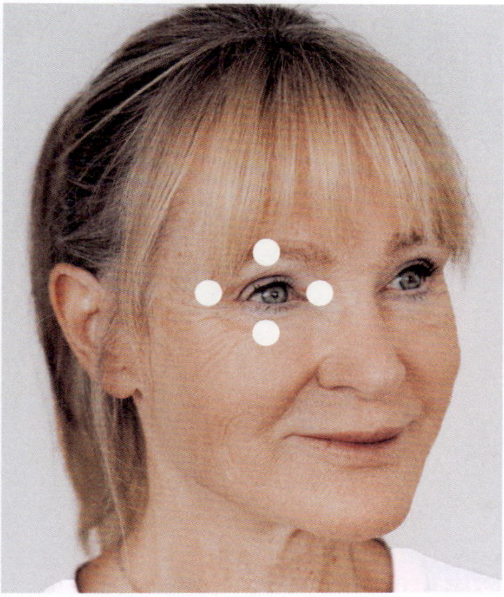

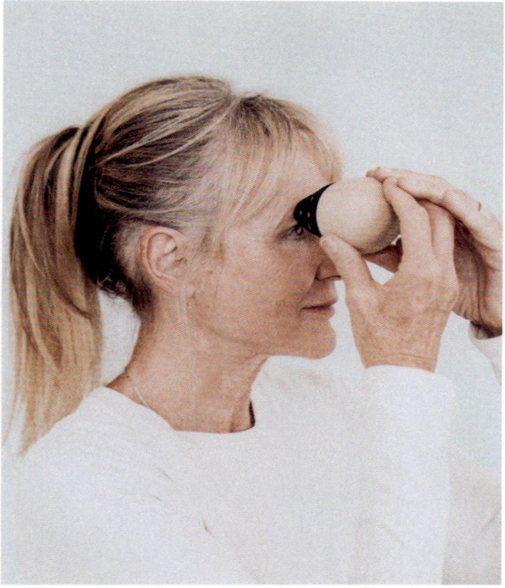

Druckpunkt: Oben, unten, rechts und links der Knochenränder, die das Auge umgeben.

Drücktechnik: Greifen Sie den Kugelgriff mit beiden Händen, und setzen Sie die Rundspitze so auf, dass sie senkrecht zu der Knochenfläche steht, an der Sie drücken.

Unterkiefer mit der Flach- oder Rundspitze LOP 1.2

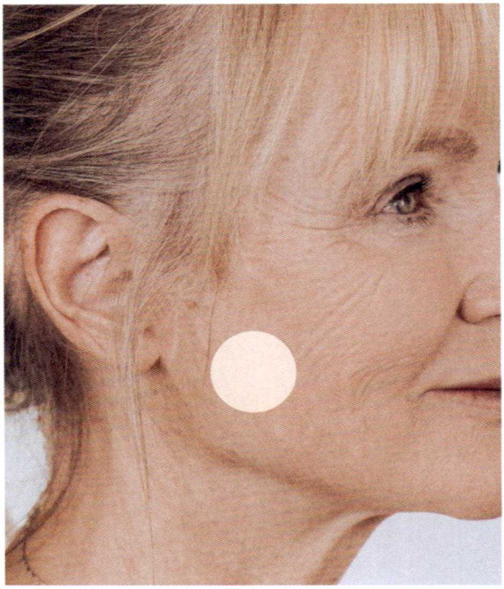

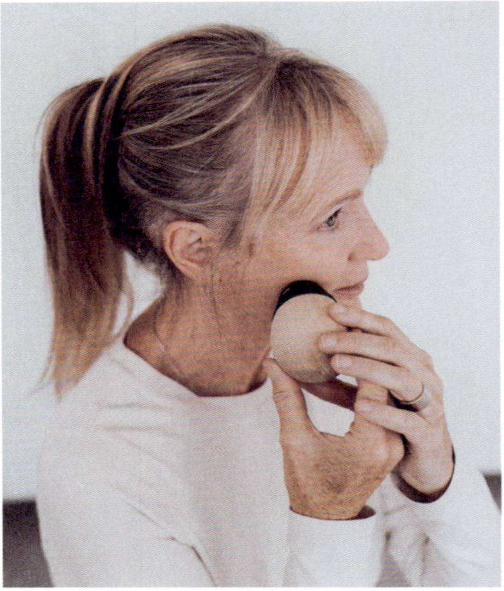

Druckpunkt: Der seitliche Unterkiefer.

Drücktechnik: Tasten Sie den Bereich vor dem Kieferwinkel ab, und merken Sie sich die empfindlichste Stelle. Greifen Sie den Kugelgriff mit beiden Händen, und setzen Sie die Flach- oder Rundspitze dort so auf, dass sie senkrecht zu der Knochenfläche steht, an der Sie drücken.

Schulterblattkante mit der Rundspitze LOP 1.3

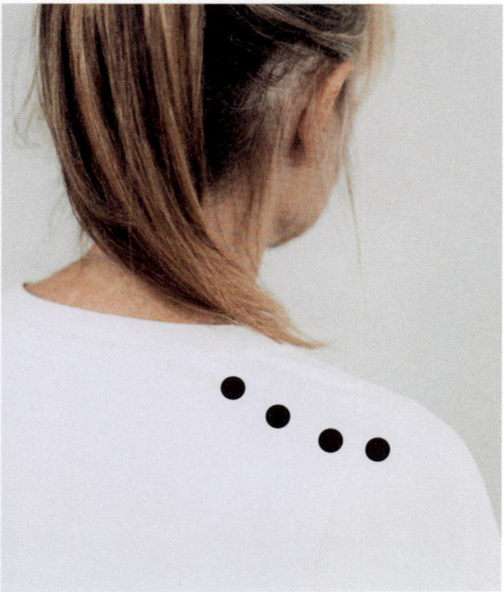

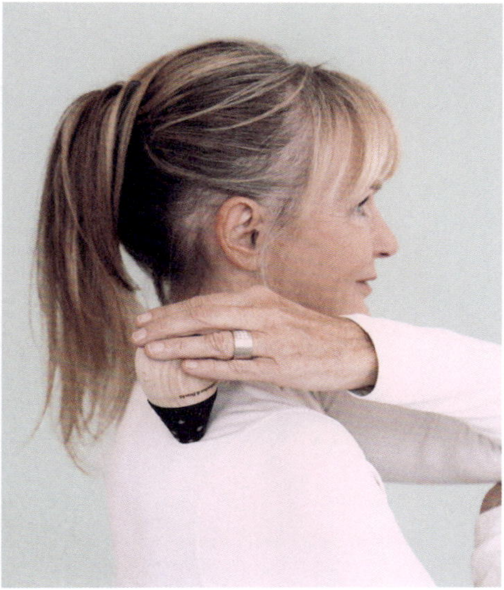

Druckbereich: Die Oberkante Ihres Schulterblattes.

Drücktechnik: Nehmen Sie den Kugelgriff in Ihre linke Hand, und greifen Sie mit rechts unter Ihren linken Ellenbogen. Drücken Sie ihn nach hinten, sodass Sie mit dem Drücker gut bis zu Ihrem Schulterblatt kommen. Drücken Sie nun zunächst alle 1 bis 2 Zentimeter testweise die Kante ab, um die empfindlichen Stellen zu lokalisieren. Dann drücken Sie dort mit der Druckrichtung von oben nach unten.

Hinterkopf mit der Rund- oder Flachspitze LOP 1.4

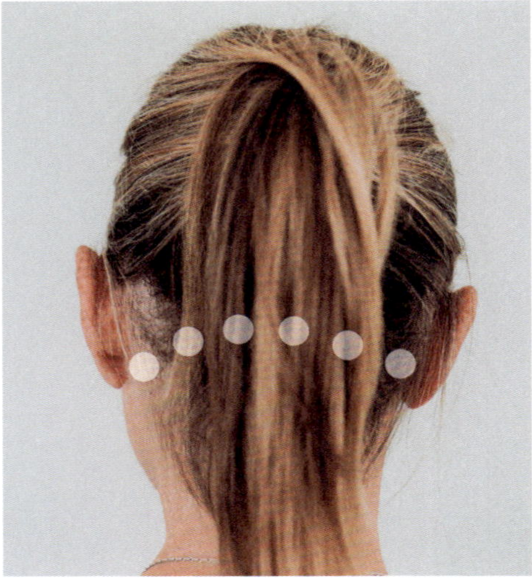

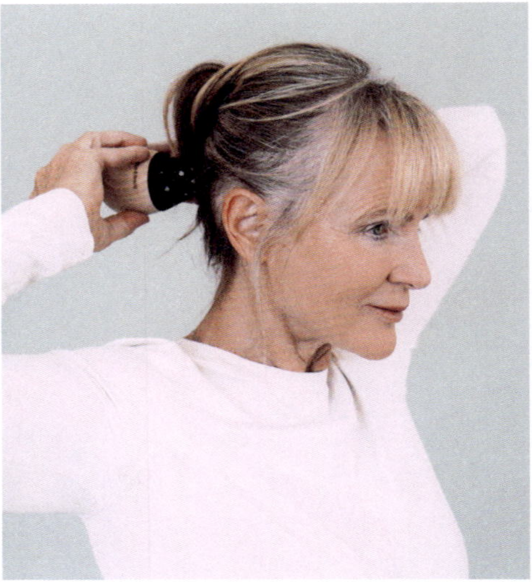

Druckbereich: Die hintere untere Schädelkante zwischen den Ohren.

Drücktechnik: Nehmen Sie den Kugelgriff mit der aufgesetzten Rund- oder Flachspitze zunächst in die rechte Hand, und fühlen Sie mit den Fingern der linken Hand hinter dem rechten Ohr, wo die Schädelkante verläuft. Setzen Sie die Rund- oder Flachspitze dort auf. Wandern Sie nun mit beiden Händen an der Kante entlang Richtung Schädelmitte. Überall, wo Sie empfindliche Stellen ertasten, halten Sie an, drücken und gehen dann weiter. Wenn die rechte Schädelunterkante abgearbeitet ist, machen Sie das Gleiche auf der linken Seite mit der jeweils anderen Hand.

Schläfe mit der Flach- oder Rundspitze LOP 1.5

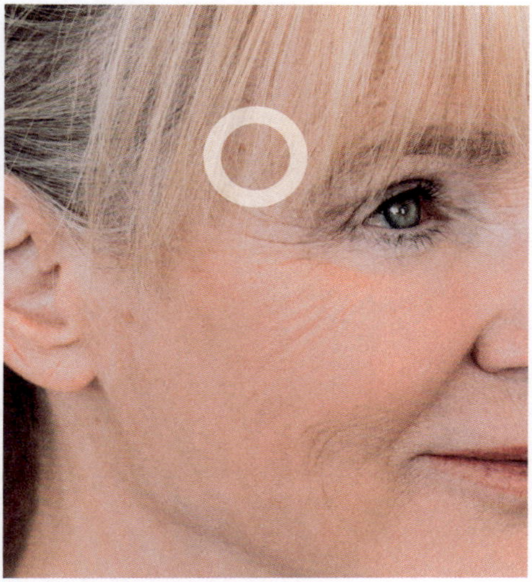

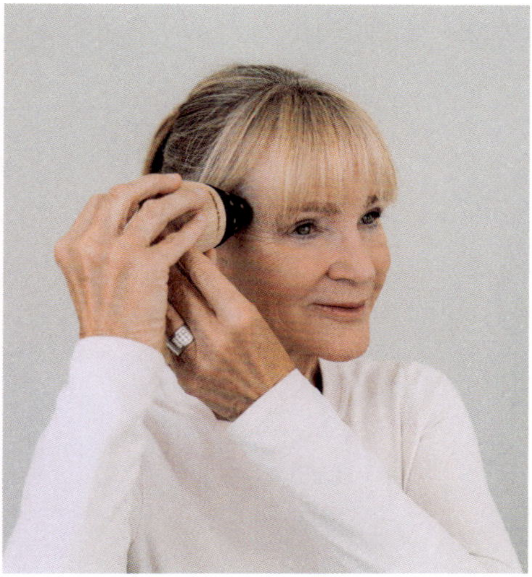

Druckpunkt: Die nach vorne auslaufende Schläfenvertiefung.

Drücktechnik: Fühlen Sie an der rechten Schläfe zunächst die Vertiefung mit den Fingern der linken Hand. Drücken Sie dann sanft mit der rechten Hand, und stabilisieren Sie das Drücken mit der linken.

Halswirbelsäule mit der Spitze oder Rundspitze LOP 1.6

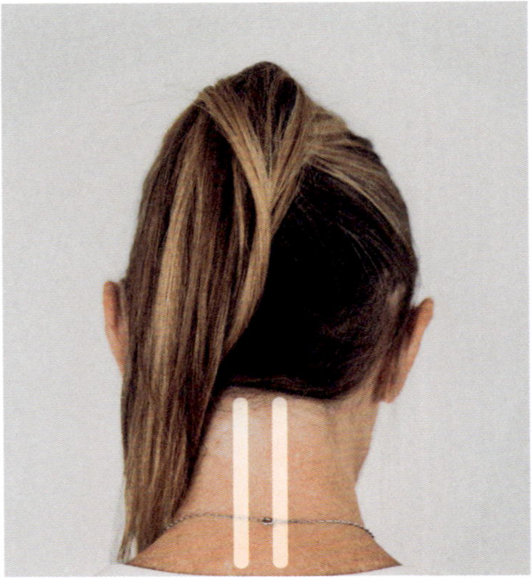

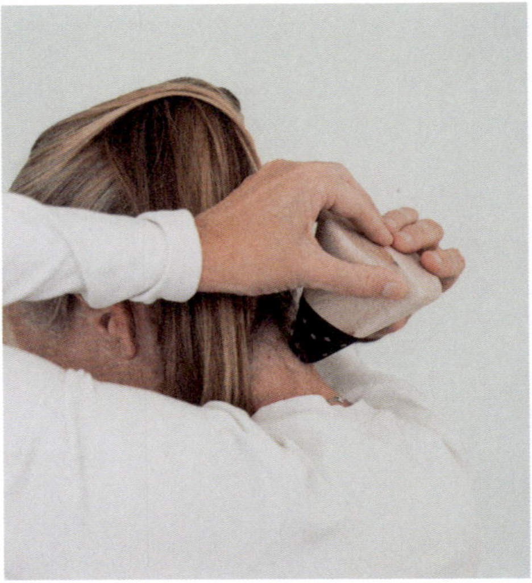

Druckbereich: Die Halswirbelsäule bis hoch zum Schädel.

Drücktechnik: Nehmen Sie die Spitze auf den Kegel, denn damit können Sie die Winkel besser einstellen und trotzdem hohen Druck aufbauen. Beginnen Sie auf der rechten Seite direkt unter der Schädelkante neben den meist gut spürbaren Dornfortsätzen. Drücken Sie nicht direkt von hinten, sondern leicht oder sogar mehr schräg von der Seite. Wählen Sie dabei den Winkel, der die meiste Intensität erzeugt. Drücken Sie nur dort, wo die Empfindlichkeit hoch ist. Arbeiten Sie sich immer weiter nach unten, und machen Sie das Gleiche auf der linken Seite.

Zwerchfell mit der Spitze LOP 2.1

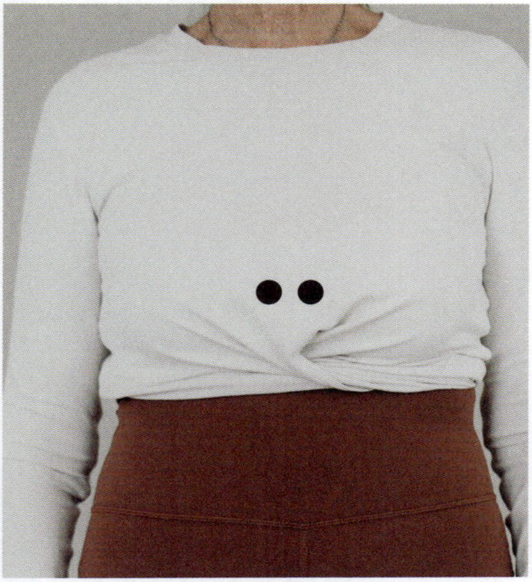

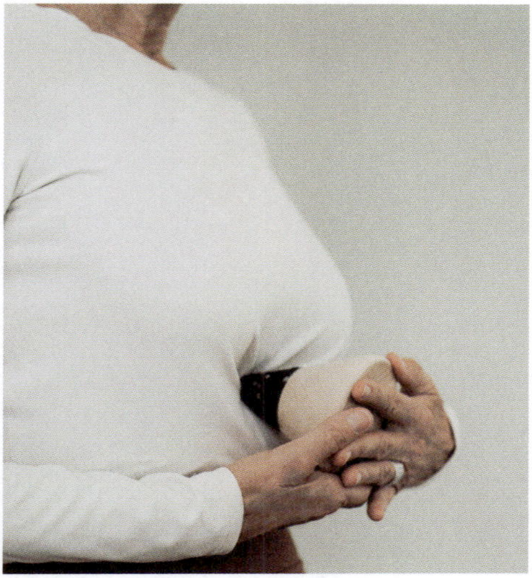

Druckpunkt: Zwei Punkte im Winkel zwischen dem Schwertfortsatz und dem linken und rechten Rippenbogen.

Drücktechnik: Fühlen Sie diesen Winkel, nehmen Sie den Kegel in beide Hände, und bauen Sie Druck möglichst eng an seiner Spitze auf. Probieren Sie, in welcher Druckrichtung Sie die höchste Intensität spüren.

Brustbein mit der Spitze oder der Rundspitze LOP 2.2

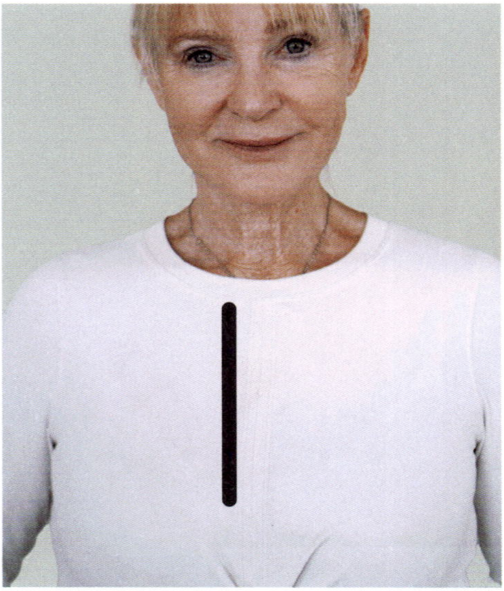

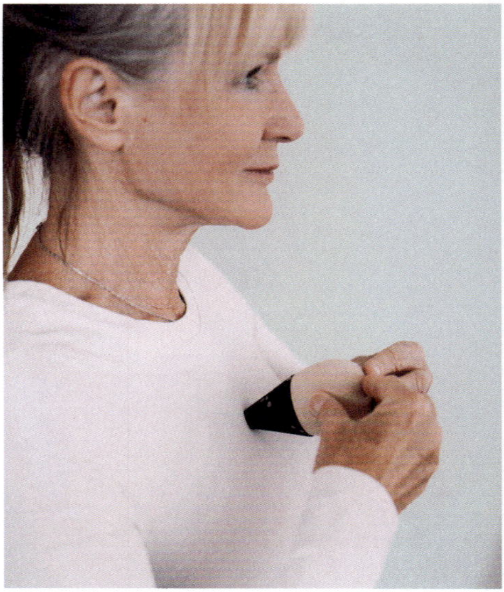

Druckbereich: Die Linie entlang des Brustbeinrandes.

Drücktechnik: Nutzen Sie hier den Kugelgriff oder auch den Kegel. Beginnen Sie am unteren Ende, und testen Sie zunächst, wo die empfindlichsten Bereiche sind. Drücken Sie diese dann Stück für Stück, und halten Sie den Drücker dabei senkrecht zur Brustbeinfläche.

Schambein mit der Flachspitze LOP 2.3

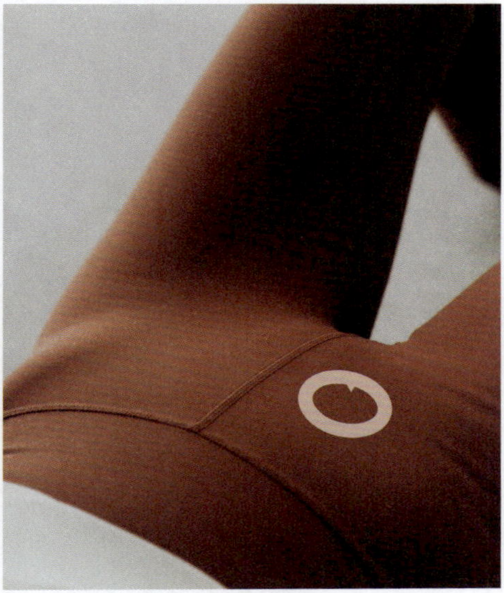

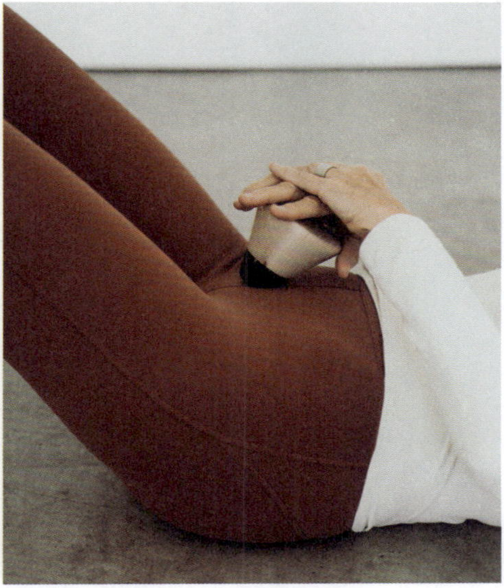

Druckpunkt: Das Schambein beziehungsweise die beiden Schambeinhöcker rechts und links neben der Schambeinfuge.

Drücktechnik: Setzen Sie die Flachspitze auf den Kegel, und richten Sie die Druckrichtung etwa auf 45 Grad von oben und vorne aus. Variieren Sie die Druckrichtung ein wenig, bis Sie die höchste Empfindlichkeit spüren.

Diese Übung finden Sie auch unter dem folgenden Link und über den QR-Code: lie-br.com/2-3

Brustwirbelsäule mit der Spitze LOP 2.4

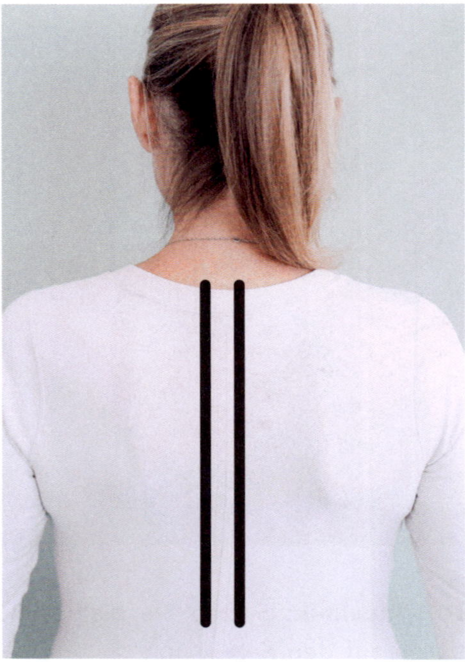

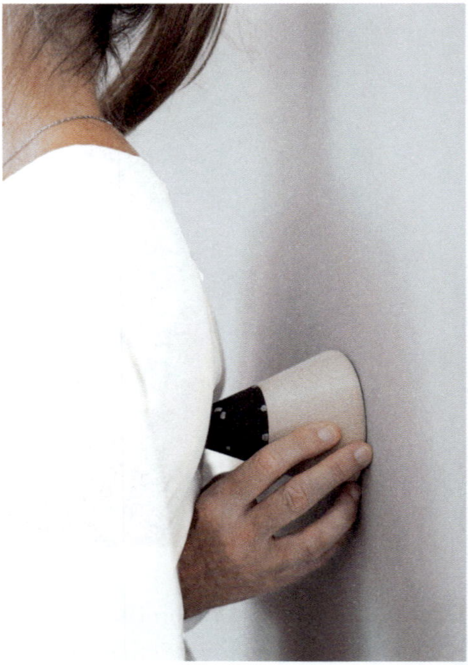

Druckbereich: Die Brustwirbelsäule entlang der Dornfortsätze an beiden Seiten.

Drücktechnik: Schieben Sie die Spitze auf den Kegel. Stellen Sie sich an eine Wand, und positionieren Sie den Kegel mit einer Hand so, dass Sie die gewünschten Stellen erreichen. Verschaffen Sie sich einen Überblick, wo die empfindlichen Bereiche sind, bevor Sie gezielt mit dem Drücken beginnen.

Lendenwirbelsäule mit der Spitze LOP 2.5

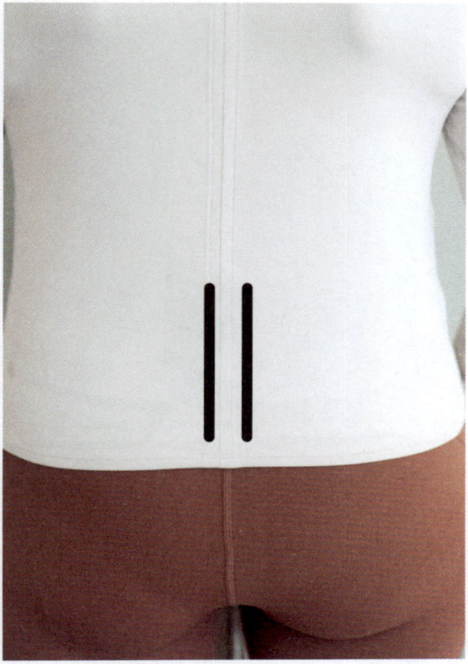

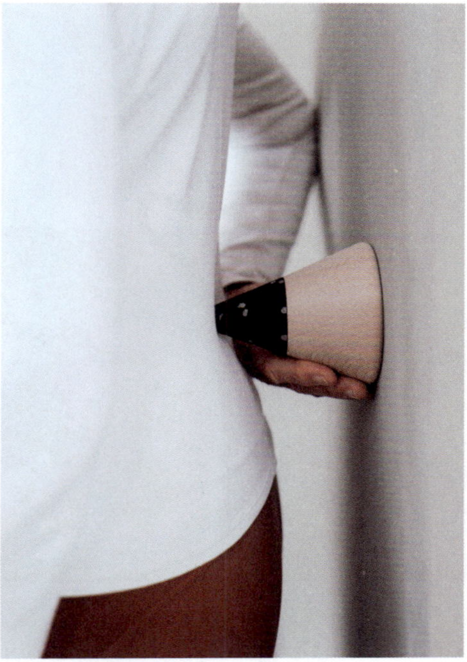

Druckbereich: Die Lendenwirbelsäule entlang der Dornfortsätze an beiden Seiten.

Drücktechnik: Schieben Sie die Spitze auf den Kegel. Stellen Sie sich an eine Wand, und positionieren Sie den Kegel mit einer Hand so, dass Sie die gewünschten Stellen erreichen. Verschaffen Sie sich einen Überblick, wo die empfindlichen Bereiche sind, bevor Sie gezielt mit dem Drücken beginnen.

Kreuzbein mit der Rundspitze LOP 2.6

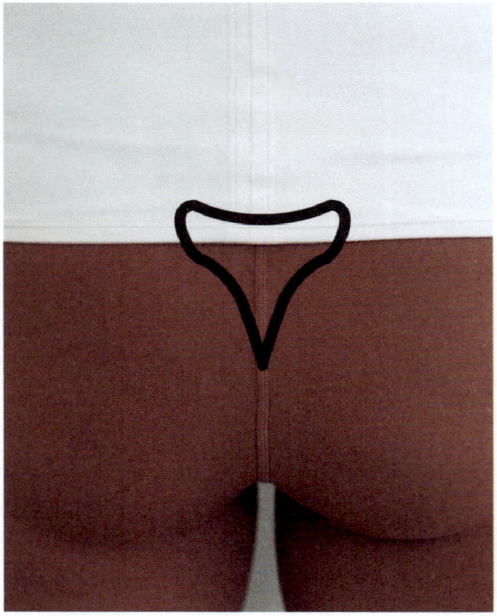

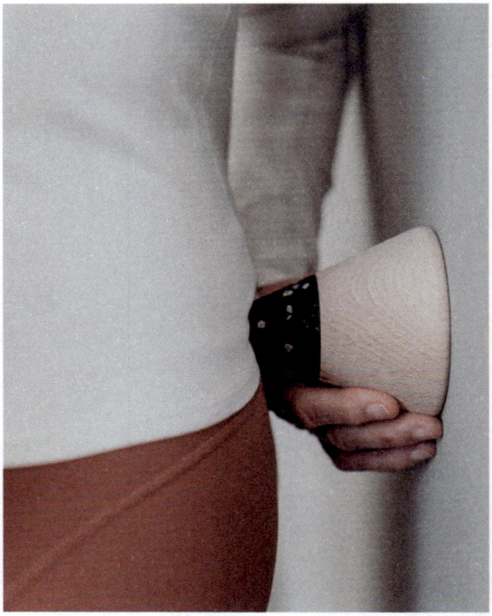

Druckbereich: Das Kreuzbein auf der ganzen Fläche.

Drücktechnik: Schieben Sie die Spitze auf den Kegel. Stellen Sie sich an eine Wand, und positionieren Sie den Kegel mit einer Hand so, dass Sie die gewünschten Stellen erreichen. Verschaffen Sie sich einen Überblick, wo die empfindlichen Bereiche sind, bevor Sie gezielt mit dem Drücken beginnen.

Rechter Oberschenkel innen mit der Spitze LOP 2.7.1

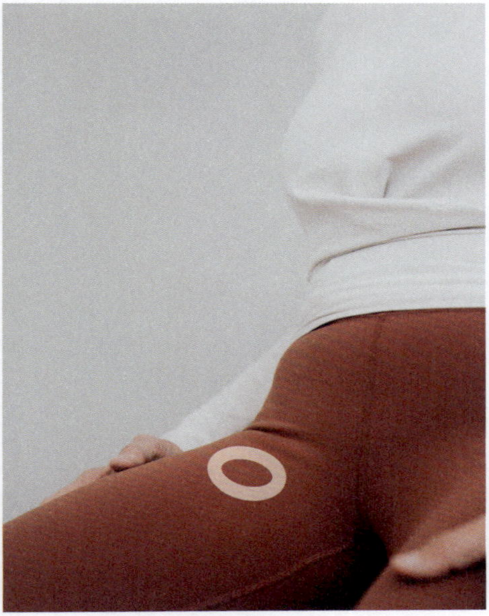

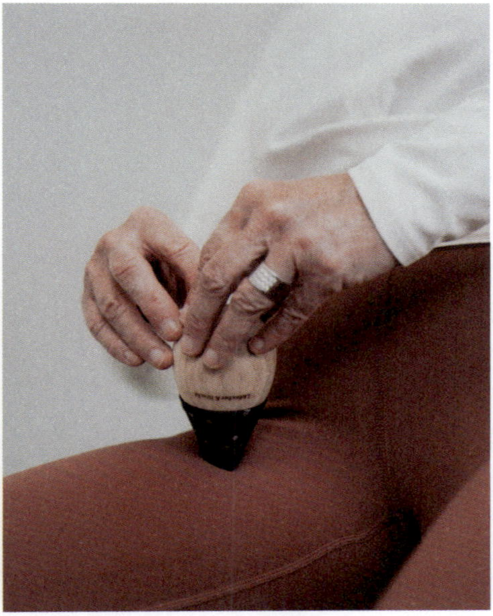

Druckpunkt: Eine kleine Stelle halbschräg zwischen der Vorder- und Innenseite Ihres Oberschenkels in Höhe Ihres Schrittes.

Drücktechnik: Setzen Sie die Spitze auf den Kugelgriff, und gehen Sie vom Schritt mit dem rechten Daumen nach rechts an den inneren Oberschenkel. Drücken Sie die linke Hand gegen die rechte Knieinnenseite, wenn Sie jetzt das rechte Knie nach links ziehen wollen. Spüren Sie mit dem Daumen, wie sich ein dicker Muskel in Ihrer Oberschenkelinnenseite anspannt. Am Rand dieses Muskels tasten Sie nach unten, bis Sie eine empfindliche Stelle fühlen. Dort setzen Sie die Spitze an und verändern den Druckwinkel, bis Sie die Position gefunden haben, an der Sie die höchste Intensität fühlen.

Linker Oberschenkel innen mit der Spitze LOP 2.7.2

Wie oben beschrieben, nur auf der anderen Seite.

Rechtes Schulterblatt mit der Flachspitze LOP 3.1.1

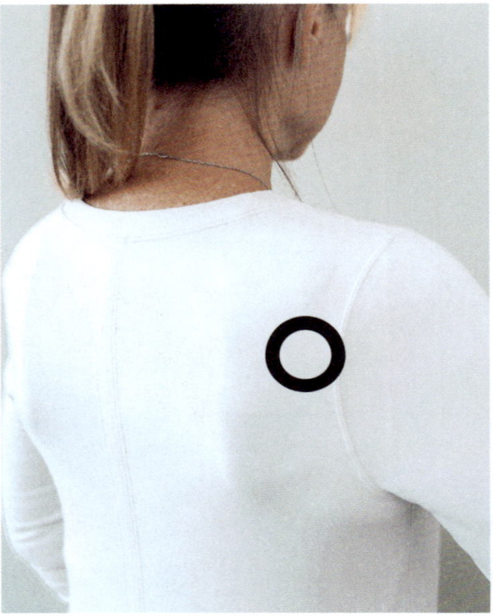

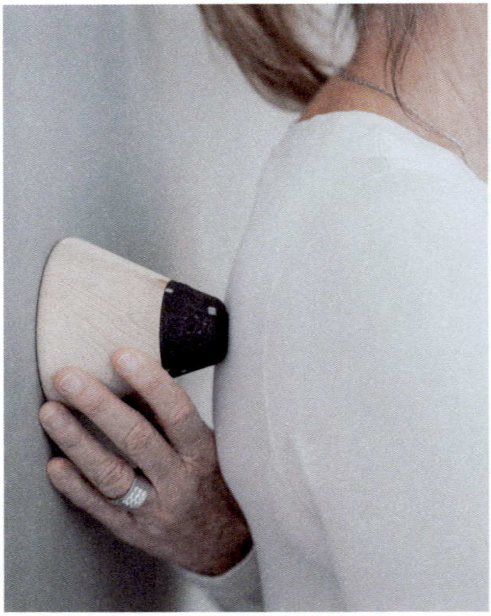

Druckpunkt: Das Schulterblatt in der Mitte der Schulterblattfläche.

Drücktechnik: Schieben Sie die Flachspitze auf den Kegel. Stellen Sie sich an eine Wand, und positionieren Sie den Kegel mit einer Hand so, dass Sie die gewünschten Stellen erreichen. Verschaffen Sie sich einen Überblick, wo der empfindlichste Bereich ist, bevor Sie gezielt mit dem Drücken beginnen.

Linkes Schulterblatt mit der Flachspitze LOP 3.1.2

Wie oben beschrieben, nur auf der anderen Seite.

Rechtes Schlüsselbein mit der Spitze LOP 3.2.1

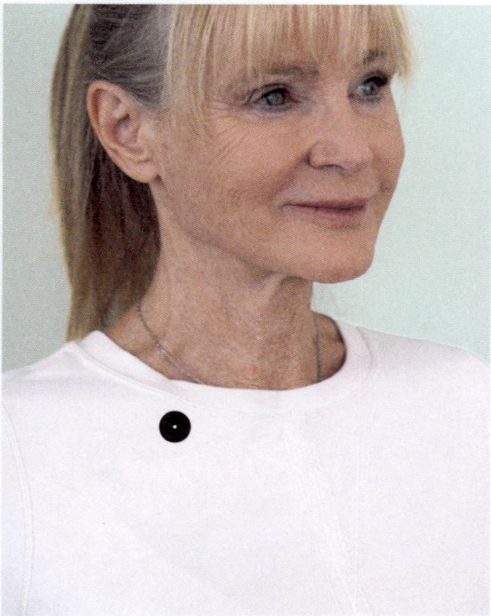

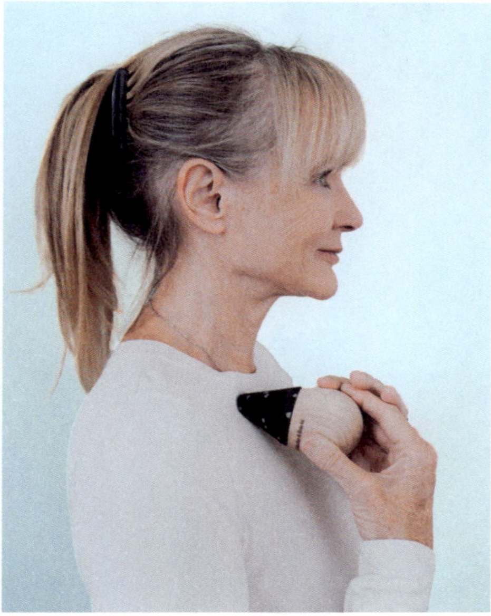

Druckpunkt: Das Ende des ersten Drittels des Schlüsselbeins von der Mitte nach außen gerechnet.

Drücktechnik: Nehmen Sie den Kugelgriff in beide Hände, und bestimmen Sie ungefähr das Ende des ersten Drittels Ihres rechten Schlüsselbeins. Setzen Sie die Spitze so an, dass die Druckrichtung leicht von unten nach oben zeigt, und probieren Sie aus, wo Sie die größte Empfindlichkeit spüren, bevor Sie gezielt drücken.

Linkes Schlüsselbein mit der Spitze LOP 3.2.2

Wie oben beschrieben, nur auf der anderen Seite.

Rechte Schulterblattseite mit der Flachspitze LOP 3.3.1

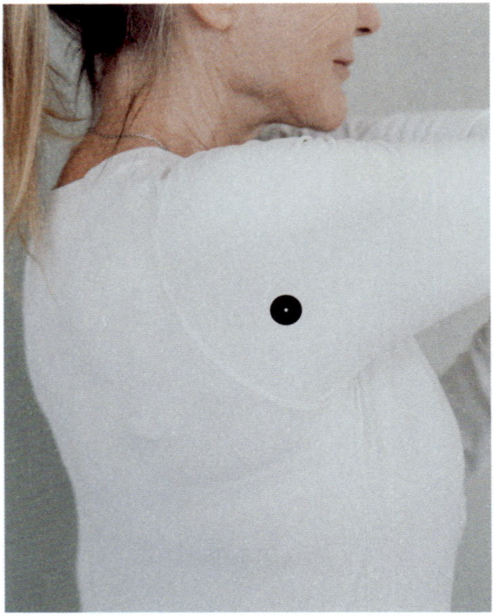

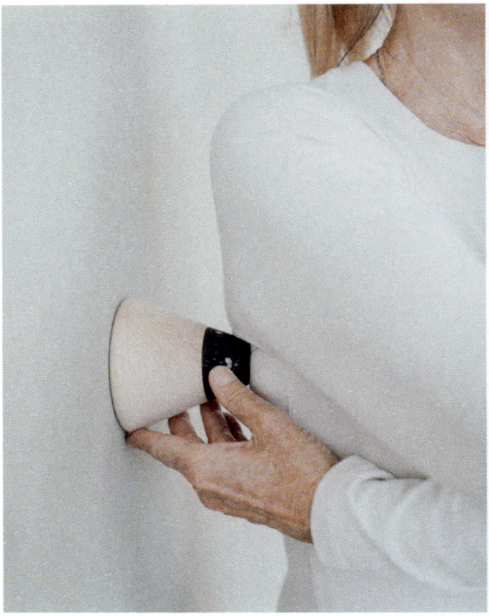

Druckpunkt: Die äußere Kante des Schulterblattes nah am Schultergelenk.

Drücktechnik: Schieben Sie die Flachspitze auf den Kegel. Stellen Sie sich mit der rechten Seite an eine Wand, und greifen Sie mit Ihrer linken Hand an die Außenkante des rechten Schulterblattes, bis Sie eine deutlich empfindliche Stelle finden. Positionieren Sie den Kegel mit einer Hand so, dass Sie diese Stelle erreichen. Probieren Sie leicht veränderte Druckrichtungen durch minimales Drehen Ihres Körpers, bis Sie den empfindlichsten Bereich gut erreichen können. Drücken Sie diesen dann gezielt.

Linke Schulterblattseite mit der Flachspitze LOP 3.3.2

Wie oben beschrieben, nur auf der anderen Seite.

Rechter Ellenbogen innen mit der Flachspitze LOP 3.4.1

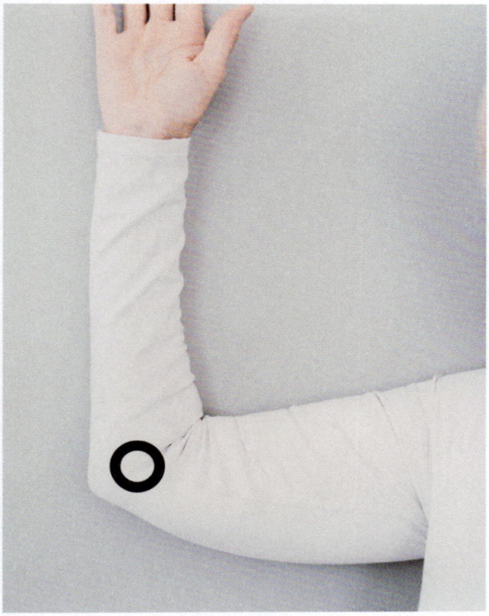

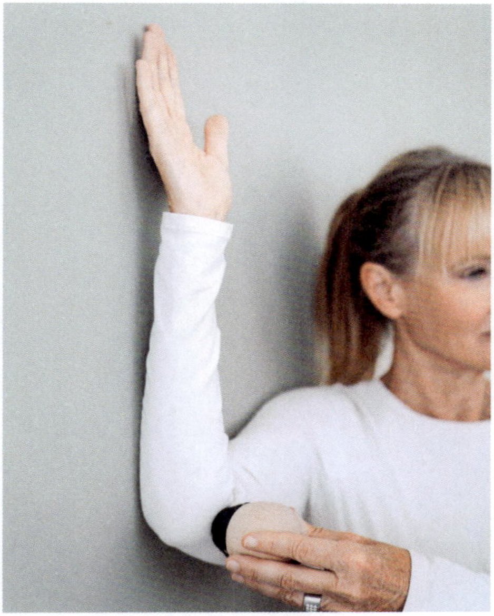

Druckpunkt: Die Knochenspitze an der Innenseite des rechten Ellenbogens.

Drücktechnik: Schieben Sie die Flach- oder Rundspitze auf den Kugelgriff. Stellen Sie sich mit der rechten Seite an eine Wand, und greifen Sie mit Ihrer linken Hand unter Ihren rechten Ellenbogen. Sie berühren jetzt fast automatisch mit Ihrem linken Daumen diese Knochenspitze. Positionieren Sie den Kugelgriff mit einer Hand so, dass Sie diese Stelle erreichen. Probieren Sie leicht veränderte Druckrichtungen durch minimales Bewegen des Kugelgriffs, bis Sie den Winkel gefunden haben, der die höchste Intensität auslöst. Drücken Sie dann gezielt in dieser Richtung.

Linker Ellenbogen innen mit der Flach- oder Rundspitze LOP 3.4.2

Wie oben beschrieben, nur auf der anderen Seite.

Rechter Ellenbogen außen mit der Spitze LOP 3.5.1

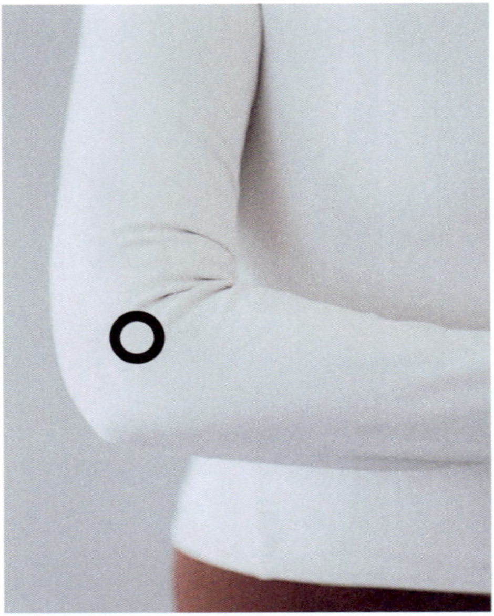

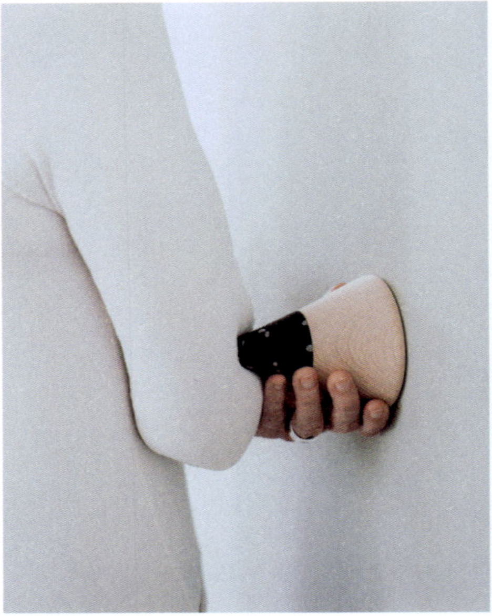

Druckpunkt: Die Mulde über der rechten Ellenbogenaußenwölbung.

Drücktechnik: Halten Sie Ihren rechten Unterarm quer vor sich. Greifen Sie mit der linken Handfläche unter Ihren rechten Ellenbogen. Ihr linker Daumen liegt über der äußeren Ellenbogenwölbung. Wenn Sie ihn Richtung Oberarm bewegen, spüren Sie eine Knochenmulde. Stellen Sie sich mit der rechten Seite an eine Wand, und positionieren Sie den Kegel mit Spitze an der Wand so, dass Sie diese Stelle erreichen. Probieren Sie leicht veränderte Druckrichtungen, bis Sie den empfindlichsten Punkt gut erreichen können. Drücken Sie diesen dann gezielt.

Linker Ellenbogen außen mit der Spitze LOP 3.5.2

Wie oben beschrieben, nur auf der anderen Seite.

Rechter Unterarm mit der Spitze LOP 3.6.1

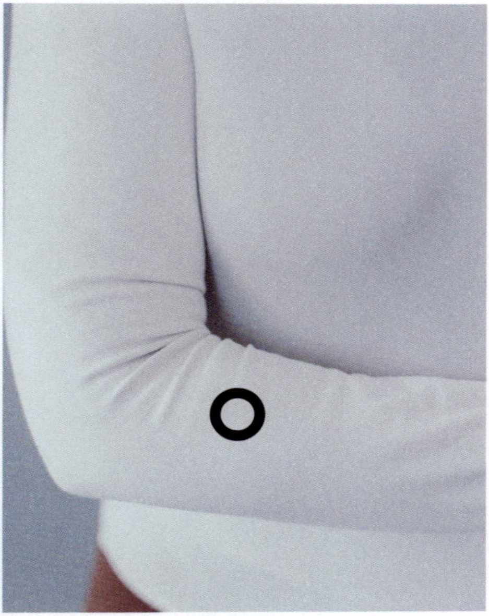

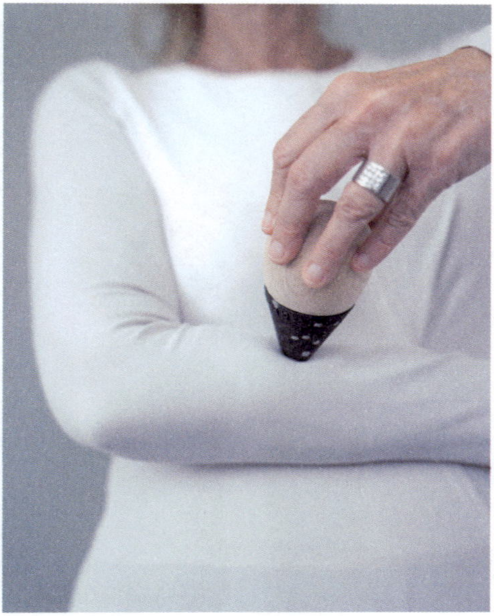

Druckpunkt: Der Unterarmknochen an der Daumenseite, die Speiche.

Drücktechnik: Nehmen Sie Ihren rechten Unterarm quer vor Ihren Körper. Greifen Sie mit der linken Hand den Kugelgriff mit der Spitze. Messen Sie das Ende des ersten Drittels des Unterarms vom Ellenbogen bis zum Handgelenk ab. Setzen Sie dort von oben vorne die Spitze auf, und suchen Sie die empfindlichste Stelle. Probieren Sie leicht veränderte Druckrichtungen durch minimale Bewegungen Ihres Armes. Wenn Sie die höchste Intensität gefunden haben, drücken Sie diesen Punkt gezielt.

Linker Unterarm mit der Spitze LOP 3.6.2

Wie oben beschrieben, nur auf der anderen Seite.

Rechte Gesäßhälfte mit der Flachspitze LOP 4.1.1

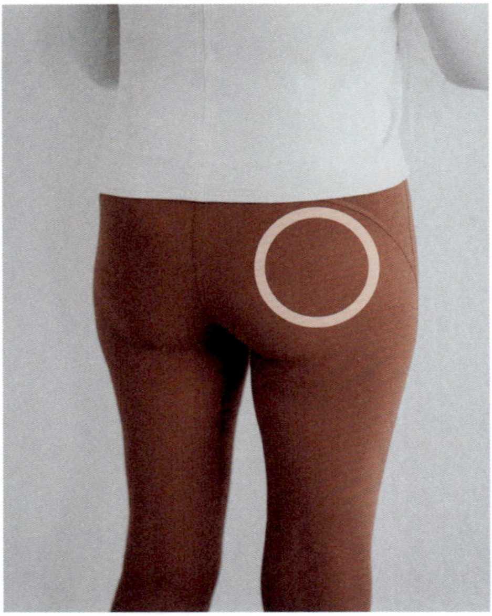

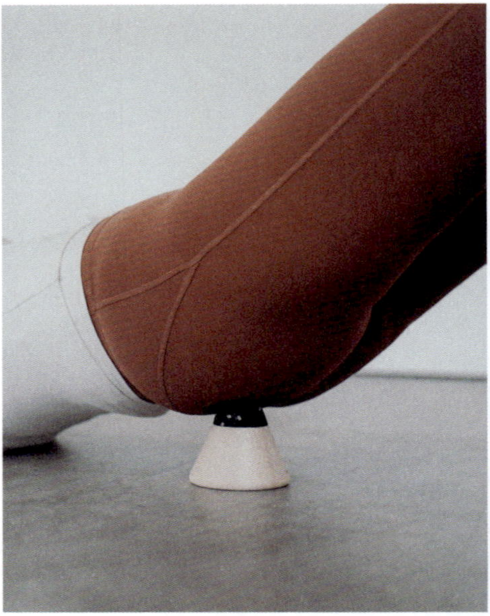

Druckbereich: Die gesamte rechte Gesäßhälfte.

Drücktechnik: Legen Sie sich auf den Rücken, und stellen Sie den Kegel mit aufgesetzter Flachspitze auf den Boden. Heben Sie Ihr Gesäß darüber, und suchen Sie die gesamte Fläche nach empfindlichen Stellen ab. Nachdem Sie sich einen Überblick verschafft haben, beginnen Sie mit den Stellen, die die höchste Intensität auslösen.

Linke Gesäßhälfte mit der Flachspitze

LOP 4.1.2

Wie oben beschrieben, nur auf der anderen Seite.

Rechte Hüfte vorne mit der Rund- oder Flachspitze LOP 4.2.1

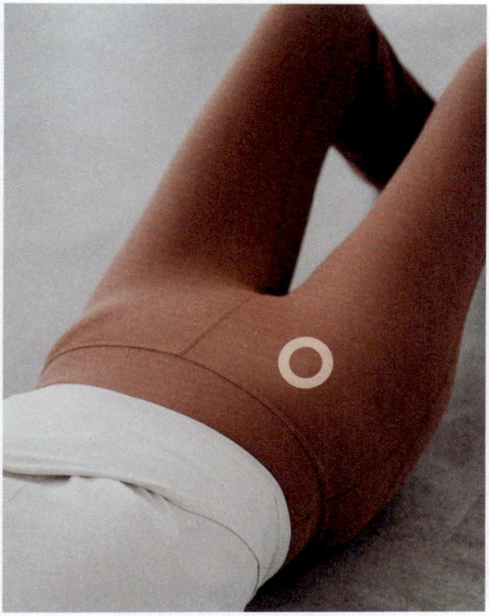

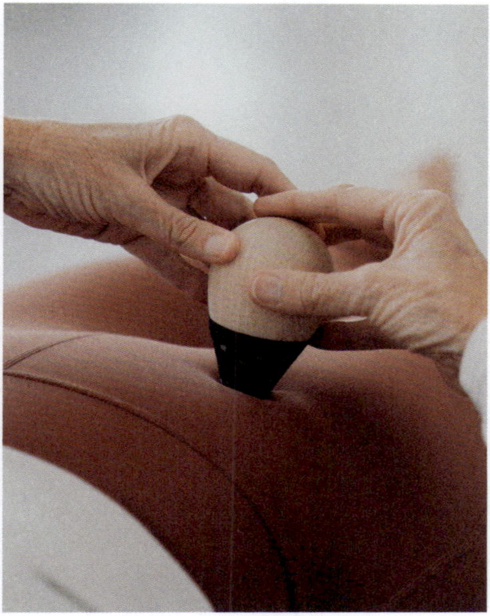

Druckpunkt: Etwa in der Mitte zwischen Hüftstachel und Leiste befindet sich eine kleine empfindliche Fläche. Meist liegt sie nicht senkrecht unter dem Hüftstachel, sondern etwas nach innen Richtung Schritt.

Drücktechnik: Nehmen Sie den Kugelgriff in beide Hände, und suchen Sie diesen Bereich ab. Wenn Sie den empfindlichsten Punkt fühlen, drücken Sie diesen gezielt. Die Druckrichtung ist senkrecht von oben.

Linke Hüfte vorne mit der Rund- oder Flachspitze

LOP 4.2.2

Wie oben beschrieben, nur auf der anderen Seite.

Rechte Hüfte außen mit der Rundspitze LOP 4.3.1

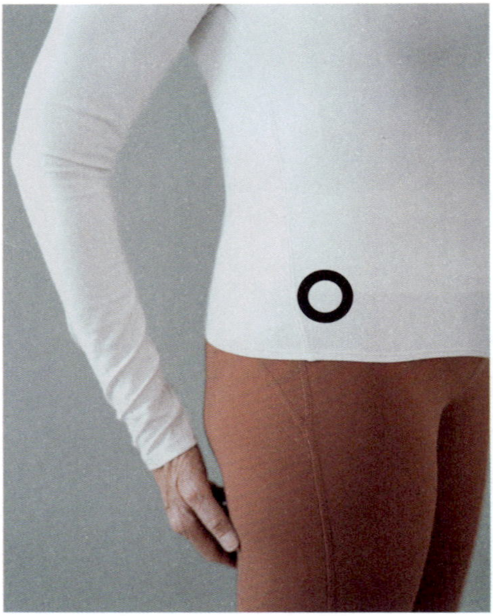

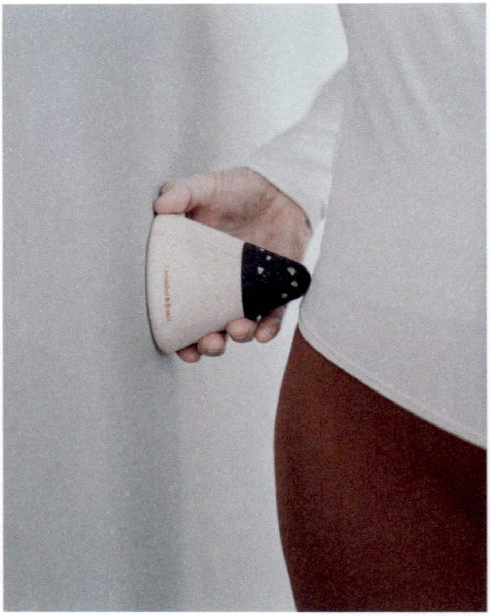

Druckpunkt: Seitlich unter dem Knochenrand des Beckens.

Drücktechnik: Schieben Sie die Rundspitze auf den Kegel. Stellen Sie sich mit der rechten Seite an eine Wand, und positionieren Sie den Kegel so an der Wand, dass Sie diese Stelle gut erreichen können, wenn Sie sich dagegenlehnen. Probieren Sie leicht veränderte Druckrichtungen durch minimales Drehen Ihres Körpers, bis Sie den empfindlichsten Punkt gut erreichen können. Drücken Sie diesen dann gezielt.

Linke Hüfte außen mit der Rundspitze

LOP 4.3.2

Wie oben beschrieben, nur auf der anderen Seite.

Rechter Oberschenkel außen mit der Rundspitze LOP 4.4.1

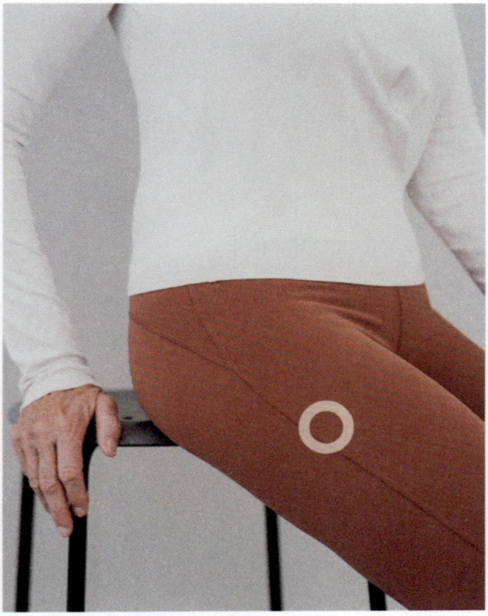

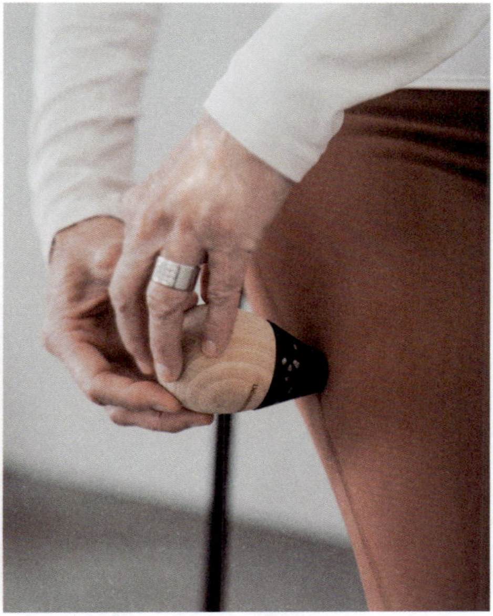

Druckpunkt: Am äußeren Oberschenkel.

Drücktechnik: Messen Sie im Stehen die Hälfte der Strecke zwischen dem unteren Rand Ihrer Kniescheibe und dem Hüftstachel. Merken Sie sich diesen Punkt. Nehmen Sie den Kugelgriff mit aufgesetzter Rundspitze in beide Hände, und setzen Sie die Spitze von der Seite an. Probieren Sie mit ganz kleinen Verschiebungen und Winkelveränderungen aus, wo Sie die größte Empfindlichkeit spüren, bevor Sie gezielt drücken. Drücken Sie nicht in unmittelbarer Nähe einer Bakerzyste.

Linker Oberschenkel außen mit der Rundspitze

LOP 4.4.2

Wie oben beschrieben, nur auf der anderen Seite.

Rechtes Knie innen mit der Flachspitze LOP 4.5.1

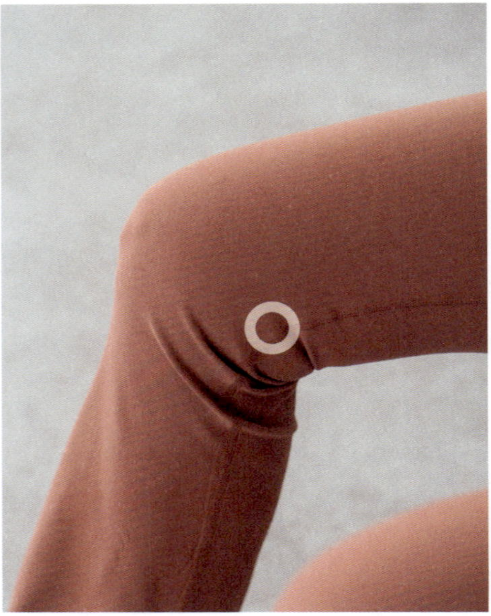

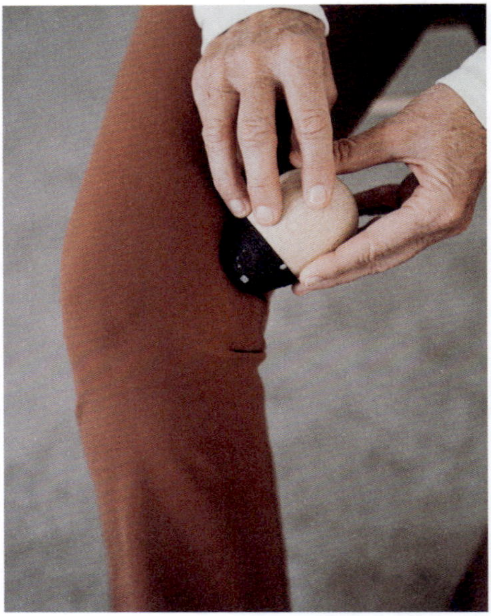

Druckpunkt: Am nach innen heraussstehenden Knochenwulst des Oberschenkelknochens.

Drücktechnik: Tasten Sie mit Ihrem rechten Daumen am Oberschenkelknochen entlang, bis Sie fühlen, dass er breiter wird. Nehmen Sie den Kugelgriff mit aufgesetzter Flachspitze in beide Hände, und schieben Sie damit am Knochen entlang gegen den hervorstehenden Knochenwulst eher unten zur Beinrückseite hin. Probieren Sie mit ganz kleinen Verschiebungen und Winkelveränderungen aus, wo Sie die größte Empfindlichkeit spüren, bevor Sie gezielt drücken. Drücken Sie nicht in unmittelbarer Nähe einer Bakerzyste.

Linkes Knie innen mit der Flachspitze

LOP 4.5.2

Wie oben beschrieben, nur auf der anderen Seite.

Rechtes Knie außen mit der Flachspitze LOP 4.6.1

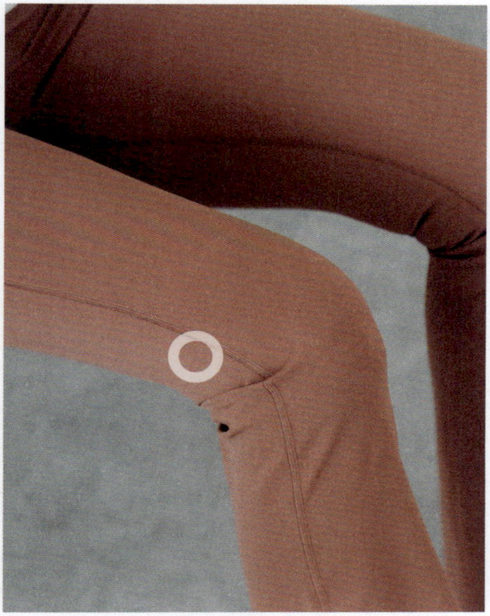

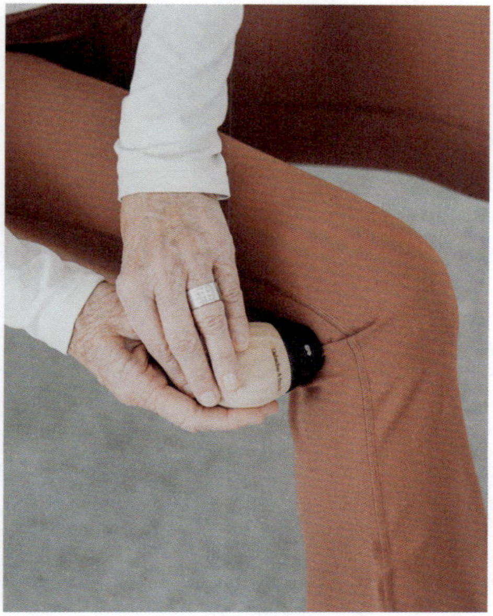

Druckpunkt: Am nach außen herausstehenden Knochenwulst des Oberschenkelknochens.

Drücktechnik: Tasten Sie mit dem rechten Mittelfinger bei fest gestrecktem Knie am Oberschenkelknochen entlang, bis Sie fühlen, dass er breiter wird. Verwechseln Sie diesen Knochenwulst nicht mit dem Wadenbeinköpfchen. Nehmen Sie den Kugelgriff mit Flachspitze in beide Hände, und schieben Sie damit am Knochen entlang gegen den hervorstehenden Knochenwulst eher unten zur Beinrückseite hin. Probieren Sie mit ganz kleinen Verschiebungen und Winkelveränderungen, wo Sie die größte Empfindlichkeit spüren, bevor Sie gezielt drücken. Aber nicht in unmittelbarer Nähe einer Bakerzyste.

Linkes Knie außen mit der Flachspitze

LOP 4.6.2

Wie oben beschrieben, nur auf der anderen Seite.

Rechtes Knie innen mit der Rundspitze LOP 4.7.1

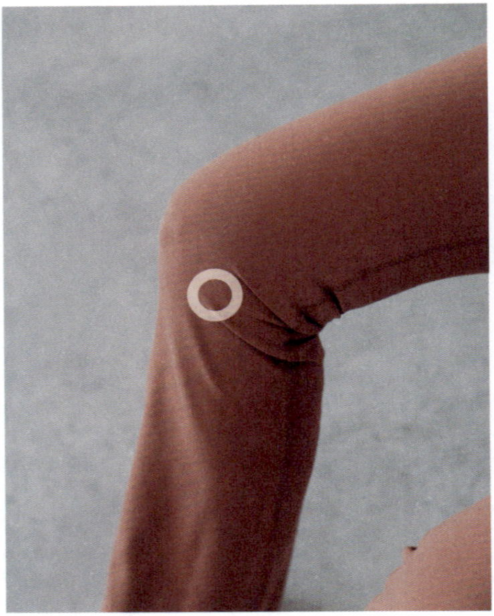

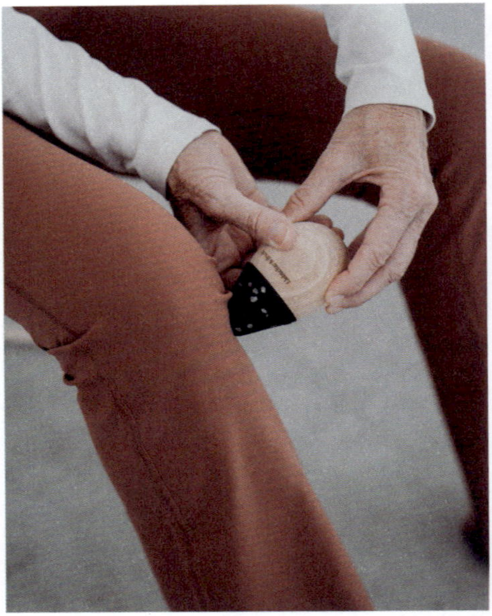

Druckpunkt: Der Schienbeinknochen an der Innenseite des Knies.

Drücktechnik: Legen Sie Ihren Zeige-, Mittel- und Ringfinger auf Ihre Kniescheibe. Schieben Sie Ihre Hand nun Richtung rechten Fuß. So kommt die Spitze Ihres Zeigefingers fast automatisch auf den Punkt des Schienbeinknochens, an dem er bereits breiter ist. Suchen Sie dort die empfindlichste Stelle. Nehmen Sie den Kugelgriff mit aufgesetzter Rundspitze in beide Hände, und setzen Sie die Rundspitze an diesem Punkt auf. Probieren Sie mit ganz kleinen Verschiebungen und Winkelveränderungen aus, wo Sie die größte Empfindlichkeit spüren, bevor Sie gezielt drücken.

Linkes Knie innen mit der Rundspitze

LOP 4.7.2

Wie oben beschrieben, nur auf der anderen Seite.

Rechte Fußsohle mit der Spitze oder Rundspitze LOP 4.8.1

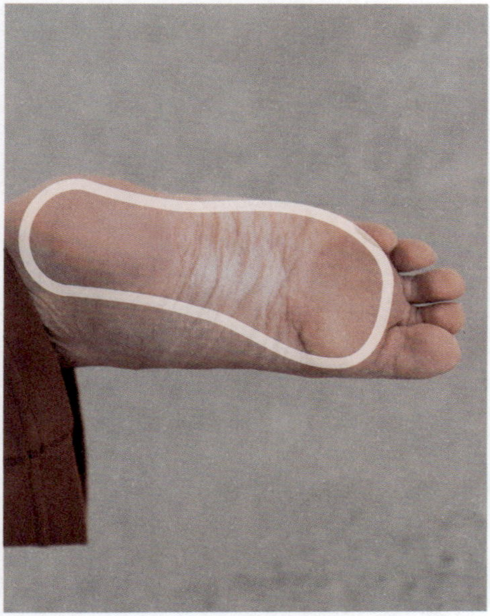

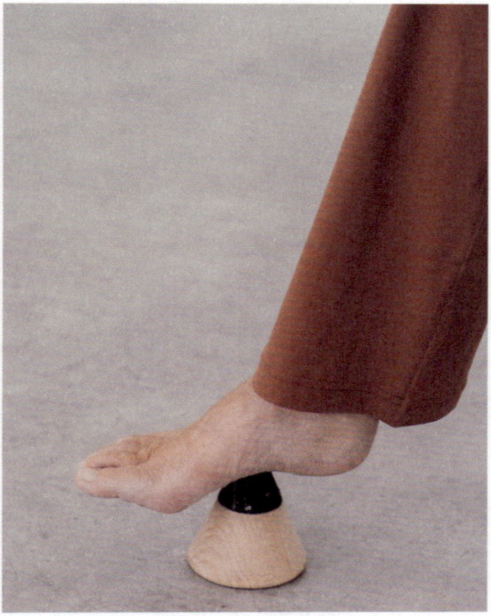

Druckbereich: Die gesamte Fußsohle.

Drücktechnik: Stellen Sie den Kegel auf den Boden, setzen Sie sich auf einen Stuhl, und stellen Sie sich mit Ihrem rechten Fuß auf den Drücker. Wählen Sie entsprechend Ihrer Empfindlichkeit die Spitze oder Rundspitze. Suchen Sie die gesamte Fußsohle nach empfindlichen Stellen ab, bevor Sie gezielt drücken.

Linke Fußsohle mit der Spitze oder Rundspitze

LOP 4.8.2

Wie oben beschrieben, nur auf der anderen Seite.

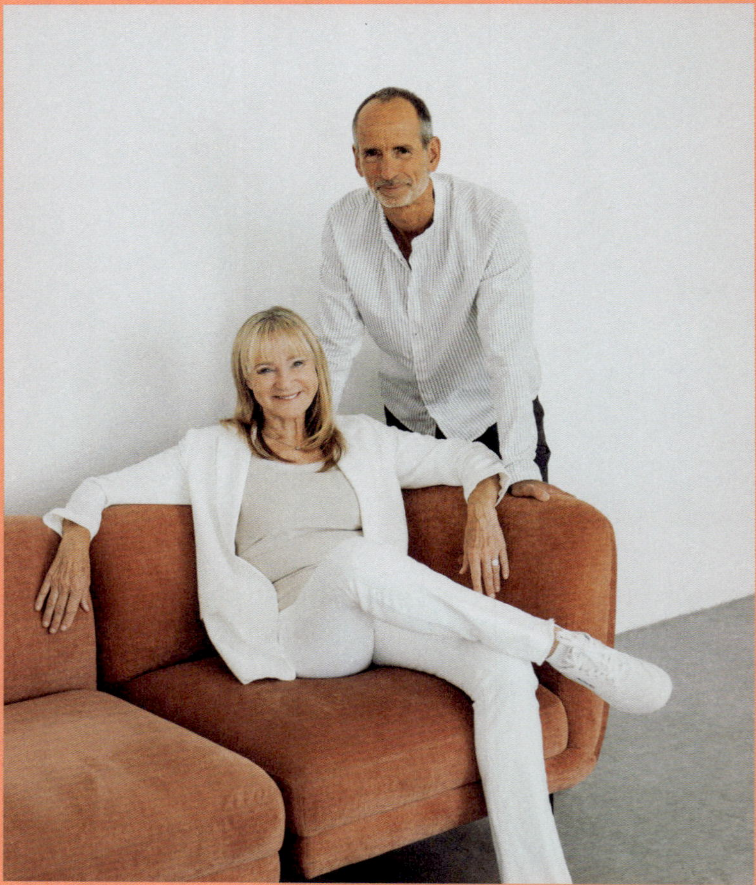

Kapitel 12

Wir schaffen die meisten Schmerzen einfach ab – machen Sie mit

Die Grundlage für Schmerzfreiheit und Beweglichkeit

Mit den Übungen aus den vorherigen Kapiteln haben wir Ihnen alles an die Hand gegeben, was Sie benötigen, um bis ins hohe Alter schmerzfrei und in guter Beweglichkeit leben zu können. Das Wissen, wie Sie unsere drei Techniken, das Dehnen, Rollen und Drücken, zur Selbstbehandlung einfach und effektiv anwenden, bildet dafür die Grundlage. Die Übungen funktionieren bei so vielen Menschen, weil sie auf die erfahrungsgemäß häufigste Schmerzursache überhaupt einwirken: zu hohe Spannungen der Muskeln und Faszien. Alle drei Techniken können diese Spannungen normalisieren. Der Bewegungsumfang eines Gelenks nimmt zu, Sie erobern sich verlorengegangene Gelenkwinkel zurück, Entzündungen können abheilen, und noch mehr Lust auf Bewegung entsteht. So setzen Sie eine Positivspirale in Gang und lösen nach und nach alle »Handbremsen« in Ihrem Körper. Ob Sie 90 oder 19 sind, ist dabei eher zweitrangig.

Effizient, jahrzehntelang erprobt und weiterentwickelt

Der häufigste »Engpass«, der Ihnen das schwer oder sogar unmöglich machen kann, ist die Zeit, die Sie sich dafür nehmen. Wir können Ihnen nach über 35 Jahren der Optimierung und des Feedbacks von tausenden Patienten und Anwenderinnen unserer Techniken aber mit hoher Sicherheit sagen, dass die Effizienz der absolute Pluspunkt unserer Übungen ist. Das bedeutet: Sie erzielen mit kleinstmöglichem Zeiteinsatz die beste Wirkung.

Unsere Ausbildung zum Zertifizierten Liebscher & Bracht-Therapeuten

Seit 2007 bilden wir Heilkundeprofis, vor allem Ärzte, Heilpraktikerinnen und Physiotherapeuten, in unserer Schmerztherapie aus. Seitdem haben wir unsere Ausbildung aufgrund des Feedbacks der Teilnehmer und unserer eigenen Weiterentwicklungen immer wieder aktualisiert und verbessert. Heute ist sie eine sehr kompakte und gleichzeitig umfassende praxisorientierte Weiterbildung. Ihr oberstes Ziel ist, dass die Absolventinnen und Absolventen schon während der sechsmonatigen Ausbildungszeit damit beginnen, das Gelernte umzusetzen. Nach der abschließenden Zertifizierung können sie unsere Therapie auf höchstem Qualitätsniveau anwenden. Die Ausbildungsinhalte umfassen die physiologischen Grundlagen von Osteopressur, Übungen und Faszien-Rollmassage sowie die Ursachen der Dysfunktionen der 12 Körperbereiche. Die Teilnehmer lernen außerdem unsere 72 Osteopressurpunkte, die 27 Gruppen von Liebscher & Bracht Übungen® und die 12 verschiedenen Faszien-Rollmassagen kennen. Ihnen wird vermittelt, wie eine Behandlung nach dem Goldstandard einer Liebscher & Bracht-Therapie ablaufen muss und welchen Einfluss auch indirekte Schmerzfaktoren wie Ernährung, Umwelteinflüsse und psychisches Befinden haben können.

Über die Schmerzfreiheit hinaus werden Sie mit unseren Übungen Ihre Beweglichkeit steigern. Ihre Chancen stehen sehr gut, dass Sie die Schmerzen und den Verschleiß mindestens stoppen, eventuell sogar dadurch entstandene Schäden reparieren können. Sie werden Ihren Körper besser ansteuern und sich immer leichter und sicherer bewegen können. Ihre Verletzungsgefahr kann sich verringern, ebenso wie die Zeit, um Verletzungen auszuheilen. Und Sie werden als kostenloses »Extra« auf so gut wie allen Ebenen von vielfältigen positiven Nebenwirkungen profitieren.

Unsere drei Techniken – Dehnen, Rollen und Drücken – bilden die Basis für ein schmerzfreies Leben.

Es gibt unzählige Möglichkeiten, unseren Körper so zu trainieren, dass er sich immer besser fühlt. Unsere Liebscher & Bracht-Methode ist nicht deswegen so effizient, weil wir uns das alles theoretisch hergeleitet haben. Sie ist es deswegen, weil wir über Jahrzehnte unzählige Schmerzpatienten praktisch betreuten, von denen viele austherapiert waren oder jahrelang an chronischen Schmerzen litten, gegen die oft auch Schmerzmittel nicht mehr halfen. Für viele kamen Operationen nicht in Frage, sodass wir ihnen in möglichst kurzer Zeit auf natürliche Art und Weise helfen mussten. Nur weil wir immer wieder erlebten, was hilft und was schnell und nachhaltig funktioniert, konnten wir unsere Methode regelmäßig optimieren. Die hohe Wirksamkeit konnten wir nur dadurch erreichen, dass in die Entwicklung der Osteopressur die Erfahrung mit den Liebscher & Bracht Übungen® einfloss. Und die Übungen profitierten gleichzeitig von den therapeutischen Erfahrungen aus der Osteopressur. Dieser Prozess der stetigen Verbesserung ist insbesondere deswegen möglich, weil beides aufs Engste miteinander verzahnt war und ist.

Helfen Sie sich – und helfen Sie anderen

Mehr noch: Unsere Methode konnte nur deswegen so bekannt werden, weil unzählige Schmerzpatienten über mehr als dreieinhalb Jahrzehnte durch ihren Heilungsverlauf so überzeugt wurden, dass sie es weitererzählten. Für die Übungen im Internet gilt das Gleiche. Nur weil die Anwender die schmerzlindernde Wirkung selbst fühlten, schrieben sie positive Kommentare und motivierten andere, es auch auszuprobieren. Ihnen allen, den Schmerzpatienten und den Anwenderinnen im Internet, gebührt dafür unser unendlicher Dank.

Lassen auch Sie sich davon mitreißen und begeistern. Wenn Sie die Wirkung unserer Übungen an sich selbst spüren, erzählen Sie es bitte so vielen Menschen, die Sie kennen, wie möglich, damit sie nicht länger unnötig an ihren Schmerzen leiden. Sie werden Ihnen sehr dankbar dafür sein. Dadurch helfen Sie mit, dass unsere Vision, allen Menschen ein schmerzfreies und gesundes Leben zu ermöglichen, schneller Realität wird. Zu Ihrer Realität und zur Realität der Millionen von Schmerzpatienten. Werden auch Sie zum Überbringer der Botschaft, dass die meisten Schmerzen auf einfache, völlig natürliche Weise beseitigt werden können. Dass die meisten Schmerzen tatsächlich abgeschafft werden können.

Wir – und jetzt mit diesem Buch auch Sie – haben das Wissen und die Techniken, die meisten Schmerzen schnell zu mindern und sich davon dauerhaft zu befreien. Jetzt müssen es nur noch alle erfahren, damit sie es ausprobieren können, wenn sie möchten. Dass ist der ausschlaggebende Punkt. Erst wenn Schmerzpatienten wissen, dass es zu Schmerzmitteln, Spritzen und Operationen eine echte Alternative gibt, können sie sich frei entscheiden, ihre persönliche Wahl treffen, es probieren. Nur dann haben sie überhaupt diese Möglichkeit. Um diese Freiheit der Entscheidung geht es uns.

Mit dem Wissen aus diesem Buch sind die meisten Schmerzen schnell zu lindern und zu beseitigen.

Die Schmerzbehandlung der Zukunft

Unsere Vision von einer Schmerzbehandlung, bei der Patientinnen und Patienten befähigt werden, selbstständig für die eigene Schmerzfreiheit zu sorgen, ist sehr einfach.

Stufe 1: Jeder Mensch, der seine Schmerzen loswerden möchte, probiert die Übungen, wie sie in diesem Buch beschrieben oder in unserer Liebscher & Bracht App von Roland angeleitet werden (mehr dazu im Kasten »Üben Sie zusammen mit Roland« auf Seite 445). Wenn die Schmerzen damit beseitigt oder zunächst deutlich gemindert werden können, dürfen

Sie mit großer Wahrscheinlichkeit davon ausgehen, dass sie durch eine zu hohe Spannung der Muskeln und Faszien verursacht werden und sie durch die Übungen dauerhaft abgestellt werden können.

Stufe 2: Ist die Schmerzlinderung durch die Übungen nicht ausreichend, lassen sich die Betroffenen bei einem Zertifizierten Liebscher & Bracht-Therapeuten behandeln. Sind die Schmerzen nach den ersten drei Behandlungen deutlich gemindert oder ganz verschwunden, zeigt dies wie bei Stufe 1, dass die Muskeln und Faszien höchstwahrscheinlich ursächlich für den Schmerz sind, und die Patienten können in die Selbsthilfe entlassen werden.

Wenn unsere Selbsthilfe und unsere Therapie nicht wirken, sollten schnellstmöglich alle anderen herkömmlichen Register gezogen werden.

Stufe 3: Wenn die Übungen und auch die therapeutisch angewendete Osteopressur nicht wirken, deutet dies darauf hin, dass es andere Ursachen als die zu hohen Spannungen der Muskeln und Faszien geben muss. Nun können alle herkömmlichen Verfahren der Medizin oder der alternativen Heilweisen zum Einsatz kommen, um diesen Patientinnen und Patienten mit sämtlichen uns heute zur Verfügung stehenden Mitteln zu helfen.

Der Vorteil einer solchen Vorgehensweise ist, dass unseren Erfahrungen nach neun von zehn Schmerzpatienten auf den ersten beiden Stufen geholfen werden kann. Das bedeutet nicht nur für die Betroffenen eine viel schnellere Befreiung von ihren Schmerzen und eine viel schnellere Überführung in die Selbsthilfe, sondern auch für unser Gesundheitssystem einen Befreiungsschlag: Kosten werden drastisch reduziert und statt übervoller Wartezimmer und Stress beim Abarbeiten viel zu vieler Patienten ist ein ruhiges Behandeln mit viel mehr Zeit für jeden Betroffenen möglich. Und natürlich reduziert sich dann auch die Wartezeit auf einen Termin beim Orthopäden oder ein MRT, die momentan bis zu mehrere Monate betragen kann.

Üben Sie zusammen mit Roland

Sie finden die in diesem Buch beschriebenen Übungen auch als Mitmachübungen in unserer Liebscher & Bracht App. Wie hier im Buch sind die Übungen den jeweiligen Schmerzbereichen zugeordnet. Wenn Sie möchten, gehen Sie also, wie hier beschrieben, vor und bauen sich Ihre Übungsroutine auf. Und in dem Moment, in dem Sie Ihre Übungen nicht nur alleine, sondern zusammen mit Roland nach seinen Anleitungen machen möchten, gehen Sie einfach in die App und probieren es aus – für eine Probezeit ist das völlig kostenfrei. Zusätzlich zu den Übungen der Schmerzbereiche gibt es von Montag bis Samstag jeden Tag ein neues 7-Minuten-Training und immer sonntags ein 30-Minuten-Ganzkörpertraining. Hintergrund: Das Ziel der App besteht nicht nur darin, schmerzfrei zu werden und/oder zu bleiben, sondern auch darin, in allen anderen Körperbereichen immer beweglicher zu werden und den Körper immer leistungsfähiger zu machen. Wir und alle, die mittrainieren, wollen beweisen, dass es wirklich möglich ist, mit zunehmendem Alter immer schmerzfreier und fitter zu werden. Die Kombination der Übungen Ihres persönlichen Problembereiches, kombiniert mit den 7-Minuten-Trainings, stellt – was Zeit und Wirkung betrifft – die effizienteste Möglichkeit dar, die akute Schmerzbeseitigung mit dem Ganzkörpertraining zu verbinden. Mehr zur App unter: www.lie-br.com/app

Weiteren Schmerzen vorbeugen und Verspannungen abbauen

Je mehr Ihrer ursprünglich vorhandenen Schmerzen verschwinden, desto mehr Ihrer Übungszeit können Sie der Vorbeugung von neuen Schmerzen oder dem Abbau eventuell vorhandener Verspannungen am ganzen Körper widmen. Langsam schließt sich hier der Kreis. Denn das alles erweitert natürlich Ihre im Alltag nutzbaren Bewegungswinkel, die Freiheitsgrade Ihrer Gelenke, also Ihre Beweglichkeit insgesamt. Aber wie sollte man diese Übungszusammenstellung organisieren? Nach welcher Systematik sollte man vorgehen? Jetzt wird es richtig spannend, denn das Ziel ist ja auch hierbei, mit so wenig Zeitaufwand wie möglich den größtmöglichen Effekt zu erreichen. Erschwerend kommt hinzu, dass jeder Mensch in seinem Alltag ein anderes individuelles Bewegungsprofil hat – abhängig von seinem Beruf, seinem Hobby, dem Sport, den er treibt, dem Musikinstrument, das er spielt, wie alt er ist, ob groß, ob klein und letztlich natürlich auch davon, welche genetischen Voraussetzungen er mitbringt. Müsste das nicht heißen, dass es gar nicht ein Programm für alle geben kann? Dass jeder ein individuell zugeschnittenes Programm braucht? Nein, denn glücklicherweise ist es möglich, ein Training so zu gestalten, dass es allen Teilnehmenden ähnlich guttut.

Trotz individueller Unterschiede leiden so gut wie alle Menschen an den gleichen 27 Engpässen.

Das funktioniert aus folgendem Grund: Trotz aller individueller Unterschiede leiden so gut wie alle Menschen unabhängig von ihrem individuellen Zustand an den gleichen 27 muskulär-faszialen Engpässen. Das wissen wir aus über 35 Jahren Erfahrung mit unzähligen Patienten und Ausbildungsteilnehmern. Sie entwickeln diese Engpässe durch ihren Bewegungsalltag. Natürlich sind diese Engpässe nicht gleich intensiv ausgeprägt, aber fast alle haben sie. Und deswegen helfen die speziell dafür von uns systematisierten 27 Übungen mit ihren jeweiligen Varianten. Beim einen verschwinden die Schmerzen, beim anderen die Verspannungen. Beim Dritten steigt die Beweglichkeit, beim Vierten kribbeln die Finger nicht mehr beim Schlafen, der Fünfte knirscht weniger mit den Zähnen, der Sechste kann sich viel leichter und freier bewegen. Seien Sie gespannt, was sich bei Ihnen verbessert. Ob Frau oder Mann, sportlich oder bewe-

gungsfaul, dick oder dünn, jung oder alt – Sie werden höchstwahrscheinlich positive Veränderungen spüren.
Für Sie bedeutet das: Ihr individueller Lebensstil und Ihr individueller Schmerzzustand sind in unserem Bonustraining ab Seite 450 bestens aufgehoben. Sollten Sie momentan keine Schmerzen haben, so funktioniert dieses Training auch als eine Art Analysetool, wo Sie demnächst welche bekommen könnten, wo es also wichtig ist schnell etwas zu unternehmen. Fühlen Sie bei dieser Bonus-Folge aus 12 Übungen in sich hinein: In welcher Position klemmt es besonders stark? Wo werden vielleicht sogar Schmerzen ausgelöst, die intensiver sind? Welche Winkel fallen Ihnen sehr schwer? Anhand dieser Wahrnehmungen können Sie dann Ihren Übungsplan erweitern (siehe Übungsprogramme für Ihre Schmerzbereiche ab Seite 323).

12 Liebscher & Bracht Übungen® quer durch den Körper

Die folgenden 12 Übungen aus unserem Bonusprogramm sprechen die wichtigsten der 27 Engpässe an und lösen sie im Laufe der Zeit immer mehr auf. Machen Sie diese Abfolge einmal wöchentlich, vielleicht am Sonntag, wenn Ihnen mehr Zeit für sich selbst und Ihr Wohlbefinden zur Verfügung steht. Und von Montag bis Samstag suchen Sie sich jeweils zwei der Übungen für jeden Morgen aus. Somit haben Sie jeden Morgen noch einmal zusätzlich etwa 5 Minuten, um die Übungen von Sonntag zu vertiefen. Wenn Sie möchten, suchen Sie sich nach einiger Zeit 12 andere Übungen »quer durch den Körper« heraus und intensivieren diese dann jeweils morgens in der Folgewoche. Noch ein Tipp: Sie werden zunehmend mehr Erfahrung mit den hier im Buch enthaltenen Übungen bekommen. Wählen Sie für das Ganzkörpertraining immer wieder andere aus, damit Ihr Körper möglichst viele verschiedene Trainingsreize bekommt.

Das Ziel: Hohe körperliche Leistungsfähigkeit auch in fortgeschrittenem Alter

Wir möchten Sie dazu motivieren, nicht nur Ihre Schmerzen zu bekämpfen, sondern regelmäßig etwas für Ihre Beweglichkeit zu tun.

Durch dieses vorbeugende und den allgemeinen Zustand optimierende Ganzkörpertraining ergänzen Sie Ihr spezielles Anti-Schmerz-Training, das Sie mit den Übungen aus den Schmerzbereichen absolvieren. Diese Vorgehensweise hat sich als so wirksam und effizient erwiesen, dass wir unsere Liebscher & Bracht App genau in dieser Systematik aufgebaut haben. Wir möchten, dass Sie Appetit darauf bekommen, nicht nur Ihre Schmerzen selbst zu beseitigen, sondern darüber hinaus möglichst bald regelmäßig und systematisch etwas für Ihre allgemeine Beweglichkeit zu tun. Erinnern Sie sich an das weiter vorne von uns Behauptete? Dass das Älter- und schließlich Altwerden, das gemeinhin mit Schmerzen, Medikamenten, Operationen und Leiden verbunden ist sowie der Tatsache, dass man sich zunehmend schlechter und irgendwann kaum noch bewegen kann, unserer Meinung nach überhaupt nicht so sein muss? Dass wir das zum größten Teil für völlig unnötig halten? Für unwissend selbst antrainiert und deswegen fast vollständig vermeidbar? Aus diesem Grund möchten wir Sie noch einmal einladen. Einladen dazu mit uns zusammen dafür zu sorgen, dass je älter wir werden, wir uns immer wohler fühlen. Oder falls Sie in einem Alter beginnen, in dem Sie sich wohlfühlen, dass Sie diese Lebensqualität behalten können oder Ihr Wohlgefühl mit unseren Übungen sogar noch steigern lässt.

Wie schon weiter vorne beschrieben, trainieren wir in diesem »Lebensexperiment« dafür, den Beweis anzutreten, dass es selbst bei einem relativ geringen zeitlichen Einsatz von durchschnittlich nicht mehr als etwa 15 Minuten am Tag möglich ist, auch bis ins hohe Alter schmerzfrei und beweglich zu werden oder zu bleiben. Holen Sie sich die Bestätigung in Form erster Anfangserfolge und lassen Sie sich von nachlassenden

Schmerzen und besserer Beweglichkeit motivieren, immer zielstrebiger und konsequenter zu üben.
Wir möchten Sie noch einmal einladen, unsere Liebscher & Bracht App auszuprobieren. Sie ist die ideale Ergänzung zu diesem Buch, denn dort kann Roland Sie begeistern, die Übungen effektiv – und mit Spaß – auszuführen, Sie immer wieder auf Fehler hinweisen und Tipps zur leichteren Umsetzung geben. Die Übungen für die 12 Schmerzbereiche entsprechen exakt den Prinzipien der Übungen in diesem Buch, viele sind sogar eins zu eins die gleichen und sie folgen immer dem System der 27 Engpässe. Die App ist unser Weg, das Training aus diesem Buch lebendig per Video in Ihr Wohnzimmer zu bringen. Probieren Sie sie einfach völlig kostenfrei aus!
Und nun holen Sie sich das Erlebnis des folgenden etwa 30-minütigen Ganzkörpertrainings.

Hier verabschieden wir uns zunächst

Wir sehen es als unsere Lebensaufgabe, so viele Menschen wie möglich darüber zu informieren, dass es eine einfache und wirkungsvolle Maßnahme gibt, um sich von den meisten Schmerzen auf völlig natürliche Art und Weise und vor allem nachhaltig zu befreien. Denn nur dann haben sie die Freiheit zu wählen: zwischen unserer Selbsthilfe oder Therapie einerseits und dem herkömmlichen Weg andererseits.
Wir möchten Ihr lebenslanger Ansprechpartner sein und Ihnen immer dann zur Verfügung stehen, wenn Sie Hilfe bei Schmerzen benötigen. Mit unseren kostenfreien Videos, den Büchern, der Liebscher & Bracht App, mit unserem Gesundheitszentrum in Bad Homburg oder mit den von uns ausgebildeten und zertifizierten Liebscher & Bracht-Therapeuten. Damit Sie jederzeit auch direkten Kontakt mit uns aufnehmen können, gibt es diese E-Mail-Adresse: service@Liebscher-Bracht.com. Wir lassen Sie nicht allein, Ihre Petra & Roland mit unserem Team.

Bonus: Eine Übungsfolge, die den gesamten Körper in Bestform bringt

Setzen Sie sich auf einen Teppich oder auf Ihre Matte oder gehen Sie in den Fersensitz.

1 Halswirbelsäulen-Übung mit Beugung nach vorne (EPD 5.1)

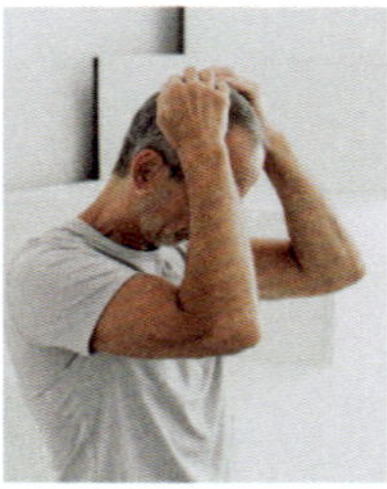

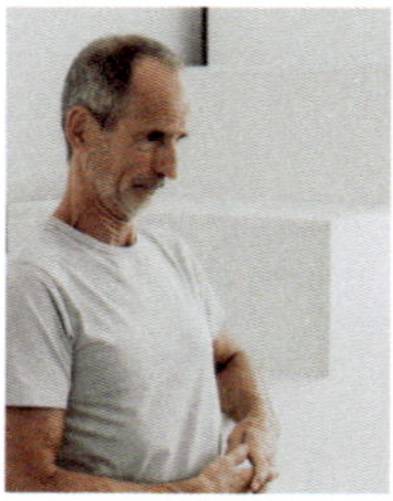

Position Schritte 1 und 2: Setzen Sie sich aufrecht, indem Sie Ihr Brustbein anheben. Ziehen Sie Ihr Kinn möglichst weit zum Kehlkopf. Legen Sie die Fingerspitzen beider Hände auf Ihren oberen Hinterkopf, und ziehen Sie Ihren Kopf nach vorne und unten (Bild 1).
Schritt 1: Ziehen Sie mit Ihren Fingern den Kopf immer weiter nach vorne und unten. Sie spüren die Dehnung meist ganz dicht entlang der Halswirbelsäule.
Schritt 2: Spannen Sie intensiv gegen, als wollten Sie mit Ihrem Kopf nach oben, lassen Sie dann locker, und ziehen Sie den Kopf ein Stück weiter nach unten.
Position Schritt 3: Lösen Sie Ihre Fingerspitzen vom Kopf, möglichst ohne dass er die erreichte Position verlässt.
Schritt 3: Ziehen Sie allein durch die Kraft Ihres Hals-Nacken-Bereiches Ihren Kopf so weit wie möglich nach unten (Bild 2).

Nehmen Sie als Nächstes den Vierfüßlerstand ein.

② Handbeuger-Übung (EPD 11.2.1 oder 11.2.2)

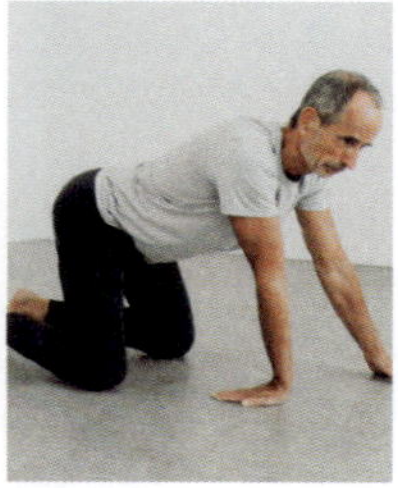

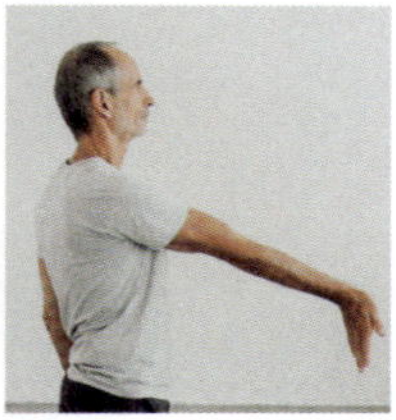

Position Schritte 1 und 2: Gehen Sie auf alle viere, oder stellen Sie sich vor einen Stuhl oder Tisch von geeigneter Höhe, und legen Sie Ihre rechte Hand bei vollständig gestrecktem Arm vor sich. Drehen Sie die Hand im Uhrzeigersinn nach rechts, bis alle Finger auf Ihr rechtes Knie zeigen.

Schritt 1: Bewegen Sie Ihre rechte Schulter nach hinten in Zeigerichtung der rechten Finger. Achten Sie dabei darauf, dass Ihre Handwurzel nicht vom Untergrund abhebt. Sie spüren die Dehnung meist an der Handwurzel, im Handgelenk und ein Stück den Arm hinauf.

Schritt 2: Drücken Sie intensiv Ihre Handfläche, die Finger und die Fingerspitzen gegen den Untergrund. Lassen Sie locker, und bewegen Sie die rechte Schulter noch ein Stück weiter nach hinten in Zeigerichtung der rechten Finger.

Position Schritt 3: Heben Sie Ihre rechte Hand vom Untergrund ab, und halten Sie sie möglichst in der vorher erreichten Position.

Schritt 3: Ziehen Sie allein durch die Kraft Ihres rechten Unterarms Ihren Handrücken und Ihre Fingerspitzen so nah wie möglich an Ihren rechten Unterarm.

Wenn Sie auf der anderen Seite stärkere Beschwerden spüren, machen Sie diese Übung bitte für die linke Hand. Bleiben oder gehen Sie danach in den Vierfüßlerstand.

Probieren Sie eines der 30-Minuten-Trainings wie das hier beschriebene, die jeden Sonntag mit neuen Übungskombinationen »quer durch den Körper« in unserer App angeboten werden: lie-br.com/st

③ Bauch-Hüftbeuger-Übung am Boden (EPD 17.3.1)

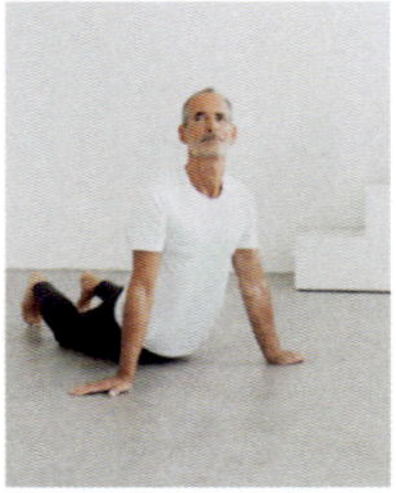

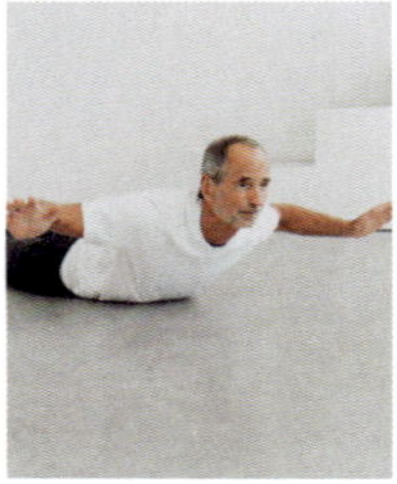

Position Schritte 1 und 2: Machen Sie Ihren Rücken rund, vor allem im unteren Bereich. Stellen Sie Ihre Arme etwas nach vorne, und drehen Sie Ihre Hände um etwa 45 Grad nach außen. Lassen Sie sich mit den Leisten voran durchhängen, und gehen Sie dabei so wenig wie möglich ins Hohlkreuz. Falls Sie sich mit den Armen nicht halten können, legen Sie Ihre Unterarme oder auch direkt Ihren Brustkorb auf eine Couch oder ein anderes geeignetes Möbelstück.
Schritt 1: Lassen Sie Ihr Becken mit den Leisten voran immer weiter nach unten durchhängen. Sie spüren die Dehnung meist im Bereich der Leisten, der Hüftgelenke oder direkt im unteren Rücken.
Schritt 2: Drücken Sie intensiv Ihre Knie gegen den Boden, Ihr Becken darf sich dadurch aber nicht bewegen. Lassen Sie locker und sich weiter durchhängen.
Position Schritt 3: Lassen Sie sich langsam herunter, indem Sie Ihre Arme beugen, bis Sie Ihren oberen Rumpf aus eigener Kraft halten können (Bild 2).
Schritt 3: Halten Sie die Position, und versuchen Sie, sich immer weiter hochzuziehen.

Setzen Sie sich auf den Boden, sodass Ihre Beine vor Ihnen liegen.

4 Wirbelsäulen-Übung am Boden (EPD 16.1)

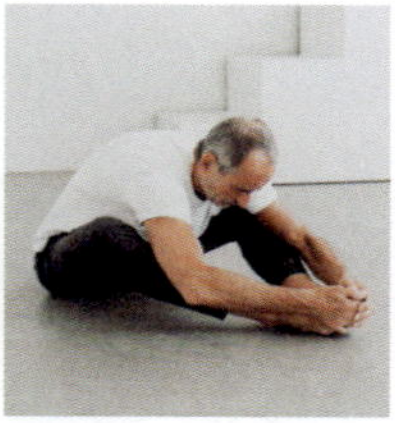

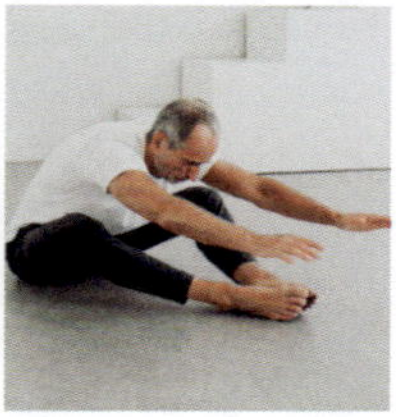

Position Schritte 1 und 2: Die Beine sind in den Knien um 90 Grad gebeugt. Nehmen Sie Ihre Füße zusammen, und lassen Sie Ihre Knie auseinanderfallen. Ziehen Sie sich an den Beinen möglichst weit nach vorne, bis Sie bestenfalls Ihre Fußspitzen greifen können. Wenn Sie ohne Mühe an Ihre Füße kommen, »gehen« Sie auf Ihren Gesäßseiten etwas zurück, damit Ihre Knie etwas gestreckter sind.
Schritt 1: Ziehen Sie sich immer weiter nach vorne. Sie spüren die Dehnung meist in den Leisten, den Hüften, den Außenseiten der Oberschenkel bis ins Gesäß und im unteren Rücken.
Schritt 2: Spannen Sie intensiv gegen die Kraft Ihrer haltenden Hände an, als wollten Sie den Rumpf aufrichten. Lassen Sie locker, und ziehen Sie sich weiter nach vorne.
Position Schritt 3: Lassen Sie die Füße los, strecken Sie die Arme nach vorne, und halten Sie Ihren Rumpf möglichst in der vorher erreichten Position.
Schritt 3: Ziehen Sie allein durch die Kraft Ihres Rumpfes Ihren Körper so weit wie möglich nach vorne, wobei Sie möglichst im unteren Rücken nachgeben sollten.

Bleiben Sie am Boden sitzen.

5 Hintere Bein-Übung am Boden mit Schlaufe, Knieretter oder Alltagsgegenständen (EPD 23.2.1 oder 23.2.2)

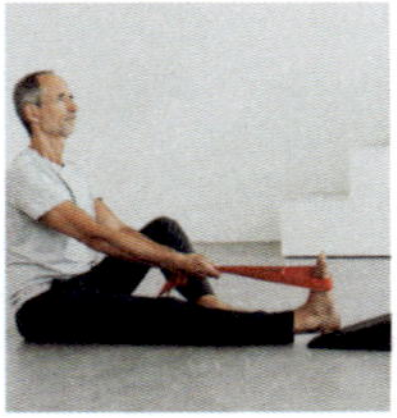

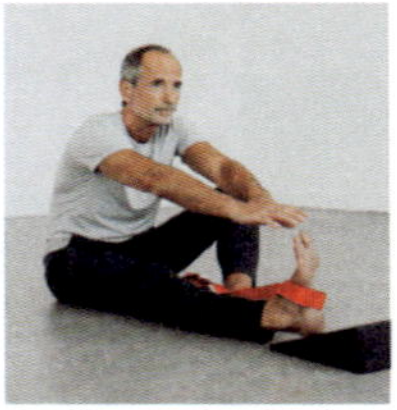

Position Schritte 1 und 2: Legen Sie die Schlaufe um Ihren Vorfuß. Wenn Sie ohne Schuhe üben, achten Sie bitte darauf, dass die Schlaufe um all Ihre Zehengrundgelenke, also etwas schräg, liegt. Strecken Sie Ihr rechtes Knie, und stellen Sie den Fuß senkrecht. Wenn Ihr Knie etwas überstreckt, schieben Sie einen Keil des Kniefretters so weit unter Ihre Ferse, dass diese und Ihre Kniekehle bei völlig gestrecktem Knie gleich fest aufliegen. Gehen Sie maximal ins Hohlkreuz, und ziehen Sie sich an der Schlaufe mit dem Bauchnabel voran nach vorne, bis Sie eine leichte Dehnung spüren.
Schritt 1: Intensivieren Sie diese Dehnung, indem Sie Ihren rechten Vorfuß Richtung Knie ziehen, bis Sie die Dehnung in der oberen Wade direkt unterhalb des Knies spüren. Ziehen Sie sich dann weiter mit dem Bauchnabel nach vorne, bis die Dehnung auch in der Kniekehle und der Rückseite Ihres rechten Oberschenkels zu spüren ist, vielleicht auch bis zum Sitzbein hinauf.
Schritt 2: Drücken Sie Ihren Vorfuß intensiv nach vorne, als wollten Sie Ihre Fußspitzen nach vorne strecken, und spannen Sie Ihren Rücken an, als wollten Sie Ihren Rumpf nach hinten überstrecken. Da Sie die Schlaufe aber gespannt halten, bewegen sich weder Ihr Fuß noch Ihr Rumpf. Lassen Sie locker, und ziehen Sie Ihren Vorfuß und Ihren Rumpf weiter aufeinander zu, ohne den Rücken zu beugen.
Position Schritt 3: Lassen Sie die Schlaufe los, und versuchen Sie, die erreichte Position zu halten.
Schritt 3: Ziehen Sie jetzt den Fuß und den Rumpf, ohne ihn zu beugen, so weit wie möglich aus eigener Kraft aufeinander zu.

Wenn Sie auf der anderen Seite stärkere Beschwerden spüren, machen Sie diese Übung bitte für das linke Bein.

6 Gesäß-Übung am Boden rechts (EPD 20.1.1)

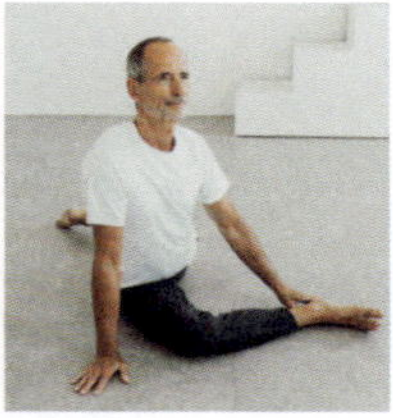

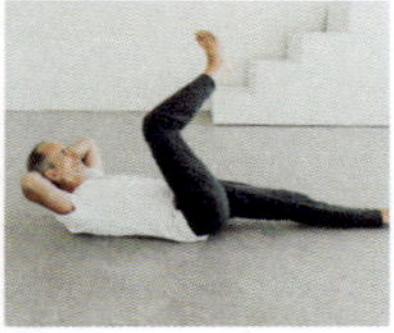

Position Schritte 1 und 2: Bleiben Sie auf dem Boden sitzen, die Beine zeigen nach vorne. Legen Sie Ihren rechten Unterschenkel etwa mittig quer unter das linke Knie. Schwenken Sie Ihr linkes Bein nach außen und möglichst weit nach hinten. Versuchen Sie, Ihren linken Fußrücken am Boden abzulegen. Lehnen Sie sich dabei so weit wie nötig nach rechts, um die Position der Beine so gut wie möglich einnehmen zu können.
Schritt 1: Drücken Sie sich mit dem rechten Arm so nach links und nach hinten, dass Ihr Rumpf möglichst senkrecht ist. Versuchen Sie, Ihren linken Hüftstachel so weit wie möglich Richtung rechte Ferse zu bringen. Sie spüren die Dehnung meist im Bereich der rechten Hüfte, der Außenseite des rechten Oberschenkels, der rechten Gesäßhälfte und der linken Leiste, vielleicht auch im unteren Rücken.
Schritt 2: Drücken Sie Ihren rechten Fuß und Ihr linkes Knie intensiv gegen den Boden. Lassen Sie locker, drücken Sie sich mit dem rechten Arm mehr in Richtung senkrechte Rumpfposition, und versuchen Sie, Ihren linken Hüftstachel näher zur rechten Ferse zu bringen.
Position Schritt 3: Drehen Sie sich auf den Rücken, heben Sie Ihr rechtes Bein, und halten Sie dabei Ihr rechtes Knie weiter um 90 Grad gebeugt.
Schritt 3: Ziehen Sie Ihren rechten Fuß so weit wie möglich Richtung linke Schulter und Ihr rechtes Knie Richtung rechte Schulter.

7 Gesäß-Übung am Boden links (EPD 20.1.2)

Wiederholen Sie die Übung auf der anderen Seite.

Setzen Sie sich wieder, Ihre Beine zeigen nach vorne.

8 Schulter-Arm-Übung mit Schlaufe, Gürtel oder Handtuch (EPD 6.1)

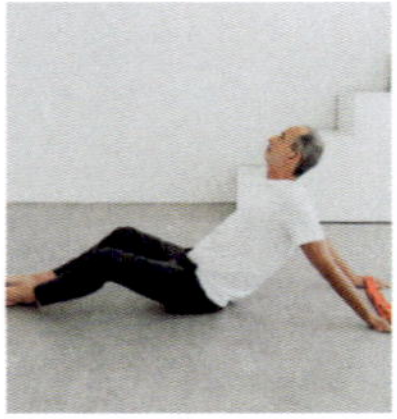

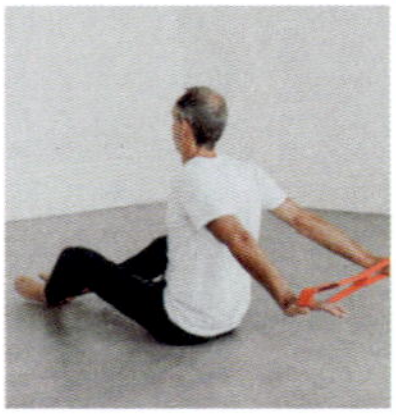

Position Schritte 1 und 2: Richten Sie sich gerade auf, indem Sie Ihr Brustbein anheben. Ziehen Sie Ihr Kinn möglichst weit zum Kehlkopf. Nehmen Sie Ihre Arme außenrotiert nach hinten, und gehen Sie mit Ihren Handflächen in das mittlere und größere äußere Feld der Schlaufe. Legen Sie Ihre Handflächen auf den Boden, sodass die Finger nach hinten zeigen, und spannen Sie die Schlaufe, indem Sie mit Ihren Händen entsprechend weit auseinandergehen. Dadurch öffnen Sie Ihren Schulter- und Brustbereich.

Schritt 1: Ziehen Sie Ihre Hände mit den Fingerspitzen immer weiter nach hinten, und behalten Sie die aufrechte Haltung Ihrer Brustwirbelsäule bei. Oder laufen Sie abwechselnd mit der rechten und linken Gesäßhälfte nach vorne. Sie spüren die Dehnung meist in den Schultern, aber auch in der Brust, den Armen und sogar in den Fingern.

Schritt 2: Drücken Sie intensiv mit gestreckten Armen Ihre Handflächen gegen den Boden. Lassen Sie locker, und ziehen Sie Ihre Hände mit den Fingerspitzen weiter zurück, oder laufen Sie mit dem Gesäß weiter nach vorne.

Position Schritt 3: Richten Sie Ihren Rumpf gerade auf, und lösen Sie Ihre Hände bei gestreckten Ellenbogen vom Boden, möglichst ohne dass Ihre Dehnung in den Schultern nachlässt. Halten Sie dabei die Schlaufe locker gespannt.

Schritt 3: Ziehen Sie allein durch die Kraft Ihrer Schultern Ihre Arme so weit wie möglich nach hinten und oben.

Bleiben Sie sitzen.

9 Vordere Oberschenkel-Übung mit Schlaufe, Medi-Rolle oder Alltagsgegenständen rechts (EPD 21.4.1)

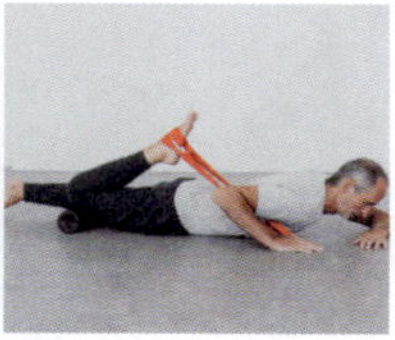

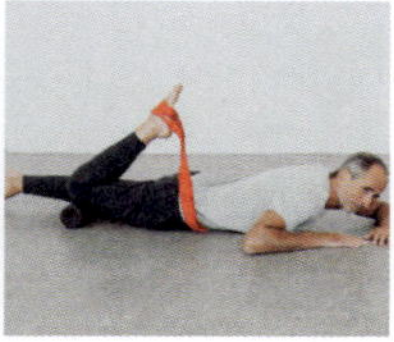

Position Schritte 1 und 2: Legen Sie die Medi-Rolle dorthin, wo Ihr rechtes Knie gleich aufliegen wird, und nehmen Sie Ihren rechten Fuß in die Schlaufe. Legen Sie sich auf die linke Seite und greifen Sie die Schlaufe mit der rechten Hand. Drehen Sie sich auf den Bauch, legen Sie Ihr rechtes Knie auf die Medi-Rolle, senken Sie Ihre rechte Leiste so nah wie möglich zum Boden, und rutschen Sie mit der rechten Hand so weit nach vorne, bis Sie eine leichte Dehnung spüren.
Schritt 1: Intensivieren Sie diese Dehnung, indem Sie immer weiter mit der rechten Hand nach vorne rutschen und dadurch den Fuß weiter Richtung Gesäß ziehen. Sie spüren die Dehnung meist im vorderen Oberschenkel, der Leiste und im Rücken.
Schritt 2: Drücken Sie intensiv Ihre rechte Leiste und das rechte Knie gegen den Boden und dann Ihren rechten Fuß gegen die Schlaufe, als wollten Sie das Knie strecken. Lassen Sie locker, und ziehen Sie Ihren rechten Fuß näher ans Gesäß.
Position Schritt 3: Lassen Sie die Schlaufe los, und versuchen Sie, die erreichte Position zu halten.
Schritt 3: Drücken Sie weiter die rechte Leiste gegen den Boden, und ziehen Sie mit der Kraft des Beines Ihren rechten Fuß so weit wie möglich Richtung Gesäß.

10 Vordere Oberschenkel-Übung mit Schlaufe, Medi-Rolle oder Alltagsgegenständen links (EPD 21.4.2)

Wiederholen Sie die Übung auf der anderen Seite.

⑪ Schulter-Rücken-Übung mit Schlaufe oder Gürtel (EPD 7.1)

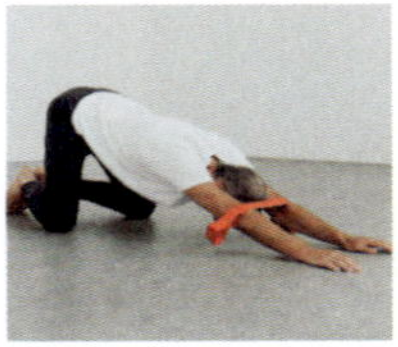

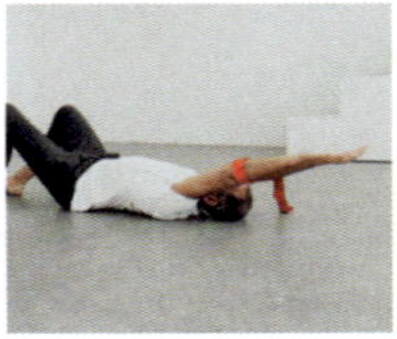

Position Schritte 1 und 2: Gehen Sie auf Ihre Knie, und legen Sie die Schlaufe so um Ihre Ellenbogen, dass Ihre gestreckten Arme etwa parallel nach vorne zeigen. Legen Sie Ihre Hände auf den Boden, und gehen Sie mit Ihren Knien so weit zurück, dass Sie sich bei senkrecht stehenden Oberschenkeln mit dem Brustbein Richtung Boden sinken lassen können.
Schritt 1: Ziehen Sie Ihr Brustbein Richtung Knie. Sie spüren die Dehnung meist in den Schultergelenken, aber auch in der Brust, den Armen und sogar in den Fingern.
Schritt 2: Drücken Sie intensiv mit gestreckten Armen Ihre Handflächen gegen den Boden. Lassen Sie locker, und ziehen Sie Ihr Brustbein weiter Richtung Knie.
Position Schritt 3: Legen Sie sich auf den Rücken, bringen Sie Ihr Kinn möglichst weit zum Kehlkopf und den Bauchnabel möglichst dicht zum Boden, und halten Sie Ihre Arme mit gestreckten Ellenbogen senkrecht nach oben.
Schritt 3: Ziehen Sie allein durch die Kraft Ihrer Schultern Ihre Arme so weit wie möglich zum Boden, ohne die vorher eingenommene gerade Ausrichtung der Wirbelsäule aufzugeben.

Gehen Sie auf alle Viere.

⑫ Innere-Oberschenkel-Übung am Boden (EPD 18.1)

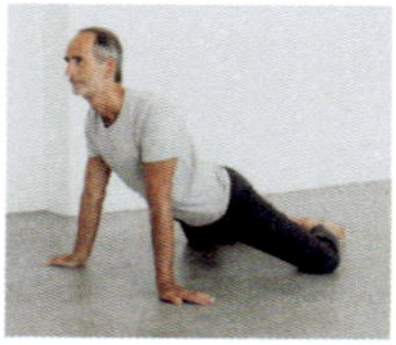

Position Schritte 1 und 2: Legen Sie Ihre Fußsohlen aneinander, und gehen Sie mit Ihren Knien so weit auseinander wie möglich. Stellen Sie Ihre Arme etwas nach vorne, und drehen Sie Ihre Hände um etwa 45 Grad nach außen. Lassen Sie sich mit den Leisten voran durchhängen, und gehen Sie dabei möglichst wenig ins Hohlkreuz. Falls Sie sich mit den Armen nicht halten können, legen Sie Ihre Unterarme oder Ihren Brustkorb auf eine Couch oder ein anderes passendes Möbelstück.

Schritt 1: Lassen Sie Ihr Becken mit den Leisten voran immer weiter nach unten durchhängen. Sie spüren die Dehnung meist oben im Bereich der inneren Oberschenkel oder im unteren Rücken.

Schritt 2: Drücken Sie intensiv Ihre Knie gegen den Boden, Ihr Becken darf sich dadurch aber nicht bewegen. Lassen Sie locker und sich weiter durchhängen.

Position Schritt 3: Legen Sie sich auf den Rücken und stellen Sie Ihre Knie auf, sodass sie einen Winkel von 90 Grad bilden.

Schritt 3: Lassen Sie die Knie nach außen sinken, und ziehen Sie sie dann immer weiter zum Boden.

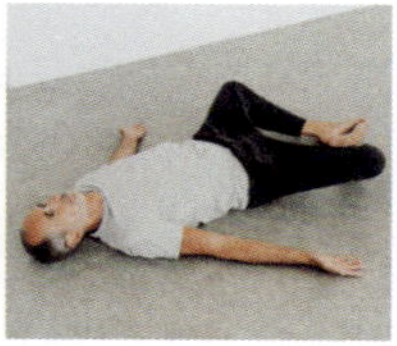

Passen Sie diesen Ablauf an die Ihnen zur Verfügung stehende Zeit an

Sie können diese Übungsfolge in der Originalzeit (siehe Seite 260) oder auch sehr viel schneller und sogar sehr viel länger machen. Wenn Sie es sehr eilig haben, können Sie in jede Dehnungsposition hineingehen und beispielsweise nur drei Atemzüge lang dehnen. Dann benötigen Sie nur etwa 10 Minuten und haben trotzdem viel mehr für sich getan, als diesen Ablauf gar nicht zu trainieren. Oder Sie üben meditativ nur das passive Dehnen (Schritt 1), verharren und steigern aber in jeder Position 5 Minuten. Das dauert zwar eine Stunde, ist aber ein Erlebnis, nach dem Sie und Ihr Körper positiv süchtig werden könnten. Probieren Sie, experimentieren Sie, kombinieren Sie, wie Sie möchten. Schmerzfreiheit und ganzheitliche Gesundheit zu erleben ist eine der größten Entdeckungen, die das Leben für Sie bereithält – nutzen Sie diese Chance. Wir wünschen Ihnen viel Spaß dabei.

Danke von Herzen

An die vielen Helferinnen und Helfer, ohne die dieses Buch nie hätte entstehen können und von deren Fragen und Anregungen wir viel lernen durften. An unsere Patientinnen, an unsere Fans in den sozialen Medien, an die Teilnehmer an unseren Übungsgruppen und an den Ausbildungen zum Zertifizierten Liebscher & Bracht-Therapeuten sowie an die Mitglieder unserer Liebscher & Bracht App.
Danke an unsere Söhne Raoul und Julien und an unsere Familien und Freunde, die uns immer in allen angespannten Phasen des Schreibens unterstützten. Danke an Ruth Liebscher, Rolands Mutter, in großer Liebe.
Danke an die Partner unseres Therapeuten-Netzwerkes, an unsere Dozenten, die mit vollem Einsatz unsere Inhalte lehren, an unsere vielen engagierten Mitarbeiterinnen bei Liebscher & Bracht, die unsere Ideenflut immer wieder aushalten und umsetzen, sowie an unsere Dienstleister aus den unterschiedlichsten Fachgebieten. Ohne sie alle und ihr Engagement für eine schmerzfreie, gesunde Welt in Bewegung, ohne ihr Spezialwissen und ihren unermüdlichen Einsatz, wäre das alles nicht möglich.
Danke an unsere Physiotherapeuten, Ärzte und das Verwaltungsteam des Liebscher & Bracht Gesundheitszentrums in Bad Homburg.
Danke an unsere Lehrer und Mentoren Prof. Dr. Keith Kernspecht und Prof. Dr. Claus Leitzmann, die wegweisend für uns waren und sind.
Danke an diese Autoren, Forscherinnen und Repräsentanten eigener Bewegungs- und Therapiesysteme, deren Modelle und Techniken uns inspirierten: Mantak Chia, Moshe Feldenkrais, Max Gerson, Carlos Castaneda, Johanna Budwig, Max Bircher-Benner, Alois Brügger, Dieter Dorn, Walter Packi, Wal-

ter Willet, Peter Egoscue, Inga Rolf, Thomas Myers, Robert Schleip, Josef Pilates, Coldwell Esselstyn, Colin Campbell und viele mehr, die uns nicht mehr gegenwärtig sind.
Danke an den Mosaik Verlag für die vertrauensvolle Zusammenarbeit beim mittlerweile sechsten Buch und für die kompetente Betreuung. An die Verlagsleitung Stephanie Taverna sowie an Johannes Engelke und Karin Weber und an Karin Henke-Wendt, unsere Lektorin, mit denen die Zusammenarbeit viel Spaß macht, weil alles möglich war und ist. An Mira Flatt, Andre Besler, Felix Machka, Dominik Sachs, Maike Schiffler und Sibel Cokimre mit ihrem Design-Team, die beim Buchtext, der Gestaltung und den Fotos direkt Hand anlegten.
Großen Dank an unseren Sohn Raoul Bracht, Geschäftsführer von Liebscher & Bracht, der in seinen jungen Jahren wahre Welten bewegt, um unserem großen Ziel, die Schmerzfreiheit für jeden Menschen, immer näher zu kommen. Er sorgt für die Basis, auf der unsere Inhalte sich erst entfalten können. Ohne den Rücken durch ihn frei zu haben, hätten wir keine Chance. Danke auch an unseren Freund Peter Hoenderop, der ihn dabei tatkräftig unterstützt.
Und alles Danke nach oben, denn ohne diese Unterstützung könnte das alles nicht sein – nicht in der Vergangenheit, nicht heute und nicht in der Zukunft.

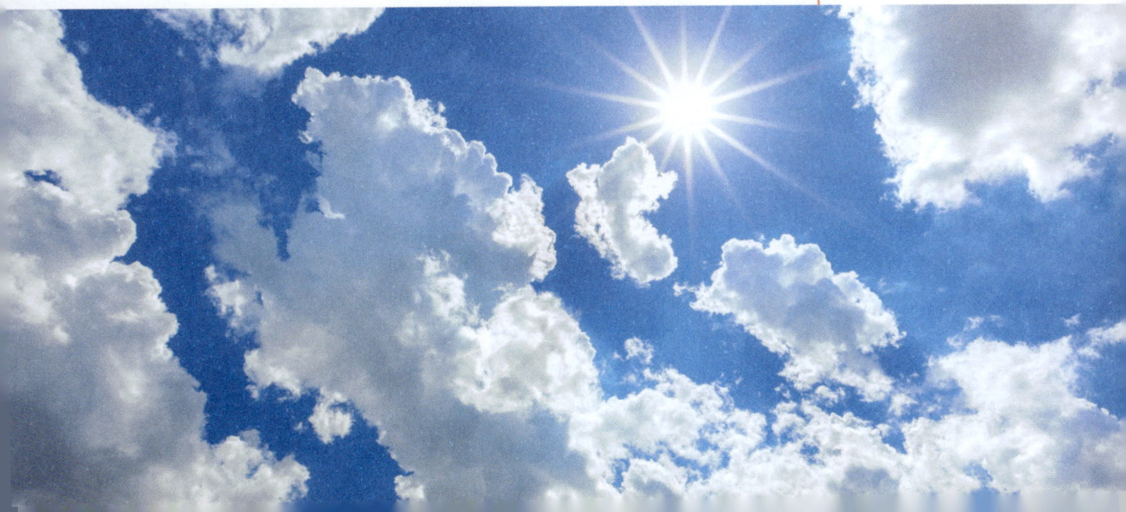

Hier finden Sie uns

Dr. med. Petra Bracht
Liebscher-Bracht Gesundheitszentrum
Kisseleffstraße 10
D-61348 Bad Homburg
+49 (0)6172-17 10 50
info@gesundheitszentrum-
bad-homburg.de

Liebscher & Bracht
Büro/Verwaltung
Kaiser-Friedrich-Promenade 111
D-61348 Bad Homburg
+49 (0)6172-139 59 89
service@liebscher-bracht.com

Kostenfreie Übungen & Tipps
www.liebscher-bracht.com/youtube/
www.youtube.com/@dr.petrabracht
www.instagram.com/liebscher.bracht
www.facebook.com/Schmerzspezialisten/
www.pinterest.de/liebscherbracht/
www.tiktok.com/@liebscher.bracht

Die Liebscher & Bracht App
www.lie-br.com/app

Bezugsquelle
shop.liebscher-bracht.com
Hier können Sie unsere Hilfsmittel und Bücher bestellen.

Liebscher & Bracht
Ausbildungszentrum
Schaberweg 7
D-61348 Bad Homburg
+49 (0) 6172-139 59 49
ausbildung@liebscher-bracht.com

Websites
www.liebscher-bracht.com
www.drpetrabracht.de

Anmerkungen und Quellen

Kapitel 01
Klartext Schmerz: Tatsachen und Trugschlüsse, die Sie kennen müssen

1 https://www.liebscher-bracht.com/schmerz-index-2018/ (zuletzt abgerufen am 30.5.2022).
2 https://www.schmerzgesellschaft.de/fileadmin/pdf/Aktionstag-Zahlen-Fakten.pdf
3 https://de.statista.com/statistik/daten/studie/201892/umfrage/anteil-der-haeufigsten-ursachen-fuer-chronische-schmerzen-in-europa/
4 Broschüre der Deutschen Gesellschaft für Schmerzmedizin e. V. https://t3x.dgschmerzmedizin.de/fileadmin/dgs/Dokumente/PDF_oeffentlich/DGS_Broschuere_Version_1_27.09.19.pdf
5 Cegla, T. H., Magner, A. (2021): Einfluss der Coronapandemie auf Schmerzpatienten: Welche Auswirkungen der Pandemie auf ihre Versorgung nehmen Patienten mit chronischen Schmerzen wahr? [Influence of the corona pandemic on pain patients: Which impacts of the pandemic on their care do patients with chronic pain experience?]. Schmerz (Berlin, Germany), 35(3), 188–194.
6 Häuser, W., Schmutzer, G., Hilbert, A., Brähler, E., Henningsen, P. (2015): Prevalence of Chronic Disabling Noncancer Pain and Associated Demographic and Medical Variables: A Cross-Sectional Survey in the General German Population. The Clinical Journal of Pain, 31(10), 886–892.
7 Prävalenz von Rücken- und Nackenschmerzen in Deutschland. Ergebnisse der Krankheitslast-Studie Burden 2020. Journal of Health Monitoring. 2021, 6-63. Robert Koch-Institut, Berlin.
8 Sirsch, E., Lukas, A., Drebenstedt, C., Gnass, I., Laekeman, M., Kopke, K., Fischer, T., Guideline workgroup (Schmerzassessment bei älteren Menschen in der vollstationären Altenhilfe, AWMF Registry 145-001) (2020): Pain Assessment for Older Persons in Nursing Home Care: An Evidence-Based Practice Guideline. Journal of the American Medical Directors Association, 21(2), 149–163.
9 https://www.arthrose.de/arthrose/haeufigkeit
10 Robert Koch-Institut. Journal of Health Monitoring · 2017 2(3). (Fact Sheet Prävalenz von Arthrose).
11 Marttinen MK., Kautiainen H., Vuorimaa H., Kauppi MJ: Pain experience in an aging adult population during a 10-year follow-up. Scand J Pain. 2021 Jun 11;21(4):716-723.
12 Celik S., Celik K.,Dirimese E., Taşdemir N., Arik T., Büyükkara İ. (2018): Determination of pain in musculoskeletal system reported by office workers and the pain risk factors. Int J Occup Med Environ Health. 2018 Jan 1;31(1):91-111.
13 Joseph, L., Standen, M., Paungmali, A. et al. (2020): Prevelance of muscoloskeletal pain among professional drivers: A systematic review. J Occup Health. 2020 Jan;62(1):e12150.
14 Kasemsan A., Joseph L., Paungmali A.,Sitilertpisan P., Pirunsan U. (2021): Prevalence of Musculoskeletal Pain and associated disability among professional bus drivers: a cross-sectional study. Int Arch Occup Environ Health. 2021 Aug;94(6):1263-1270.
15 Yabe Y., Hagiwara Y.,Sekiguchi T., Momma H., et al. (2018): Knee pain is associated with lower back pain in young baseball players: a cross-sectional study. Knee Surg Sports Traumatol Arthrosc. 2019 Mar;27(3):985-990.
16 Alrabaa RG., Lobao MH., Levine WN. (2020): Rotator Cuff Injuries in Tennis Players. Curr Rev Musculoskelet Med. 2020 Dec;13(6):734-747.
17 Cejudo A., Gómez-Lozano S., Sainz de Baranda P., Vargas-Macías A., Santonja-Medina F. (2021): Sagittal Integral Morphotype of Female Classical Ballet Dancers and Predictors of Sciatica and Low Back Pain. Int J Environ Res Public Health. 2021 May 10;18(9):5039.
18 Smith TO., Davies L.,de Medici A.,Hakim A., Haddad F., Macgregor A. (2016): Prevalence and profile of musculoskeletal injuries in ballet dancers: A systematic review and meta-analysis. Phys Ther Sport. 2016 May;19:50-6.
19 van Selms MKA, Wiegers JW, van der Meer HA, Ahlberg J, Lobbezoo F, Visscher CM. (2020): Temporomandibular disorders, pain in the neck and shoulder area, and headache among musicians. J Oral Rehabil. 2020 Feb;47(2):132-142.

20 Vastamäki M, Vastamäki H, Ristolainen L, Laimi K, Saltychev M. (2020): Violists and Violinists Report More Intense Hand Pain on NRS Than Other Orchestra Musicians. Med Probl Perform Art. 2020 Sep;35(3):162-166.

21 Lehti, T. E., Rinkinen, M. O., Aalto, U., Roitto, H. M., Knuutila, M., Öhman, H., Kautiainen, H., Karppinen, H., Tilvis, R., Strandberg, T., Pitkälä, K. H. (2021): Prevalence of Musculoskeletal Pain and Analgesic Treatment Among Community-Dwelling Older Adults: Changes from 1999 to 2019. Drugs & aging, 38(10), 931–937.

22 Marttinen, M. K., Kautiainen, H., Haanpää, M., Pohjankoski, H., Hintikka, J., & Kauppi, M. J. (2021): Analgesic purchases among older adults – a population-based study. BMC public health, 21(1), 256.

23 https://de.statista.com/outlook/cmo/otc-pharma/schmerzmittel/deutschland

24 Nissen, S.E., et al.: Cardiovascular Safety of Celecoxib, Naproxen, or Ibuprofen for Arthritis. in: The New England journal of medicine. 376,14 (2017). S. 2519-29.

25 https://www.arthrose.de/arthrose/haeufigkeit

26 https://www.arthrose.de/arthrose/haeufigkeit

27 Hans-Holger Bleß, Miriam Kip (Hrsg.): Weißbuch Gelenkersatz, Springer Open, 2016, https://www.bvmed.de/download/weissbuch-gelenkersatz-2016-final

28 https://de.statista.com/statistik/daten/studie/182669/umfrage/hueftgelenksoperationen-in-ausgewaehlten-oecd-laendern/

29 https://de.statista.com/statistik/daten/studie/182672/umfrage/kniegelenksoperationen-anzahl-in-ausgewaehlten-oecd-laendern/

30 https://www.bertelsmann-stiftung.de/de/publikationen/publikation/did/knieprothesen-starker-anstieg-und-grosse-regionale-unterschiede

31 Abele-Horn, M.: Antimikrobielle Therapie. Entscheidungshilfen zur Behandlung und Prophylaxe von Infektionskrankheiten. Wiehl, 2009 (2. Auflage), 161–165.

32 U. Schneider, G. Hierholzer, H-J. Böhm: Knochen- und Gelenkinfektionen. In: Unfallchirurg. 1996, 99(10), 789–800.

33 Ozan F, Kahraman M, Baktır A, Gençer K.: Catastrophic failure and metallosis of the acetabular component in total hip arthroplast. J Orthop Surg Res. 2021 May 29;16(1):349. doi: 10.1186/s13018-021-02492-5.

34 Ude, CC., Esdaille CJ, Ogueri KS, Ho-Man K, Laurencin SJ, Nair LS, Laurencin CT: The Mechanism of Metallosis After Total Hip Arthroplasty. Regen Eng Transl Med. 2021 Sep;7(3):247-261. doi: 10.1007/s40883-021-00222-1. Epub 2021 Jul 29.

35 Langhans, K.: Gefahr im Körper. Das riskante Geschäft mit der Gesundheit. #Implant Files, Süddeutsche Zeitung Edition 2018.

36 Hunter W (1995): Of the structure and disease of articulating cartilages. 1743. Clin Orthop Relat Res 317: 3–6.

37 Mastbergen, Simon C., et al.: »Tissue structure modification in knee osteoarthritis by use of joint distraction: an open 1-year pilot study«, In: Annals of the Rheumatic Diseases (2011) 70, 1441–1446.

38 van Roermund P M, van Valburg AA, Duivemann E, et al.: Function of stiff joints may be restored by Ilizarov joint distraction. Clin Orthop Relat Res 1998; 348: 220–7.

39 van Valburg A A, van Roermund PM, Lammens J, et al.: Can Ilizarov joint distraction delay the need for an arthrodesis of the ankle? A preliminary report. J Bone Joint Surg Br 1995; 77: 720–5.

40 Marijnissen A C, Van Roermund PM, Van Melkebeek J, et al.: Clinical benefit of joint distraction in the treatment of severe osteoarthritis of the ankle: proof of concept in an open prospective study and in a randomized controlled study. Arthritis Rheum 2002; 46: 2893-902.

41 Ploegmakers J J, van Roermund PM, van Melkebeek J, et al.: Prolonged clinical benefit from joint distraction in the treatment of ankle osteoarthritis. Osteoarthr Cartil 2005; 13: 582–8.

42 Mastbergen, Simon C. et al.: »Tissue structure modification in knee osteoarthritis by use of joint distraction: an open 1-year pilot study«, In: Annals of the Rheumatic Diseases (2011) 70, 1441–1446.

43 Wiegant, K. et al.: »Sustained clinical and structural benefit after joint distraction in the treatment of severe knee osteoarthritis«,osteoarthritis«,in: Osteoarthritis and Cartilage 21 (2013), 1660–1667.

44 van der Woude JA, van Heerwaarden RJ, Spruijt S, Eckstein F, Maschek S, van Roermund PM, Custers RJ, van Spil WE, Mastbergen SC, Lafeber FP: Six weeks of continuous joint distraction appears sufficient for clinical benefit and cartilaginous tissue repair in the treatment of knee osteoarthritis. In: Knee. 2016, 23(5): 785-91.

45 Wiegant, K. et al.: »Sustained clinical and structural benefit after joint distraction in the treatment of severe knee osteoarthritis«, in: Osteoarthritis and Cartilage 21 (2013), 1660–1667.
46 Jansen, M. P. et al. (2021): »Knee Joint Distraction Compared with High Tibial Osteotomy and Total Knee Arthroplasty: Two-Year Clinical, Radiographic, and Biochemical Marker Outcomes of Two Randomized Controlled Trials«, CARTILAGE, pp. 181–191.
47 Jansen, M. P. et al. (2021): »Knee Joint Distraction Compared with High Tibial Osteotomy and Total Knee Arthroplasty: Two-Year Clinical, Radiographic, and Biochemical Marker Outcomes of Two Randomized Controlled Trials«, CARTILAGE, pp. 181–191.
48 Takahashi T, Baboolal TG, Lamb J, Hamilton TW, Pandit HG: Is Knee Joint Distraction a Viable Treatment Option for Knee OA? A Literature Review and Meta-Analysis. J Knee Surg. 2019;32(8):788-795.
49 Jansen MP, Boymans TAEJ, Custers RJH, et al.: Knee Joint Distraction as Treatment for Osteoarthritis Results in Clinical and Structural Benefit: A Systematic Review and Meta-Analysis of the Limited Number of Studies and Patients Available. Cartilage. 2021;13(1_suppl):1113S-1123S.
50 Hsueh MF, Önnerfjord P, Bolognesi MP, Easley ME, Kraus VB: »Analysis»Analysis of ›old‹ proteins unmasks dynamic gradient of cartilage turnover in human limbs«, in: Sci Adv. 5 (2019) :eaax3203.
51 Flouzat-Lachaniette CH, Roubineau F, Heyberger C, Bouthors C: Distraction to treat knee osteoarthritis. Joint Bone Spine. 2017;84(2):141-144.
52 Benner RW, Shelbourne KD, Bauman SN, Norris A, Gray T: »Knee Osteoarthritis: Alternative Range of Motion Treatment«, in: Orthop Clin North Am. (2019) 50(4):425-432.
53 Ritter E., et al.: Alternatives Schmerzmodell auf dem Prüfstand. In: Schmerznachrichten, Zeitschrift der Österreichischen Schmerzgesellschaft. 2021;Jahrgang 21(Heft 4): 39–41.

Kapitel 02
Ausflug ins Schmerzfrei-Paradies

1 Reith, W.: Nichtspezifische Kreuzschmerzen und Chronifizierung. In: Der Radiologe 60 (2020), S. 117–122.
2 Wenig, C.M., Schmidt, et al. (2009): Costs of back pain in Germany. European Journal of Pain, 13, 280–286.
3 Institut der Deutschen Wirtschaft. Der Krankenstand in Deutschland 2020. 13.01.2022. https://www.iwd.de/artikel/krankenstand-in-deutschland-498654/#das-alter
4 Techniker Krankenkasse. Gesundheitsreport 2021 – Arbeitsunfähigkeiten. https://www.tk.de/resource/blob/2103660/ffbe9e82aa11e0d79d9d6d6d88f71934/gesundheitsreport-au-2021-data.pdf
5 https://www.ergotopia.de/infografiken/rueckenschmerzen-kosten
6 Krause, L., Sarganas, G., Thamm, R., Neuhauser, H. (2019): Kopf-, Bauch- und Rückenschmerzen bei Kindern und Jugendlichen in Deutschland. Ergebnisse aus KiGGS Welle 2 und Trends. Bundesgesundheitsbl 2019. 62: 1184–1194.
7 MacDonald J, Stuart E, Rodenberg R. (2017): Musculoskeletal Low Back Pain in School-aged Children: A Review. JAMA Pediatr. 2017 Mar 1;171(3):280-287.
8 Søren T Skou, Christina A Derosche, Mikkel M Andersen, Michael S Rathleff & Ole Simonsen (2015): Non-operative treatment improves pain irrespective of radiographic severity. Acta Orthopaedica, 86:5, 599-604.
9 Niederstrasser NG., Attridge N.: Associations between pain and physical activity among older adults. PLoS ONE 2022, 17(1): e0263356.

Kapitel 03
Aller Anfang war nicht leicht: Warum auch wir überzeugt werden mussten

1 Schleip, Robert: Faszien und Nervensystem. Osteopathische Medizin Zeitschrift für ganzheitliche Heilverfahren (2003), 1. 20–28.
2 Mach DB, Rogers SD, Sabino MC, et al.: Origins of skeletal pain: sensory and sympathetic innervation of the mouse femur. Neuroscience. 2002;113(1):155-166.
3 Alexander CJ: Utilisation of joint movement range in arboreal primates compared with human subjects: an evolutionary frame for primary osteoarthritis. In: Annals of the Rheumatic Diseases. 1994;53(11):720-725.

Kapitel 04
Das Schmerzentstehungsmodell von Liebscher & Bracht

1 IASP Terminology. Revised Definitions of Pain. 2020. https://www.iasp-pain.org/wp-content/uploads/2022/04/revised-definition-flysheet_R2.pdf
2 Schleip R, Naylor IL, Ursu D, Melzer W, Zorn A, Wilke HJ, Lehmann-Horn F, Klingler W. Passive muscle stiffness may be influenced by active contractility of intramuscular connective tissue. Med Hypotheses. 2006;66(1): 66-71.
3 Schleip R./ Bayer J. Faszien-Fitness: vital, elastisch, dynamisch in Alltag und Sport: der Bestseller erweitert und überarbeitet. München, 2019.
4 Schleip R. The fascial network: an exploration of its load bearing capacity and its potential as a pain generator. In: Vleeming et al: Proceedings of the 7th World Congress on Low Back & Pelvic Pain, Los Angeles, 2010, 215–218.
5 Schleip R, Duerselen L, Vleeming A, Naylor IL, Lehmann-Horn F, Zorn A, Jaeger H, Klingler W: Strain hardening of fascia: Static stretching of dense fibrous connective tissues can induce a temporary stiffness increase accompanied by enhanced matrix hydration. J Bodyw Mov Ther 16(1): 94–100 (2012).
6 Glocker F. et al.: Lumbale Radikulopathie, S2k-Leitlinie, in: Deutsche Gesellschaft für Neurologie (Hrsg.), Leitlinien für Diagnostik und Therapie in der Neurologie, 2018. S. 7.
7 Cosamalón-Gan I, Cosamalón-Gan T, Mattos-Piaggio G, Villar-Suárez V, García-Cosamalón J, Vega-Álvarez JA: Inflammation in the intervertebral disc herniation. Neurocirugia (Astur). 2021 Jan-Feb;32(1):21-35.
8 Gupta A, Upadhyaya S, Yeung CM, et al.: Does Size Matter? An Analysis of the Effect of Lumbar Disc Herniation Size on the Success of Nonoperative Treatment. Global Spine J. 2020;10(7):881-887.
9 Reckinger, Klaus: »Schmerztherapie bei Arthritis und Arthrose – Nur ein ganzheitlicher Ansatz führt zum Erfolg.« Notfall & Hausarztmedizin 35.12 (2009): 589–594.
10 AWMF. Nationale VersorgungsLeitlinie Nicht-spezifischer Kreuzschmerz. Leitlinienreport, 2. Auflage, 2017. AWMF-Register:Nr.: nvl-007.

Kapitel 05
Die Schmerztherapie nach Liebscher & Bracht

1 Psczolla, Matthias, Kladny, Bernd, Flechtenmacher, Johannes, Hoffmann, Reinhard, Dreinhöfer, Karsten (Hrsg.): Weißbuch Konservative Orthopädie und Unfallchirurgie. Berlin: De Gruyter, 2017.
2 Lützner J, et al.: Langfassung: S2k-LL Indikation Knieendoprothese (AWMF Registernummer: 033-052) https://www.awmf.org/uploads/ tx_szleitlinien/033-052l_S2k_Knieendoprothese_2018-05.pdf
3 Sharma M: Yoga as an Alternative and Complementary Approach for Stress Management: A Systematic Review. In: Evid Based Complementary Altern Med. 2014;19(1):59-67.
4 Büssing A, Michalsen A, Khalsa SBS, Telles S, Sherman KJ: Effects of Yoga on Mental and Physical Health: A Short Summary of Reviews. In: Evidence-Based Complementary and Alternative Medicine. 2012;2012:1-7.
5 Michalsen A, Grossman P, Acil A, et al.: Rapid stress reduction and anxiolysis among distressed women as a consequence of a three-month intensive yoga program. In: Med Sci Monit. 2005;11(12).
6 Michalsen A, Jeitler M, Brunnhuber S, et al.: Iyengar Yoga for Distressed Women: A 3-Armed Randomized Controlled Trial. In: Evidence-Based Complementary and Alternative Medicine. 2012;2012:1-9.
7 Kay AD, Dixon J, Bligh LD, Blazevich AJ: The external validity of a novel contract – relax stretching technique on knee flexor range of motion. In: Scand J Med Sci Sports. 2020;30(1):74-82.
8 Ryan EE, Rossi MD, Lopez R: The Effects of the Contract-Relax-Antagonist-Contract Form of Proprioceptive Neuromuscular Facilitation Stretching on Postural Stability. In: Journal of Strength and Conditioning Research. 2010;24(7):1888-1894.
9 Szafraniec R, Chromik K, Poborska A, Kawczyński A. Acute effects of contract-relax proprioceptive neuromuscular facilitation stretching of hip abductors and adductors on dynamic balance. In. PeerJ. 2018;6:e6108.
10 Riley DA, Van Dyke JM. The effects of active and passive stretching on muscle length. Phys Med Rehabil Clin N Am. 2012;23(1):51.
11 Thomas E, Bianco A, Paoli A, Palma A. The Relation Between Stretching Typology and Stretching Duration: The Effects on Range of Motion. Int J Sports Med. 2018;39(4):243-254.

12 Konrad A, Stafilidis S, Tilp M. Effects of acute static, ballistic, and PNF stretching exercise on the muscle and tendon tissue properties. Scand J Med Sci Sports. 2017;27(10):1070-1080.
13 Hsueh MF, Önnerfjord P, Bolognesi MP, Easley ME, Kraus VB. »Analysis of ›old‹ proteins unmasks dynamic gradient of cartilage turnover in human limbs«, in: Sci Adv. 5 (2019): eaax3203.
14 Jansen, M. P. et al. (2021): »Knee Joint Distraction Compared with High Tibial Osteotomy and Total Knee Arthroplasty: Two-Year Clinical, Radiographic, and Biochemical Marker Outcomes of Two Randomized Controlled Trials«, CARTILAGE, pp. 181–191.
15 Gräf, J. K., Lüdtke, K., Wollesen, B. Physio- und sporttherapeutische Interventionen zur Behandlung eines Karpaltunnelsyndroms. Schmerz (2022).
16 Ballestero-Pérez, R., Plaza-Manzano, G., Urraca-Gesto, A., Romo-Romo, F., Atín-Arratibel, M., Pecos-Martín, D., Gallego-Izquierdo, T., Romero-Franco, N. (2017). Effectiveness of Nerve Gliding Exercises on Carpal Tunnel Syndrome: A Systematic Review. Journal of manipulative and physiological therapeutics, 40(1), 50–59.
17 Karjalanen, T., Raatikainen, S., Jaatinen, K., Lusa, V. (2022). Update on Efficacy of Conservative Treatments for Carpal Tunnel Syndrome. Journal of clinical medicine, 11(4), 950.
18 Cheatham SW, Kolber MJ, Cain M, Lee M. The Effects of Self-Myofacial Release Using a Foam Roll or Roller Massager on Joint Range of Motion, Muscle Recovery, and Performance: A Systematic Review. Int J Sports Phys Ther. 2015;10(6):827-838.
19 Healey KC, Hatfield DL, Blanpied P, Dorfman LR, Riebe D. The Effects of Myofascial Release With Foam Rolling on Performance. Journal of Strength and Conditioning Research. 2014;28(1):61-68.
20 Krauss, H.: Periostbehandlung, Kolonbehandlung: zwei reflextherapeutische Methoden (nach Vogler). 6., überarb. Aufl. Enke; 1986.
21 Vogler P. [Periosteal treatment]. Arch Phys Ther (Leipz). 1953; Schriftenreihe 2:1-50.
22 Schöps, P., Seeger, D.: Physikalisch-medizinische Therapie bei akuten und chronischen Schmerzen. In: Schmerz. 2009; 23(2): 191–212.
23 Rohde, J.: Schmerztherapie über das Periost. In: Manuelle Medizin. 2010; 48(6): 447–453.
24 Hausner, H., Olsen, A., Møller, P. (2012). Mere exposure and flavour-flavour learning increase 2-3 year-old children's acceptance of a novel vegetable. Appetite, 58(3), 1152–1159.
25 Stadler, G., Oettingen, G., Gollwitzer, P. M. (2010). Intervention effects of information and self-regulation on eating fruits and vegetables over two years. Health Psychology, 29(3), 274–283.

Kapitel 06
Die schmerzreduzierende Kraft gesunder Ernährung

1 Böger, A.: Wie umgehen mit dem Morbus Sudeck? In: MMW – Fortschritte der Medizin 162, 52–56 (2020).
2 Mitchell PD, Dittmar JM, Mulder B, Inskip S, Littlewood A, Cessford C, Robb JE. The prevalence of cancer in Britain before industrialization. IN: Cancer. 2021 Sep 1;127(17):3054-3059.
3 Bördlein, Ingeborg. Onkologie: Wie chronische Entzündungen zu Krebserkrankungen führen. Deutsches Ärzteblatt International, 103, 10. 592–594.
4 Barron E, Lara J, White M, Mathers JC. Blood-borne biomarkers of mortality risk: systematic review of cohort studies. PLoS One. 2015;10(6):e0127550.
5 Li H, Liu W, Xie J. Circulating interleukin-6 levels and cardiovascular and all-cause mortality in the elderly population: A meta-analysis. Arch Gerontol Geriatr. 2017;73:257-62.
6 Djuricic I, Calder PC. Beneficial Outcomes of Omega-6 and Omega-3 Polyunsaturated Fatty Acids on Human Health: An Update for 2021. Nutrients. 2021;13(7):2421.
7 Ishihara T, Yoshida M, Arita M. Omega-3 fatty acid-derived mediators that control inflammation and tissue homeostasis. Int Immunol. 2019;31(9):559-567.
8 Wendy J Morre, Michael E McGrievy, Gabrielle M Turner-McGrievy (2015): Dietary adherence and acceptability of five different diets, including vegan and vegetarian diets, for weight loss: The New DIETs study. Eat Behav 2015 Dec;19:33-8.
9 Najjar RS, Moore CE, Montgomery BD. Consumption of a defined, plant-based diet reduces lipoprotein(A), inflammation, and other atherogenic lipoproteins and particles within 4 weeks. Clin Cardiol. 2018;41(8):1062-8.

10 Eichelmann F, Schwingshackl L, Fedirko V, Aleksandrova K. Effect of plant-based diets on obesity-related inflammatory profiles: a systematic review and meta-analysis of intervention trials. Obes Rev. 2016;17(11):1067-79.

11 Warden SJ. Prophylactic use of NSAIDs by athletes: a risk/benefit assessment. Phys Sportsmed. 2010;38(1): 132-8.

12 Küster M, Renner B, Oppel P, Niederweis U, Brune K. Consumption of analgesics before a marathon and the incidence of cardiovascular, gastrointestinal and renal problems: a cohort study. BMJ Open. 2013;3(4).

13 Lakhan SE, Ford CT, Tepper D. Zingiberaceae extracts for pain: a systematic review and meta-analysis. Nutr J. 2015;14:5.

14 Matsumura MD, Zavorsky GS, Smoliga JM. The Effects of Pre-Exercise Ginger Supplementation on Muscle Damage and Delayed Onset Muscle Soreness. Phytother Res. 2015;29(6):887-93.

15 Wilson PB. Ginger (Zingiber officinale) as an Analgesic and Ergogenic Aid in Sport: A Systemic Review. J Strength Cond Res. 2015;29(10):2980-95.

16 Jalali M, Mahmoodi M, Moosavian SP, et al. The effects of ginger supplementation on markers of inflammatory and oxidative stress: A systematic review and meta-analysis of clinical trials. Phytother Res. 2020;34(8):1723-33.

17 Rondanelli M, Fossari F, Vecchio V, Gasparri C, Peroni G, Spadaccini D, Riva A, Petrangolini G, Iannello G, Nichetti M, Infantino V, Perna S. Clinical trials on pain lowering effect of ginger: A narrative review. In: Phytother Res. 2020, 34(11):2843-2856.

18 Van breemen RB, Tao Y, Li W. Cyclooxygenase-2 inhibitors in ginger (Zingiber officinale). Fitoterapia. 2011;82(1):38-43.

19 Béliveau, R., Gingras, D.: Krebszellen mögen keine Himbeeren. Aktualisierte Neuausgabe. Kösel, 2017.

20 Mendonça CR, Noll M, Castro MCR, Silveira EA (2020). Effects of Nutritional Interventions in the Control of Musculoskeletal Pain: An Integrative Review. in: Nutrients 2020, 12, 10:3075.

21 Nair AR, Mariappan N, Stull AJ, Francis J. Blueberry supplementation attenuates oxidative stress within monocytes and modulates immune cell levels in adults with metabolic syndrome: a randomized, double-blind, placebo-controlled trial. Food Funct. 2017;8(11):4118-4128.

22 Cassidy A, Rogers G, Peterson JJ, Dwyer JT, Lin H, Jacques PF. Higher dietary anthocyanin and flavonol intakes are associated with anti-inflammatory effects in a population of US adults. Am J Clin Nutr. 2015;102(1):172-81.

23 Joseph SV, Edirisinghe I, Burton-freeman BM. Berries: anti-inflammatory effects in humans. J Agric Food Chem. 2014;62(18):3886-903.

24 Paredes-lópez O, Cervantes-ceja ML, Vigna-pérez M, Hernández-pérez T. Berries: improving human health and healthy aging, and promoting quality life – a review. Plant Foods Hum Nutr. 2010;65(3):299-308.

25 Mcleay Y, Barnes MJ, Mundel T, Hurst SM, Hurst RD, Stannard SR. Effect of New Zealand blueberry consumption on recovery from eccentric exercise-induced muscle damage. J Int Soc Sports Nutr. 2012;9(1): 19.

26 Figueira ME, Oliveira M, Direito R, et al. Protective effects of a blueberry extract in acute inflammation and collagen-induced arthritis in the rat. Biomed Pharmacother. 2016;83:1191-1202.

27 Schell J, Scofield RH, Barrett JR, et al. Strawberries Improve Pain and Inflammation in Obese Adults with Radiographic Evidence of Knee Osteoarthritis. Nutrients. 2017;9(9).

28 Chen T, Yan F, Qian J, et al. Randomized phase II trial of lyophilized strawberries in patients with dysplastic precancerous lesions of the esophagus. Cancer Prev Res (Phila). 2012;5(1):41-50.

29 Moazen S, Amani R, Homayouni rad A, Shahbazian H, Ahmadi K, Taha jalali M. Effects of freeze-dried strawberry supplementation on metabolic biomarkers of atherosclerosis in subjects with type 2 diabetes: a randomized double-blind controlled trial. Ann Nutr Metab. 2013;63(3):256-64.

30 Fallah AA, Sarmast E, Fatehi P, Jafari T. Impact of dietary anthocyanins on systemic and vascular inflammation: Systematic review and meta-analysis on randomised clinical trials. Food Chem Toxicol. 2020;135:110922.

31 Hooper L, Martin N, Abdelhamid A, Davey Smith G. Reduction in saturated fat intake for cardiovascular disease. Cochrane Database of Systematic Reviews 2015, Issue 6. Art. No.: CD011737.

32 Farvid MS, et al.: Dietary linoleic acid and risk of coronary heart disease: a systematic review and meta-analysis of prospective cohort studies. Circulation 130: 1568–1578 (2014).

33 Wu JHY, et al.: Circulating omega-6 polyunsaturated fatty acids and total and cause-specific mortality – The Cardiovascular Health Study. Circulation 130: 1245–1253 (2014).

34 Schwingshackl L, Hoffmann G. Monounsaturated fatty acids, olive oil and health status: a systematic review and meta-analysis of cohort studies. Lipids Health Dis. 2014;13:154.

35 Brown T, Song F, Wang X, Brainard J, Hooper L. Dietary polyunsaturated fat for prevention and treatment of type 2 diabetes mellitus. PROSPERO 2017 CRD42017064110.

36 Innis SM. Omega-3 fatty acid biochemistry: perspectives from human nutrition. Mil Med. 2014;179(11 Suppl):82-87.

37 Dierge, Emeline, Debock, Elena, Guilbaud, Céline, Corbet, Cyril, Mignolet, Eric, Mignard, Louise, Bastien, Estelle, Dessy, Chantal, Larondelle, Yvan, Feron, Olivier. (2021). Peroxidation of n-3 and n-6 polyunsaturated fatty acids in the acidic tumor environment leads to ferroptosis-mediated anticancer effects. Cell Metabolism. 10.1016/j.cmet.2021.05.016.

38 Thomas N. Seyfried, Roberto E. Flores, Angela M. Poff, Dominic P. D'Agostino, Cancer as a metabolic disease: implications for novel therapeutics, Carcinogenesis, Volume 35, Issue 3, 2014, Pages 515-527.

39 Thomas N. Seyfried. Cancer as mitochondrial metabolic disease. Frontiers in Cell and Developmental Biology 3, 2015.

40 O. Warburg: Über Eisen, den sauerstoffübertragenden Bestandteil des Atmungsfermentes. In: Biochemische Zeitschrift. Band 152, 1924, S. 479–494.

41 Diamond, H., Diamond, M.: Fit for life. Reprint Edition. Grand Central Life & Style, 2010.

42 de Cabo, R, Mattson, M. Effects of Intermittent Fasting on Health, Aging, and Disease.N Engl J Med 2019; 381:2541-2551.

43 Yue Y, Hur J, Cao Y, et al. Prospective evaluation of dietary and lifestyle pattern indices with risk of colorectal cancer in a cohort of younger women. Ann Oncol. 2021;32(6):778-786.

44 de Cabo, R, Mattson, M. Effects of Intermittent Fasting on Health, Aging, and Disease.N Engl J Med 2019; 381:2541-2551.

45 de Munter JS, Hu FB, Spiegelman D, Franz M, van Dam RM. Whole grain, bran, and germ intake and risk of type 2 diabetes: a prospective cohort study and systematic review. PLoS Med. 2007;4:e261.

46 Livesey G, Taylor R, Livesey H, Liu S. Is there a dose-response relation of dietary glycemic load to risk of type 2 diabetes? Meta-analysis of prospective cohort studies. Am J Clin Nutr. 2013;97:584-96.

47 Larrick JW, et al.: Beneficial gut microbiome remodeled during intermittent fasting in humans. Rejuvenation Res. 2021 May 27. Epub ahead of print.

48 Maifeld A, Bartolomaeus H, Löber U, et al. Fasting alters the gut microbiome reducing blood pressure and body weight in metabolic syndrome patients. Nat Commun. 2021;12(1):1970.

49 Huether, Gerald, Schmidt, Sabine, Rüther, Eckart (1998): Essen, Serotonin und Psyche. In: Deutsches Ärzteblatt, 95, 9, 477–479.

50 Michalsen, Andreas (2010): Prolonged Fasting as a Method of Mood Enhancement in Chronic Pain Syndromes: A Review of Clinical Evidence and Mechanisms. In: Current Pain and Headache Reports, 14, 2, 80–87.

51 Ran Guo, Li-Hua Chen, Chungen Xing, Tong Liu: Pain regulation by gut microbiota: molecular mechanisms and therapeutic potential. Epub 2019 Sep 21, PMID: 31551115.

52 Elma, Ö., et al. (2020). Do Nutritional Factors Interact with Chronic Musculoskeletal Pain? A Systematic Review, Journal of Clinical Medicine, 9, 207.

53 Elma, Ö., et al. (2020). Do Nutritional Factors Interact with Chronic Musculoskeletal Pain? A Systematic Review, Journal of Clinical Medicine, 9, 207.

54 Fibromyalgie: Studie liefert Hinweise auf Bedeutung des Darm-Mikrobioms – Ernährung als therapeutischer Ansatz? Medscape 15. Juli 2019.

55 Prof. Dr. med. Dr. P.H. Walter C. Willet, Patrick J. Skerrett: »Harvard Medical School Guide – Gesunde Ernährung«, Trias Verlag, 2022.

56 Smithells RW, Sheppard S, Schorah CJ: Vitamin deficiencies and neural tube defects. Arch Dis Child. 1976 Dec;51(12):944-50.

Kapitel 07
Die 12 Schmerzbereiche unseres Körpers

1 Headache Classification Committee of the International Headache Society (IHS): The International Classification of Headache Disorders, 3rd edition beta. In: Cephalalgia 33 (2013). S. 629–808.
2 H. Göbel: Erfolgreich gegen Kopfschmerzen und Migräne. 2020.
3 Headache Classification Committee of the International Headache Society (IHS): The International Classification of Headache Disorders, 3rd edition beta. In: Cephalalgia 33 (2013). S. 629–808.
4 Rostom A, Dube C, Wells GA, et al. Prevention of NSAID-induced gastroduodenal ulcers. Cochrane Database Syst Rev 2002; (4): CD002296.
5 Nissen, S. E., et al.: Cardiovascular Safety of Celecoxib, Naproxen, or Ibuprofen for Arthritis. in: The New England journal of medicine. 376,14 (2017). S. 2519–29.
6 Bhala N, Emberson J, Merhi A, et al. Vascular and upper gastrointestinal effects of non-steroidal anti-inflammatory drugs: meta-analyses of individual participant data from randomised trials. Lancet 2013; 382(9894): 769–779.
7 Martín Arias LH, Martín Gonzalez A, Sanz Fadrique R, et al. Gastrointestinal safety of coxibs: systematic review and meta-analysis of observational studies on selective inhibitors of cyclo-oxygenase 2. Fundam Clin Pharmacol 2019; 33(2): 134–147.
8 Vgl. Füssel, S., Janka, M., Schuh, A., Chronisches HWS-Syndrom, Was lässt sich wie konservativ behandeln? In: MMW-Fortschritte der Medizin; 2014, 156 (10), S. 3.
9 Grifka, J., Benditz, A., Boluki, D., Injektionstherapie bei Zervikal- und Lumbalsyndromen. In. Der Orthopäde; 2017, 46 (2).
10 Cheung JP, Luk KD. Complications of Anterior and Posterior Cervical Spine Surgery. Asian Spine J. 2016 Apr;10(2):385-400.
11 H. Göbel/Heinze, A./Heinze-Kuhn, K. u. a.: Oleum menthae piperitae (Pfefferminzöl) in der Akuttherapie des Kopfschmerzes vom Spannungstyp. In: Schmerz 30 (2016). S. 295–310.
12 Jimenéz-Silva A, Peña-Durán C, Tobar-Reyes J, Frugone-Zambra R. Sleep and awake bruxism in adults and its relationship with temporomandibular disorders: A systematic review from 2003 to 2014. In: Acta Odontologica Scandinavica, 875, S. 36–58.
13 Brakel, M. (2019). Zähneknirschen ist keine Krankheit: Ernste Folgen für die Gesundheit sind aber möglich. Springer Medizin Nachrichten. (06.06.2019) https://www.springermedizin.de/bruxismus/zaehneknirschen-ist-keine-krankheit-/16789240# (04.03.2022).
14 Mesko, M. E., et al. (2017). Therapies for bruxism: a systematic review and network meta-analysis, Systematic Reviews, 6, 4.
15 Böcken, J., Braun, B., Meierjürgen, R. (Hg.). Gesundheitsmonitor 2016. Bürgerorientierung im Gesundheitswesen. Kooperationsprojekt der Bertelsmann Stiftung und der BARMER GEK. Gütersloh, 2016.
16 AWMF – Arbeitsgemeinschaft der Wissenschaftlichen Medizinischen Fachgesellschaften e. V. (2019). S3-Leitlinie (Langversion): Diagnostik und Behandlung von Bruxismus.
17 Alencar, N. A., et al. (2016). Lifestyle and oral facial disorders associated with sleep bruxism in children. Cranio, S. 1–7.
18 Castroflorio, T., et al. (2017). Sleep bruxism in adolescents: a systematic literature review of related risk factors. European Journal of Orthodontics, 39, S. 61–68.
19 Klasser GD, Greene CS, Lavigne GJ. Oral appliances and the management of sleep bruxism in adults: a century of clinical applications and search for mechanisms. Int J Prosthodont. 2010;23:453-462. 3.
20 Lavigne GJ, Khoury S, Abe S, Yamaguchi T, Raphael K. Bruxism physiology and pathology: an overview for clinicians. J Oral Rehabil. 2008;35:476-494.
21 https://idw-online.de/de/news707107, zuletzt abgerufen am 15.6.2022.
22 Devine M., Taylor S., Renton T. (2016). »Chronic post-surgical pain following the placement of dental implants in the maxilla: A case series.« European Journal of Oral Implantology 9 (2), p. 179–186.
23 Lechner J: Kavitätenbildende Osteolysen des Kieferknochens – Systemisch-ganzheitliche Wirkungen der aseptischen Osteonekrosen »Kieferostitis« und »NICO« im Kiefer. Maristen-Verlag, Furth 2011.
24 https://www.gzfa.de/diagnostik-therapie/kinderzahnheilkunde/daumenlutschen-und-kieferfehlstellungen/

25 Peroz, I. Peroz, S. (2020). Bruxismus – die S3-Leitlinie zu Diagnostik und Therapie, Der junge Zahnarzt, 2, S. 35–38.
26 AWMF – Arbeitsgemeinschaft der Wissenschaftlichen Medizinischen Fachgesellschaften e. V. (2019). S3-Leitlinie (Langversion): Diagnostik und Behandlung von Bruxismus.
27 R. W. Ott, W. Krug, H.-P. Vollmer (2003): Klinik- und Praxisführer Zahnmedizin, S. 322.
28 L. Marx-Janson (2011): Craniomandibuläre Dysfunktion: Querschnittsstudie der Prävalenz im Einzugsbereich Tübingen (eine retrospektive Datenerhebung), Medizinische Fakultät der Eberhard Karls Universität zu Tübingen, S. 6.
29 R. W. Ott, W. Krug, H.-P. Vollmer (2003): Klinik- und Praxisführer Zahnmedizin, S. 322.
30 R. Lindemuth, et al. (2017): Leitlinien für Diagnostik und Therapie in der Neurologie: Crampi/Muskelkrampf, Deutsche Gesellschaft für Neurologie, S. 4.
31 S. Kindler, et al. (2018): Notfälle im Mund-Kiefer-Gesichtsbereich, Notfall Rettungsmedizin, S. 422.
32 Ott, R., Vollmer, H. P., Krug, W.: Klinik- und Praxisführer Zahnmedizin. Thieme, Stuttgart 2003.
33 G. Feuker, et al. (2011): Wenn das Kiefergelenk zum Knackpunkt wird, ZahnRat 72, S. 2.
34 Berufsverband der Augenärzte Deutschlands e. V.: Fehlsichtigkeiten in Deutschland. http://cms.augeninfo.de/nc/hauptmenu/presse/statistiken/statistik-fehlsichtigkeiten.html – 24.02.2022.
35 U. Hennighausen: Ein Teil der Altersmedizin. Das Glaukom, der »Grüne Star«. In: Geriatrie-Report 16 (2021). S. 22–26.
36 Schlote, T. Nebenwirkungen und Risikoprofil bei Anwendung von Latanoprost 0,005 % (Xalatan®). Ophthalmologe 99, 724–729 (2002).
37 Marx-Gross, Susanne; Laubert-Reh, Dagmar; Schneider, Astrid, et al.: Prävalenz des Glaukoms bei jungen Menschen. In: Deutsches Ärzteblatt International 114 (2017), S. 204–210.
38 R. D. Jager et al. Age-related macular degeneration. In: N. Engl. J. Med. 358(24), (2008), 2606–2617.
39 Marx-Gross, Susanne; Laubert-Reh, Dagmar; Schneider, Astrid, et al.: Prävalenz des Glaukoms bei jungen Menschen. In: Deutsches Ärzteblatt International 114 (2017), S. 204–210.
40 A. Schuster/Elflein, H./Pokora, R. u. a.: Prevalence and Risk Factors of Myopia in Children and Adolescents in Germany – Results of the KiGGS Survey. In: Klin Pädiatr 229 – 2017. S. 234–240.
41 A. Schuster/Elflein, H./Pokora, R. u. a.: Prevalence and Risk Factors of Myopia in Children and Adolescents in Germany – Results of the KiGGS Survey. In: Klin Pädiatr 229 – 2017. S. 234–240.
42 K. Williams/Verhoeven, V./Cumberland, P. u. a.: Prevalence of refractive error in Europe: the European Eye Epidemiology (E3) Consortium. In: Eur J Epidemiol 30 (2015). S. 305–315.
43 Zhi-Chun Zhao, Ying Zhou, et al. (2018): Research progress about the effect and prevention of blue light on eyes. Int J Ophthalmol. 2018 Dec 18;11(12):1999-2003.
44 Holzman, D. What's in a Color? The Unique Human Health Effects of Blue Light. Environmental Health Perspectives, 2010.
45 I. V. Ivanov et al., »Ultravioletradiation oxidative stress affects eye health«, Journal of Biophotonics, vol. 11, no. 7, 2018.
46 P. V. Algvere et al., »Age-related maculopathy and the impact of blue light hazard«, Acta Ophthalmologica Scandinavica, vol. 84, no. 1, pp. 4–15, Feb-2006.
47 Zhang X, Cheung SSL, Chan H, et al., Myopia incidence and lifestyle changes among school children during the COVID-19 pandemic: a population-based prospective study, British Journal of Ophthalmology Published Online First: 02 August 2021.
48 Deutsche Ophthalmologische Gesellschaft: Spielen im Freien schützt vor Kurzsichtigkeit. Studie zeigt: Schon 40 Minuten täglich können helfen. https://www.dog.org/wp-content/uploads/2016/03/PM-DOG-Myopie_F.pdf – 01.03.2022.
49 H. Mingguang/Xiang, F./Zeng, Y. u. a.: Effect of Time Spent Outdoors at School on the Development of Myopia Among Children in China. A Randomized Clinical Trial. In: Jama 314 (2015). S. 1142–1148.
50 A. Mirshahi/Ponto, K./Hoehn, R. u. a.: Myopia and level of education: results from the Gutenberg Health Study. In: Ophtalmology 121 (2014). S. 2047–2052.
51 Abdelsalam A, Del Priore L, Zarbin MA. Drusen in age-related macular degeneration: pathogenesis, natural course, and laser photocoagulation-induced regression. Surv Ophthalmol. 1999;44(1):1-29.

52 Lawrenson JG, Downie LE. Nutrition and Eye Health. In: Nutrients. 2019 11(9):2123.

53 Baranowska J, Baranowska A, Baranowski P, Rybarczyk M. Surgical treatment of thoracic disc herniation. Pol Merkur Lekarski. 2020 Aug 22;49(286):267-270.

54 Häuser, W., Schmutzer, G., Hilbert, A., Brähler, E., Henningsen, P. (2015): Prevalence of Chronic Disabling Noncancer Pain and Associated Demographic and Medical Variables: A Cross-Sectional Survey in the General German Population. The Clinical journal of pain, 31(10), 886–892.

55 Robert Koch-Institut. Prävalenz von Rücken- und Nackenschmerzen in Deutschland. Ergebnisse der Krankheitslast-Studie Burden 2020. Journal of Health Monitoring. 2021, 6-S3.

56 Marttinen, M. K., Kautiainen, H., Haanpää, M., Pohjankoski, H., Hintikka, J., & Kauppi, M. J. (2021). Analgesic purchases among older adults – a population-based study. BMC public health, 21(1), 256.

57 Bettany-Saltikov, J. et al. (2017). Management of Spinal Deformities and Evidence of Treatment Effectiveness, The Open Orthopaedics Journal, 11, S. 1534.

58 Krismer, M.; Behensky, H.; Frischhut, B.; Wimmer, C.; Ogon, M.: Operative Therapie von idiopathischen Skoliosen und juvenilen Kyphosen. In: Der Orthopäde 31 (2002), S. 26–33.

59 Stoltze, D.; Harms, J.; Boyaci, B.: Korrektur posttraumatischer und kongenitaler Kyphosen. Indikation, Technik und Ergebnisse. In: Der Orthopäde 37 (2008), S. 321–338.

60 Wang SZ, Li S, Xu XY, Lin GP, Shao L, Zhao Y, Wang TH. Effect of slow abdominal breathing combined with biofeedback on blood pressure and heart rate variability in prehypertension. J Altern Complement Med. 2010 Oct;16(10):1039-45.

61 Craighead, D. Time – Efficient Inspiratory Muscle Strength Training Lowers Blood Pressure and Improves Endothelial Function, NO Bioavailability, and Oxidative Stress in Midlife/Older Adults With Above – Normal Blood Pressure. Journal of the American Heart Association. 2021;10:e020980.

62 Neuhauser, H., Thamm, M., Ellert, U. Blutdruck in Deutschland 2008–2011. Bundesgesundheitsbl. 56, 795–801 (2013).

63 Neuhauser HK, Adler C, Rosario AS, Diederichs C, Ellert U (2015) Hypertension prevalence, awareness, treatment and control in Germany 1998 and 2008-11. J Hum Hypertens, 29(4):247-53.

64 Prävalenz von Rücken- und Nackenschmerzen in Deutschland. Ergebnisse der Krankheitslast-Studie Burden 2020. Journal of Health Monitoring. 2021, 6-63. Robert Koch-Institut, Berlin.

65 DAK Gesundheitsreport 2018.

66 Wenig, C.M., Schmidt, et al.: Costs of back pain in Germany. European Journal of Pain, 13 (2009), 280–286.

67 https://www.ergotopia.de/infografiken/rueckenschmerzen-kosten

68 https://de.statista.com/outlook/cmo/otc-pharma/schmerzmittel/deutschland#umsatz

69 Reith, W.: Nichtspezifische Kreuzschmerzen und Chronifizierung. In: Der Radiologe 60 (2020), 117–122.

70 Glocker F. et al., Lumbale Radikulopathie, S2k-Leitlinie, 2018, in: Deutsche Gesellschaft für Neurologie (Hrsg.), Leitlinien für Diagnostik und Therapie in der Neurologie.

71 Nissen, S.E., et al.: Cardiovascular Safety of Celecoxib, Naproxen, or Ibuprofen for Arthritis. in: The New England journal of medicine. 376,14 (2017). S. 2519–29.

72 Zwingenberger S et al. Die infizierte Spondylodese. OP-Journal 2017; 33: 128–135.

73 Baranczyk J et al. Komplikationsmanagement nach Eingriffen an der Wirbelsäule. OP-Journal 2009; 25: 42–50.

74 Wilke J, Schleip R, Klingler W, Stecco C. The Lumbodorsal Fascia as a Potential Source of Low Back Pain: A Narrative Review. Biomed Res Int. 2017;2017:5349620.

75 Bonifer, R.: Schulterschmerz: Ist es ein Rotatorenmanschettensyndrom? In: ARS Medici 01/2014. S. 27–29.

76 Pribicevic, M. (2012). The Epidemiology of Shoulder Pain: A Narrative Review of the Literature. In (Ed.), Pain in Perspective. IntechOpen.

77 JJ Luime, BW Koes, IJM Hendriksen, A Burdorf, AP Verhagen, HS Miedema, JAN Verhaar (2004) Prevalence and incidence of shoulder pain in the general population; a systematic review, Scandinavian Journal of Rheumatology, 33:2, 73–81.

78 Robert Koch-Institut: Gesundheitsberichterstattung des Bundes – Gesundheit in Deutschland. Robert Koch-Institut/Statistisches Bundesamt, Berlin, 2006.

79 Yamaguchi K, Ditsios K, Middleton WD, Hildebolt CF, Galatz LM, Teefey SA. The demographic and morphological features of rotator cuff disease. A comparison of asymptomatic and symptomatic shoulders. in: The Journal of bone and joint surgery. American volume. 2006;88(8):1699-1704.
80 Diehl, P., Schauwecker, J., Schmerzhafte Schulter – ist es Kalk? In: Orthopädie & Rheuma, 2015 (18) 4, S. 36.
81 Mark Tauber, Frank Martetschläger. Omarthrose – Pathogenese, Klassifikation, Diagnostik und Therapie. In: Orthopäde 2019/48. S. 795–808.
82 https://www.destatis.de/DE/Themen/Gesellschaft-Umwelt/Gesundheit/Krankenhaeuser/Tabellen/drg-operationen-insgesamt.html
83 https://www.arthrose.de/arthrose/haeufigkeit
84 Popert U. If Possible Treat Without Surgery. Dtsch Arztebl Int. 2018 May 11;115(19):342.
85 Diehl, P., Schauwecker, J., Schmerzhafte Schulter – ist es Kalk? In: Orthopädie & Rheuma, 2015 (18) 4, 36.
86 Beard, David J. et al. »Arthroscopic subacromial decompression for subacromial shoulder pain (CSAW): a multicentre, pragmatic, parallel group, placebo-controlled, three-group, randomised surgical trial«, in: Lancet 391 (2018), 329–38.
87 Paavola, Mike et al. »Subacromial decompression versus diagnostic arthroscopy for shoulder impingement: randomised, placebo surgery controlled clinical trial«, in: BMJ 2018; 362:k2860.
88 Heyd, R., Mit Orthovolt und Photonen gegen den Tennisellenbogen. In: MMW-Fortschritte der Medizin; 2010, 152 (6), S. 37.
89 Sauerbier, M. / Eisenschenk, A. / Krimmer, H. / Partecke, B.-D. / Schaller, H.-E. (Hrsg.): Die Handchirurgie. Urban & Fischer Verlag, Elsevier GmbH, München, 2015.
90 VBG. Gesundheit im Büro. Fragen und Antworten. Wiesbaden, 2020.
91 van Tulder, M.; Malmivaraa, A.; Koes, B.: Repetitive strain injury. In: The Lancet, Vol. 369, Mai 2007.
92 Kalb, K., Prommersberger, KJ. Die vollständige Versteifung des Handgelenks mit der AO-Handgelenk-Arthrodesenplatte. Orthop Traumatol 21, 498–509 (2009).
93 Spies, Christian. Einflussfaktoren für Revisionen nach Handgelenkarthrodesen. In: Handchirurgie Scan 2021; 10(02): S. 78–79.
94 Christian Karl Spies, Martin Langer, Peter Hahn, Lars Peter Müller, Frank Unglaub: Übersichtsarbeit Therapie der primären Finger- und Daumengelenkarthrose. In: Deutsches Ärzteblatt. Jg. 115, Heft 16, 20. April 2018, S. 269.
95 Deiler, S. (2019): Daumensattelgelenksarthrose. In: Orthopäde, Ausgabe 4, S. 552.
96 Strassmaier, M. (2013): Daumen hoch für neue Rhizarthrose-Prothese. In: Orthopädie & Rheuma, Ausgabe 2, S. 16.
97 Castellanos, J. et al., Long-Term Effectiveness of Corticosteroid Injections for Trigger Finger and Thumb. In: The Journal of Hand Surgery; 2015, (40) 121.
98 Choi, C. (2011), Degenerative Sehnenerkrankungen der Hand. In: Praxis der Plastischen Chirurgie. Springer, Berlin, Heidelberg. S. 554.
99 Schöffl, V., Winkelmann, H.-P., Traumatische und degenerative Läsionen der Sehnen an der Hand. In: Der Orthopäde; 2010, (39) 12, S. 1109.
100 Shem K, Wong J, Dirlikov B. Effective self-stretching of carpal ligament for the treatment of carpal tunnel syndrome: A double-blinded randomized controlled study. J Hand Ther. 2020;33(3):272-280.
101 Jiménez-del-Barrio, S., Cadellans-Arróniz, A., Ceballos-Laita, L. et al. The effectiveness of manual therapy on pain, physical function, and nerve conduction studies in carpal tunnel syndrome patients: a systematic review and meta-analysis. International Orthopaedics (SICOT) 46, 301–312 (2022).
102 https://www.arthrose.de/arthrose/haeufigkeit
103 https://de.statista.com/statistik/daten/studie/182669/umfrage/hueftgelenksoperationen-in-ausgewaehlten-oecd-laendern/ (zuletzt abgerufen am 18.62022).2
104 https://orthinform.de/lexikon/hueftarthrose
105 Reckinger, Klaus. »Schmerztherapie bei Arthritis und Arthrose – Nur ein ganzheitlicher Ansatz führt zum Erfolg«, Notfall & Hausarztmedizin 35.12 (2009): 589–594.
106 Hagen, K.B. et al. (2005). The updated Cochrane review of bedrest for low back pain and sciatica. Spine Journal, 30, S. 542–546.

107 Fernandez, M. et al. (2015). Advice to Stay Active or Structured Exercise in the Management of Sciatica: A Systematic Review and Meta-analysis.Spine, 40, 18, S. 1457–1466.
108 Stochkendahl MJ, Kjaer P, Hartvigsen J, Kongsted A, Aaboe J, Andersen M, et al. National Clinical Guidelines for non-surgical treatment of patients with recent onset low back pain or lumbar radiculopathy. European Spine Journal, 27, S. 60–75.
109 Bischoff, Hans-Peter et al. Praxis der konservativen Orthopädie, 2007. 193–194.
110 Kampe S, Krombach JW, Diefenbach C. Muscle relaxants. Best Pract Res Clin Anaesthesiol. 2003;17(1):137-146.
111 Reckinger, Klaus. »Schmerztherapie bei Arthritis und Arthrose – Nur ein ganzheitlicher Ansatz führt zum Erfolg«, Notfall & Hausarztmedizin 35.12 (2009): 589–594.
112 https://orthinform.de/lexikon/knieprothese
113 Moseley JB, O'Malley K, Petersen NJ, et al. A controlled trial of arthroscopic surgery for osteoarthritis of the knee. N Engl J Med. 2002;347(2):81-88.
114 Arthroskopische Verfahren zur Behandlung der Kniegelenk-Arthrose aus GKV-Leistungskatalog ausgeschlossen. Pressemitteilung Nr. 26 / 2015 des Gemeinsamen Bundesausschusses vom 27. November 2015.
115 Vemulapalli S, Parikh K, Coeytaux R, Hasselblad V, McBroom A, Johnston A et al. Systematic review and meta-analysis of endovascular and surgical revascularization for patients with chronic lower extremity venous insufficiency and varicose veins. Am Heart J 2018; 196: 131–143.
116 Robert Koch-Institut (RKI), Statistisches Bundesamt (Destatis). Venenerkrankungen der Beine (Gesundheitsberichterstattung des Bundes; Band 44). Berlin: RKI; 2009.
117 Jones WS, Vemulapalli S, Parikh KS, et al. Treatment Strategies for Patients with Lower Extremity Chronic Venous Disease (LECVD). Rockville (MD): Agency for Healthcare Research and Quality (US); April 6, 2017.
118 National Institute for Health and Care Excellence (NICE). Varicose veins: diagnosis and management. 24.07.2013.
119 McAlindon TE, LaValley MP, Harvey WF et al. Effect of Intra-articular Triamcinolone vs Saline on Knee Cartilage Volume and Pain in Patients With Knee Osteoarthritis: A Randomized Clinical Trial. in: JAMA 317,19 (2017). 1967–1975.
120 Dietrich, A., Lill, H., Engel, T. et al. Conservative functional treatment of ankle fractures. In: Arch Orthop Trauma Surg 122, 165–168 (2002).

Kapitel 08
Jetzt geht's los – wir drehen das Altern um

1 Clark, D. P., Pazdernik, N. J. (2009). Altern und Apoptose. In: Molekulare Biotechnologie. Spektrum Akademischer Verlag, Heidelberg.
2 Aichele S, Rabbitt P, Ghisletta P. Think Fast, Feel Fine, Live Long: A 29-Year Study of Cognition, Health, and Survival in Middle-Aged and Older Adults. Psychol Sci. 2016;27(4):518-529.
3 Lindholm ME, Marabita F, Gomez-Cabrero D, Rundqvist H, Ekström TJ, Tegnér J, Sundberg CJ. An integrative analysis reveals coordinated reprogramming of the epigenome and the transcriptome in human skeletal muscle after training. Epigenetics. 2014 Dec;9(12):1557-69.
4 Leyk D, Rüther T, Wunderlich M, et al.: Physical performance in middle age and old age: good news for our sedentary and aging society. Dtsch Arztebl Int 2010; 107(46): 809–16.
5 Kleimaier F, Klatte C, Stange R, Koppold-Liebscher D. Fasting: the Switch of Life – Tagungsbericht zum 18. Internationalen Kongress der Ärztegesellschaft Heilfasten und Ernährung e. V. (ÄGHE) [Fasting: the Switch of Life-report on the 18th International Congress of the Medical Association for Fasting and Nutrition (ÄGHE)]. Bundesgesundheitsblatt Gesundheitsforschung Gesundheitsschutz. 2019;62(11):1384-1390.
6 Ran Guo, Li-Hua Chen, Chungen Xing, Tong Liu: Pain regulation by gut microbiota: molecular mechanisms and therapeutic potential. Epub 2019 Sep 21.
7 Ott B. et al. Effect of caloric restriction on gut permeability, inflammation markers, on fecal microbiota in obese women. SciRep 7, 1, 2017: 11955.

8 Madeo F, Carmona-Gutierrez D, Hofer SJ, Kroemer G. Caloric Restriction Mimetics against Age-Associated Disease: Targets, Mechanisms, and Therapeutic Potential. Cell Metab. 2019;29(3):592-610.

9 Sinclair, David. Lifespan: Why We Age – and Why We Don't Have To. New York. 2019.

10 Li, X.: Sirt1 and energy metabolism. In: Acta Biochim Biophys Sin (Shanghai) 45, 51–60 (2013).

11 Kitada M, Kume S, Takeda-Watanabe A, Kanasaki K, Koya D. Sirtuins and renal diseases: relationship with aging and diabetic nephropathy. Clin Sci (Lond). 2013;124(3):153-164.

12 Akieda-Asia, S. et al.: Sirt1 regulates thyroid stimulating hormone release by enhancing PIP5Kgamma activity through deacetylation of specific lysine residues in mammals. In: PLoS One 5, e11755 (2010).

13 K. J. Pearson et al. Resveratrol delays age-related deterioration and mimics transcriptional aspects of dietary restriction without extending life span. In: Cell Metab. 8, 2008, S. 157–168.

14 Bober, E: Können Sirtuine den Alterungsprozessen entgegenwirken? Forschungsbericht 2008, Max-Planck-Institut für Herz- und Lungenforschung.

15 Pedersen, B. K., T. Åkerström. Role of myokines in exercise and metabolism. J Appl Physiol 103: 1093–1098, 2007.

16 Soendenbroe C, Dahl CL, Meulengracht C, et al. Preserved stem cell content and innervation profile of elderly human skeletal muscle with lifelong recreational exercise. J Physiol. 2022 Apr;600(8):1969-1989.

17 Niederstrasser NG, Attridge N. Associations between pain and physical activity among older adults. PLoS One. 2022 Jan 28;17(1):e0263356.

18 Mayhew DL, Kim JS, Cross JM, Ferrando AA, Bamman MM. Translational signaling responses preceding resistance training-mediated myofiber hypertrophy in young and old humans. J Appl Physiol (1985). 2009;107(5):1655-1662.

19 Pedersen, B. Muscle as a secretory organ. Comprehensive Physiology 3, 3, 2013. 1337-1362.

Register

T

U

V

W

Z